护理专业教辅系列丛书

新编
内科护理学
考题解析

主　编　王　骏　刘　芹　许方蕾

副主编　顾　芬　王莉萍

主审及编委会主任　陈淑英

编　者（以姓氏笔画为序）

王　华　上海中医药大学附属第七人民医院

王莉萍　上海立达学院

王亚华　复旦大学附属华东医院

王　骏　上海健康医学院

陈淑英　复旦大学护理学院/上海思博职业技术学院

许方蕾　同济大学附属同济医院

刘　芹　上海思博职业技术学院

朱玉玲　复旦大学附属华山医院

汪牡丹　上海立达学院

黄　欢　上海震旦职业学院

黄慧敏　上海东海职业技术学院

孙　玮　上海济光职业技术学院

万春华　上海思博职业技术学院

顾　芬　同济大学附属上海市肺科医院

復旦大學出版社

总　序

近年来，我国以高职率先改革来引领整个职业教育的发展取得了较大的成果，职业教育的认可度在不断提升；护理专业教学模式和课程体系改革呈现新的亮点；以“人”为中心的护理理念为依据，以知识、能力、素质综合发展和高等技术应用型护理人才的培养目标为导向，以高职高专护理职业技能的培养为根本的培养特色颇有彰显。为适应《高等职业教育创新发展行动计划(2015—2018年)》的精神；为更好地帮助考生全面、系统、准确地掌握护理学的教学内容和要求；让护生能较好地通过护士执业资格考试，严格地进行护士执业注册，帮助他们做好考前复习工作，由上海地区为主的护理高校教学骨干和临床护理一线的护理专家共同编写了“护理专业教辅系列丛书”。

本套丛书主要包括《新编内科护理学考题解析》《新编外科护理学考题解析》《新编妇产科护理学考题解析》《新编儿科护理学考题解析》《新编急危重症护理学考题解析》和《新编基础护理学考题解析》。丛书内容涵盖了各科室、各岗位需具备的基础理论、专业知识、技能技巧和护理服务实践等知识要点，不仅能体现高职高专护理教育的特色，体现最新护士执业资格考试大纲的精神要求，也同时满足了护理学科需要、教学需要和社会需要。

本套丛书在编写过程中得到了上海健康医学院、上海思博职业技术学院、上海立达学院、上海济光职业技术学院、上海中侨职业技术学院、上海震旦职业学院、上海城建职业学院、上海东海职业技术学院和邢台医学高等专科学校的教师，以及同济大学附属同济医院、复旦大学附属华东医院、上海交通大学医学院附属儿童医院、复旦大学附属儿科医院、国际妇婴保健院、同济大学附属上海市肺科医院的有关护理专家、学者的大力支持和帮助，在此一并表示衷心的感谢！

希望我们的护士们能不断学习、更新知识、提升技能，为提高护士整体素质和护理专业服务水平作出自己的贡献。

张玉侠

复旦大学附属中山医院护理部主任

复旦大学护理学院副院长

美国护理科学院院士(FAAN)

2019年9月10日

前　言

为适应护理科学理论和临床研究迅速发展的形势，符合21世纪各层次护理专业培养目标的要求；为更好地帮助广大护生把握与深入学习教学内容，做好考前复习工作；为贯彻国家人事部、卫生部《关于加强卫生专业技术职务评聘工作的通知》等相关文件精神，提高护士、护师、主管护师资格考试的通过率，我们受复旦大学出版社的委托，组织有关专家编写了《新编内科护理学考题解析》。

本书编写的基本思路：①遵循《内科护理学》各层次教学大纲和考试大纲的要求，并紧扣全国卫生专业技术资格考试指导——护理学（执业护士，含护士）最新考试大纲的要求；②坚持"以人为本"的整体护理理念，突出护理学专业特色；③反映教材中"三基"原则，帮助考生掌握和熟悉护理专业基础知识、护理专业相关知识和护理专业知识；④贴近临床，紧跟临床实际工作的发展；⑤创新考题解析的结构体例，保持体例的规范和编写风格的一致。同时我们还参考了近年来国内外高等医药院校《内科学》《内科护理学》教材和相关进展方面的新书及各类试题集，力求在定位和内容选择上符合当今护理学专业的培养目标。

全书共分为10章，每章后有答案，对部分题目附有解析，书后有附录，便于读者参考。本书的命题范围广，涵盖考试大纲的所有知识点，强调科学性、启发性、适用性、新颖性，题型全面，题量丰富，质量较高，针对性强，重点突出，反映难点，便于记忆，是考生复习强化的必备用书，也是护士执业资格考试和护师、主管护师资格考试的参考书，可满足各层次护生和护士读者的需求。

由于时间仓促和水平有限，书中难免有疏漏之处，敬请有关专家和广大读者提出宝贵意见和建议。

王　骏

2019年9月

题型与解题说明

本书采用的题型共有选择题、名词解释题、简述问答题和综合应用题四大类。题目的内容侧重于认知领域,包括记忆、理解、应用、分析、综合和评价6个层次能力的训练。

一、选择题

1. A1型单项选择题:即单句型最佳选择题,由1个题干和5个备选答案组成,答题时只能选择其中1个符合题意要求的最佳答案,其余4个为干扰选项。A1型单项选择题可以考核对知识的记忆、理解、应用及初步分析、综合应用能力。

2. A2型单项选择题:即病历摘要型最佳选择题,由1个叙述性题干(即1个小病例)和5个备选答案组成,经答题者运用所学的知识对题目进行分析、综合、判断后选择1个最佳答案。A2型单项选择题主要考核对知识的分析、综合应用能力。

3. A3型单项选择题:即病历组型最佳选择题。此种题型有共用题干,题干为1个病情案例,然后提出几个相关的问题。每个问题均与案例有关,但测试点不同,问题之间相互独立。每个问题有5个备选答案,要求选择出最佳答案。A3型单项选择题主要考核判断能力和应用能力。

4. A4型单项选择题:即病历串型最佳选择题。此种题型也有共用题干,与A3型相似,题干部分叙述一案例,然后提出3个以上问题。当病情展开时,可以增加新的信息,问题也随之变化。每个问题由5个备选答案组成,只有1个是最佳答案。A4型单项选择题主要考核综合分析和综合应用能力。

二、名词解释题

名词解释题需简要答出定义、基本原理和临床意义,主要考核对知识的记忆和理解能力。

三、简述问答题

简述问答题要求答题围绕问题中心,扼要阐明,主要考核对知识的应用、分析和综合应用能力。

四、综合应用题

综合应用题的资料来自于临床真实病例，具有全面性、系统性，可供推理和综合分析，主要考核理论联系实际的逻辑思维能力、用书本知识解决复杂而抽象问题的能力，以及在新情况下提出独特见解（评价）的能力。

选择题中有“*”号者附有解析。

目　录

第一章

绪　论

选择题(1－1～1－193)

A1 型单项选择题(1－1～1－132)

1－1　内科护理中护士的角色不包括
A. 协作者　B. 教育者
C. 管理者　D. 启发者
E. 研究者

1－2　内科护理目的不包括
A. 减轻病人痛苦　B. 满足病人需要
C. 制订治疗方案　D. 促进病人康复
E. 解决健康问题

1－3　下列哪项发生显著变化，对提示内科急性病期病情变化最有价值
A. 食欲　B. 精神状况
C. 尿量　D. 瞳孔改变
E. 睡眠

1－4　下列关于老年人容易发生药物延迟反应的叙述，不正确的是
A. 胃肠道吸收延缓　B. 神经反射迟钝
C. 肝功能逐渐减退　D. 酶系活性降低
E. 对药物耐受性差

1－5　护理体格检查的必备器具不包括
A. 体温表和血压计
B. 听诊器和叩诊锤
C. 抢救车和吸引器
D. 手电筒和压舌板
E. 棉签和弯盘

1－6　下列对触诊的注意事项叙述正确的是
A. 检查者立于病人右侧
B. 病人仰卧位，两腿平放
C. 从近侧逐渐触诊到对侧
D. 上腹部检查嘱病人排尿、排便
E. 触诊时要施加绝对的压力

1－7　下列有关听诊的叙述正确的是
A. 听诊时可适当播放背景音乐让病人放松
B. 听诊器听件不要紧贴检查部位，以免产生皮肤摩擦音
C. 听诊时注意充分暴露病人身体，使听诊更清楚
D. 听诊检查是使用耳或借助于听诊器所进行的检查方法
E. 间接听诊法使用耳郭直接贴在被评估者的体表上进行

1－8　下列哪种疾病病人的呼气中有大蒜样气味
A. 支气管扩张　B. 肝性脑病
C. 尿毒症　D. 酮症酸中毒
E. 有机磷杀虫剂中毒

1－9　关于体温的叙述下列哪项是正确的
A. 无菌性炎症一般无发热
B. 甲状腺功能亢进症(简称甲亢)病人常有体温升高
C. 体温低于 36.5℃称为体温过低
D. 体温高于 37.5℃称为发热
E. 慢性消耗性疾病病人均有体温升高

1－10　下列哪种疾病会出现吸气时脉搏显著减弱或消失
A. 纵隔肿瘤　B. 心肌梗死
C. 胸腔积液　D. 脑梗死
E. 心包压塞

1－11 心房颤动病人常出现下列哪种脉搏
A. 水冲脉　B. 短绌脉
C. 交替脉　D. 重搏脉
E. 奇脉

1－12 下列哪项是奇脉的特点
A. 脉搏骤起骤落，急促有力
B. 节律正常而强弱交替出现
C. 脉搏不规则，时快时慢
D. 吸气时脉搏显著减弱或消失
E. 脉搏小于心室率

1－13 主动脉瓣关闭不全可出现下列哪种脉搏
A. 水冲脉　B. 交替脉
C. 重搏脉　D. 不整脉
E. 脉搏短绌

1－14 下列体格检查测量脉搏的方法中正确的是
A. 可用拇指诊脉
B. 病人剧烈活动后可立即测量
C. 测量前不必做解释工作
D. 测量部位只有桡动脉
E. 对有脉搏短绌者，应两人同时分别测量心率、脉率

1－15 下列脉搏与临床诊断叙述不符的是
A. 脉搏短绌见于心房颤动
B. 交替脉见于室性期前收缩
C. 速脉见于周围循环衰竭
D. 水冲脉见于主动脉瓣关闭不全
E. 奇脉见于缩窄性心包炎

1－16 病人有严重的代谢性酸中毒时，可呈现出下列哪种呼吸改变
A. 呼吸频率加快
B. 呼吸频率减慢
C. Cheyne-Stokes 呼吸
D. Biot 呼吸
E. Kussmaul 呼吸

1－17* 下列关于正常人的血压叙述错误的是
A. 劳动及饱食后血压较高
B. 一天内血压无高峰时间
C. 寒冷环境中血压可上升
D. 饮酒和吸烟可影响血压
E. 情绪激动时血压可稍高

1－18 下列哪种疾病可引起病人持久性血压升高
A. 肾小球肾炎　B. 肾结石
C. 肾囊肿　D. 肾结核
E. 尿路感染

1－19 下列哪种疾病不会引起成人脉压＞40 mmHg
A. 主动脉瓣关闭不全
B. 动脉导管未闭
C. 严重贫血
D. 心力衰竭
E. 甲亢

1－20 下列哪种情况不会引起低血压
A. 休克
B. 急性心肌梗死(AMI)
C. 直立性低血压
D. 极度衰弱
E. 肾动脉狭窄

1－21 昏睡的特点不包括
A. 接近于不省人事
B. 熟睡而不易唤醒
C. 处于病理性嗜睡
D. 强刺激勉强唤醒
E. 唤醒后答非所问

1－22 浅昏迷与深昏迷的区别是
A. 有无自主运动
B. 有无大、小便失禁
C. 对声、光的反应
D. 是否能被唤醒
E. 角膜反射、瞳孔对光反射及防御反射是否存在

1－23 格拉斯哥(Glasgow)昏迷评分标准中对浅昏迷的客观评分是
A. 14～15 分　B. 8～13 分
C. ≤7 分　D. ≤3 分
E. 3～15 分

1-24 巴宾斯基征阳性的表现是
A. 腹壁肌立即收缩
B. 股四头肌收缩，小腿伸展
C. 足部踇趾背伸，其余 4 趾呈扇形展开
D. 病人俯卧位，下肢自然伸直，托起病人头部前屈时，两下肢即屈曲
E. 病人仰卧位，一侧髋关节屈成直角，小腿抬高，膝关节伸达 135°以内出现抵抗或疼痛

1-25 面容惊愕、表情兴奋易变、眼裂增大、眼球凸出为下列哪种面容
A. 甲亢面容 B. 病危面容
C. 急性面容 D. 满月面容
E. 二尖瓣面容

1-26 下列哪项属于深反射检查
A. 角膜反射 B. 腹壁反射
C. 膝腱反射 D. 克尼格征
E. 提睾反射

1-27* 发绀是由于
A. 红细胞计数减少
B. 红细胞计数增多
C. 毛细血管扩张充血
D. 血液中还原血红蛋白增多
E. 毛细血管血流加速

1-28 被动体位常见于
A. 支气管哮喘 B. 肺气肿
C. 下肢水肿 D. 肺淤血
E. 瘫痪

1-29 导致被迫体位最常见的病因是
A. 大量胸腔积液
B. 左心功能不全
C. 心绞痛
D. 先天性发绀型心脏病
E. 急性腹膜炎

1-30 胸膜炎病人应采取
A. 仰卧位 B. 中凹卧位
C. 患侧卧位 D. 半坐卧位
E. 健侧卧位

1-31 下列哪种疾病的病人要被迫采取上身前倾坐位
A. 胸膜炎 B. 心绞痛
C. 腹膜炎 D. 胆囊炎
E. 心包炎

1-32* 皮肤色素脱失是因体内缺乏
A. 糜蛋白酶 B. 胃蛋白酶
C. 酪氨酸酶 D. 淀粉酶
E. 肠激酶

1-33 下列哪种疾病可导致病人皮肤异常干燥
A. 风湿热
B. 结核病
C. 休克
D. 维生素 A 缺乏症
E. 甲亢

1-34 黄疸病人首先出现黄染的部位是
A. 巩膜 B. 前额
C. 足底 D. 舌苔
E. 手掌

1-35 充血性皮疹和出血点最主要的区别是
A. 血小板计数是否减少
B. 直径大小
C. 颜色深浅
D. 是否高出皮肤
E. 指压是否褪色

1-36 昏迷病人口唇呈樱桃红色，常提示
A. 洋地黄中毒 B. 一氧化碳中毒
C. 亚硝酸盐中毒 D. 阿托品中毒
E. 氰化物中毒

1-37 下列关于水肿特点叙述正确的是
A. 心源性水肿以腹水明显
B. 肝源性水肿以眼睑明显
C. 营养不良性水肿常从足部开始
D. 肾源性水肿以下垂部位最明显
E. 黏液性水肿指压凹陷，不易恢复

1-38 下列哪种疾病会伴全身淋巴结肿大
A. 粒细胞缺乏症 B. 白血病
C. 血友病 D. 过敏性紫癜
E. 再生障碍性贫血

1-39 正常人瞳孔的直径为
A. 1～2 mm B. 2～3 mm
C. 3～4 mm D. 4～5 mm
E. 5～6 mm

1-40 病人双侧瞳孔缩小,常见于
A. 吗啡中毒
B. 酮症酸中毒
C. 巴比妥类中毒
D. 有机磷杀虫剂中毒
E. 阿托品中毒

1-41 双侧瞳孔大小不等,提示病人可能出现
A. 脑疝 B. 屈光不正
C. 吗啡中毒 D. 神经病变
E. 脑干出血

1-42 下列关于甲状腺的叙述不正确的是
A. 地方性甲状腺肿缺碘
B. 甲状腺肿大可分为3度
C. 单纯甲状腺肿无甲状腺功能异常
D. 位于甲状软骨的上方
E. 甲亢病人听诊有血管杂音

1-43 下列哪种疾病使病人的气管移向患侧
A. 气胸 B. 肺不张
C. 肺气肿 D. 胸腔积液
E. 大叶性肺炎

1-44 下列哪种情况表现为病人胸廓前后径明显增大,甚至与左右径相等,肋间隙增宽
A. 鸡胸 B. 扁平胸
C. 漏斗胸 D. 桶状胸
E. 串珠胸

1-45 下列关于三凹征的叙述正确的是
A. 胸骨上窝、锁骨上窝、腋窝在吸气时有明显凹陷
B. 胸骨上窝、锁骨上窝、腋窝在呼气时有明显凹陷
C. 胸骨上窝、锁骨上窝、肋间隙在吸气时有明显凹陷
D. 胸骨上窝、锁骨上窝、肋间隙在呼气时有明显凹陷
E. 肩胛上区、肩胛间区、肩胛下区在吸气时有明显凹陷

1-46 下列哪种疾病一般不会听到胸膜摩擦音
A. 结核性胸膜炎 B. 胸膜肿瘤
C. 严重脱水 D. 肺气肿
E. 尿毒症

1-47 呼吸中枢严重受抑制时可出现
A. Kussmaul 呼吸
B. 叹息样呼吸
C. 潮式呼吸
D. 呼气性呼吸困难
E. 吸气性呼吸困难

1-48 支气管呼吸音的听诊特点不包括
A. 声音似"夫"音
B. 声音似"哈"音
C. 呼气时间大于吸气时间
D. 呼气音响强于吸气音响
E. 呼气音调高于吸气音调

1-49 下列关于肺实变体征的叙述正确的是
A. 气管偏移,双侧胸廓不对称
B. 患侧语颤及听觉语音减弱
C. 两肺满布湿啰音
D. 患侧呼吸运动增强
E. 患侧可闻及支气管呼吸音

1-50 正常人触觉语颤的生理差异为
A. 女性比男性强
B. 儿童较成人强
C. 后胸上部较下部强
D. 左上胸较右上胸强
E. 前胸上部较下部强

1-51 下列哪种情况会出现双侧肺下界下移
A. 支气管肺癌 B. 间质性肺炎
C. 肝硬化腹水 D. 阻塞性肺气肿
E. 大量胸腔积液

1-52 大叶性肺炎实变期病变部位可闻及
A. 断续性呼吸音
B. 异常支气管呼吸音
C. 肺泡呼吸音减弱

D. 肺泡呼吸音增强
E. 异常支气管肺泡呼吸音

1-53 吸气较呼气时间长，音调高，类似"夫"音的是
A. 捻发音　B. 哮鸣音
C. 肺泡呼吸音　D. 支气管呼吸音
E. 混合性呼吸音

1-54 正常人心尖冲动的位置为
A. 左侧第4肋间锁骨中线附近
B. 左侧第5肋间锁骨中线附近
C. 左侧第5肋间锁骨中线内0.5～1 cm处
D. 左侧第5肋间锁骨中线外0.5～1 cm处
E. 左侧第5肋间锁骨中线内1.5～2 cm处

1-55 下列哪种疾病可出现周围血管征
A. 主动脉瓣关闭不全
B. 二尖瓣脱垂
C. 肺动脉高压
D. 主动脉瓣狭窄
E. 二尖瓣狭窄

1-56 下列哪种疾病可导致心尖冲动减弱
A. 左心室肥大　B. 肺栓塞
C. 甲亢　D. 库欣综合征
E. 心包积液

1-57 下列哪种情况不会导致第一心音增强
A. 二尖瓣狭窄　B. 发热
C. 甲亢　D. AMI
E. 完全性房室传导阻滞

1-58 二尖瓣狭窄病人最重要的体征是
A. 二尖瓣面容
B. 周围血管征
C. 第一心音增强
D. 心浊音界可呈梨形
E. 心尖区舒张期"隆隆"样杂音

1-59 下列关于心脏杂音听诊的叙述，错误的是
A. 舒张期杂音均为病理性
B. 杂音按强度可分为6级
C. 收缩期杂音3/6级以上为器质性
D. 杂音产生是由于动脉粥样硬化
E. 雷鸣样杂音仅在心尖部听到

1-60* 下列不属于舒张期额外心音的是
A. 开瓣音　B. 奔马律
C. 喀喇音　D. 心包叩击音
E. 肿瘤扑落音

1-61* 心脏听诊的逆时针方向顺序为
A. M-P-A-E-T　B. T-M-P-A-E
C. T-P-M-A-E　D. M-T-A-B-P
E. M-A-P-E-T

1-62 为心室颤动病人进行胸外除颤时，两块电极板应分别置于
A. 胸骨右缘第2肋间，心前区
B. 胸骨左缘第2肋间，心前区
C. 胸骨左缘第2肋间，心尖区
D. 胸骨右缘第2肋间，心尖区
E. 胸骨右缘第3肋间，心尖区

1-63 下列哪种疾病不会出现肺动脉瓣区第二心音减弱
A. 糖尿病
B. 右心衰竭
C. 肺动脉瓣狭窄
D. 肺动脉瓣关闭不全
E. 慢性肺源性心脏病（简称慢性肺心病）

1-64 下列哪种情况可产生心脏收缩晚期喀喇音
A. 二尖瓣脱垂　B. 室间隔缺损
C. 肺动脉瓣狭窄　D. 动脉导管未闭
E. 房间隔缺损

1-65 下列不属于周围血管征的是
A. 水冲脉　B. 颈静脉怒张
C. 枪击音　D. 杜氏双重杂音
E. 毛细血管搏动征

1-66 下列不属于右心衰竭体征的是
A. 凹陷性水肿　B. 肝大
C. 颈静脉怒张　D. 胸腔积液

E. 尿量减少

1-67 下列关于肝颈静脉反流征阳性叙述正确的是

A. 急性肝淤血者可出现肝大及胸腔积液

B. 心源性肝硬化伴黄疸和腹水

C. 右心衰竭时,可见颈静脉充盈,与静脉压变低有关

D. 长期右心衰竭时肝持续淤血,可形成肝硬化

E. 有颈静脉怒张者,压迫肝脏,回心血量增加使颈静脉怒张更明显

1-68 下列哪种情况会导致腹部叩诊鼓音区扩大

A. 肝硬化　B. 大量腹水

C. 胃肠穿孔　D. 脾脏破裂

E. 结核性腹膜炎

1-69 McBurney 点是指

A. 右腹直肌外缘平脐水平

B. 右腹直肌外缘与肋缘交点

C. 右髂前上棘与脐连线的中、内 1/3 交界处

D. 右髂前上棘与脐连线的中、外 1/3 交界处

E. 左、右髂前上棘连线右 1/3 处

1-70 下列哪种疾病可导致腹部触诊有“揉面感”

A. 急性腹膜炎　B. 结核性腹膜炎

C. 肝硬化腹水　D. 急性胰腺炎

E. 急性胃炎

1-71 腹壁静脉曲张常见于下列哪种情况

A. 乙型肝炎　B. 胃癌

C. 幽门梗阻　D. 肠梗阻

E. 门静脉循环障碍

1-72 临床上最常见的肠梗阻是下列哪种

A. 单纯性肠梗阻　B. 机械性肠梗阻

C. 动力性肠梗阻　D. 血管性肠梗阻

E. 绞窄性肠梗阻

1-73 用轻叩击法可确定脾脏浊音区的位置是在

A. 左腋中线第 9～11 肋间,长 4～7 cm

B. 左腋后线第 9～11 肋间,长 4～7 cm

C. 左腋前线第 9～11 肋间,长 4～7 cm

D. 左腋中线第 7～9 肋间,长 4～7 cm

E. 左腋后线第 5～7 肋间,长 4～7 cm

1-74 触诊时,肝脏大小属于正常范围的判断标准是

A. 肥胖体型者肋下、剑突下均触不到

B. 肋下、剑突下刚触及

C. 瘦长体型者肋下触及时＜1 cm,剑突下触及时＜3 cm

D. 肋下触及时＜0.5 cm,剑突下触及时＜2 cm

E. 瘦长体型者肋下刚触及,剑突下触及时约 1.5 cm

1-75 大量腹水时腹部包块的触诊,下列哪种方法最适宜

A. 浅部触诊法　B. 深压触诊法

C. 双手触诊法　D. 滑行触诊法

E. 冲击触诊法

1-76 急性阑尾炎最主要的症状是

A. 体温升高

B. 恶心、呕吐

C. 脐周疼痛

D. 转移性右下腹痛

E. 全腹压痛和反跳痛

1-77 腹部出现移动性浊音常提示

A. 胃扩张　B. 腹水

C. 肠梗阻　D. 胃出血

E. 幽门梗阻

1-78* 下列与缺铁性贫血有关的体征是

A. 反甲　B. X 形腿

C. O 形腿　D. 内收畸形

E. 外展畸形

1-79 引起肌张力降低的病变不包括

A. 小脑病变　B. 震颤麻痹

C. 脑风湿病　D. 周围神经病

E. 脊髓灰质炎

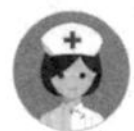

1-80　蛛网膜下隙出血时会出现
A. 巴宾斯基征阳性　B. 腹壁反射阳性
C. 克尼格征阳性　D. 跟腱反射阳性
E. 奥本海姆征阳性

1-81　脑膜刺激征阳性常见于
A. 癫痫　B. 颅内压增高
C. 神经根炎　D. 末梢神经炎
E. 短暂脑缺血发作

1-82　血常规检查不包括下列哪项
A. 红细胞计数
B. 白细胞计数
C. 血型鉴定
D. 中性粒细胞测定
E. 淋巴细胞计数

1-83　反映骨髓红系造血功能的主要指标是
A. 红细胞沉降率　B. 红细胞计数
C. 血小板计数　D. 血红蛋白测定
E. 网织红细胞计数

1-84　下列哪种情况会导致网织红细胞计数减少
A. 缺铁性贫血　B. 急性白血病
C. 再生障碍性贫血　D. 溶血性贫血
E. 巨幼细胞贫血

1-85　下列哪种类型的贫血是由慢性失血所引起的
A. 溶血性贫血
B. 缺铁性贫血
C. 地中海贫血
D. 再生障碍性贫血
E. 巨幼细胞贫血

1-86　下列哪种贫血时，红细胞病理改变呈现靶形细胞
A. 珠蛋白生成障碍性贫血
B. 微血管病性溶血性贫血
C. 自身免疫性溶血性贫血
D. 缺铁性贫血
E. 镰状细胞性贫血

1-87　下列哪种细胞在病人发生过敏性疾病时增高
A. 嗜碱性粒细胞
B. 单核细胞
C. 中性粒细胞
D. 嗜酸性粒细胞
E. 淋巴细胞

1-88　中性粒细胞增多主要见于
A. 过敏性疾病　B. 寄生虫病
C. 急性化脓性感染　D. 活动性肺结核
E. 脾功能亢进

1-89　下列哪种疾病出血时间正常
A. 白血病
B. 过敏性紫癜
C. 血小板无力症
D. 再生障碍性贫血
E. 弥散性血管内凝血(DIC)

1-90　下列哪种情况可导致红细胞沉降率增快
A. 心绞痛　B. 先天性心脏病
C. 高血压性心脏病　D. 结核病活动期
E. 缩窄性心包炎

1-91　下列哪种疾病的鉴别诊断要通过检查过氧化酶染色(POX)
A. 再生障碍性贫血　B. 多发性骨髓瘤
C. 慢性白血病　D. 类白血病反应
E. 急性白血病

1-92　为了防止采血过程中发生溶血，下列哪项措施不正确
A. 采血用的注射器应无菌、干燥
B. 避免用手挤压局部组织
C. 乙醇消毒，待干后采血
D. 一般需选择大号的针头
E. 采得血液后，取下针头，缓慢推入试管

1-93　识别胆红素尿初步简便的办法是
A. 胆红素尿颜色深浅
B. 胆红素尿色明显增黄如浓茶
C. 胆红素尿 pH 值偏酸
D. 用特异性试剂加热后测试
E. 用力振荡后观察胆红素尿泡沫仍为黄色

1-94　下列哪种疾病的病人尿液呈酱油色
A. 急性肾小球肾炎
B. 肝细胞性黄疸
C. 急性溶血
D. 恶性疟疾
E. 晚期丝虫病

1-95　尿检镜下显示白细胞满视野，并有少许白细胞管型和大量上皮细胞，应考虑为
A. 急性肾小球肾炎
B. 慢性肾小球肾炎
C. 急性肾盂肾炎
D. 肾脏恶性肿瘤
E. 泌尿道结石

1-96　下列哪项不属于肾小球性蛋白尿的疾病
A. 狼疮性肾炎　　B. 肾病综合征
C. 急进性肾炎　　D. 肾盂肾炎
E. 隐匿性肾炎

1-97　尿中出现蜡样管型，提示
A. 肾缺血　　B. 急性肾炎
C. 肾盂肾炎　　D. 间质性肾炎
E. 慢性肾炎晚期

1-98　急性菌痢的大便为
A. 水样稀便　　B. 黏液脓血便
C. 果酱样大便　　D. 酱油色样便
E. 陶土样便

1-99　下列粪便常规标本采集的注意事项中不妥的是
A. 通常采取自然排出的粪便
B. 标本应置于无菌盛器中
C. 常规检查留取一小块即可
D. 尽量选取黏液和脓血部分
E. 寒冷季节注意标本加温

1-100　反映肝细胞损害最敏感的检查指标是
A. 血清胆红素
B. 血清蛋白电泳
C. 血清碱性磷酸酶(AKP 或 ALP)
D. 血清总蛋白
E. 血清丙氨酸氨基转移酶(ALT)

1-101　急性肝炎时血清中最早增高的酶是
A. ALT
B. AKP 或 ALP
C. 乳酸脱氢酶(LDH)
D. γ-谷氨酰转移酶(γ-GT)
E. 天门冬氨酸氨基转移酶(AST)

1-102　下列有关血清球蛋白和白蛋白的叙述正确的是
A. 肝硬化病人白蛋白可暂时性降低
B. 患恶性肿瘤时球蛋白显著升高
C. 白蛋白/球蛋白比值(A/G)为(1.5～2.5)：1
D. 恶性疟疾不会造成 A/G 倒置
E. 肾病病人的蛋白丢失可造成 A/G 倒置

1-103　隐性黄疸是指
A. 血清总胆红素 1.7～17.1 μmol/L
B. 血清总胆红素 17.1～34.2 μmol/L
C. 血清总胆红素 34.2～171 μmol/L
D. 血清直接胆红素 1.7～17.1 μmol/L
E. 血清直接胆红素 17.1～34.2 μmol/L

1-104* 下列反映酸碱失衡的检查是
A. 呼气试验
B. 酚红排泄试验
C. 尿液浓缩稀释试验
D. 二氧化碳结合力测定
E. 内生肌酐清除率试验

1-105　下列哪种情况不会导致血钾降低
A. 严重呕吐　　B. 肾衰竭
C. 乙醇中毒　　D. 胃肠减压
E. 使用利尿剂

1-106　下列关于不同类型酸碱失衡的血气改变的叙述不正确的是
A. 代谢性酸中毒 pH 值降低，$PaCO_2$ 降低，HCO_3 降低，BE 降低
B. 代谢性碱中毒 pH 值升高，$PaCO_2$ 升高，HCO_3 升高，BE 升高
C. 呼吸性酸中毒 pH 值降低，$PaCO_2$ 升高，HCO_3 稍高，BE 稍高

D. 呼吸性碱中毒 pH 值升高，$PaCO_2$ 降低，HCO_3 稍低，BE 正常
E. 呼吸性酸中毒合并代谢性碱中毒 pH 值降低，$PaCO_2$ 升高，HCO_3 升高，BE 升高

1-107* 下列哪种疾病可通过明胶颗粒凝集试验来检查
A. 霍乱 B. 艾滋病
C. 库欣综合征 D. 支原体肺炎
E. DIC

1-108* 下列哪种疾病会出现免疫球蛋白单克隆性增高
A. 淋巴瘤 B. 类风湿关节炎
C. 原发性肝癌 D. 多发性骨髓瘤
E. 系统性红斑狼疮(SLE)

1-109 下列哪项是一般胃肠钡餐 X 线检查首选的方法
A. 透视 B. 一般摄片
C. 体层摄影 D. 间接摄影
E. 钼靶摄影

1-110* 下列哪种情况胸部 X 线检查可见密度增高的条索状阴影
A. 急性渗出性炎症
B. 慢性增殖性炎症
C. 有实质性组织充填
D. 坏死病灶愈合形成的钙化
E. 慢性炎症愈合形成纤维化

1-111 下列关于 X 线检查前准备的叙述不正确的是
A. 腹部摄片应先清洁肠道
B. 钡餐灌肠检查当天禁早餐
C. 胃肠钡餐检查应先做碘过敏试验
D. 心血管造影前穿刺部位需备皮
E. 透视检查需除去透视部位的厚层衣服

1-112 下列哪种检查方法不仅可以显示高清晰度的组织解剖结构，而且又能揭示被检查组织的代谢过程和功能变化
A. B超 B. CT
C. MRI D. 心电图
E. 脑血流图

1-113 下列哪种脏器组织最适合应用 MRI 检查
A. 心血管系统 B. 骨、关节
C. 肝、胆、肾 D. 颅脑、脊髓
E. 淋巴系统

1-114* 正常人 X 线正位胸片上，纵隔阴影的器官组织构成不包括
A. 心脏 B. 大血管
C. 气管 D. 食管
E. 胸椎

1-115 下列关于 X 线检查正常肺门的叙述不正确的是
A. 在心腰阴影的两旁
B. 相当于两肺野内带
C. 位于第 2～4 肋间
D. 右侧比左侧高 1 cm
E. 主要由肺动脉构成

1-116 肺部 X 线检查发现的阴影中，提示肺癌最有价值的是
A. 高密度斑点状影
B. 边缘清楚的结节影
C. 中密度条索状影
D. 小片云絮状影
E. 边缘呈小毛刺影

1-117* 下列关于腹部 X 线检查前准备工作的叙述不正确的是
A. 检查前应向病人解释，以取得合作
B. 腹部摄片前应服产气药，以增强对比度
C. 摄胸片时嘱咐病人屏气，以保证清晰度
D. 危重病人摄片须有医生监护，以防发生意外
E. 创伤病人摄片时应减少搬动，以防病情加重

1-118* 下列关于支气管造影检查前准备工作的叙述正确的是
A. 检查前3天开始每天做体位引流排痰
B. 检查当天提前1小时肌内注射阿托品0.3 mg
C. 检查前禁食8小时
D. 检查前30分钟做碘和普鲁卡因过敏试验
E. 检查前3小时给予口服地西泮5 mg

1-119 下列哪项X线造影检查前需测定出/凝血时间
A. 静脉肾盂造影 B. 支气管造影
C. 脑血管造影 D. 胃肠钡餐
E. 钡灌肠

1-120 下列哪个器官的B超检查宜在清晨空腹条件下进行
A. 甲状腺 B. 前列腺
C. 肾脏 D. 肝脏
E. 子宫

1-121 甲状腺摄碘试验前，病人应禁食含碘食物
A. 3～5天 B. 5～7天
C. 7～10天 D. 10天
E. 14天

1-122 下列对超声探测各种正常组织及器官时所显示的界面反射图像的叙述不正确的是
A. 血管壁呈中等回声
B. 血液无回声
C. 骨骼可形成强回声团
D. 肌肉组织呈中等条状回声
E. 皮下脂肪呈低回声带

1-123 有关胆囊、胰腺B超检查前的准备工作，下列哪项是错误的
A. 前一天晚餐宜清淡
B. 前一天晚餐后即禁食
C. 检查前要多饮水、不排尿
D. 检查日晨起须排清大便
E. 前一天晚上服缓泻剂

1 124 甲状腺摄取^{131}I功能测定前应该
A. 停吃含碘食物1～6周
B. 停服含碘药物1～2周
C. 停服甲状腺素片2～3天
D. 停服抗甲状腺药物1～6天
E. 检查当天空腹服碘(^{131}I)代钠

1-125 下列关于心电图各波段的叙述不正确的是
A. P波为心房除极波
B. P-R间期为心房除极时间
C. T波为心室复极波
D. QRS波为心室除极波
E. Q-T间期为心室除极和复极时间

1-126 胸导联V_1探查电极的体表位置在
A. 胸骨左缘第4肋间
B. 胸骨右缘第4肋间
C. 胸骨左缘第2肋间
D. 左锁骨中线第5肋间
E. 胸骨右缘第2肋间

1-127 下列哪项不属于正常心电图
A. V_1导联呈rS型
B. Ⅰ导联与Ⅲ导联呈qRs型
C. ST段上移约0.1 mV
D. aVR导联P波直立
E. V_1、V_2导联T波呈双向

1-128* 心室肌朝着探查电极方向除极所产生的波是
A. P波 B. Q波
C. R波 D. S波
E. T波

1-129 若心室肌先朝着探查电极方向除极，接着再反过来背着探查电极方向除极，心电图上应出现下列哪种波型
A. QR波 B. QS波
C. RS波 D. 正负双向P波
E. 负正双向T波

1-130 下列哪一个部位是心室最先除极的部位
A. 心尖部 B. 左心室壁
C. 右心室壁 D. 室间隔左侧
E. 室间隔右侧

1-131 心电图上能代表心室由开始激动至完全恢复静止所需时间的是
A. P-R 间期 B. ST 段
C. Q-T 间期 D. P-P 间距
E. R-R 间距

1-132 如心电图上 R-R 间距平均为 20 小格，则病人每分钟心率为
A. 60 次 B. 75 次
C. 80 次 D. 120 次
E. 300 次

A2 型单项选择题(1-133～1-161)

1-133 病人，女性，28 岁。因发热、咳嗽 4 天，胸痛 1 天入院。体格检查：左下肺触觉语颤增强，叩诊呈浊音，可闻及支气管呼吸音及湿啰音。病人最可能的诊断是
A. 急性上呼吸道感染
B. 胸腔积液
C. 阻塞性肺不张
D. 大叶性肺炎
E. 急性气管-支气管炎

1-134 病人，女性，60 岁。肝硬化病史 30 年，最近因受凉后发热、咳嗽、咯黄痰，今天突然出现意识不清，呼之不应。体格检查：双侧瞳孔等大等圆，压眶时皱眉，对光反射迟钝，角膜反射存在。判断病人的意识状态为
A. 嗜睡 B. 昏睡
C. 意识模糊 D. 浅昏迷
E. 深昏迷

1-135 病人，男性，30 岁。淋雨后突发寒战、高热，2 天后出现左侧胸痛、咳嗽、咳痰。急诊 X 线胸片检查示左上肺大片实变。体格检查不会出现的体征是
A. 脉率增快
B. 急性病容
C. 气管向右侧偏移
D. 左上肺语颤增强
E. 左上肺叩诊呈浊音

1-136 病人，男性，51 岁。近 2 个月来低热、咳嗽、咳痰、痰中偶带血丝、盗汗，午后面颊潮红，体重有所下降。X 线胸片检查示右上肺有炎症浸润及空洞性病变。最可能的诊断是
A. 肺脓肿
B. 上呼吸道感染
C. 慢性阻塞性肺疾病(COPD)
D. 支气管扩张合并感染
E. 肺结核

1-137 病人，男性，22 岁。体格检查：气管向左侧移位，右侧胸廓饱满，触觉语颤消失，叩诊呈鼓音。最有可能的原因是
A. 阻塞性肺气肿 B. 气胸
C. 支气管炎 D. 肺炎
E. 急性呼吸窘迫综合征(ARDS)

1-138 病人，女性，37 岁。搬到新居后出现流鼻涕、打喷嚏，继而有明显憋喘。体格检查：呼吸音延长，两肺广泛哮鸣音。出现这种情况最可能的原因是
A. 喉头水肿
B. 急性支气管炎
C. COPD
D. 支气管哮喘
E. 急性肺水肿

1-139 哺乳期妇女，一侧乳房疼痛 5 天。体格检查：乳房红、肿、热、痛并扪及硬结。最有可能的诊断是
A. 乳腺炎
B. 乳腺癌
C. 乳房腺瘤
D. 乳房囊性小叶增生
E. 乳腺管阻塞致乳汁淤积

1－140 病人，女性，62 岁。吸烟 30 年，慢性咳嗽、咳痰 5 年，最近 2 个月痰中带血、乏力、体重减轻。胸片左上肺可见一密度较高的圆形阴影，边缘不清。若该病人出现淋巴结肿大，下列各组浅表淋巴结中可能最先肿大的是

A. 左颈深淋巴结上群
B. 右锁骨上窝
C. 左锁骨上窝
D. 颈深淋巴结下群
E. 颈前三角

1－141 病人，女性，57 岁。因上腹部胀痛不适，清晨未进食来院就诊。体格检查：上腹部有振水音。最可能的诊断是

A. 胃溃疡 B. 腹水
C. 胃内大量气体 D. 胃内液体潴留
E. 腹腔内有气体

1－142 病人，男性，34 岁。腹部剧烈阵发性绞痛 3 小时，伴呕吐。体格检查：肠鸣音 12 次/分，伴金属音。最可能的诊断是

A. 急性肠胃炎 B. 急性胃出血
C. 绞窄性肠梗阻 D. 麻痹性肠梗阻
E. 机械性肠梗阻

1－143 病人，男性，72 岁。心脏病病史 20 年，近来患上呼吸道感染，昨晚夜间睡眠中突感气急、胸闷，被迫坐起，咳嗽，并咳出粉红色泡沫样痰。听诊两肺布满湿啰音。最可能的诊断是

A. 自发性气胸 B. 大叶性肺炎
C. 急性肺水肿 D. 肺性脑病
E. 支气管哮喘

1－144 病人，女性，41 岁。突感腹部剧痛，面色苍白，头晕乏力，大汗淋漓。血压下降，腹部叩诊浊音，体温正常。该病人可能出现了

A. 肠梗阻 B. 急性胰腺炎
C. 结核性腹膜炎 D. 腹腔内出血
E. 肝硬化腹水

1－145 病人，男性，56 岁。体格检查腹壁静脉曲张，其血流方向为脐以上向上流，脐以下向下流。应考虑为

A. 上腔静脉阻塞 B. 门静脉高压
C. 静脉血栓 D. 妊娠
E. 下腔静脉阻塞

1－146 病人，女性，55 岁。肝病病史 15 年，近来检查发现 ALT、AST 均正常，但 A/G 倒置，同时腹部出现移动性浊音。该病人极可能发生了

A. 急性腹膜炎 B. 结核性腹膜炎
C. 脾功能亢进 D. 极度营养不良
E. 肝硬化腹水

1－147 病人，男性，62 岁。有慢性肝病病史，近来发现脾大。体格检查：脾下缘超过脐部。该病人目前脾脏大小属于

A. 轻度增大 B. 中度增大
C. 重度增大 D. 极重度增大
E. 正常大小

1－148 病人，女性，40 岁。下腹部膨胀感数天，排尿时尿液呈缓慢淋漓滴出。体格检查：耻骨联合上膨隆，触及表面球状肿块，质地充实、固定。该病人可能出现了

A. 尿潴留 B. 宫颈炎
C. 宫颈癌 D. 肠梗阻
E. 妊娠子宫

1－149 病人，女性，37 岁。因刷牙时牙龈出血来医院就诊。实验室检查：血小板计数 60×10^9/L，出血时间 5 分钟，红细胞计数 4.2×10^{12}/L，白细胞计数 6×10^9/L，网织红细胞百分比 0.01。初步诊断是

A. 白血病
B. 淋巴瘤
C. 再生障碍性贫血（简称为再障）
D. 粒细胞减少症
E. 特发性血小板减少性紫癜（ITP）

1－150 病人，男性，36 岁。诊断为慢性肾小球肾炎收住院。实验室检查：尿常规有少量红细胞和尿蛋白，内生肌酐清除

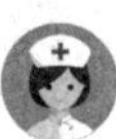

率为 55 ml/min，血肌酐 270 pmol/L。判断该病人肾脏损害情况为下列哪种
A. 肾功能正常
B. 肾储备能力下降期
C. 氮质血症期
D. 肾衰竭期
E. 尿毒症期

1-151 病人，女性，18 岁。因面部红斑、低热、口腔溃疡、小关节疼痛入院。实验室检查：血红蛋白 100 g/L，白细胞计数 3.5×10^9/L，红细胞沉降率 40 mm/h，IgG 22.4 g/L，IgA 4.35 g/L，IgM 2.42 g/L，CH_{50} 1 万 u/L，C_3 0.87 g/L，ANA(＋)，dsDNA(＋)，RF(＋)。应考虑下列哪种诊断
A. SLE
B. 白血病
C. 类风湿关节炎
D. 风湿热
E. 腺垂体功能减退症

1-152 病人，男性，34 岁。因腹部胀满、低热、食欲缺乏收入院。体格检查：肺部呼吸音稍粗，心尖区可闻及 2/6 级收缩期杂音；肝、脾未扪及，移动性浊音(＋)。实验室检查：血红蛋白 110 g/L，白细胞计数 10×10^9/L，中性粒细胞百分比 0.68，淋巴细胞百分比 0.32，红细胞沉降率 50 mm/h。腹腔穿刺液报告：比重 1.018，黏蛋白试验(＋)，细胞计数 600×10^6/L，以淋巴细胞为主。可能的诊断是
A. 原发性肝癌　　B. 右心功能不全
C. 慢性心包炎　　D. 肝硬化腹水
E. 结核性腹膜炎

1-153 病人，男性，46 岁。混合痔 10 余年。实验室检查：血红蛋白 70 g/L，红细胞计数 2.7×10^{12}/L。检查指标异常的原因是什么
A. 生理性改变　　B. 红细胞破坏
C. 红细胞丢失　　D. 造血原料不足
E. 造血功能障碍

1-154 病人，女性，29 岁。突起尿频、尿急 3 天，伴尿道口灼痛，无发热、腰痛。体格检查：体温 37℃；心、肺正常；双肾区无叩击痛。血常规检查：白细胞计数 4.5×10^9/L，中性粒细胞百分比 0.70，淋巴细胞百分比 0.30。尿常规检查：白细胞 10 个/HP。病人可能患下列哪种疾病
A. 急进性肾炎
B. 急性肾盂肾炎
C. 慢性肾盂肾炎急性发作
D. 急性膀胱炎
E. 急性肾炎

1-155 病人，男性，37 岁。左下腹痛、腹泻 2 天，脓血便，伴畏寒、发热、全身乏力。体格检查：体温 39.5℃。血常规检查：白细胞计数 13×10^9/L。粪常规检查：红细胞 10 个/HP，白细胞 12 个/HP，可见到巨噬细胞。病人可能患下列哪种疾病
A. 急性肠炎　　B. 疟疾
C. 急性菌痢　　D. 肠结核
E. 溃疡性结肠炎

1-156 病人，女性，52 岁。时有心悸，医院心电图检查报告为窦性心律、正常心电图。该病人心电图检查中不应包括
A. 心率 78 次/分
B. Q-T 间期 0.12～0.20 秒
C. P-P 间距之差最大为 0.10 秒
D. P-R 间期 0.18 秒
E. P 波在Ⅰ、Ⅱ、aVF 导联直立，在 aVR 导联倒置

1-157* 病人，女性，19 岁。X 线胸片上发现右上肺野处有一指甲大小白色阴影。应考虑为下列哪种情况
A. 钙化灶　　B. 脂肪块
C. 淋巴结　　D. 包裹积液
E. 正常肺脏

1－158 病人，女性，56岁。既往有肝病病史，本次因大量呕血入院。体格检查：面色苍白，巩膜轻度黄染，肝脏未扪及。实验室检查：ALT 100 u/L，总胆红素(TBiL) 60 μmol/L，结合胆红素(DBiL) 38 μmol/L，A/G为0.8∶1。病人可能患下列哪种疾病

A. 慢性活动性肝炎
B. 急性黄疸型肝炎
C. 肝硬化失代偿期
D. 溃疡并发大出血
E. 肝癌并发大出血

1－159 病人，男性，31岁。乏力、午后低热、盗汗、消瘦2个月，最近2周咳嗽频繁。来院门诊，拟诊为肺结核。X线检查一般不可能出现的表现是

A. 边缘清楚、密度高的结节状阴影
B. 密度增高的条索状阴影
C. 密度高的斑点状阴影
D. 边缘不清楚，肿块性阴影
E. 密度减低的透亮区

1－160* 病人，女性，30岁。二尖瓣面容，呼吸急促，在做X线右前斜位吞钡检查时，见食管上部压迹显著向脊柱侧加深。应考虑为下列哪种情况

A. 右心房肥大　B. 左心室肥大
C. 肺动脉增粗　D. 右心室肥大
E. 左心房肥大

1－161* 病人，男性，30岁。在打羽毛球时，突然觉得左胸剧痛，接着气急伴憋气感，急诊科医生拟诊为突发性气胸。若做X线透视检查，在荧光屏前应见到左肺有

A. 黑色阴影　B. 白色阴影
C. 暗灰阴影　D. 灰白色影
E. 云絮状影

A3型单项选择题(1－162～1－171)

(1－162～1－163共用题干)

病人，男性，28岁。以高热、剧烈咳嗽、胸痛3天入院。左胸部有明显胸腔积液表现，结合有关辅助检查初步诊断为化脓性胸膜炎、大量胸腔积液。

1－162 关于该病人体征的描述，最不可能出现的是

A. 左侧胸廓饱满
B. 左侧触觉语颤减弱
C. 气管向右侧移位
D. 左侧可闻及湿啰音
E. 腹式呼吸运动增强

1－163 该病人的面容与表情，可表现为

A. 急性面容　B. 满月面容
C. 病危面容　D. 贫血面容
E. 慢性面容

(1－164～1－165共用题干)

病人，男性，31岁。打篮球过程中突然出现胸痛，呼吸困难，大汗淋漓。体格检查：心率140次/分，呼吸37次/分，右侧胸部叩诊鼓音，右肺呼吸音消失。

1－164 该病人最可能的诊断是

A. 支气管扩张　B. 急性胸膜炎
C. 气胸　D. 肋骨骨折
E. 肺脓肿

1－165 该病人应采取的体位是

A. 仰卧位　B. 半坐位
C. 俯卧位　D. 左侧卧位
E. 右侧卧位

(1－166～1－168共用题干)

病人，男性，62岁。慢性肾小球肾炎病史10余年，近1个月来，食欲缺乏，伴恶心、呕吐、腹泻，每天尿量＜400 ml。体格检查：血压180/110 mmHg；面部水肿，双下肢凹陷性水肿。尿常规检查：血尿、蛋白尿。

1－166 该病人做肾功能检查时，下列哪项不会出现

A. 血尿素氮增高
B. 血肌酐增高
C. 内生肌酐清除率增高
D. 酚红排泄率下降

E. 尿比重1.010～1.012

1－167 若病人需做内生肌酐清除率试验，护士应交代病人试验前3天

A. 低蛋白饮食 B. 低热量饮食

C. 低盐饮食 D. 低脂饮食

E. 低维生素饮食

1－168 内生肌酐清除率试验主要反映的是

A. 远端肾小管功能

B. 近端肾小管功能

C. 肾小球滤过功能

D. 体内蛋白质合成功能

E. 体内蛋白质分解功能

(1－169～1－171共用题干)

病人，女性，20岁。糖尿病病史3年，平时血糖控制良好。近日受凉后出现发热，神志不清，恶心，呕吐。体格检查：病人呈嗜睡状态，呼吸加深加快，皮肤干燥。

1－169 该病人最可能出现了

A. 急性脑炎 B. 低血糖

C. 急性胃肠炎 D. 酮症酸中毒

E. 急性胰腺炎

1－170 该病人的呼吸型态改变称为

A. 潮式呼吸 B. 毕奥氏呼吸

C. 叹息样呼吸 D. 鼾声呼吸

E. Kussmaul呼吸

1－171 该病人呼出气体的气味为

A. 肝臭味 B. 刺激性大蒜味

C. 烂苹果味 D. 氨味

E. 恶臭味

A4型单项选择题(1－172～1－193)

(1－172～1－174共用题干)

病人，男性，65岁。发作性呼吸困难15年，多于春季发作，治疗后缓解。2小时前突然再发入院。体格检查：呼吸30次/分，呼气相延长，双肺哮鸣音。

1－172 该病人发作的呼吸困难属于

A. 呼气性呼吸困难

B. 吸气性呼吸困难

C. 阵发性呼吸困难

D. 混合性呼吸困难

E. 端坐呼吸

1－173 该病人出现这种情况的可能原因是

A. 心源性哮喘

B. 自发性气胸

C. 大叶性肺炎

D. 支气管哮喘

E. 急性支气管炎

1－174 护士对该病人的护理措施中不当的是

A. 重视心理护理

B. 指导康复锻炼，早期回归社会

C. 进行有关疾病预防的健康宣教

D. 对症护理，减轻病人的痛苦

E. 加强病情观察

(1－175～1－177共用题干)

病人，女性，41岁。上腹部隐痛反复发作多年，突然出现剧烈腹痛。腹部触诊发现腹肌紧张呈板状，有压痛和反跳痛。

1－175 该病人突然出现剧烈腹痛最可能的原因是

A. 急性胆囊炎

B. 胃或十二指肠穿孔

C. 脾破裂

D. 急性胰腺炎

E. 肾破裂

1－176 因咳嗽、呼吸和转动体位均可使疼痛加剧，病人被迫采取的体位是

A. 半卧位

B. 侧卧位

C. 俯卧位

D. 仰卧位，双下肢屈曲

E. 仰卧位，双下肢伸直

1－177 腹部叩诊，病人的肝浊音界

A. 上移 B. 下移

C. 缩小或消失 D. 扩大

E. 无明显变化

(1－178～1－183共用题干)

病人，女性，64岁。因发热、出汗、乏力、呼

吸困难2周来院就诊。超声心动图检查显示心包积液。

1－178　此时测量该病人脉搏，可测到下列哪种脉搏

A. 交替脉　B. 奇脉

C. 水冲脉　D. 脉搏短绌

E. 不整脉

1－179　观察该病人血压，可出现下列哪种情况

A. 脉压增大　B. 脉压减小

C. 血压降低　D. 血压升高

E. 血压正常

1－180　此时病人最有可能出现的血管征是下列哪项

A. 水冲脉

B. 颈动脉搏动

C. 肝颈静脉反流征

D. 腹壁静脉曲张

E. 毛细血管搏动征

1－181　观察病人病情时尤其要注意观察有无

A. 交替脉　B. 心包叩击音

C. 心包摩擦音　D. 心肌萎缩

E. 急性心包压塞

1－182　若给该病人做X线检查，其心脏阴影可呈下列哪种形状

A. 烧瓶形　B. 正常形状

C. 梨形　D. 苹果形

E. 靴形

1－183　对该病人最突出的护理诊断是

A. 疼痛

B. 疲惫

C. 体温升高

D. 气体交换受损

E. 知识缺乏

(1－184～1－188 共用题干)

病人，男性，63岁。心脏病病史20余年，Ⅰ度房室传导阻滞。近3天上呼吸道感染，咽喉疼痛。昨起发热，自测体温37.8℃。今晚体温达39℃而来医院急诊。急诊留观时，夜间睡眠中突感气息、胸闷，被迫坐起、咳嗽、咳出粉红色泡沫样痰。

1－184　该病人可能发生了什么情况

A. 急性心包炎

B. 心源性呼吸困难

C. 急性肺水肿

D. 心源性休克

E. AMI

1－185　估计心肺听诊会有以下哪种改变

A. 两肺满布湿啰音

B. 第一心音增强

C. 胸膜摩擦音

D. 两肺底湿啰音

E. 支气管呼吸音消失

1－186　在做心电图检查时，下列哪项改变可确诊病人有Ⅰ度房室传导阻滞

A. QRS波脱落　B. QRS波畸形

C. 病理性Q波　D. 冠状T波

E. P-R间期延长

1－187　病人宜采取下列哪种体位

A. 坐位或两腿下垂

B. 平卧位，头偏向一侧

C. 床头和床脚抬高

D. 侧卧位

E. 俯卧位

1－188　可采用下列哪项氧疗

A. 热湿氧疗

B. 高压氧舱

C. 低流量吸氧

D. 高流量乙醇湿化吸氧

E. 低流量、低浓度持续吸氧

(1－189～1－193 共用题干)

病人，男性，67岁。COPD病史10余年。今天上午提重物后突感胸痛、气促，并伴有干咳、冒冷汗、全身乏力，遂来医院急诊。

1－189　初步诊断为下列哪种疾病

A. 肺炎　B. 肺脓肿

C. 肺结核　D. 胸膜炎

E. 自发性气胸

 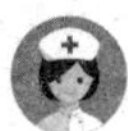

1-190 估计体格检查会出现下列哪项改变

A. 扁平胸 B. 语颤增强

C. 叩诊鼓音 D. 气管移向患侧

E. 呼吸音粗糙

1-191 做下列哪项检查可进一步证实

A. MRI

B. X线胸片

C. 肺功能

D. 血气分析

E. CT

1-192 首要处理措施是下列哪项

A. 氧气疗法 B. 人工气道

C. 排气减压 D. 控制感染

E. 做呼吸操

1-193 下列哪项护理措施不妥

A. 做腹式呼吸操 B. 协助减压抽气

C. 加强病情观察 D. 卧床休息为主

E. 保持大便通畅

名词解释题(1-194~1-205)

1-194 奇脉

1-195 潮式呼吸

1-196 浅昏迷

1-197 黄染

1-198 胸膜摩擦音

1-199 肝颈静脉反流征

1-200 舒张期奔马律

1-201 Rh血型系统

1-202 等渗尿

1-203 主动脉窗

1-204 心电轴

1-205 二尖瓣型P波

简述问答题(1-206~1-215)

1-206 简述护理体格检查时的注意事项。

1-207 简述测量血压的具体方法。

1-208 简述检测瞳孔的临床意义。

1-209 简述3种呼吸音的听诊部位和特点。

1-210 简述心前区震颤的临床意义。

1-211 简述舒张期奔马律与第三心音鉴别要点。

1-212 简述内生肌酐清除率试验的标本采集方法和临床意义。

1-213 简述自身抗体的种类和临床意义。

1-214 简述糖尿病病人留4段尿和4次尿的方法。

1-215 简述尿液检查中如何根据检测项目的不同选择相应的防腐剂。

综合应用题(1-216~1-219)

1-216 病人,女性,58岁。乳腺癌根治术后继续化疗,近来出现脱发、白细胞计数下降、全身乏力。病人有焦虑和恐惧感。

请解答:

(1) 列出该病人的护理诊断。

(2) 如何对该病人进行心理护理?

1-217 病人,男性,63岁。有慢性支气管炎和COPD病史,近期上呼吸道感染,剧烈咳嗽后突感胸痛、呼吸急促。X线检查提示为气胸征象。

请解答:

(1) 如做护理体格检查估计会有哪些阳性体征?

(2) 列出该病人的护理诊断。

1-218 病人,女性,53岁。风湿性心脏病(简称风心病)二尖瓣狭窄病史10余年,近来因过度劳累、受凉而肺部感染。

体格检查:体温39.5℃,脉搏86次/分,呼吸30次/分,血压140/90 mmHg,心率118次/分,律不齐,第一心音强弱不等。

请解答:目前该病人发生了什么情况?判断依据是什么?

1-219 病人,女性,56岁。胃溃疡病史12年余。近1个月来工作繁忙,昨晚上腹部出现剧烈腹痛,继后全腹剧痛,并呕出胃内容物和胆汁。自感体温升高。

请解答:

(1) 该病人可能发生了什么情况？其主要依据是什么？

(2) 该病人可能会有哪些阳性体征？

答案与解析

选择题

A1 型单项选择题

1-1 D 1-2 C 1-3 D 1-4 E
1-5 C 1-6 A 1-7 D 1-8 E
1-9 B 1-10 E 1-11 B 1-12 D
1-13 A 1-14 E 1-15 B 1-16 E
1-17 B 1-18 A 1-19 D 1-20 E
1-21 C 1-22 E 1-23 C 1-24 C
1-25 A 1-26 C 1-27 D 1-28 E
1-29 B 1-30 C 1-31 E 1-32 C
1-33 D 1-34 A 1-35 E 1-36 B
1-37 C 1-38 B 1-39 C 1-40 D
1-41 A 1-42 D 1-43 B 1-44 D
1-45 C 1-46 D 1-47 C 1-48 A
1-49 E 1-50 E 1-51 D 1-52 B
1-53 C 1-54 C 1-55 A 1-56 E
1-57 D 1-58 E 1-59 D 1-60 C
1-61 A 1-62 D 1-63 A 1-64 A
1-65 B 1-66 E 1-67 E 1-68 C
1-69 D 1-70 B 1-71 E 1-72 B
1-73 A 1-74 C 1-75 E 1-76 D
1-77 B 1-78 A 1-79 B 1-80 C
1-81 B 1-82 C 1-83 E 1-84 C
1-85 B 1-86 A 1-87 D 1-88 C
1-89 B 1-90 D 1-91 E 1-92 D
1-93 A 1-94 C 1-95 C 1-96 D
1-97 E 1-98 B 1-99 B 1-100 E
1-101 A 1-102 C 1-103 B 1-104 D
1-105 B 1-106 E 1-107 B 1-108 D
1-109 A 1-110 D 1-111 C 1-112 E
1-113 D 1-114 E 1-115 D 1-116 E
1-117 B 1-118 A 1-119 C 1-120 D
1-121 E 1-122 A 1-123 C 1-124 A
1-125 B 1-126 B 1-127 D 1-128 C
1-129 C 1-130 D 1-131 C 1-132 B

A2 型单项选择题

1-133 D 1-134 D 1-135 C 1-136 E
1-137 B 1-138 D 1-139 A 1-140 B
1-141 D 1-142 E 1-143 C 1-144 D
1-145 B 1-146 E 1-147 C 1-148 A
1-149 E 1-150 C 1-151 A 1-152 E
1-153 C 1-154 D 1-155 C 1-156 B
1-157 A 1-158 C 1-159 D 1-160 E
1-161 B

A3 型单项选择题

1-162 D 1-163 A 1-164 C 1-165 E
1-166 C 1-167 A 1-168 C 1-169 D
1-170 E 1-171 C

A4 型单项选择题

1-172 A 1-173 D 1-174 B 1-175 B
1-176 D 1-177 C 1-178 B 1-179 B
1-180 C 1-181 E 1-182 A 1-183 D
1-184 C 1-185 A 1-186 E 1-187 A
1-188 D 1-189 E 1-190 C 1-191 B
1-192 C 1-193 A

部分选择题解析

1-17 **解析**:考核血压高峰时间。一天内血压有两个高峰时段，即上午 8～10 点，下午 4～6 点。正常成年男性血压较成年女性稍高，饱食和劳动后血压较高，剧烈活动、情绪紧张、饮酒和吸烟也可影响血压。高热环境中血压可下

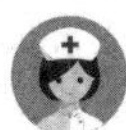

降，寒冷环境中血压可上升。

1-27 **解析：**考核发绀的概念。发绀是指血液中还原血红蛋白增多，>50 g/L，致皮肤、黏膜呈青紫色。严重贫血时不能显示发绀，是因为血红蛋白量减少，即使大部分被还原，也达不到使皮肤与黏膜呈现青紫色的临界值。

1-32 **解析：**考核色素脱失的原因。正常皮肤含有一定量的色素，即黑色素。黑色素是由苯丙氨酸在体内经氧化酶催化形成酪氨酸，经酪氨酸酶催化生成多巴，再经多聚化反应、氧化反应等最后形成的。色素脱失是由于酪氨酸酶缺乏，使体内的酪氨酸不能转化为多巴而影响黑色素的形成。

1-60 **解析：**考核心脏听诊。喀喇音是收缩期额外音，舒张期额外心音包括开瓣音、奔马律、心包叩击音和肿瘤扑落音。

1-61 **解析：**考核心脏听诊。心脏听诊的逆时针方向顺序为 M-P-A-E-T。M：二尖瓣听诊区；P：肺动脉瓣听诊区；A：主动脉瓣第一听诊区；E：主动脉瓣第二听诊区；T：三尖瓣听诊区。

1-78 **解析：**考核缺铁性贫血的体征。反甲又称匙状甲，其特点是指(趾)甲中央凹陷，边缘翘起，指(趾)甲变薄，表面粗糙，干脆有条纹，多为组织缺铁或某些氨基酸代谢紊乱所致的营养障碍，见于缺铁性贫血、营养不良等疾病。

1-104 **解析：**考核肾功能检查。肾脏是调节人体酸碱平衡的重要器官，当肾脏受损时，由于肾小管和集合管调节酸碱平衡发生障碍，使体内酸碱度发生变化，临床上可用血气分析、电解质测定及尿液 pH 值变化来判断酸碱状态。二氧化碳结合力测定属于血气分析检测项目之一。二氧化碳结合力增高见于呼吸性酸中毒、代谢性碱中毒；二氧化碳结合力降低见于呼吸性碱中毒、代谢性酸中毒。尿液浓缩稀释试验主要反映远端肾小管的功能，酚红排泄试验主要反映近端肾小管的功能，内生肌酐清除率测定主要反映肾小球的滤过功能。

1-107 **解析：**考核艾滋病、伤寒、支原体肺炎、传染性单核细胞增多症、布氏杆菌病的实验室检查。明胶颗粒凝集试验是将人类免疫缺陷病毒(HIV)抗原预先包被于明胶颗粒表面，制成诊断胶乳，加入被测血清，如发生凝集反应则为阳性。艾滋病病人可阳性，故常用于艾滋病的筛查试验。伤寒可采用肥达试验来检测病人血清中有无伤寒沙门菌抗体，支原体肺炎可采用冷凝集试验来检测，传染性单核细胞增多症可采用嗜异性凝集反应来检测，布氏杆菌病可通过布氏杆菌血清反应进行检测。

1-108 **解析：**考核免疫球蛋白检测的临床意义。免疫球蛋白是一组具有抗体活性的蛋白质，存在于机体的血液、体液、外分泌液及某些细胞膜上。可用单向免疫扩散法和放射免疫测定其含量。免疫球蛋白含量增高有两种情况，一是多克隆性增高，常见于慢性感染、慢性肝病、淋巴瘤、类风湿关节炎、SLE 等；二是单克隆性增高，常见于多发性骨髓瘤、巨球蛋白血症。

1-110 **解析：**考核胸部 X 线检查的鉴别诊断。胸部 X 线可以反映肺部的基本病变：急性渗出性炎症多呈边缘模糊不清的阴影或小片云絮状阴影；坏死病灶愈合形成的钙化，多呈边缘不整、密度较高的斑点状阴影；有实质性组织充填，显示多为肿块性阴影；慢性增殖性炎症则呈边缘清楚、密度高的点状或斑点状阴影；而当肺部慢性炎症愈合形成纤维化时，则可见密度增高的条索状阴影。

1-114 **解析：**考核纵隔范畴。纵隔是指胸腔内两肺中间的部分，纵隔在 X 线正位胸片上阴影与胸椎影重叠。胸椎影是胸廓的组成部分，不属于纵隔范畴。

1-117 **解析：**考核腹部 X 线摄片的要求与临床意义。临床上腹部摄片多用于腹部脏器造影检查或协助胃穿孔、肠梗阻等急腹症诊断。腹部摄片前先清理肠道，如服轻泻药、排除肠内空气及粪便等，以提高摄片质量。

1-118 **解析：**考核支气管造影前的准备工作。支气管造影多用于支气管扩张及肿瘤的诊断，体位引流可使扩张的支气管内痰液排除干净，使造影剂容易进入而清楚地显示扩张的支气管腔或肿瘤影。

1－128 **解析**：考核正常心电图表现。P 波代表心房除极，T 波代表心室复极。根据朝着电极除极出现直立波(正向波)，反之易出现倒置波(反向波)的基本原理进行判断。R 波为直立向上波，故为正确答案。

1－157 **解析**：考核 X 线的密度对比。X 线摄片上白色阴影表示为高密度组织，该题 5 个答案中唯有钙化灶是高密度病灶。

1－160 **解析**：考核二尖瓣狭窄时的 X 线变化。二尖瓣病变时，左心房内血液不能有效排空而压力增大，久而久之引起代偿性肥大。因食管紧贴于左心房后方，故在检查时可在食管上部见明显凹陷性压迹。

1－161 **解析**：考核气胸的 X 线表现。病人发生气胸，即空气进入了胸膜腔(原本呈负压)，肺受到气体压迫而萎缩。空气为低密度物质，X 线极易透过，故在 X 线透视的荧光屏上，荧光物质受透过的强 X 线照射而显示白色影(透光区)。

名词解释题

1－194 奇脉是指吸气时脉搏显著减弱或消失，是由于心包腔内压力升高，使心脏舒张充盈受限所致，见于心包积液和缩窄性心包炎。

1－195 潮式呼吸是指呼吸由浅慢逐渐变深快，然后再由深快变为浅慢，继之经暂停后再周而复始，是由于呼吸中枢兴奋性降低所致，见于中枢神经系统疾病、某些中毒等。

1－196 浅昏迷是指病人虽神志丧失、无法唤醒，但对强烈的疼痛刺激(如压眶)尚可出现痛苦表情等反应，瞳孔对光反射、角膜反射及吞咽、咳嗽等各种反射仍存在。

1－197 黄染是指血液中胆红素浓度＞34.2 μmol/L 时，胆红素渗入皮肤、黏膜，使之发黄，见于胆道阻塞、肝细胞损害或溶血性疾病。

1－198 胸膜摩擦音是指胸膜有炎症时，胸膜表面可粗糙不平，呼吸时相互摩擦而产生的声音。

1－199 病人取半卧位，压迫增大的肝脏时可致颈静脉逐渐充盈，这一现象称肝颈静脉反流征，是右心功能不全的重要体征之一。

1－200 舒张期奔马律是指病人在心室舒张期所出现的一种附加音，组成了三音心律，当心率在 100 次/分以上时，犹如马奔驰时的蹄声，常见于动脉粥样硬化性心脏病、心肌炎等重症心脏病病人，提示左心室功能低下，是一种病情危重的体征。

1－201 Rh 血型系统是红细胞血型中最复杂的一个系统，有 40 多种抗原，与临床密切相关的有 5 种，即 D、E、C、c、e，其中 D 的抗原性最强，临床上因 Rh 血型不合引起的输血反应主要由免疫性抗 D 引起。Rh 形成的天然抗体极少，主要由于 Rh 血型不合输血或通过妊娠(母亲 Rh 阴性、胎儿 Rh 阳性)所产生的免疫性抗体。抗 D 抗体是 Rh 系统中最常见的抗体。Rh 抗体有完全抗体和不完全抗体，前者一般属 IgM 型，后者属 IgG 型。

1－202 等渗尿是指由于肾实质严重破坏，使肾小管丧失浓缩和稀释功能，尿比重固定在 1.010±0.003，尿渗透压为 300 mmol/L 左右，与正常血浆渗透压相等，见于慢性肾炎肾衰竭、尿崩症等。

1－203 主动脉窗是指正常人左前斜位胸部 X 线影像上，在主动脉弓阴影下方的一个透光区，其间主要有左主支气管及左肺动脉，当左心房明显增大时，此“窗”消失。

1－204 在每一心动周期中，无数心肌细胞的除极、复极过程所产生的各种方向(向)、大小(量)的电动力(心电向量)，合在一起实际上表现为一个综合心电向量，称为平均心电轴。在心电图诊断中，习惯将心室除极过程的综合心电向量在额面上的投影称为心电轴，正常范围为 0°～90°，可根据Ⅰ、Ⅲ导联 QRS 波群主波的方向测出。

1－205 二尖瓣型 P 波是指心电图上的一种特殊形状 P 波，其特征是 P 波时间延长，＞0.11 秒，波的顶部呈双峰形切迹，Ⅱ峰高于Ⅰ峰，峰距≥0.04 秒，系左心房肥大所致，多见于二尖瓣病变。

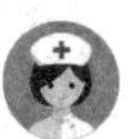

简述问答题

1-206 护士在行护理体格检查时要举止端庄，态度和蔼，操作规范。环境要安静，室温、光线要适宜。检查前向病人说明检查的目的和需要病人配合的动作。检查者应站在病人的右侧，检查时依次暴露被检查的部位，按照一定顺序进行，通常先测生命体征，然后检查头、颈、胸、腹、脊柱、四肢、生殖器、肛门、神经系统，力求系统和全面。对危急症病人边协助医生抢救，边做重点检查；对住院病人要加强观察，及时发现新的体征。腹部触诊时病人取仰卧位，两腿屈起略分开，尽量放松腹肌；做下腹部检查时应嘱病人事先排尿、排便。

1-207 运用血压计测量血压的具体方法：病人在安静环境休息 5～10 分钟，采取仰卧位或坐位，裸露被检上肢，肘部应与心脏同一水平，上臂伸直并外展 45°，袖带紧贴皮肤缚于上臂，距肘弯横纹上 2～3 cm，不宜过紧或过松。打开血压计开关，检查水银柱液面是否与 0 点平齐，将听诊器置于肱动脉上，继后向袖带内注气，待动脉搏动消失再升高 2.7～4.0 kPa(20～30 mmHg)，然后缓缓放气，听到的第 1 个搏动声为收缩压，水银柱继续下降至声音突然变沉至消失为舒张压。松解袖带，将血压计向右侧倾斜，使水银进入槽内后关闭开关。

1-208 瞳孔常可反映中枢神经系统的一般功能状态，为危重病人的主要监测项目。瞳孔缩小见于有机磷杀虫剂、巴比妥类、吗啡等中毒；瞳孔散大见于视神经萎缩、阿托品药物中毒及深昏迷；两侧瞳孔大小不等提示颅内病变，如颅内出血、脑外伤、脑肿瘤和脑疝等。

1-209 正常人支气管呼吸音的听诊部位在喉部，胸骨上窝，背部第 6、7 颈椎及第 1、2 胸椎两侧。听诊特点为吸气时相小于呼气时相，吸气音小于呼气音。类似于"哈"的音。肺泡呼吸音的听诊部位在支气管呼吸音和支气管肺泡呼吸音区域以外的部位。听诊特点为吸气时相大于呼气时相，吸气音大于呼气音，类似于"夫"的音。支气管肺泡呼吸音的听诊部位在胸骨角两侧，肩胛间区第 3、4 胸椎。听诊特点为吸气时相和呼气时相大致相等，吸气音类似于肺泡呼吸音的吸气音，但音较强，音调较高。呼气音类似于支气管呼吸音的呼气音，但音较弱，音调较低。

1-210 主动脉瓣狭窄病人在胸骨右缘第 2 肋间可触到收缩期震颤；肺动脉瓣狭窄病人在胸骨左缘第 2 肋间可触到收缩期震颤；室间隔缺损病人在胸骨左缘第 3、4 肋间可触到收缩期震颤；二尖瓣狭窄病人在心尖区可触到舒张期震颤；动脉导管未闭病人在胸骨左缘第 2 肋间可触到连续性震颤。

1-211 舒张期奔马律与生理性第三心音的区别：舒张期奔马律多心率较快，每分钟 100 次以上，3 个声响的时距基本相等，性质相似，且体位改变对听诊无影响，其出现提示有器质性心脏病。第三心音是紧接在第二心音后一个短暂的音响，卧位时易听到，坐位时则消失，多出现于心率较慢时。如果心率较快，第三心音可以消失，其出现常见于健康的儿童和青年人。

1-212 试验前和试验日低蛋白饮食共 3 天，禁食肉类，避免剧烈运动。试验日晨 8 点，排空膀胱，此后收集至次晨 8 点的 24 小时尿液，内置甲苯防腐剂。试验日次晨抽取静脉血 2～3 ml，注入抗凝管、混匀。将血、尿标本同时送验。测量身高、体重以计算体表面积。临床意义：①较早判断肾小球损害；②对肾功能做初步估计；③指导治疗、护理。

1-213 自身抗体的种类和临床意义：①抗核抗体检查对结缔组织疾病(SLE、类风湿关节炎、进行性系统性硬化症等)有重要的辅助诊断价值；②抗平滑肌抗体、抗线粒体抗体对肝脏疾病诊断有一定的参考价值；③抗甲状腺球蛋白抗体、抗微粒体抗体对桥本甲状腺炎诊断有鉴别意义；④类风湿因子对干燥综合征、类风湿关节炎等的诊断有直接参考价值。

1-214 4 次尿即早、中、晚餐前 30 分钟尿液和睡觉前 30 分钟的尿液。留尿前 30 分钟应先将尿排空，再留尿做尿糖定性测定，反映留尿前30分钟内的血糖水平。4段尿即将24小时分为4段。早餐后到午餐前为第1段，午餐后到晚餐前为第2段，晚餐后到晚上睡觉前为第3段，晚上睡觉后到次日早餐前为第4段。每时间段内不管小便几次，全收集一起混匀。4段尿分别留在4个瓶子里，记录尿量，做尿糖定性，反映的是每段时间里血糖高低程度及持续时间的长短。

1－215 ①检测尿中有机成分(细胞)，每30 ml尿液加40%甲醛1滴，以固定之；②检查尿蛋白、尿糖，尿中加甲苯数滴，以形成一层薄膜覆盖于尿表面；③检测尿中钾、钠、氯化物、肌酸、肌酐等，需加甲苯10 ml；④检测尿中激素(如17-羟、17-酮)，每24小时尿加浓盐酸5～10 ml，可防激素被氧化。

综合应用题

1－216 (1) 目前存在的护理诊断。①自我形象紊乱：与化疗引起脱发因素有关；②疲惫：与恶性肿瘤晚期及化疗引起白细胞下降因素有关；③恐惧：与化疗反应和担心疾病预后等因素有关。

(2) 恶性肿瘤病人常会产生恐惧、悲观、轻生念头，心理障碍较严重，故护士应理解、体贴、关心、爱护病人，争取得到其家属和朋友的支持；在合理照顾的同时，配合暗示疗法，鼓励病人自我保健、自我锻炼，消除顾虑；加强健康教育，加强心理卫生指导，进行合理疏导与转移矫正，使病人摆脱心理障碍，保持心理平衡。

1－217 (1)护理体格检查估计会出现的阳性体征：患侧呼吸运动减弱，胸廓隆起，肋间隙增宽；触诊语颤减弱或消失，气管移向健侧；叩诊患侧呈鼓音，心浊音界缩小；听诊患侧呼吸音降低或消失。

(2) 护理诊断。①疼痛：胸痛，与胸膜损伤因素有关；②气体交换受损：与肺萎缩因素有关。

1－218 目前该病人发生了心房颤动。判断依据：①原有风湿性心脏病二尖瓣狭窄史；②诱发因素为肺部感染；③听诊心律不齐，第一心音强弱不等，脉率小于心率(脉搏短绌)。

1－219 (1) 该病人可能因胃溃疡导致穿孔，造成急性腹膜炎。其主要的依据：原有胃溃疡病史12年余，过度劳累，上腹部出现剧烈腹痛，继后全腹剧痛，出现发热，并呕出胃内容物和胆汁。

(2) 可能会出现的阳性体征：急性病容，腹式呼吸减弱或消失，腹壁运动减弱，腹部有压痛、反跳痛及腹肌紧张，呈板状腹，肝浊音缩小或消失，肠鸣音减弱或消失等。

(黄慧敏)

第二章

呼吸系统疾病病人的护理

选择题(2-1～2-446)

A1 型单项选择题(2-1～2-145)

2-1 呼吸道的组成不包括
A. 鼻 B. 咽
C. 喉 D. 肺泡
E. 气管和支气管

2-2 呼吸系统分为上、下呼吸道，其分界处为
A. 喉部 B. 声带
C. 环状软骨 D. 气管分叉部
E. 会厌软骨

2-3 呼吸系统疾病最常见的症状是
A. 气急 B. 咯血
C. 胸痛 D. 咳痰
E. 咳嗽

2-4 顽固性呛咳、刺激性干咳或金属音的咳嗽应首先考虑
A. 左心衰竭 B. 胸膜病变
C. 支气管肺癌 D. 支气管炎
E. 上呼吸道感染

2-5 病人干咳无痰宜选用
A. 溴己新(必嗽平)
B. 氨溴索(沐舒痰)
C. 氯化铵
D. 喷托维林(咳必清)
E. 碘化钾

2-6 下列排除痰液的护理措施哪项不妥
A. 痰黏稠可使用祛痰剂
B. 限制水分摄入，以免痰液生成过多
C. 对症使用有效的中成药
D. 行蒸气吸入或药物超声雾化吸入
E. 对痰多而无力咳出者协助翻身拍背，或导管插入吸痰

2-7* 最为常用的痰培养标本的采集方法是
A. 自然咳痰法 B. 导管吸痰法
C. 体位引流法 D. 环甲膜穿刺法
E. 经纤维支气管镜采样法

2-8 小量咯血尤其是持续痰中带血，可为以下哪种疾病的早期症状
A. 支气管肺癌 B. 自发性气胸
C. 支气管扩张 D. 二尖瓣狭窄
E. 继发性肺脓肿

2-9 对咯血病人的病情观察须特别注意的是
A. 体温高低 B. 血压变化
C. 咯血的性状 D. 咯血量多少
E. 有无窒息表现

2-10 护理咯血病人的关键措施是
A. 平卧位，头偏向一侧
B. 保持安静，给予镇静药
C. 备齐急救药品和器械
D. 保持呼吸道通畅
E. 安定病人的情绪

2-11* 下列对呼吸困难病人的护理措施中哪项不妥
A. 补充水分
B. 一律给予氧疗
C. 取坐位或半卧位
D. 保持呼吸道通畅
E. 注意口、鼻腔卫生

2-12 吸气性呼吸困难多见于
A. 气管异物 B. 支气管哮喘
C. 重症肺炎 D. 阻塞性肺气肿
E. 自发性气胸

2-13 下列哪种疾病病人一般不做出“低效性呼吸型态”的护理诊断
A. 慢性肺心病
B. 慢性呼吸衰竭
C. 阻塞性肺气肿
D. 广泛肺纤维化
E. 休克型肺炎

2-14 对于呼吸系统疾病病人来说，室内适宜温度是
A. 16～18℃ B. 18～22℃
C. 20～22℃ D. 22～24℃
E. 22～25℃

2-15 疱疹性咽峡炎的病原体是
A. 柯萨奇病毒 B. 流感病毒
C. 白色葡萄球菌 D. 腺病毒
E. 溶血性链球菌

2-16 普通感冒和流行性感冒的主要区别点在于后者
A. 发病季节不同 B. 呼吸道症状重
C. 全身症状较轻 D. 呈明显大流行
E. 白细胞计数下降

2-17 酚氨咖敏片治疗上呼吸道感染的主要作用为
A. 抗感染 B. 抗过敏
C. 解热镇痛 D. 镇咳祛痰
E. 提高免疫功能

2-18 急性气管-支气管炎的临床特征是
A. 常无上呼吸道感染史
B. 咳铁锈色痰
C. 胸骨后有紧缩感
D. 全身症状一般较重
E. 咳嗽、咳痰 2～3 天后消失

2-19 急性支气管炎肺部听诊的特点以下列哪项为主
A. 管状呼吸音
B. 干啰音
C. 湿啰音
D. 固定的干、湿啰音
E. 可变的干、湿啰音

2-20 医院获得性肺炎最常见的病原菌是
A. 病毒
B. 金黄色葡萄球菌
C. 革兰阴性杆菌
D. 支原体
E. 衣原体

2-21 不属于肺炎病因学分类的是下列哪项
A. 细菌性肺炎 B. 病毒性肺炎
C. 间质性肺炎 D. 化学性肺炎
E. 放射性肺炎

2-22 肺炎链球菌肺炎最具特征性的表现为
A. 起病急骤 B. 寒战、高热
C. 全身肌肉酸痛 D. 咳铁锈色痰
E. 胸痛、气促

2-23 革兰阴性杆菌肺炎的发病最多见于
A. 新生儿 B. 婴幼儿
C. 青少年 D. 成年人
E. 老年人

2-24 革兰阴性杆菌肺炎的主要临床特征是
A. 反复咳嗽
B. 痰量较多
C. 胸痛明显
D. 全身中毒症状轻
E. 早期即出现并发症

2-25 肺炎出现下列哪项症状提示有中毒性肺炎的可能
A. 发热呈稽留热型
B. 血压<80/50 mmHg
C. 脉搏>90 次/分
D. 血白细胞计数 10×10^9/L
E. 四肢温暖、潮湿

2-26 肺炎链球菌肺炎病人在使用抗生素治疗之前应完成的检查是
A. 血常规 B. 尿常规
C. 粪便常规 D. 血生化检查

E. 痰细菌学检查

2-27 肺炎链球菌肺炎的抗菌治疗宜首选
A. 青霉素类 B. 大环内酯类
C. 喹诺酮类 D. 头孢菌素类
E. 氨基糖苷类

2-28 肺炎病人胸痛时宜取
A. 头低足高位 B. 头高足低位
C. 患侧卧位 D. 健侧卧位
E. 平卧位

2-29 成年肺炎病人最常见的护理诊断是
A. 体温过高 B. 心输出量减少
C. 有窒息的危险 D. 气体交换受损
E. 清理呼吸道无效

2-30 普通型肺炎和中毒性肺炎最重要的鉴别点是
A. 胸痛的程度
B. 发热的高低
C. 气促的轻重
D. 有无外周循环衰竭
E. 白细胞计数的多少

2-31* 中毒性肺炎病人在输液过程中，测得中心静脉压为 1.96 kPa(200 mmH_2O)，应做何处理
A. 停止补液
B. 加快补液速度
C. 减慢补液速度
D. 维持原补液速度
E. 减少补液量，速度不变

2-32 吸入性肺脓肿坐位时的发病部位多见于下列哪个部位
A. 上叶后段 B. 下叶背段
C. 右上叶前段 D. 右上叶后段
E. 下叶后基底段

2-33 肺脓肿病人的热型多为
A. 稽留热 B. 弛张热
C. 间歇热 D. 周期热
E. 不规则热

2-34 肺脓肿伴厌氧菌感染者首选
A. 苄星青霉素 B. 克林霉素
C. 林可霉素 D. 氯霉素
E. 甲硝唑

2-35 肺脓肿的手术指征不包括
A. 反复感染或脓腔直径>5 cm
B. 怀疑肿瘤阻塞
C. 大咯血经内科治疗无效
D. 病程<3 个月
E. 并发重症支气管胸膜瘘

2-36 支气管扩张最常见的原因是
A. 支气管内结石
B. 肺纤维化
C. 活动性肺结核
D. 肿瘤压迫
E. 支气管与肺感染和阻塞

2-37 支气管扩张病人最典型的临床表现为
A. 慢性咳嗽、大量脓痰，伴有喘息
B. 慢性咳嗽、大量脓痰、长期胸痛
C. 慢性咳嗽、大量脓痰，伴寒战、高热
D. 慢性咳嗽、大量脓痰、反复咯血
E. 慢性咳嗽、大量脓痰、呼吸困难

2-38 支气管扩张病人咳嗽、咳痰加重的时间是
A. 早晨起床时和晚上卧床时
B. 白天
C. 傍晚
D. 深夜
E. 进餐时

2-39 干性支气管扩张的唯一症状是
A. 大量脓痰 B. 反复咯血
C. 呼吸困难 D. 中毒症状
E. 慢性咳嗽

2-40 支气管扩张病人若住在普通病房，床位应安置在
A. 窗旁 B. 门边
C. 下风向 D. 用屏风隔开
E. 避风角

2-41 有关体位引流下列哪项不正确
A. 引流宜在饭前进行
B. 引流期间鼓励病人适当咳嗽

C. 每次引流时间1～5分钟
D. 依病变部位采取适当体位
E. 引流完毕给予漱口

2-42 支气管扩张症病人的病变部位在下叶后基底段，做体位引流宜取何种卧位
A. 仰卧位、腰臀部抬高
B. 俯卧位、腰臀部抬高
C. 平卧位、两腿抬高
D. 左侧卧位、腰部抬高
E. 右侧卧位、腰部抬高

2-43 结核分枝杆菌的特点，下列哪项不正确
A. 具有耐药性
B. 对外界抵抗力较强
C. 涂片染色具抗碱性
D. 属分枝杆菌，生长缓慢
E. 菌内含类脂质、蛋白质和多糖类

2-44 下列有关肺结核的病因和发病机制的叙述，错误的是
A. 结核分枝杆菌为致病菌
B. 主要通过呼吸道传播
C. 属于迟发型变态反应
D. 变态反应强烈可致细菌扩散
E. 变态反应和免疫反应同时存在

2-45 肺结核最常见的临床类型是
A. 原发型肺结核
B. 浸润型肺结核
C. 结核性胸膜炎
D. 血行播散型肺结核
E. 慢性纤维空洞型肺结核

2-46 肺结核的好发部位是
A. 肺尖　B. 左肺上叶
C. 左肺下叶　D. 右肺中叶
E. 右肺下叶

2-47 确诊肺结核的主要依据是
A. 红细胞沉降率加快
B. 结核毒性症状
C. 痰中找到结核分枝杆菌
D. 胸部X线显示阴影
E. 结核菌素试验阳性

2-48 行结核菌素试验的主要目的是
A. 确定是否需隔离治疗
B. 是否受过结核分枝杆菌感染
C. 判断结核有无活动性
D. 诊断是否患有肺结核
E. 增强抗结核分枝杆菌的免疫力

2-49 既能早期发现肺结核，又能作为临床分型依据的检查项目是
A. 血清抗体测定
B. 胸部X线检查
C. 结核菌素试验
D. 痰结核分枝杆菌检查
E. 纤维支气管镜检查

2-50* 下列关于结核菌素试验结果的叙述正确的是
A. 凡是结核菌素试验阴性都可以除外结核
B. 卡介苗接种成功，结核菌素试验多呈阳性
C. 重症肺结核的结核菌素反应一般均可呈阳性
D. 结核菌素试验阳性，肯定患结核病
E. 初次感染结核后4周内，结核菌素试验阳性

2-51* 下列哪种抗结核药物属于抑菌剂
A. EMB　B. RFP
C. PZA　D. INH
E. SM

2-52* 目前广泛采用抗结核药物的短程疗法中需包括
A. INH和RFA　B. PZA和PAS
C. EMB和INH　D. INH和PAS
E. EMB和PZA

2-53* 妊娠期肺结核病人应禁忌应用
A. 卡络柳钠(安咯血)
B. 酚磺乙胺(止血敏)
C. 氨甲苯酸(对羧基苄胺)
D. 6-氨基己酸
E. 垂体后叶素

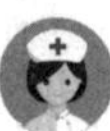

2-54* 肺结核一般不考虑加用肾上腺糖皮质激素治疗的类型是
A. 干酪性肺炎
B. 胸膜炎伴大量积液
C. 结核性脑膜炎
D. 急性粟粒型肺结核
E. 原发型肺结核

2-55 应用抗结核药物短程治疗的时间是
A. 1～3个月　B. 3～6个月
C. 6～9个月　D. 9～12个月
E. 12～18个月

2-56 下列对活动性肺结核病人的保健指导哪项不妥
A. 按医嘱有规律用药
B. 认真做好消毒隔离
C. 多进行体育锻炼
D. 补充足够的营养
E. 指导病人定期随诊

2-57 参与哮喘速发反应的主要细胞是
A. 肥大细胞　B. T淋巴细胞
C. 中性粒细胞　D. 嗜酸性粒细胞
E. 肺泡巨噬细胞

2-58 支气管哮喘的主要临床特征是反复发作带有哮鸣音的
A. 突发性呼吸困难
B. 永久性呼吸困难
C. 吸气性呼吸困难
D. 呼气性呼吸困难
E. 混合性呼吸困难

2-59 支气管哮喘长期反复发作易导致
A. 支气管肺癌　B. 肺结核
C. 慢性呼吸衰竭　D. 慢性支气管炎
E. 阻塞性肺气肿

2-60* 重症哮喘病人做血气分析常提示
A. 呼吸性酸中毒
B. 呼吸性碱中毒
C. 代谢性酸中毒
D. 呼吸性酸中毒伴代谢性酸中毒
E. 呼吸性酸中毒伴代谢性碱中毒

2-61 防治哮喘最有效的办法是
A. 药物治疗　B. 脱离变应原
C. 免疫疗法　D. 哮喘管理
E. 注意休息

2-62* 不属于 β_2 受体兴奋剂的药物是
A. 特布他林(博利康尼)
B. 沙丁胺醇(舒喘灵)
C. 非诺特罗(备劳特)
D. 丙卡特罗(美喘清)
E. 茶碱缓释片(舒弗美)

2-63* 茶碱类药物平喘的主要机制是
A. 阻断迷走神经释放乙酰胆碱
B. 抑制细胞因子的生成
C. 激活腺苷酸环化酶
D. 抑制变态反应过程
E. 抑制磷酸二酯酶

2-64* 预防哮喘发作可选用
A. 茶碱缓释片
B. 缓释沙丁胺醇(全特宁)
C. 色甘酸钠(色甘酸二钠)
D. 喘乐宁气雾剂
E. 异丙溴胺吸入剂

2-65* 哮喘病人应禁忌应用下列哪类药物
A. β 受体阻滞剂
B. β_2 受体兴奋剂
C. 钙离子通道阻滞剂
D. 茶碱类药物
E. 抗胆碱能药物

2-66* 对哮喘持续状态的处理，下列哪项是错误的
A. 控制感染
B. 纠正脱水
C. 解除支气管痉挛
D. 肌内注射吗啡镇静
E. 纠正缺氧

2-67 慢性支气管炎发生和加重的最主要原因是
A. 大气污染　B. 职业
C. 感染　D. 吸烟

E. 遗传

2-68 慢性支气管炎病人最突出的症状是
A. 咳嗽 B. 咳痰
C. 喘息 D. 发热
E. 咯血

2-69 慢性支气管炎的X线表现为
A. 肺部有阴影 B. 肺内有液平
C. 肺大疱征象 D. 肺纹理增粗
E. 肺透亮度增加

2-70 慢性支气管炎的诊断标准是在排除其他心肺疾病后
A. 咳嗽、咳痰持续半年以上
B. 咳嗽、咳痰，伴喘息持续半年以上
C. 咳嗽、咳痰，伴喘息反复发作每年2个月，连续2年或以上
D. 咳嗽、咳痰，伴喘息反复发作断续2年或以上
E. 咳嗽、咳痰，伴喘息反复发作每年至少3个月，连续2年或以上

2-71 下列慢性支气管炎急性发作的治疗措施中哪项是错误的
A. 控制感染 B. 体育锻炼
C. 镇咳祛痰 D. 解痉平喘
E. 对症处理

2-72 下列慢性支气管炎缓解期的治疗护理中最主要的是
A. 绝对卧床休息 B. 加强个人卫生
C. 避免外界刺激 D. 预防感冒
E. 戒烟

2-73 引起阻塞性肺气肿的遗传因素中，部分病人主要缺乏
A. γ-谷氨酰转肽酶(γ-GT)
B. α_1-抗胰蛋白酶(α_1-AT)
C. β_2-微球蛋白(β_2-MG)
D. 乳酸脱氢酶(LDH)
E. 单胺氧化酶(MAO)

2-74 慢性支气管炎并发肺气肿时，在原有咳嗽、咳痰、喘息的基础上可出现
A. 逐渐加重的呼吸困难
B. 长期反复感染而发热
C. 全身各部位经常发绀
D. 持续痰中带血
E. 痰量迅速增多

2-75* 病人进行腹式呼吸锻炼，下列哪项需给予纠正
A. 吸气时腹部尽力挺出
B. 呼气时腹部尽力收缩
C. 胸廓随呼吸大幅度活动
D. 鼻吸口呼
E. 深吸缓呼

2-76 某病人胸廓成桶状，胸廓活动度减弱，叩诊过清音，最可能是下列哪种疾病
A. 结核性胸膜炎
B. 阻塞性肺气肿
C. 大叶性肺炎实变期
D. 自发性气胸
E. 阻塞性肺不张

2-77 慢性支气管炎并发肺气肿时可出现的症状除外下列哪项
A. 语颤减弱
B. 叩诊呈过清音
C. 肺动脉瓣区第二心音亢进
D. 桶状胸
E. 呼气延长

2-78 COPD病人最突出的护理诊断是
A. 体温升高 B. 营养失调
C. 气体交换受损 D. 自理能力缺陷
E. 清理呼吸道无效

2-79 对COPD诊断最有价值的辅助检查项目是
A. 白细胞计数及分类计数
B. 痰涂片或培养见致病菌
C. X线检查两肺纹理增粗
D. 血气分析有明显低氧血症
E. 呼吸功能检查示阻塞型通气功能障碍

2-80 COPD最重要的并发症是
A. 肺不张 B. 支气管哮喘

C. 自发性气胸　　D. 肺部急性感染
E. 慢性肺心病

2-81　COPD 缓解期改善肺功能的主要措施是
A. 有效咳嗽　　B. 胸部理疗
C. 雾化吸入　　D. 缩唇腹式呼吸
E. 氧疗

2-82　COPD 病人出现下列哪种表现提示肺性脑病先兆
A. 瞳孔不等大
B. 心率加快，血压上升
C. 呼吸深而快
D. 神志与精神改变
E. 尿量减少

2-83　慢性肺心病最常见的病因是
A. 肺尘埃沉着病　　B. 脊柱畸形
C. 重症肺结核　　D. 肺小动脉栓塞
E. COPD

2-84　慢性肺心病发生的关键环节是
A. 肺动脉高压　　B. 左心室肥厚
C. 右心室扩大　　D. 体循环淤血
E. 心功能不全

2-85　下列哪项不符合慢性肺心病的发病机制和病理特点
A. 右心衰竭　　B. 右心室肥大
C. 右心负荷加重　　D. 肺泡内水肿
E. 肺动脉高压

2-86　诱发肺心病心功能失代偿的最常见原因是
A. 过度劳累　　B. 补液过快
C. 呼吸道感染　　D. 摄入盐过多
E. 心律失常

2-87　慢性肺心病病人血中二氧化碳潴留，病人可有何症状
A. 发绀
B. 颈静脉怒张
C. 心率加快
D. 球结膜充血、水肿
E. 反应迟钝

2-88　肺心病的首要死亡原因是
A. 酸碱失衡　　B. 电解质紊乱
C. 肺性脑病　　D. 上消化道出血
E. DIC

2-89　慢性肺心病病人不易发生的并发症是
A. 休克　　B. 栓塞
C. 心律失常　　D. 消化道出血
E. 电解质紊乱

2-90　慢性肺心病心肺功能失代偿期最突出的表现是
A. 呼吸衰竭　　B. 心力衰竭
C. 心律失常　　D. 出血
E. 休克

2-91　慢性肺心病的血液检查，一般不出现
A. 血钾升高
B. 血钙升高
C. 血红蛋白升高
D. 红细胞计数升高
E. 血黏度升高

2-92*　晚期慢性肺心病的治疗措施中，下列哪项不妥
A. 控制感染最重要
B. 给予大量利尿剂
C. 减量使用洋地黄
D. 选用中药川芎嗪
E. 低流量持续吸氧

2-93　肺心病急性加重期的治疗关键是
A. 低流量吸氧
B. 利用呼吸机改善呼吸功能
C. 强心、利尿
D. 纠正电解质紊乱
E. 积极控制感染，解除支气管痉挛，改善通气功能

2-94　慢性肺心病发生肺性脑病时应避免使用何类药
A. 抗生素　　B. 强心剂
C. 利尿剂　　D. 镇静剂
E. 钙离子通道阻滞剂

2-95　下列慢性肺心病急性发作期的护理措

施中错误的是
A. 合理用氧 B. 严密观察
C. 消除水肿 D. 及时清除痰液
E. 坚持长跑

2-96 慢性肺心病病人痰液黏稠,多饮水的目的是
A. 补充出汗等所丢失的水分
B. 防止尿酸性肾病
C. 减少出血性膀胱炎并发症
D. 加速细菌、毒素及炎性分泌物排出
E. 促进痰液稀释而容易排出

2-97 有关肺血栓栓塞症(PTE)的症状描述错误的是
A. 可以无任何症状
B. 症状缺乏特异性
C. 最常见的症状是呼吸困难
D. 首发症状为晕厥
E. 多数病人有大咯血症状

2-98 目前,确诊 PTE 最常用的检查手段是
A. 心脏彩超
B. MRI
C. 肺动脉造影
D. CT 肺动脉造影
E. 肺通气/灌注核素扫描

2-99 目前全球恶性肿瘤发生率和病死率最高的是
A. 肺癌 B. 肝癌
C. 胃癌 D. 食管癌
E. 大肠癌

2-100 与支气管肺癌发病密切相关的最重要危险因素是
A. 大气污染 B. 长期吸烟
C. 接触石棉 D. 遗传因素
E. 慢性肺部疾病

2-101 与吸烟关系密切的肺癌类型是
A. 鳞癌 B. 小细胞癌
C. 大细胞癌 D. 腺癌
E. 腺鳞癌

2-102 生长速度快、恶性程度高、对化疗敏感的肺癌是
A. 鳞癌
B. 小细胞未分化癌
C. 大细胞未分化癌
D. 腺癌
E. 支气管肺泡癌

2-103 支气管肺癌病人早期最重要的体征是
A. 闻及局限性喘鸣音
B. 锁骨上淋巴结肿大
C. 前胸部浅静脉怒张
D. 双侧眼睑下垂
E. 叩诊呈浊音或实音

2-104 早期诊断肺癌最简便、经济且有效的检查方法是
A. CT 或 MRI
B. 痰脱落细胞学检查
C. 支气管肺泡灌洗术
D. 抗人肺癌单克隆抗体检测
E. 纤维支气管镜和超纤维支气管镜检查

2-105 支气管肺癌病人最突出的护理诊断是
A. 气体交换受损 B. 预感性悲哀
C. 营养失调 D. 疼痛
E. 恐惧

2-106 支气管肺癌病人出现疼痛时的护理措施应除外
A. 分散病人注意力
B. 调整舒适的体位
C. 常规应用镇痛药
D. 物理方法止痛
E. 给予心理支持

2-107 自发性气胸一般不会出现下列哪项症状
A. 胸痛 B. 高热
C. 休克 D. 呼吸困难
E. 刺激性干咳

2-108 气胸病人最突出的体征是
A. 肝浊音界下移
B. 患侧语颤减弱
C. 气管向健侧移位

D. 肋间隙饱满
E. 叩诊呈鼓音

2-109 自发性气胸的治疗应首选
A. 排气减压 B. 鼻塞给氧
C. 镇咳祛痰 D. 镇静止痛
E. 手术治疗

2-110 自发性气胸病人取下列哪种体位最合适
A. 仰卧位 B. 俯卧位
C. 半卧位 D. 侧卧位
E. 头低足高位

2-111 自发性气胸病人保持大便通畅的目的不包括
A. 减轻胸痛 B. 防止气胸复发
C. 促进裂口闭合 D. 减少伤口疼痛
E. 避免恐惧情绪

2-112 张力性气胸主要的病理生理变化是
A. 连枷胸
B. 纵隔向健侧移位
C. 纵隔扑动
D. 胸壁反常呼吸运动
E. 肺内气体对流

2-113 开放性气胸病人出现呼吸困难时，最主要的急救措施是
A. 静脉补液
B. 气管插管辅助呼吸
C. 立即氧疗
D. 迅速封闭胸部伤口
E. 快速剖胸探查

2-114 引起呼吸衰竭的主要病因是
A. 神经系统疾病
B. 呼吸肌疾病
C. 支气管、肺部疾病
D. 肺血管疾病
E. 胸膜疾病

2-115 诱发呼吸衰竭的重要因素是
A. 精神紧张 B. 过敏因素
C. 长期吸烟 D. 呼吸道感染
E. 过度劳累

2-116 慢性呼吸衰竭最早、最突出的表现是
A. 发热 B. 咳嗽
C. 发绀 D. 呼吸困难
E. 肺性脑病

2-117 慢性呼吸衰竭缺氧的典型表现是
A. 呼吸稍慢 B. 三凹征
C. 发绀 D. 头痛
E. 精神、神经症状

2-118 Ⅱ型呼吸衰竭特有的临床表现是
A. 呼吸困难 B. 发绀
C. 球结膜水肿 D. 深昏迷
E. 血压下降

2-119 慢性呼吸衰竭出现精神、神经症状时，提示合并
A. 上消化道出血 B. 肺性脑病
C. 电解质紊乱 D. 代谢性酸中毒
E. 心律失常

2-120 诊断呼吸衰竭最主要的依据是
A. 原发疾病
B. 呼吸困难和发绀的临床症状
C. 缺氧和二氧化碳潴留的体征
D. 排除引起呼吸困难的有关疾病
E. 血气分析

2-121 诊断呼吸衰竭的血气分析标准为(1 mmHg=0.133 kPa)
A. $PaO_2 < 60$ mmHg，$PaCO_2 > 50$ mmHg
B. $PaO_2 > 60$ mmHg，$PaCO_2 < 50$ mmHg
C. $PaO_2 > 50$ mmHg，$PaCO_2 < 60$ mmHg
D. $PaO_2 < 80$ mmHg，$PaCO_2 > 100$ mmHg
E. $PaO_2 < 100$ mmHg，$PaCO_2 > 80$ mmHg

2-122 慢性呼吸衰竭病人采用低流量、低浓度持续给氧的目的是为了保持
A. 缺氧对呼吸中枢的刺激作用
B. 二氧化碳对呼吸中枢的刺激作用

C. 缺氧和二氧化碳对呼吸中枢的刺激作用
D. 缺氧对颈动脉窦、主动脉体化学感受器的刺激作用
E. 二氧化碳对颈动脉窦、主动脉体化学感受器的刺激作用

2-123 慢性呼吸衰竭病人吸氧浓度应控制在
A. 25%～29%　B. 35%～40%
C. 45%～50%　D. 55%～60%
E. >60%

2-124 呼吸衰竭的治疗关键在于
A. 纠正缺氧和二氧化碳潴留
B. 积极治疗原发病
C. 应用呼吸兴奋剂
D. 防治并发症
E. 营养支持

2-125 下列哪种药物不是呼吸兴奋剂
A. 尼可刹米(可拉明)
B. 间羟胺(阿拉明)
C. 洛贝林(山梗菜碱)
D. 二甲弗林(回苏灵)
E. 咖啡因

2-126 纠正呼吸性酸中毒的主要措施是
A. 控制感染　B. 脱水治疗
C. 增加通气　D. 减低吸氧流量
E. 静滴碱性药物

2-127 对呼吸衰竭病人的病情观察，下列哪项变化对发现肺性脑病的先兆极为重要
A. 皮肤　B. 呼吸
C. 意识　D. 瞳孔
E. 心率

2-128 下列血气分析标本的采集方法，正确的是哪项
A. 大多取肘静脉血
B. 一般取 0.5 ml 血
C. 拔出针头后即送验
D. 选用 5 ml 干燥注射器
E. 注射器需用肝素稀释

2-129* 长期氧疗是指
A. 每天吸氧时间维持 8 小时
B. 每天吸氧时间维持 10 小时
C. 每天吸氧时间维持 15 小时以上
D. 睡眠时不能吸氧
E. 氧流量维持在 6～8 L/min。

2-130 关于 ARDS 的病因，下列无关的是
A. 损伤　B. 感染
C. 吸烟　D. 休克
E. 药物中毒

2-131 ARDS 的病理基础是
A. 肺淤血　B. 高碳酸血症
C. 碱中毒　D. 肺动脉高压
E. 低氧血症

2-132 ARDS 病人早期易发生的症状为
A. 肺部阴影　B. 呼吸加快
C. 明显的发绀　D. 肺部啰音
E. 呼吸慢而深

2-133 以下不符合 ARDS 诊断标准的是
A. 急性起病，呼吸频数和(或)呼吸窘迫
B. 胸部 X 线检查显示两肺浸润阴影
C. 低氧血症，氧合指数≥200
D. 肺动脉楔压≤18 mmHg 或临床上能除外心源性肺水肿
E. 有急性肺损伤/ARDS 高危因素

2-134 关于成人 ARDS 病人呼吸变化的叙述，下列错误的是
A. 初期呼吸突然加快，有窘迫感
B. 早期通过一般吸氧，症状可缓解
C. 进展期明显呼吸困难、发绀
D. 末期呼吸极度困难、深度昏迷
E. 晚期吸氧很难有效

2-135 ARDS 病人的给氧方法应是
A. 需用面罩低浓度(<29%)给氧
B. 需用面罩低浓度(<50%)给氧
C. 需用面罩低浓度(<25%)给氧
D. 需用面罩高浓度(>50%)给氧
E. 需用面罩高浓度(>30%)给氧

 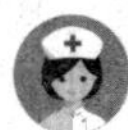

2-136 抢救ARDS病人最重要措施是
A. 常规氧疗
B. 补充血容量
C. 应用利尿剂
D. 应用糖皮质激素
E. 呼气末正压通气

2-137 阻塞性睡眠呼吸暂停综合征(SAHS)常见的狭窄和阻塞部位是
A. 鼻咽部 B. 口咽部
C. 喉咽部 D. 支气管
E. 舌根部

2-138 SAHS白天最常见的症状是
A. 嗜睡 B. 能力下降
C. 疲乏 D. 个性变化
E. 头痛

2-139 治疗SAHS,最常用的手术方式是
A. 气管切开术 B. 鼻息肉摘除术
C. 扁桃体切除术 D. 鼻中隔矫正术
E. 腭垂腭咽成形术

2-140 下列哪项为持续气道正压
A. CMV B. CPAP
C. PSV D. SIMV
E. IMV

2-141 有创机械通气的并发症,除外下列哪项
A. 肺炎 B. 血压下降
C. 肺损伤 D. 呼吸性酸中毒
E. 氧中毒

2-142* 下列有创机械通气参数设置正确的是
A. 吸入氧分数5%~20%
B. 潮气量15~20 ml/kg
C. 呼吸频率12~20次/分
D. 吸/呼时间比2/1
E. 呼气末正压1~3 cmH_2O

2-143 关于胸膜腔渗出液的叙述,下列哪项不正确
A. 李凡他试验(一)
B. 细胞数>500×10^6/L
C. 蛋白含量≥30 g/L
D. 葡萄糖含量降低
E. LDH>200 u/L

2-144 结核性渗出性胸膜炎与癌性胸膜炎最主要的鉴别方法是
A. 病人年龄和临床表现
B. 草黄色渗出液
C. 血性胸腔积液
D. 胸部CT检查
E. 胸腔积液细胞学和细菌学检查

2-145 对行胸膜腔闭式引流的病人护理时,不应该采取的措施是下列哪项
A. 引流瓶处于胸腔下位置
B. 视病情定期挤压引流管
C. 连续观察引流通畅情况
D. 绝对限制病人翻身
E. 妥善固定引流管

A2型单项选择题(2-146~2-328)

2-146 病人,男性,21岁。间断咳嗽、咳痰12年,近日来症状加重并伴呼吸困难3天门诊就诊。该病人已显示有下列哪项功能障碍
A. 心功能
B. 肺通气和换气功能
C. 肾功能
D. 多脏器、多功能衰竭
E. 肝功能

2-147 病人,女性,33岁。咳嗽、咳痰1周,伴高热、胸痛和呼吸困难2天来院急诊。该病人目前存在的护理诊断不包括
A. 清理呼吸道功能低下
B. 气体交换受损
C. 疼痛:胸痛
D. 体温过高
E. 有发生休克的可能

2-148* 病人,男性,42岁。高热、咳嗽、咳巧克力色脓痰4天,伴全身疲乏,来院急诊。初步诊断该病人患哪种疾病
A. 肺炎链球菌肺炎 B. 急性肺水肿

C. 阿米巴肺脓肿 D. 空洞型肺结核
E. 肺炎杆菌肺炎

2-149 病人,男性,82 岁。间断咳嗽、咳痰 30 余年。最近 2 周咳嗽和咳痰加重,伴严重呼吸困难及发绀,身体十分虚弱。护士为他进行有效排痰的措施,应禁忌下列哪项
A. 协助有效咳嗽 B. 气道湿化
C. 胸部叩击 D. 体位引流
E. 机械吸痰

2-150 病人,男性,63 岁。间断咳嗽、咳痰 12 年。近 2 天痰量特别多,伴发热和气促。下列哪种药物应禁忌应用
A. 可待因
B. 急支糖浆
C. 青霉素
D. 乙酰半胱氨酸(痰易净)
E. 盐酸氨溴索

2-151 病人,男性,73 岁。因咳嗽、咳痰 4 天收入院,病人痰多、不易咳出。按护理程序方法列出的最主要的评估内容是
A. 进食、饮水和出汗情况
B. 生命体征和肺部体征
C. 病人及家属的心理状况
D. 咳嗽的方法,是否为有效咳嗽
E. 咳痰的性质、量、颜色、气味

2-152 病人,男性,83 岁。因反复咳嗽、咳痰、气喘 20 余年,加重 2 天收入院。医嘱予以吸氧。护士应如何给氧
A. 持续低流量、低浓度给氧
B. 乙醇湿化给氧
C. 持续高流量、高浓度给氧
D. 热湿氧疗
E. 间歇低流量、低浓度给氧

2-153 病人,男性,63 岁。发热、咳嗽、咳痰 5 天,痰液黏稠,不易咳出,食欲差。体格检查:体温 37.6℃,呼吸 24 次/分,心率 72 次/分;肺部听诊有少量湿啰音。护士应首先采取的护理措施是
A. 氧气吸入 B. 物理降温
C. 雾化吸入 D. 少食多餐
E. 持续吸痰

2-154 病人,女性,45 岁。咳嗽、咳痰,痰液黏稠、不易咳出,食欲差。护士对此提出的护理诊断是
A. 气体交换受损
B. 活动无耐力
C. 低效性呼吸型态
D. 清理呼吸道功能低下
E. 知识缺乏

2-155 病人,女性,53 岁。服用某药物后出现喉头水肿,继而发生阵发性呼吸困难伴干咳,吸气时出现明显三凹征。三凹征的部位是
A. 胸骨上窝、锁骨上窝、腋窝
B. 锁骨上窝、肋间隙、腋窝
C. 胸骨上窝、锁骨上窝、肋间隙
D. 锁骨上窝、肋间隙、腹上角
E. 胸骨上窝、肋间隙、腹上角

2-156 病人,男性,46 岁。突然发生严重呼吸困难,应考虑下列哪种疾病并予以紧急抢救
A. 急性支气管炎 B. 急性肺炎
C. 呼吸道感染 D. 肺结核
E. 张力性气胸

2-157 病人,男性,77 岁。反复咳嗽、咳痰 40 余年。今天外出活动时突感呼吸困难 1 小时,急诊入院。目前最突出的护理诊断是
A. 低效性呼吸型态
B. 气体交换受损
C. 清理呼吸道无效
D. 知识缺乏
E. 活动无耐力

2-158* 病人,女性,36 岁。突然出现表情惊恐、张口瞠目、两手乱抓等窒息现象。护士首先应该采取
A. 准备抢救用品

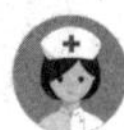

B. 行人工呼吸
C. 按医嘱用呼吸中枢兴奋剂
D. 氧气吸入
E. 立即置病人头低足高位

2-159 病人，女性，20 岁。反复咳嗽，伴咯血 1 年。今天上午打扫卫生后，突然咯出 500 ml 血液。咯血量的判断为
A. 小量咯血　B. 痰中带血丝
C. 大量咯血　D. 血性痰液
E. 中等量咯血

2-160 病人，男性，40 岁。原有肺结核病史，最近反复咯血，昨晚因大咯血急诊收入院。护士为病人列出潜在的并发症，除外下列哪项
A. 窒息　B. 肺部继发感染
C. 肺不张　D. 阻塞性肺气肿
E. 失血性休克

2-161 病人，男性，48 岁。慢性咳嗽、咳痰病史 10 余年，间断咯血 2 年。此次因咳嗽、咳痰伴咯血 1 天就诊。护士为病人收集资料，其主诉是
A. 男性病人
B. 慢性咳嗽、咳痰病史 10 余年
C. 年龄 48 岁
D. 咳嗽、咳痰，伴咯血 1 天
E. 间断咯血 2 年

2-162 病人，男性，82 岁。输液中突然出现呼吸困难、心悸、咳嗽，咳粉红色泡沫痰。请问该病人出现了下列哪种情况
A. 支气管哮喘　B. 急性肺水肿
C. 支气管肺炎　D. 支气管肺癌
E. 支气管扩张

2-163 病人，女性，55 岁。最近出现不明原因的咯血。护士在做护理评估时，下列哪项可除外
A. 咯血的量、颜色、性状
B. 咯血发生的时间和次数
C. 既往有无支气管扩张、肺结核史
D. 有无其他伴随症状
E. 准备好急救药品和器械

2-164 病人，女性，28 岁。经常咳嗽，每天晨起及晚间躺下时咳嗽加剧，并咳出大量脓痰，有时还多量咯血，或出现发热、疲乏等全身症状。体格检查无特殊发现。为明确诊断，下列辅助检查中哪项可以暂时不做
A. 血白细胞计数及分类计数
B. 痰涂片或培养找致病菌
C. 肺功能测定
D. X 线胸部平片
E. 支气管碘油造影

2-165 病人，男性，41 岁。于冬春季节经常患上呼吸道感染，常因此影响学习与工作。本次患上呼吸道感染后来院就诊时，医护人员对其进行保健指导措施中，下列哪项不妥
A. 平时注意锻炼身体，增强抵抗力和耐寒力
B. 避免发病诱因如受凉、淋雨、过度疲劳等
C. 流行时应常去公共场所与他人交流
D. 接触病人时应注意呼吸道隔离
E. 居室内可用食醋 5～10 ml/m^3 加水 1 倍闭门加热熏蒸

2-166 病人，女性，27 岁。5 天前患急性上呼吸道感染，感全身乏力，今天开始有胸闷、气促，伴发热(体温 37.8℃)，赴院就诊。经医生诊断为急性支气管炎。请问引起该病的主要原因是
A. 感染　B. 冷空气
C. 粉尘　D. 寄生虫
E. 真菌孢子

2-167* 病人，男性，35 岁。因高热、咳嗽入院，诊断为肺炎链球菌肺炎。该病发病率最高的人群是
A. 老年人　B. 青壮年
C. 青少年　D. 新生儿

E. 婴幼儿

2-168* 病人，男性，66 岁。慢性咳嗽、咳痰 10 年。近 1 周来有高热，咳黏痰，诊断为肺炎链球菌肺炎。请问典型的肺炎链球菌肺炎病人发病 2～3 天后痰液可呈

A. 黑色　B. 黄色
C. 粉红色　D. 铁锈色
E. 绿色

2-169 病人，女性，27 岁。淋雨后突然出现高热、咳嗽，3 天后咳出铁锈色痰，左侧胸部刺痛，伴气促。最有可能的诊断是

A. 军团菌肺炎
B. 肺炎链球菌肺炎
C. 支原体肺炎
D. 肺炎杆菌性肺炎
E. 中毒性肺炎

2-170* 病人，男性，32 岁。患肺炎链球菌肺炎，接受抗生素治疗下体温退后复升，白细胞计数持续上升。应考虑下列哪种情况

A. 抗生素剂量不足
B. 细菌产生耐药性
C. 出现并发症
D. 机体抵抗力低下
E. 休克先兆

2-171 病人，男性，42 岁。1 天来超高热、咳嗽、胸痛、头晕。体格检查：面色苍白，意识模糊，血压 54/30 mmHg，脉搏 136 次/分，腹部(—)。血白细胞计数 19×10^9/L。胸片示右上肺大片密度均匀阴影。诊断为

A. 休克型肺炎
B. 支气管扩张合并感染
C. 干酪性肺炎
D. 结核性胸膜炎
E. 急性肺脓肿

2-172 病人，男性，23 岁。昨天上午突发寒战、高热，伴头痛、乏力，周身酸痛，食欲缺乏。今晨起又出现咳嗽、气急和右上胸痛，并咯出少量带血丝的痰液。前天因在野外劳动，穿衣单薄，曾淋雨。估计体格检查会出现下列哪种面容

A. 急性病面容　B. 满月面容
C. 慢性病面容　D. 甲亢面容
E. 危重病面容

2-173 病人，男性，32 岁。因发热，伴有咳嗽，痰多、气急 2 天入院。病人面部潮红、多汗，脉搏呼吸加快。经胸部透视诊断为左下肺大叶性肺炎。体格检查估计不会出现

A. 正常胸廓
B. 左下肺闻及较多水泡音
C. 左侧胸部语颤增强
D. 左侧胸部叩诊呈浊音
E. 左侧胸部闻及弥漫性哮鸣音

2-174* 病人，女性，43 岁。以支气管肺炎急诊收入院。该病人主要的肺部体征是

A. 呼吸音粗糙　B. 痰鸣音
C. 哮鸣音　D. 大水泡音
E. 固定的中细湿啰音

2-175* 病人，女性，36 岁。以大叶性肺炎急诊入院。该病人肺实变体征的特点不包括

A. 患侧呼吸运动减弱
B. 患侧语颤增强
C. 叩诊呈浊音或实音
D. 闻及支气管呼吸音及湿啰音
E. 呼气音延长

2-176* 病人，女性，48 岁。3 天前突然畏寒发热，胸痛，咳嗽、咳脓性痰，气短。体格检查：精神萎靡，四肢末梢凉，体温 36.9℃，血压 80/50 mmHg，脉搏细弱，右下肺闻及湿啰音。该病人最可能

A. 肝脓肿并发感染性休克

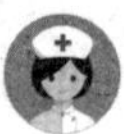

B. 肺炎并发感染性休克
C. 胸膜炎发并感染性休克
D. 急性胆道感染并发感染性休克
E. 急性化脓性腹膜炎并发感染性休克

2-177* 病人,男性,40 岁。因寒战、高热、咳嗽、胸痛来院急诊。胸部透视见右上肺有云絮状阴影。查痰肺炎链球菌(+)。该病人血常规检查的结果可能是
A. 嗜酸性粒细胞增加
B. 淋巴细胞增加
C. 中性粒细胞增加
D. 单核细胞增加
E. 嗜碱性粒细胞增加

2-178* 病人,男性,68 岁。患细菌性肺炎,肺部听诊有痰鸣音,给予持续氧气雾化吸入。巡视病房时,发现病人出现呼吸困难、发绀。这时应采取的治疗措施是
A. 调大氧流量　B. 吸痰
C. 加压吸氧　D. 乙醇湿化吸氧
E. 使用呼吸兴奋剂

2-179* 病人,女性,37 岁。受凉淋雨后突发寒战、高热、胸痛、咳嗽、气急,咳铁锈色痰。体格检查:右下肺有实变体征。治疗用药应首选
A. 对乙酰氨基酚(扑热息痛)
B. 泼尼松(强的松)
C. 青霉素
D. 氨溴索(沐舒坦)
E. 氨茶碱

2-180* 病人,女性,25 岁。昨天上午受凉后半夜突然发生寒战、高热、咳嗽而急诊入院。胸片示上肺有大片炎症阴影。诊断肺炎链球菌肺炎。治疗该病人停用抗生素的指标一般是
A. 体温降至正常后 3 天
B. 体温降至正常后 1 周
C. 体温降至正常后 2 周
D. 症状体征完全消失
E. X 线检查示炎症阴影完全消失

2-181 病人,男性,64 岁。因寒战、高热、咳嗽、胸痛 1 天收入院,初诊为肺炎链球菌肺炎。次日体温骤降,伴四肢厥冷、大汗及意识模糊,血压 76/40 mmHg,脉搏 113 次/分。下列哪项护理措施不妥
A. 迅速建立静脉通路
B. 去枕平卧
C. 热水袋加温保暖
D. 高流量吸氧
E. 补充血容量

2-182 病人,男性,31 岁。因寒战、发热、咳嗽,咳铁锈色痰,右胸痛 3 天收入院。体格检查:体温 41℃,脉搏 119 次/分,呼吸 40 次/分,血压 58/30 mmHg;嗜睡;右肺呼吸音低,可闻及支气管呼吸音。该病人的护理诊断下列哪项不妥
A. 肺炎伴休克　B. 体温过高
C. 疼痛:右侧胸痛　D. 气体交换受损
E. 组织灌流量改变

2-183 病人,女性,78 岁。因年老体弱、抵抗力差,经 2 天抗感染及一般对症治疗未见明显好转。为防止病情恶化,应特别注意观察
A. 体温变化　B. 血压变化
C. 呼吸变化　D. 尿量变化
E. 血白细胞变化

2-184* 病人,男性,25 岁。淋雨后出现高热、寒战、咳嗽、咳痰、剧烈胸痛,诊断为肺炎。请问对胸痛病人的护理措施中下列哪项不妥
A. 稳定情绪
B. 注意休息
C. 舒适体位
D. 宽胶布固定患侧胸廓
E. 常规使用镇痛剂

2－185* 病人，女性，30岁。右侧胸痛。体格检查：胸部不对称，右侧呼吸运动减弱。诊断为大叶性肺炎。请问肺炎伴胸痛时应采取的体位是

A. 健侧卧位　　B. 患侧卧位

C. 仰卧位　　D. 半坐卧位

E. 卧位

2－186* 病人，男性，76岁。因突然寒战、高热、咳嗽1天收入院。体格检查：右下肺呼吸音减弱，可闻及湿啰音。胸片示右下肺有大片炎症阴影，拟诊为肺炎链球菌肺炎。该病人降温不宜采用

A. 温水擦身

B. 乙醇擦浴

C. 退热药

D. 大血管区放置冰袋

E. 多饮水

2－187* 病人，男性，65岁。因大叶性肺炎入院。体格检查：体温40.5℃，血压90/60 mmHg；脉搏细弱。在观察病情时应特别警惕发生

A. 晕厥　　B. 昏迷

C. 抽搐　　D. 休克

E. 惊厥

2－188 病人，女性，35岁。10多天前出现寒战、高热、咳嗽、胸痛，咯少量黏痰，曾口服退热剂、磺胺药等，效果不明显。近2天来咳嗽加剧，咳多量脓痰，有臭味，痰中带有血丝。血常规检查：白细胞计数增高，中性粒细胞百分比增高。X线检查示右上肺大片模糊阴影，内有空洞及液平面。拟诊为

A. 急性支气管炎

B. 支气管扩张

C. 肺炎链球菌肺炎

D. 急性肺脓肿

E. 活动性肺结核

2－189 病人，男性，42岁。因畏寒、高热、咳大量脓痰收入院。经检查，诊断为肺脓肿。护士为病人进行护理时，尤其应强调

A. 口腔护理　　B. 环境护理

C. 卧床休息　　D. 饮食护理

E. 用药护理

2－190 病人，女性，34岁。起病急骤，有高热、分层痰，急诊来院，诊断为急性肺脓肿，收住院。护士为其列出最突出的护理诊断是

A. 清理呼吸道无效

B. 气体交换受损

C. 疼痛：胸痛

D. 体温过高

E. 知识缺乏

2－191 病人，男性，33岁。患支气管扩张12年，经常感冒后发病，近日来因受凉咳嗽、咳痰加重，痰呈脓性，每天300～500 ml。体温37.9℃。该病人所患支气管扩张的发病基本因素是

A. 全身免疫功能低下

B. 支气管防御功能退化

C. 支气管感染和阻塞

D. 支气管平滑肌痉挛

E. 支气管变态反应性炎症

2－192* 病人，男性，36岁。主诉咳嗽、咳大量脓痰，以晨起及晚间躺下时为重，痰液放置后可分3层。最可能的诊断是

A. 支气管扩张　　B. 支气管肺癌

C. 慢性支气管炎　　D. 阻塞性肺气肿

E. 浸润型肺结核

2－193* 病人，男性，27岁。咳血痰2天，今天咯血300 ml，数年前有类似情况，平时无明显咳嗽、咳痰。体格检查：体温37.7℃；胸廓和呼吸运动未见异常，肺部听诊右肩胛下局限性少量湿啰音。首先考虑的诊断是

A. 急性支气管炎　　B. 支气管哮喘

C. 军团菌肺炎　　D. 原发型肺结核

E. 支气管扩张

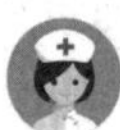

2-194 病人，女性，48岁。发热、全身乏力、食欲缺乏、晨起时咳嗽伴大量黄脓痰，每天痰量达到800 ml，诊断为支气管扩张。引起病人晨起咳嗽、咳痰的主要原因是

A. 晨起因体位改变，痰液在气道内流动刺激气道黏膜
B. 晨间气温较低，寒冷空气刺激气道黏膜
C. 夜间睡眠不好，晨起易咳嗽、咳痰
D. 晨起各种刺激性气体易吸入，刺激气道黏膜
E. 晨起因胃食管容易反流，刺激气道黏膜

2-195* 病人，男性，32岁。儿童时期曾经反复发生肺炎，迁延不愈，被诊断为支气管扩张已有10年。此次发作，咳嗽、咳脓痰加重。该病人伴厌氧菌感染时，痰液特有的特征是

A. 痰量与体位改变有关
B. 每日痰量可达数百毫升
C. 黄脓痰，有臭味
D. 痰放置后分3层
E. 粉红色泡沫样痰

2-196 病人，男性，40岁。多年来经常咳嗽，晨间起身时更剧烈，咳出多量脓痰后才好转。该病人已反复咯血多次，有时还出现高热、咳嗽加剧、痰量增多呈黄脓性等症状。为明确支气管扩张的部位、性质和范围，宜做下列哪项检查

A. 血白细胞计数及分类计数
B. X线胸部摄片
C. 支气管碘油造影
D. B超
E. 纤维支气管镜

2-197 病人，女性，64岁。有支气管扩张病史12年，最近出现高热、食欲减退、咳嗽、咳痰剧烈。对该病人治疗原则是

A. 控制感染和促进排痰
B. 促进排痰和增加营养
C. 控制感染和增加营养
D. 促进排痰和卧床休息
E. 控制感染和心理治疗

2-198 病人，女性，27岁。患支气管扩张10年，咳嗽，咳黏脓痰，每天痰量250 ml。下列处理不妥的是

A. 体位引流
B. 适量锻炼
C. 终身应用抗生素
D. 给予祛痰剂
E. 给予雾化吸入

2-199* 病人，男性，34岁。常常在晨起及晚间躺下时咳大量脓痰，伴少量咯血，临床确诊为支气管扩张。对该病人的治疗不包括

A. 积极控制感染
B. 体位引流排痰
C. 利尿治疗
D. 大咯血时给予垂体后叶素止血
E. 痰黏稠不易咳出时可雾化吸入

2-200* 病人，男性，49岁。支气管扩张病史19年。家属询问医生在下列哪种情况下可进行手术治疗

A. 大出血不止
B. 大量脓痰
C. 全身情况较差，不能行体位引流
D. 病灶局限，内科治疗无效
E. 病灶广泛，内科治疗无效

2-201* 病人，男性，25岁。患支气管扩张，咯血约200 ml后突然中断，呼吸极度困难，喉部有痰鸣音，表情惊恐。首选的处理是

A. 患侧半卧位
B. 保持呼吸道通畅
C. 应用止咳药
D. 应用镇静剂
E. 应用垂体后叶素

2-202 病人，女性，30岁。患支气管扩张多

年，常反复咯血，本次因大咯血而急诊住院。治疗后咯血已止，应继续采取下列哪项护理措施

A. 给予正常饮食
B. 积极活动，以利恢复
C. 保持大便通畅
D. 每天定时体位引流
E. 出血已止，不必再观察

2-203 病人，女性，29 岁。患支气管扩张多年，反复咳嗽、咳痰。胸片示左下肺有大片阴影。给予体位引流时应采取下列哪种体位

A. 平卧位
B. 右侧头低足高位
C. 俯卧位
D. 左侧头低足高位
E. 中凹位

2-204 病人，男性，30 岁。有支气管扩张病史 7 年，近来反复咳嗽伴大量黄脓痰，放置后有分层现象，每天量约 500 ml。针对该病人促进排痰的最有效方法是

A. 用祛痰剂　　B. 翻身拍背
C. 湿化气道　　D. 导管吸痰
E. 体位引流

2-205 病人，女性，29 岁。有支气管扩张病史多年，近日因上呼吸道感染，导致疾病复发，咳嗽剧烈，有大量黄色脓痰。胸部 X 线检查显示病变部位位于右肺下叶。做体位引流时护士应指导病人采取的体位是

A. 半坐卧位
B. 左侧卧位，头高足低
C. 左侧卧位，头低足高
D. 右侧卧位，头高足低
E. 右侧卧位，头低足高

2-206* 病人，女性，40 岁。患支气管扩张 10 年，近日出现大量黄脓痰，每天 650 ml。关于支气管扩张病人的体位引流的叙述下列哪项不妥

A. 依病变部位确定引流体位
B. 引流时间 15～20 分钟
C. 引流过程辅以胸部叩击
D. 引流只能在餐后即刻进行
E. 引流过程注意观察病人情况

2-207* 病人，男性，28 岁。支气管扩张病人，其病变部位在左下叶后基底段。请问做体位引流宜取哪种卧位

A. 仰卧位、腰臀部抬高
B. 俯卧位、腰臀部抬高
C. 平卧位、两腿抬高
D. 左侧卧位、腰部抬高
E. 右侧卧位、腰部抬高

2-208 病人，女性，35 岁。常在晨起及晚间躺下时咳大量脓痰，痰液分 3 层。为排出痰液，医生建议体位引流。请问支气管扩张病人做体位引流，不正确的是

A. 依病变部位而采取合适的体位
B. 引流时间每次 15～20 分钟
C. 引流时鼓励病人适当咳嗽
D. 引流后给予清水或漱口液漱口
E. 每次引流必须坚持至痰液大量咳出后才能终止

2-209* 病人，男性，40 岁。支气管扩张病史 8 年。近期出现咳嗽，咳大量脓痰，静置后分 3 层，并伴少量鲜血。治疗支气管扩张促进排痰的措施不包括

A. 进行体位引流
B. 使用抗生素
C. 纤维支气管镜吸痰
D. 使用祛痰剂
E. 使用支气管舒张剂

2-210* 病人，女性，43 岁。支气管扩张病史多年，在为病人排痰施行体位引流时，对该病人进行口腔护理是为了

A. 去除口臭　　B. 促进唾液分泌
C. 减少感染机会　D. 增进食欲
E. 减少痰量

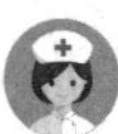

2-211 病人，男性，35 岁。反复咳嗽、咳脓痰 10 年，医生诊断为支气管扩张。护士为病人进行病因指导，应积极防治的疾病下列哪项可除外

A. 扁桃体炎　B. 肺结核
C. 支气管肺炎　D. 百日咳
E. 尿路感染

2-212 病人，女性，42 岁。近日体温突然增高，39.2℃，盗汗、气促，口唇发绀。胸部 X 线检查示两肺野布满大小一致、密度均匀的粟粒状阴影。临床诊断肺结核。根据以上资料，该病人肺结核的临床类型是

A. 原发综合征
B. 急性血行播散型肺结核
C. 浸润型肺结核
D. 慢性纤维空洞型肺结核
E. 结核性胸膜炎

2-213 病人，女性，32 岁。近 3 个月来有咳嗽、咳痰，多为干咳或少量白色黏痰，全身乏力、午后低热、盗汗、月经失调。估计该病人患了下列哪种疾病

A. 肺结核　B. 肺炎
C. 肺脓肿　D. 肺癌
E. 肺血栓栓塞症

2-214 病人，男性，37 岁。因长期午后低热、咳嗽、咳痰、盗汗，医生拟诊为肺结核。如果要确诊，需做下列哪项检查

A. 红细胞沉降率
B. 胸部 X 线
C. 痰结核分枝杆菌检查
D. 胸部 CT
E. 结核菌素试验

2-215 病人，男性，33 岁。患浸润型肺结核 1 年，给链霉素 0.5 g 肌内注射，2 次/天，口服异烟肼、利福平治疗半年。近来自诉耳鸣、听力下降，可能的原因是

A. 肺结核毒性症状
B. 链霉素对听神经损害
C. 异烟肼对听神经损害
D. 利福平对听神经损害
E. 异烟肼对周围神经损害

2-216 病人，女性，35 岁。患肺结核 3 个月余，应用抗结核药物异烟肼、利福平、乙胺丁醇联合给药。其中乙胺丁醇在应用中会出现下列哪种不良反应

A. 中毒性肝损害　B. 胃肠道刺激
C. 球后视神经炎　D. 听力损害
E. 肾脏毒性作用

2-217 病人，男性，37 岁。有肺结核病史。突然出现喷射性大咯血，继而突然中断，表情惊恐，大汗淋漓。此时首要的护理措施是

A. 立即取半卧位　B. 加压给氧
C. 立即气管插管　D. 清除血块
E. 人工呼吸

2-218 病人，女性，36 岁。近 2 个月来轻度咳嗽，咳白色黏痰带血丝，午后低热，面颊潮红，疲乏无力，有盗汗，较前消瘦。胸部 X 线检查显示右上肺第 2 肋部位有云雾状阴影。痰菌检查 3 次均阴性。护士评估病人后决定不予实施的护理措施应是

A. 住院严密隔离
B. 给予营养丰富的饮食
C. 进行健康指导
D. 对病人的食具、用品进行消毒
E. 继续按医嘱使用抗结核治疗

2-219* 病人，女性，47 岁。最近因支气管哮喘发作，呼吸极度困难伴有哮鸣音，但目前未能查明本次发作的原因。支气管哮喘急性发作最常见的诱因是

A. 吸入粉尘螨　B. 呼吸道感染
C. 服用阿司匹林　D. 精神紧张
E. 剧烈运动

2-220* 病人，男性，30 岁。自幼有支气管哮喘史。支气管哮喘引起呼气性呼吸困难的发生机制是

A. 大气道狭窄梗阻
B. 上呼吸道异物刺激
C. 广泛性肺部病变使呼吸面积减少
D. 肺组织弹性减弱
E. 肺组织弹性减弱及小支气管痉挛性狭窄

2-221 病人,男性,19岁。经常春游时出现胸闷、窒息感,呼气性呼吸困难,两肺可闻及哮鸣音,回家休息后好转。最可能的诊断为

A. 气管异物 B. 支气管扩张
C. 支气管哮喘 D. 喘息性支气管炎
E. 急性支气管炎

2-222 病人,女性,20岁。自述因气候变化而出现咳嗽、咳痰、气短不能平卧。体格检查:烦躁不安,发绀明显,胸廓呈桶状,呼气性呼吸困难,两肺满布哮鸣音。诊断为支气管哮喘。请问该病人最突出的体征是

A. 发绀
B. 呼气性呼吸困难
C. 桶状胸
D. 两肺满布哮鸣音
E. 烦躁不安

2-223 病人,男性,18岁。自儿童时期起哮喘即反复发作,昨天上午因受凉感冒而致哮喘再次发作,初起感胸闷、鼻痒,后即咳嗽、打喷嚏、流清水鼻涕,继而气急明显,不能平卧,口唇发绀,鼻翼扇动,虽口服磺胺药、氨茶碱、麻黄碱等药物,病情仍未控制。因病情加剧于今天下午来院急诊。拟诊为

A. 外源性哮喘 B. 内源性哮喘
C. 混合性哮喘 D. 心源性哮喘
E. 哮喘持续状态

2-224 病人,男性,32岁。原有哮喘史,本次出差住进某旅馆时出现流鼻涕、打喷嚏,继而出现明显喘憋。最可能出现下列哪种呼吸困难

A. 吸气性呼吸困难
B. 中毒性呼吸困难
C. 呼气性呼吸困难
D. 血源性呼吸困难
E. 混合性呼吸困难

2-225* 病人,女性,44岁。原有哮喘病史。昨晚8点哮喘发作,在家用氨茶碱,效果不理想,因天气太冷,没有去医院,今上午9点气促明显,来院急诊。诊断为哮喘持续状态。其主要依据是严重哮喘持续时间达多少小时以上

A. 6小时 B. 12小时
C. 24小时 D. 48小时
E. 72小时

2-226* 病人,男性,29岁。因严重呼吸困难急诊入院。体格检查:端坐呼吸、发绀、奇脉、胸腹反常运动、双肺布满哮鸣音、呼气延长。疑是下列哪种疾病的典型体征

A. 支气管扩张
B. 重症支气管哮喘
C. 支气管肺炎
D. 慢性喘息型支气管炎
E. 急性支气管炎

2-227* 病人,女性,17岁。哮喘病史8年,发作多在春秋季,发作前多鼻痒、打喷嚏。该病人哮喘的临床类型是

A. 感染性哮喘 B. 运动性哮喘
C. 外源性哮喘 D. 内源性哮喘
E. 混合性哮喘

2-228 病人,男性,32岁。突然出现发作性呼气性呼吸困难,怀疑哮喘,去医院就诊时已经缓解。有助于诊断的血常规变化是

A. 白细胞计数增高
B. 单核细胞百分比增高
C. 淋巴细胞百分比增加
D. 嗜酸性粒细胞百分比增高
E. 嗜碱性粒细胞百分比增高

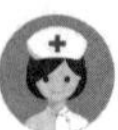

2-229* 病人，女性，39岁。每逢给宠物洗澡即出现咳嗽、呼吸困难，伴喘鸣。诊断为外源性哮喘。该病人的血常规检查特点是
A. 白细胞计数增高
B. 中性粒细胞百分比增高
C. 血清IgE增高
D. 氧分压下降
E. 二氧化碳分压升高

2-230* 病人，男性，52岁。哮喘严重发作，呼吸极度困难，一口气不能说完一句话，大汗淋漓。此类重症哮喘病人的血气分析常提示
A. 呼吸性酸中毒 B. 呼吸性碱中毒
C. 代谢性酸中毒 D. 代谢性碱中毒
E. 呼吸性酸中毒伴代谢性碱中毒

2-231 病人，女性，44岁。原有支气管哮喘病史，今天起床后气促明显，伴发绀。对该病人首选的治疗措施是
A. 吸氧并应用平喘药物
B. 加强巡视，防止情绪激动
C. 吸氧并应用呼吸兴奋剂
D. 避免进食可能诱发哮喘的食物
E. 采血做血气分析

2-232 病人，女性，20岁。出现伴哮鸣音的呼气性呼吸困难，已持续1天。体格检查：呼吸30次/分，脉搏118次/分，血压75/60 mmHg；大汗淋漓，神情焦急；听诊两肺布满哮鸣音。正确的抢救措施为
A. 控制补液
B. 应用糖皮质激素
C. 排气减压
D. 高流量乙醇湿化吸氧
E. 使用抗生素

2-233 病人，女性，30岁。突然发生喘息，呼吸困难伴有哮鸣音，原因不明。请问此时给予病人应用哪种药物较为妥当
A. 氨茶碱 B. 沙丁胺醇
C. 泼尼松 D. 特布他林
E. 色甘酸钠

2-234* 病人，女性，18岁。每逢体育课即出现呼吸困难，伴有明显的哮鸣音。对预防运动和过敏原诱发的哮喘最有效的药物是
A. 沙丁胺醇 B. 氨茶碱
C. 异丙阿托品 D. 氢化可的松
E. 色甘酸钠

2-235 病人，男性，32岁。自述每年春季易发病，发病时咳嗽、气喘、呼气性呼吸困难，伴哮鸣音。诊断为外源性支气管哮喘。该病人在应用氨茶碱治疗中错误的是
A. 缓慢静脉推注
B. 快速静脉推注
C. 缓慢静脉滴注
D. 与沙丁胺醇合用
E. 血液浓度监测

2-236 病人，男性，58岁。哮喘发作持续24小时以上，显著呼吸困难。下列哪项不应作为护理诊断
A. 气体交换受损
B. 低效型呼吸形态
C. 焦虑、恐惧
D. 清理呼吸道无效
E. 哮喘持续状态

2-237 病人，女性，38岁。每当哮喘发作就自用沙丁胺醇(舒喘灵)喷雾吸入。护士应告诫病人，用量过大可能会出现
A. 心动过缓、腹泻
B. 食欲减退、恶心、呕吐
C. 血压升高、心动过速
D. 皮疹、发热
E. 肝、肾功能异常

2-238 病人，男性，64岁。因支气管哮喘发作入院，现气短不能平卧，咳嗽，痰黏不易咳出。下列护理措施中不妥的是
A. 取半卧位 B. 帮助翻身拍背

C. 超声雾化吸入 D. 鼓励多饮水
E. 低流量鼻导管吸氧

2－239 病人，女性，36 岁。有哮喘史 11 年。最近朋友送来宠物犬，每当喂食和(或)与宠物犬嬉闹时就出现咳嗽、咳痰，伴喘息。护士为其宣教时应指出其最可能的过敏原是
A. 花粉 B. 尘螨
C. 精神因素 D. 病毒感染
E. 动物的毛屑

2－240* 病人，男性，62 岁。哮喘发作时出现咳嗽、咳黏液痰。护理的重点应是
A. 呼吸锻炼 B. 补充液体
C. 高蛋白饮食 D. 吸氧
E. 加强口腔护理

2－241* 病人，女性，32 岁。因反复喘息发作 20 年，加重 3 天入院。体格检查：双肺散在哮鸣音。诊断支气管哮喘。下列预防哮喘复发的指导措施中正确的是
A. 参加跑步等强度较大的运动，增强体质
B. 避免进食鱼肉和鸡蛋等可能诱发哮喘的食物
C. 根据个人喜好在室内摆放少量花草，保持心情舒适
D. 使用哮喘菌苗，有效时应坚持半年以上
E. 应避免使用色甘酸钠等抗炎药物

2－242* 某男性病人患单纯型慢性支气管炎 5 年。该病人最主要的临床表现是
A. 长期咳嗽，经常咳痰
B. 胸痛明显
C. 时有喘息，呼吸困难
D. 经常发热
E. 痰中带血，反复咯血

2－243 某慢性支气管炎伴肺气肿的老年病人近日痰不易咳出，常有喘鸣、头痛、烦躁、白天嗜睡、夜间失眠。应考虑发生了
A. 脑疝先兆 B. 呼吸性酸中毒
C. 肺性脑病 D. 肝性脑病
E. 高血压脑病

2－244 某慢性支气管炎病人剧烈咳嗽后出现胸痛、呼吸困难、发绀。体格检查：左肺叩诊呈鼓音，呼吸音消失。最可能发生的是
A. 阻塞性肺不张 B. 干性胸膜炎
C. 急性右心衰竭 D. 变异型心绞痛
E. 自发性气胸

2－245* 病人，女性，50 岁。慢性支气管炎、肺气肿病史 20 年。于剧烈咳嗽后突然出现呼吸困难，右胸刺痛，逐渐加重。该病人最可能发生了
A. 急性心肌梗死
B. 慢性支气管炎急性发作
C. 自发性气胸
D. 哮喘持续状态
E. 胸腔积液

2－246* 病人，男性，65 岁。反复咳嗽、咳痰 8 年，受凉后出现咳嗽、咳痰加重，气短。体格检查：神志清，颈静脉怒张；桶状胸，双肺叩诊有过清音，呼吸音降低；肝大；下肢水肿。此时最主要的并发症是
A. 急性肺心病
B. 急性呼吸衰竭
C. 自发性气胸
D. 肺部急性感染
E. 慢性肺心病

2－247 病人，男性，50 岁。吸烟 15 年，慢性支气管炎反复发作。该病人最常见的并发症是
A. 支气管肺炎 B. 支气管扩张
C. 肺性脑病 D. 慢性肺脓肿
E. 阻塞性肺气肿

2－248* 病人，男性，58 岁。慢性咳嗽、咳痰 9 年，气促 2 年，逐渐加重。体格检查：桶状胸，叩诊过清音，两肺底部散在湿

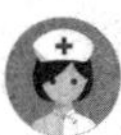

啰音。X线检查示：两肺透亮度增加，肋间隙增宽，两下肺纹理增多紊乱。该病人最可能的诊断为

A. 支气管哮喘、肺气肿
B. 慢性支气管炎、肺气肿
C. 支气管扩张、肺气肿
D. 支气管肺炎、肺气肿
E. 支气管扩张、自发性气胸

2－249* 病人，女性，50 岁。有慢性咳嗽史 10 余年，听诊两肺底有散在湿啰音。慢性支气管炎的 X 线表现为

A. 肺部有块影　　B. 肺内有液平面
C. 肺大疱征象　　D. 肺纹理增粗
E. 肺透亮度增加

2－250 某慢性支气管炎、阻塞性肺气肿病人 3 天来咳嗽、气促加重，皮肤潮红，多汗，浅静脉充盈，眼球结膜水肿。根据病情应给予

A. 高流量持续给氧
B. 高流量间歇给氧
C. 低流量持续给氧
D. 低流量间歇给氧
E. 面罩加压给氧

2－251 病人，女性，65 岁。慢性支气管炎病史 10 年。下列关于慢性支气管炎病人的治疗方法中不妥的是

A. 缓解期常规用抗生素以防感染
B. 急性发作期抗感染治疗为主
C. 喘息明显者给予解痉、平喘药物
D. 多饮水，以稀释痰液
E. 缺氧明显者可给予低流量吸氧

2－252 病人，男性，65 岁。有慢性咳嗽史 20 余年，已并发肺气肿。近 2 天来因受凉而致发热，咳嗽剧烈，痰呈黄脓色且不易咳出，伴气促。听诊两肺底有散在湿啰音。对该病人的首要治疗措施为

A. 控制感染　　B. 止咳祛痰
C. 解痉平喘　　D. 物理降温
E. 氧气吸入

2－253* 病人，男性，70 岁。有慢性支气管炎病史 20 年，近日因咳嗽，咳黄脓痰且不易咳出就诊。体格检查：体温 36.7℃，胸部听诊可闻及湿啰音。胸片示右肺有絮状阴影。慢性支气管炎病人急性发作期的治疗原则是

A. 控制感染、祛痰止咳、卧床休息
B. 控制感染、解痉平喘、手术治疗
C. 祛痰止咳、解痉平喘、心理治疗
D. 控制感染、祛痰止咳、解痉平喘
E. 控制感染、增加营养、康复治疗

2－254 某老年男性病人有慢性咳嗽史 20 余年，已并发肺气肿。近 2 天来因受凉而致发热，咳嗽剧烈，痰呈黄脓色且不易咳出，伴气促。听诊两肺底有散在湿啰音。对年老体弱 COPD 病人的治疗下列哪项不恰当

A. 急性发作期以抗感染治疗为主
B. 痰液黏稠时可雾化吸入
C. 剧烈咳嗽时可用强镇咳剂缓解病人的痛苦
D. 病情缓解后可做腹式呼吸和缩唇呼气训练
E. 应给予高蛋白质、高维生素饮食

2－255 病人，女性，55 岁。咳嗽、咳痰 10 余年，伴喘息、气急 3 年，加重 4 天入院。体格检查：体温 37.9℃、脉搏 106 次/分、呼吸 26 次/分，血压 120/80 mmHg；呼气时间延长伴哮鸣音，口唇发绀，自感疲乏无力，说话费力，桶状胸，听诊两中下肺有湿啰音，余未见明显异常。动脉血气分析：PaO_2 78 mmHg，$PaCO_2$ 40 mmHg。胸片示两肺野透亮度增加，膈肌下移。护理评估时下列哪项为主观资料

A. 呼气时间延长伴哮鸣音
B. PaO_2 78 mmHg，$PaCO_2$ 40 mmHg
C. 听诊两中下肺有湿啰音

D. 两肺野透亮度增加，膈肌下移
E. 咳嗽、咳痰10余年

2-256 某老年慢性支气管炎病人痰稠不易咳出，应采取下列哪项有助于排痰的护理措施
A. 严格控制饮水
B. 施行超声雾化或蒸汽吸入
C. 按医嘱给服镇咳药
D. 痰较多者做肺叶切除术
E. 痰多而咳嗽无力者可体位引流

2-257 病人，男性，65岁。平时烟瘾较大，有慢性咳嗽、咳痰史20余年，近10多年来出现逐渐加重的呼吸困难，往往于受凉感冒后症状加剧，并出现发热、剧咳、咳黄色脓性痰、气促、喘息。肺部检查闻及干、湿啰音。下列对病人进行的保健指导措施中不妥当的是
A. 烟瘾较大时劝其积极吸烟
B. 加强体育和呼吸功能锻炼
C. 冬春季注意保暖，避免受凉
D. 注意环境卫生，加强自我保护
E. 积极防治各种呼吸道疾病

2-258 病人，女性，65岁。患COPD，经治疗后缓解，肺功能逐渐恢复。护士为其选择改善肺功能的最佳方法是
A. 胸壁震荡　B. 胸部理疗
C. 胸部叩击　D. 腹式呼吸操
E. 长期氧疗

2-259 病人，男性，60岁。有慢性支气管炎病史10年，近日因咳嗽，咳黄脓痰且不易咳出就诊。体格检查：体温36.7℃，胸部听诊可闻及湿啰音。胸片示右肺有絮状阴影。护士对该病人应采取的护理措施不包括
A. 指导病人有效咳嗽
B. 咳嗽时可配合进行胸部叩击
C. 督促病人每天饮水1 500 ml以上
D. 用超声雾化吸入湿化气道
E. 进行体位引流

2-260 病人，女性，70岁。有COPD病史20年。近日受凉后咳嗽加重，咳大量脓性黏痰，不易咳出。体格检查：体温37.6℃；听诊可闻痰鸣音，伴喘息。该病人目前存在的护理诊断不包括
A. 气体交换受损
B. 清理呼吸道无效
C. 低效性呼吸形态
D. 潜在并发症：肺性脑病
E. 活动无耐力

2-261* 病人，男性，60岁。患慢性支气管炎8年，反复咳嗽、咳痰，伴喘息。为提高病人呼吸功能，医生建议为病人做腹式呼吸训练，正确指导方法是
A. 取侧卧位或平卧位
B. 用鼻吸气，用口呼气
C. 深呼缓吸
D. 吸气时尽力收腹
E. 呼气时尽力挺腹

2-262* 病人，男性，70岁。有COPD病史23年，近日出现咳嗽加重，伴有喘息。COPD病人最突出的护理诊断是
A. 体温升高　B. 焦虑
C. 气体交换受损　D. 自理能力缺陷
E. 清理呼吸道无效

2-263* 某慢性支气管炎、阻塞性肺气肿病人3天来咳嗽、气促加重，皮肤潮红，多汗，眼球结膜水肿。肺功能检查：$FEV_1/FVC<70\%$，$30\%\leqslant FEV_1<50\%$预计值。判断COPD的严重程度为
A. 正常　B. 轻度
C. 中度　D. 重度
E. 极重度

2-264* 病人，女性，63岁。COPD病史10年，近期合并肺心病发作。请问慢性肺心病形成的主要原因是
A. 肺动脉高压
B. 心脏负荷增加
C. 肺毛细血管床减少

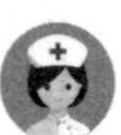

D. 肺泡过度膨胀

E. 小支气管痉挛

2-265 病人，男性，50岁。咳嗽、咳痰多年，近来呼吸困难加重并伴双下肢水肿。心电图检查显示右室肥大。应考虑为

A. 风湿性心脏病

B. 冠状动脉粥样硬化性心脏病(简称冠心病)

C. 慢性肺心病

D. 病毒性心肌炎

E. 阻塞性肺气肿

2-266* 病人，男性，65岁。吸烟。反复咳嗽、咳痰20年，气短10年，近3天来发热，咳黄痰，夜间不能平卧收入院。体格检查：血压160/90 mmHg；唇发绀；桶状胸，双肺叩诊呈过清音，触觉语颤减弱，听诊呼吸音减弱，可闻及干、湿啰音，剑突下见心脏搏动，三尖瓣区可闻及收缩期杂音。该病人最可能的诊断是

A. 冠心病

B. 慢性肺心病

C. 风湿性心脏病

D. 原发性心肌病

E. 先天性心脏病

2-267* 病人，男性，53岁。COPD合并肺心病6年。肺心病患者心肺功能代偿期的表现不包括

A. COPD表现

B. 肺动脉高压

C. 右心室肥大

D. 颈静脉充盈

E. 心力衰竭

2-268* 某慢性肺心病病人喘憋明显，略有烦躁。在治疗过程中，应慎用镇静药，以免

A. 洋地黄中毒　　B. 双重感染

C. 电解质紊乱　　D. 诱发肺性脑病

E. 加重心力衰竭

2-269* 病人，女性，60岁。慢性咳嗽、咳痰12年，3天来活动后出现心悸、呼吸困难。体格检查：呼吸23次/分，心率122次/分；颈静脉怒张；肝大，有压痛；下肢水肿。诊断为慢性肺心病。估计还会出现下列哪项体征

A. 昼睡夜醒

B. 消化道出血

C. 头痛失眠

D. 肝颈静脉反流征阳性

E. 食欲缺乏

2-270* 病人，女性，45岁。因发现肺心病3年，呼吸困难加重6天入院。体格检查：体温37.5℃，血压145/95 mmHg；神志清楚。血气分析示 PaO_2 35 mmHg，$PaCO_2$ 70 mmHg。吸入40%浓度氧2小时后，病人昏迷，体温37.4℃，血压150/95 mmHg。复查血气分析示 PaO_2 80 mmHg，$PaCO_2$ 90 mmHg。病人昏迷最可能的原因是

A. 通气抑制，高血压脑病

B. 气道阻力增加，肺性脑病

C. 气道阻力增加，缺血性脑病

D. 通气抑制，肺性脑病

E. 通气抑制，感染中毒性脑病

2-271* 某女性病人慢性支气管炎伴COPD 17年，近1周出现发热，咳黄脓痰，呼吸困难，夜间不能平卧而入院。听诊呼吸音减弱，可闻及干、湿啰音。诊断为慢性肺心病急性发作。该病人血清电解质改变不包括

A. 低钾　　B. 低钠

C. 低氯　　D. 低钙

E. 低镁

2-272 病人，男性，68岁。长期吸烟，反复发作咳嗽、咳痰20余年。近来气短明显，夜间平卧困难。疑为慢性肺心病急性发作。慢性肺心病病人常见的心电图改变不包括

A. 右心室肥厚　B. 肺型 P 波
C. 低电压图形　D. 右束支传导阻滞
E. T 波高尖

2-273* 病人,男性,68 岁。吸烟史 30 余年,反复咳嗽、咳痰 28 年,气短 13 年。近来气喘明显,不能平卧,剑突下可见心尖冲动,并伴有不同程度的下肢水肿。疑为肺心病。该病人胸部 X 线表现除基础疾病的征象外,还有下列哪项

A. 自发性气胸征象
B. 左心室肥大征象
C. 肺动脉高压和右心室肥大征象
D. 阻塞性肺气肿征象
E. 急性感染征象

2-274 某肺心病病人近日来呼吸困难加重,血气分析示 PaO_2 52 mmHg, $PaCO_2$ 67 mmHg。此时给氧宜采用的浓度和流量为

A. 29%, 2 L/min
B. 33%, 3 L/min
C. 37%, 4 L/min
D. 41%, 5 L/min
E. 45%, 6 L/min

2-275* 病人,男性,82 岁。患 COPD 26 年,因 5 天来出现高热,咳黄脓痰,量多伴明显呼吸困难,夜间不能平卧收入院。听诊双肺过清音,语音震颤减弱。诊断为慢性肺心病急性发作。一般不可应用下列哪种药物

A. 苯巴比妥
B. 氢氯噻嗪
C. 钙离子通道阻滞剂
D. 呋塞米
E. 头孢菌素

2-276* 病人,女性,60 岁。有肺心病史 5 年,3 天前受凉后咳嗽、咳痰加重,咳黄痰,伴发热,呼吸困难不能平卧。该病人目前最重要的治疗措施是应用

A. 强心剂　B. 利尿剂
C. 血管扩张剂　D. 有效抗生素
E. 呼吸兴奋剂

2-277 病人,女性,52 岁。肺心病史 6 年,既往无高血压病史,因头痛、恶心、烦躁收入院。体格检查:血压 160/92 mmHg,心率 100 次/分。对该病人主要的护理措施是

A. 给予口服降压药
B. 静脉注射地西泮
C. 改善通气、氧疗
D. 协助气管插管
E. 送 CCU

2-278 病人,61 岁。因肺心病住院治疗。护理评估:口唇发绀,呼吸困难,食欲缺乏,口腔溃疡,焦虑。此时首要的护理措施是

A. 护患沟通,解除焦虑
B. 给予氧疗,缓解缺氧
C. 通知家属来医院探望
D. 口腔护理促进溃疡愈合
E. 调节食谱,促进食欲

2-279 病人,男性,76 岁。COPD 病史 18 年,肺心病病史 9 年,体质虚弱,咳嗽咳痰。近日来因上呼吸道感染,咳嗽增多,大量脓痰不易咳出,心悸,乏力,神志恍惚,昏睡。护士为其清理呼吸道,最适宜的护理措施是

A. 翻身拍背　B. 胸部叩击
C. 机械吸痰　D. 体位引流
E. 湿化气道

2-280* 病人,男性,80 岁。COPD 病史 30 年,近来发生气喘明显,不能平卧。体格检查:剑突下可见心尖冲动,并伴有不同程度的下肢水肿。临床诊断肺心病。对病人使用利尿剂的原则是

A. 缓慢、大量、间歇
B. 缓慢、小量、间歇
C. 缓慢、小量、持续
D. 快速、小量、间歇

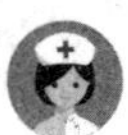

E. 快速、小量、持续

2-281* 某男性病人患 COPD 20 年伴肺心病 5 年。病人使用洋地黄类药物的原则是

A. 快速、小剂量 B. 缓慢、小剂量

C. 快速、大剂量 D. 缓慢、大剂量

E. 快速、小剂量,维持

2-282* 某男性病人患 COPD 10 余年,近日因着凉,出现发热,咳黄脓痰,呼吸困难,夜间不能平卧收入院。诊断为慢性肺心病急性发作。下列对该病人的护理措施正确的是

A. 高流量、高浓度持续给氧

B. 鼓励咳嗽,及时清除痰液

C. 急性期鼓励病人耐寒锻炼

D. 选用高热量、高蛋白、高盐饮食

E. 尽可能夜间使用利尿剂

2-283 病人,男性,54 岁。近半年来出现咳嗽,伴少量白色黏液痰;有时痰中有血丝,并出现右侧胸痛。胸片示右肺不规则肿块影。该病人可能患下列哪种疾病

A. 肺癌 B. 肺脓肿

C. 肺结核 D. 肺囊肿

E. 肺吸虫病

2-284 某老年男性病人有长期吸烟史,最近数月人较消瘦,且有刺激性干咳,咳白色黏痰,有时带少量血丝,经抗感染治疗无明显效果。听诊右肺中部有局限性哮鸣音。X 线胸片示右肺肺门附近有不规则肿块状阴影,无邻近转移现象。应首先采取下列哪项治疗措施

A. 免疫治疗 B. 放射治疗

C. 化学药物治疗 D. 手术治疗

E. 中医中药治疗

2-285 病人,男性,58 岁。疑为肺癌进行纤维支气管镜检查。术后病人立即要求喝水,护士不同意,主要是为了防止

A. 呕吐 B. 打喷嚏

C. 呃逆 D. 咳嗽

E. 误吸

2-286 某肺癌病人接受化疗,护士静脉推注化疗药物时,不慎将药液漏至血管外。正确的处理措施是

A. 减慢速度继续注射

B. 边注射边按摩

C. 局部皮下注入普鲁卡因

D. 局部热敷

E. 口服硫酸镁

2-287 某病人确诊为晚期肺癌,近日来呼吸急促,疼痛剧烈。护士指导病人减轻疼痛,下列护理措施中不妥的是

A. 听音乐缓解疼痛

B. 放松疗法

C. 局部冷湿敷

D. 遵医嘱使用止痛药

E. 给予可待因

2-288 病人,男性,67 岁。诊断为中晚期肺癌,采取放疗。在放疗过程中要保护照射部位,下列不适宜的护理措施是

A. 穿宽松柔软的衣服

B. 可用碱性肥皂搓澡

C. 避免阳光照射

D. 照射部位不贴胶布

E. 不用红汞、碘酒涂擦

2-289* 病人,男性,30 岁。胸部刺伤后致开放性气胸。气胸的显著特点是

A. 胸膜腔内有气体

B. 肺萎陷

C. 呼吸困难

D. 呼吸时空气经伤口自由出入

E. 纵隔移位

2-290* 病人,女性,34 岁。胸部外伤后呼吸困难、发绀、脉快。下列哪项最能提示张力性气胸的存在

A. X 线胸片示胸腔大量积气

B. X 线胸片示纵隔移位

C. 胸膜腔穿刺有高压气体冲出

D. 伤口处发出“嘶嘶”声响

E. 局部叩诊成鼓音

2-291* 病人，男性，34 岁。因呼吸急促，赴院就诊。X 线胸片示肋膈角消失，提示血胸。成人大量血胸指胸膜腔内积血大于

A. 300 ml　　B. 500 ml
C. 1 000 ml　　D. 1 200 ml
E. 1 500 ml

2-292* 病人，女性，34 岁。胸部外伤后致开放性气胸。下列最有诊断价值的体征是

A. 胸壁有伤口
B. 气管心脏移向健侧
C. 伤侧胸部叩诊呈鼓音
D. 听诊呼吸音消失或减弱
E. 听到空气进出胸膜腔的声音

2-293 病人，男性，40 岁。因车祸导致胸部受伤。医生怀疑病人出现血胸，下列哪种方法可帮助确诊

A. 气管移位
B. 呼吸音减弱或消失
C. 胸部 X 线检查示胸膜腔积液
D. 胸穿抽出不凝固的血液
E. 呼吸困难

2-294 某支气管哮喘严重发作病人，于一阵剧咳后突感一侧胸痛，气急加剧。体格检查：病侧胸部叩诊呈鼓音，听诊呼吸音消失。应紧急采取下列哪项治疗措施

A. 即刻进行手术
B. 使用支气管解痉剂及吗啡镇静剂
C. 使用抗生素
D. 行气管插管和气管切开
E. 立即排气减压，解除气急，使肺复张

2-295* 病人，男性，34 岁。右侧肋骨骨折并发张力性气胸，呼吸极度困难。急救时首先应

A. 尽快排气减压
B. 迅速封闭胸壁伤口
C. 伤口部位清创
D. 气管切开
E. 加压吸氧

2-296* 病人，男性，35 岁。外伤性大量血胸 5 周后仍有伤侧肺受压萎缩。X 线胸片示大片密度增高阴影。术后曾行闭式胸膜腔引流治疗。目前采用下列哪种治疗方法最合适

A. 输血、输液
B. 胸腔穿刺排除液体
C. 闭式胸膜腔引流
D. 纤维支气管镜检查
E. 胸膜纤维板剥除术

2-297* 病人，女性，49 岁。开放性气胸术后行胸膜腔闭式引流。护士在搬动病人时应

A. 保持引流通畅
B. 用 2 把血管钳交叉夹闭胸膜腔导管
C. 引流瓶不得倾斜
D. 观察长玻璃管中的水柱波动情况
E. 嘱病人暂时屏住呼吸

2-298 病人，男性，60 岁。行肺段切除术后 2 小时，自觉胸闷、气促。检查其胸膜腔引流管是否通畅最简便的方法是

A. 检查呼吸音是否正常
B. 检查引流管有无扭曲
C. 检查引流管内有无液体
D. 观察水封瓶内有无液体
E. 观察水封瓶中长玻璃管内水柱波动情况

2-299 病人，女性，60 岁。食管癌术后行胸膜腔闭式引流。下列引流管护理措施哪项不正确

A. 应每周清洗水封瓶及导管
B. 保持管道密闭、无菌
C. 保持引流管通畅
D. 记录引流胸液量与质

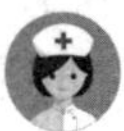

E. 观察长玻璃管中的水柱上下波动 4～6 cm

2-300 病人，男性，46 岁。胸膜腔闭式引流管不慎脱出。应首先采取的措施为
A. 立即将引流管重新插入
B. 立即捏闭导管
C. 立即更换引流导管
D. 立即送手术室
E. 立即用无菌敷料堵塞、包扎胸壁引流管处伤口

2-301* 病人，男性，45 岁。开胸术后行闭式胸膜腔引流已 48 小时。该病人应采取下列哪种卧位
A. 平卧位　B. 低坡卧位
C. 半卧位　D. 头低足高位
E. 侧卧位

2-302 病人，男性，35 岁。开胸术后行胸膜腔闭式引流。正常情况下可见水封瓶内长管中的水柱波动范围应是
A. 1～4 cm　B. 4～6 cm
C. 6～8 cm　D. 8～10 cm
E. 10～12 cm

2-303 病人，男性，35 岁。在胸膜腔闭式引流过程中，水封瓶不慎被打破。护士应立即
A. 通知医生
B. 让病人平卧位
C. 给病人吸氧
D. 用床旁止血钳双重夹住引流管
E. 重新更换引流瓶

2-304* 某女性病人肺心病病史 13 年，3 天前出现呼吸困难明显加重，伴有发绀。疑为并发呼吸衰竭。请问呼吸衰竭是指动脉血氧分压低于
A. 20 mmHg　B. 30 mmHg
C. 40 mmHg　D. 50 mmHg
E. 60 mmHg

2-305 病人，男性，30 岁。急性喉炎致呼吸道梗阻，并发呼吸衰竭。其二氧化碳潴留的皮肤及面部征象不表现为
A. 皮肤干燥　B. 皮肤潮红
C. 多汗　D. 发绀
E. 眼球结膜充血、水肿

2-306* 病人，男性，60 岁。呼吸衰竭。一般不会出现下列哪项精神、神经症状
A. 定向障碍
B. 昼眠夜醒
C. 精神分裂症
D. 神志恍惚，昏迷
E. 重症者可并发脑疝

2-307 某女性病人患慢性支气管炎 20 年，1 周前因受凉肺部感染诱发呼吸衰竭。该病人除原发病的表现外，最早出现的症状是
A. 精神、神经症状 B. 发绀
C. 休克　D. 呼吸困难
E. 肝、肾功能损害

2-308 病人，男性，68 岁。有慢性支气管炎、肺气肿病史，近日咳嗽、咳痰、气急明显，出现神志不清、发绀收入院。动脉血气分析示 pH 值 7.31，PaO_2 50 mmHg，$PaCO_2$ 62 mmHg。考虑病人是呼吸衰竭。引起该病人发病最主要的发病机制是
A. 弥散障碍
B. 氧耗量增加
C. 通气/血流比例失调
D. 肺泡通气不足
E. 肺内动-静脉解剖分流增加

2-309 某慢性呼吸衰竭病人测得血 pH 值为 7.25，二氧化碳结合力正常。应考虑
A. 代谢性酸中毒　B. 代谢性碱中毒
C. 呼吸性酸中毒　D. 呼吸性碱中毒
E. 呼吸性酸中毒伴代谢性酸中毒

2-310* 某慢性支气管炎肺气肿病人因近 2 天因咳嗽、咳痰、气促明显而就诊。体格检查：嗜睡，口唇轻度发绀，球结膜充血、水肿，多汗。血气分析示 $PaCO_2$＞

58 mmHg，PaO_2＜48 mmHg。该病人目前最可能出现的是

A. ARDS　B. 中毒性肺炎
C. 左心衰竭　D. Ⅱ型呼吸衰竭
E. 急性肺脓肿

2-311* 病人，女性，67 岁。肺心病病史 20 年。患大叶性肺炎，咳嗽、咳痰 2 周，自服抗生素，未见明显效果。今天感呼吸困难、烦躁、神志恍惚，急诊入院。体格检查：体温 37.4℃，脉搏 110 次/分，血压 98/68 mmHg；口唇发绀，颈静脉充盈；两肺底闻及细湿啰音；双下肢水肿。尿蛋白(+)，大便隐血试验(+)。该病人最可能出现的并发症是

A. 呼吸衰竭　B. 急性脑出血
C. 急性心力衰竭　D. 上消化道出血
E. 急性肾衰竭

2-312 某呼吸衰竭病人进行氧疗中呼吸困难缓解、心率减慢、发绀减轻，表明

A. 缺氧，不伴二氧化碳潴留
B. 缺氧，伴二氧化碳潴留
C. 需加用呼吸兴奋剂
D. 需调整给氧浓度和流量
E. 氧疗有效，维持原治疗方案

2-313 某老年呼吸衰竭病人做血气分析测得 pH 值为 7.25，但二氧化碳结合力在正常范围内。纠正此种状况的主要措施不包括

A. 充分供氧
B. 改善通气
C. 静脉滴注少量碱性药物
D. 大量输液和抗感染
E. 同用呼吸兴奋剂和支气管舒张药物

2-314 某呼吸衰竭病人因近日咳嗽、咳痰、气急明显，又出现神志不清、发绀、多汗和皮肤湿暖，动脉血气分析示 pH 值 7.31，PaO_2 50 mmHg，$PaCO_2$ 60 mmHg。为增加通气量，减少二氧化碳潴留，应给予

A. 肾上腺糖皮质激素
B. 盐酸精氨酸
C. 头孢菌素类抗生素
D. 呼吸兴奋剂
E. 支气管扩张药

2-315 某轻度呼吸衰竭病人因痰黏不易咳出，呼吸极度困难，已出现窒息先兆征象，但神志尚清楚，有咳嗽反射。此时应立即给予

A. 注射呼吸兴奋剂
B. 环甲膜穿刺通气
C. 气管插管
D. 氧气吸入
E. 人工呼吸

2-316 某呼吸衰竭病人因病情严重正在应用人工呼吸器抢救。护士在监护过程中发现病人突然出现烦躁不安、浅表静脉充盈、球结膜充血及水肿、皮肤潮红、大汗淋漓。此时应立即

A. 检查有无气道阻塞
B. 加大氧流量
C. 增加呼吸频率
D. 抽血做血气分析
E. 应用呼吸兴奋剂

2-317 某慢性支气管炎并发肺气肿病人因出现呼吸衰竭而住院抢救，经治愈后对今后是否再次发病较为恐惧。下列护士做的保健指导措施中正确的是

A. 劝告少量吸烟和饮酒
B. 尽量绝对卧床休息
C. 鼓励增进营养，游泳锻炼身体
D. 常规口服抗生素预防感染
E. 指导病人和家属合理吸氧及做蒸气吸入

2-318 病人，男性，68 岁。吸烟 30 余年。慢性咳嗽、咳痰 20 多年，近 5 年明显加剧，伴有喘息和呼吸困难，且冬春季加重。3 天来因受凉感冒，而致发热、剧

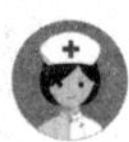

咳、咯多量黄痰、气急、发绀。今晨出现神志模糊，躁动不安，急诊来院。体格检查：体温 39.2℃，呼吸 30 次/分，血压 160/90 mmHg；半卧位，唇颊发绀，球结膜充血，皮肤湿暖，杵状指；桶状胸，双肺触觉语颤减弱，叩诊过清音，闻及哮鸣音及湿啰音；肝右肋下 2 cm。诊断为呼吸衰竭、肺性脑病。护士列出清理呼吸道无效的护理诊断，与下列哪项因素有关

A. 与呼吸道感染、分泌物增多有关
B. 与严重呼吸困难有关
C. 与气体交换受损有关
D. 与呼吸衰竭有关
E. 与肺性脑病有关

2-319 慢性呼吸衰竭病人按功能性健康型态分类，其价值-信念型态的常见护理诊断是

A. 精神困扰　B. 自尊紊乱
C. 角色紊乱　D. 体温过高
E. 气体交换受损

2-320* 某呼吸衰竭病人应用呼吸兴奋剂过程中，出现恶心、呕吐、烦躁、面颊潮红、肌肉颤动等现象。护士在观察病情时应考虑为

A. 肺性脑病先兆
B. 呼吸兴奋剂过量
C. 痰液阻塞
D. 通气量不足
E. 呼吸性碱中毒

2-321* 病人，女性，29 岁。重症哮喘发作 2 天，经治疗不能缓解而并发急性呼吸衰竭。关于急性呼吸衰竭的处理，下列哪项正确

A. 为维持气道通畅应尽早做气管切开
B. 持续吸入 40%氧可预防氧中毒
C. 氧疗应使 PaO_2 维持在 60 mmHg 以上
D. 呼吸衰竭不宜使用呼吸兴奋剂
E. 当 pH 值<7.20 时应给予乳酸钠，以纠正酸中毒

2-322* 病人，女性，80 岁。呼吸衰竭。对其的病情观察，下列哪项变化对发现肺性脑病的先兆极为重要

A. 皮肤　B. 血压
C. 神志　D. 瞳孔
E. 心率

2-323* 病人，男性，27 岁。吸入有害气体致呼吸困难。听诊双肺大量湿啰音。血气分析示 $PaCO_2$ 56 mmHg，PaO_2 50 mmHg。诊断为 ARDS。此时 X 线检查结果是

A. 完全正常　B. 无明显改变
C. 呈条状阴影　D. 呈点状阴影
E. 呈片状阴影

2-324* 病人，女性，60 岁。因呕吐、呛咳致进行性呼吸困难。听诊双肺大量湿啰音。X 线胸片示双肺斑片状阴影浸润。诊断为 ARDS。血气分析结果，氧合指数应低于下列哪一水平

A. 100 mmHg　B. 200 mmHg
C. 300 mmHg　D. 400 mmHg
E. 500 mmHg

2-325* 某男性病人胸部损伤经治疗反而出现进行性呼吸困难，怀疑发生了 ARDS。下列哪项检查对确诊无意义

A. 血常规　B. 动脉血氧分压
C. 呼吸功能监测　D. X 线胸片
E. 动脉血二氧化碳分压

2-326* 病人，女性，24 岁。因呕吐、呛咳致 ARDS。其特征性的临床表现为

A. 呼吸音减弱
B. 肺部湿啰音
C. 胸部 X 线改变
D. 动脉氧分压下降
E. 进行性呼吸困难

2-327* 病人，男性，27 岁。吸入有害气体致

呼吸困难。听诊双肺大量湿啰音。血气分析结果证实为ARDS。治疗的首要原则和基础是

A. 持续高流量吸氧
B. 按时使用有效抗生素
C. 排出有害气体
D. 营养支持与监护
E. 进行液体管理

2-328 病人，女性，36岁。患ARDS。护士列出护理诊断气体交换受损与下列哪项因素有关

A. 全身抵抗力下降
B. 中心静脉压升高
C. 尿量减少，全身水肿
D. 水分摄入不足
E. 肺毛细血管损伤、肺水肿、肺泡内透明膜形成

A3型单项选择题(2-329～2-380)

(2-329～2-331共用题干)

病人，男性，40岁。因昨天早起开窗后不慎吸入一口冷空气，晚上出现咳嗽、咽干、咽痒、鼻塞、流涕，无发热。

2-329* 估计病人患了下列哪种疾病

A. 普通感冒
B. 急性咽结膜炎
C. 急性病毒性咽炎
D. 急性病毒性喉炎
E. 急性扁桃体炎

2-330 该病人的发病由下列哪种病原体引起

A. 流感病毒　B. 鼻病毒
C. 柯萨奇病毒　D. 腺病毒
E. 溶血性链球菌

2-331 可选用下列哪种药物治疗

A. 青霉素　B. 庆大霉素
C. 吗啉胍　D. 林可霉素
E. 诺氟沙星

(2-332～2-333共用题干)

病人，女性，29岁。因咳嗽、咳痰2天，喘息半天来院门诊。体格检查：体温38.4℃，脉搏95次/分，呼吸24次/分。诊断为急性支气管炎。

2-332 正确的药物选择是

A. 阿司匹林　B. 氨茶碱
C. 地塞米松　D. 泼尼松
E. 多柔比星(阿霉素)

2-333 目前下列哪项护理措施不妥

A. 充分休息　B. 避免诱因
C. 增进营养　D. 耐寒锻炼
E. 补充饮水

(2-334～2-336共用题干)

病人，女性，25岁。因寒战、高热，来院急诊。经检查证实为肺炎链球菌肺炎。

2-334* 按病因分类，应属于下列哪类

A. 细菌性肺炎　B. 支原体肺炎
C. 病毒性肺炎　D. 军团菌肺炎
E. 真菌性肺炎

2-335 按解剖分类，应属于下列哪类

A. 小叶性肺炎
B. 支气管性肺炎
C. 间质性肺炎
D. 细支气管性肺炎
E. 大叶性肺炎

2-336 该病人可能出现下列哪种热型

A. 间歇热　B. 回归热
C. 稽留热　D. 双峰热
E. 弛张热

(2-337～2-339共用题干)

病人，男性，28岁。因突然畏寒、高热，伴恶心、呕吐就诊。体格检查：体温40.2℃，脉搏126次/分，呼吸30次/分，血压60/40 mmHg；右下肺呼吸音低，可闻及湿啰音。血常规：白细胞计数2×10^9/L，中性粒细胞百分比0.90。诊断为休克性肺炎。

2-337 对该病人的治疗，首先应采取的措施是

A. 补充血容量　B. 选用抗生素
C. 使用退热药　D. 应用止吐药

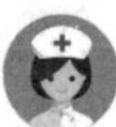

E. 口服糖皮质激素

2-338 该病人最主要的护理诊断是
A. 活动无耐力
B. 体温过高
C. 有感染的危险
D. 组织灌注量改变
E. 有窒息的危险

2-339* 对该病人的护理措施,错误的是
A. 给予病人去枕平卧位
B. 给予保暖
C. 迅速建立静脉通道
D. 高流量吸氧
E. 输液速度先慢后快

(2-340~2-341 共用题干)

病人,男性,23岁。患支气管扩张,间断咯血。近日来因受凉而感冒,咳大量黄色脓痰,收入院治疗。

2-340 根据病情,病人目前最主要的护理诊断是
A. 气体交换受损
B. 低效性呼吸型态
C. 清理呼吸道无效
D. 营养失调:低于机体需要量
E. 潜在并发症——窒息

2-341 因病人痰多脓稠,医生决定做体位引流。护士指导内容中错误的是
A. 在饭后即刻进行
B. 引流前做0.9%氯化钠溶液超声雾化
C. 引流同时做胸部叩击
D. 引流后可给予治疗性雾化吸入
E. 每次引流15~30分钟,2~3次/天

(2-342~2-344 共用题干)

病人,男性,32岁。自感低热、乏力、食欲缺乏,有盗汗、体重下降、呼吸困难、胸痛等表现。X线胸片诊断为浸润型肺结核。痰结核分枝杆菌检查阳性。住院抗结核治疗。

2-342 入院后需采用的隔离方式为
A. 血液隔离　　B. 消化道隔离
C. 接触性隔离　　D. 保护性隔离
E. 呼吸道隔离

2-343 为了预防肺结核,对于与该病人密切接触的家庭成员可服用
A. 利福平　　B. 异烟肼
C. 吡嗪酰胺　　D. 乙胺丁醇
E. 对氨基水杨酸

2-344* 病人服用上述药物后可能会出现下列哪种主要不良反应
A. 周围神经炎　　B. 肝功能损害
C. 视神经炎　　D. 肾功能损害
E. 高尿酸血症

(2-345~2-347 共用题干)

病人,男性,40岁。近来午后低热、面颊潮红、夜间盗汗、咳嗽有黏痰、胸痛,伴消瘦、乏力。初步拟诊为肺结核。

2-345 为明确诊断,最有价值的检查是
A. X线检查
B. 红细胞沉降率检查
C. 痰结核分枝杆菌检查
D. 结核菌素试验
E. 支气管镜检

2-346* 下列哪项为正确留取痰标本的方法
A. 初诊病人应留3份痰标本
B. 复诊病人应留3份痰标本
C. 初诊病人应留1份痰标本
D. 复诊病人应留1份痰标本
E. 初诊病人夜间无痰者可不留

2-347 下列对该病人使用物品进行消毒处理的方法中不妥的是
A. 用过的餐具煮沸5分钟后再洗涤
B. 痰吐在纸上用火焚烧
C. 被褥、书籍在强烈日光下暴晒1小时
D. 咳嗽时应以手或纸等掩住口鼻
E. 室内隔日用15 W紫外线灯照射2小时

(2-348~2-349 共用题干)

病人,男性,15岁。自幼有哮喘史,白天参

加学校组织的游园活动，回家后感到胸闷、呼吸困难逐渐加重，自服氨茶碱不见缓解。到医院急诊，拟诊为支气管哮喘。

2-348 如病情无改善，应给病人安置的体位是
A. 平卧位　B. 侧卧位
C. 俯卧位　D. 站立位
E. 端坐位或半坐位

2-349 根据病情，目前应采取的首要护理措施为
A. 遵医嘱使用支气管扩张剂和湿化吸氧
B. 卧床休息，保持环境舒适
C. 解释病情，消除紧张情绪
D. 观察病情，防止发生并发症
E. 鼓励多进食，增强抵抗力

(2-350～2-352 共用题干)

病人，男性，12 岁。上学后每次体育课时出现胸闷、咳嗽和呼吸困难。询问家长原无支气管哮喘病史。

2-350 估计病人患了下列哪种疾病
A. 哮喘持续状态
B. 运动性哮喘
C. 喘息性支气管炎
D. 内源性哮喘
E. 心源性哮喘

2-351 最佳的健康指导方案是
A. 避免运动
B. 环境舒适
C. 清淡饮食
D. 避免使用皮毛制品
E. 心理疏导

2-352 病人目前最突出的护理诊断是
A. 疲惫　B. 自理能力缺陷
C. 焦虑　D. 知识缺乏
E. 清理呼吸道无效

(2-353～2-355 共用题干)

病人，男性，67 岁。慢性咳嗽、咳痰，伴喘息 30 余年，活动后气急 6 年。诊断为 COPD。

2-353 该病人出现阻塞性肺气肿的主要依据是
A. 老年男性
B. 慢性咳嗽 30 余年
C. 活动后气急 6 年
D. 慢性咳痰 30 余年
E. 长期喘息

2-354 该病人护理体格检查中胸部检查有可能出现
A. 扁平胸　B. 桶状胸
C. 鸡胸　D. 漏斗胸
E. 串珠胸

2-355 针对该病人的护理诊断气体交换受损，下列哪项措施不妥
A. 取坐位或半卧位
B. 指导病人正确咳嗽
C. 指导病人缩唇呼吸
D. 指导病人加快呼吸锻炼
E. 指导病人腹式呼吸

(2-356～2-358 共用题干)

病人，男性，66 岁。咳嗽、咳痰 34 年，近日因感冒咳大量脓痰，憋气。体格检查下肢水肿。

2-356 该病人应诊断为
A. 慢性支气管炎
B. 阻塞性肺气肿
C. 慢性肺心病
D. 慢性支气管炎、肺气肿
E. 慢性支气管炎、肺气肿、肺心病

2-357 该病人下肢水肿，应考虑以下哪种原因
A. 肺心病，右心衰竭
B. 低白蛋白血
C. 摄入盐过多，水钠潴留
D. 下肢静脉血栓形成
E. 合并肾小球肾炎

2-358 本病最主要的治疗原则
A. 解痉平喘　B. 纠正缺氧
C. 控制肺部感染　D. 治疗心衰
E. 应用祛痰剂

(2-359～2-361 共用题干)

病人，女性，73 岁。有慢性肺气肿病史 15

 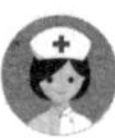

年。近1年来出现咳嗽、咳痰、心悸、气喘、呼吸困难。体格检查：发绀明显、颈静脉充盈；三尖瓣区闻及收缩期杂音；双下肢水肿。

2-359　估计病人已出现
A. 右心衰竭、ARDS
B. 呼吸衰竭、右心衰竭
C. 左心衰竭、ARDS
D. 呼吸衰竭、左心衰竭
E. 全心衰竭

2-360* 估计做心电图检查会出现
A. 肺型P波　B. P波增宽
C. P波低平　D. P波消失
E. P波有切迹

2-361　下列哪项治疗措施不妥
A. 低流量给氧　B. 止咳化痰
C. 利尿消肿　D. 控制感染
E. 大量补钾

(2-362～2-364 共用题干)

病人，男性，69岁。有COPD病史14年。近日因咳嗽，咳黄脓痰且不易咳出就诊。体格检查：体温36.7℃，胸部听诊可闻及湿啰音。胸片示右肺有絮状阴影。

2-362　该病人目前最突出的护理诊断是
A. 气体交换受损
B. 有感染的危险
C. 清理呼吸道无效
D. 体温过高
E. 体液过多

2-363　护士对该病人采取的护理措施不包括
A. 指导病人有效咳嗽
B. 咳嗽时可配合进行胸部叩击
C. 用超声雾化吸入湿化气道
D. 予以机械吸引
E. 督促病人每日饮水1 500 ml以上

2-364　病人咳嗽时，护士应予以纠正的动作是
A. 病人坐位，两腿上置枕顶住腹部
B. 咳嗽前先深呼吸数次
C. 排痰后用清水充分漱口
D. 每次连续轻咳数次
E. 咳嗽数次使痰到咽部附近，再用力咳出

(2-365～2-367 共用题干)

病人，男性，22岁。打篮球时突发右胸部剧痛、憋气、干咳，到医院就诊。体格检查：血压135/80 mmHg，心率116次/分，听诊右肺呼吸音弱。X线检查示右肺野外带无肺纹理，肺压缩50%。

2-365* 该病人应诊断为
A. 肋骨骨折　B. 心肌梗死
C. 胸腔积液　D. 闭合性气胸
E. 开放性气胸

2-366* 该病人的治疗措施应首选
A. 应用镇静剂
B. 氧气吸入
C. 应用止痛剂
D. 胸膜腔闭式引流
E. 应用止咳剂

2-367* 如需要行胸膜腔闭式引流，其留置引流管的位置应该在
A. 锁骨中线第2肋间
B. 腋前线第4～5肋间
C. 腋中线第4～5肋间
D. 腋后线第4～5肋间
E. 腋后线第6～8肋间

(2-368～2-370 共用题干)

病人，男性，75岁。反复咳嗽、咳痰、气喘40年。近1周来咳黄痰，且黏稠不易咳出，白天嗜睡，夜间不眠。今晨唤之不醒而急诊入院。体格检查：血压148/90 mmHg；昏睡状，瞳孔等大，球结膜水肿，颈软；桶状胸，双肺可闻及较多干、湿啰音，心率120次/分，可闻及期前收缩；双下肢凹陷性水肿；未引出病理反射。

2-368* 该病人昏睡最可能的原因是
A. 脑出血　B. 脑栓塞
C. 脑梗死　D. 肺性脑病
E. 脑疝

2-369* 对该病人首选的治疗措施是

A. 使用利尿剂
B. 使用祛痰药物
C. 持续低浓度吸氧
D. 使用支气管扩张剂
E. 气管插管或气管切开

2-370 机械通气时需使用加温加湿器，维持吸入气体的温、湿度为
A. 温度32～36℃，相对湿度100%
B. 温度30～32℃，相对湿度90%
C. 温度28～30℃，相对湿度80%
D. 温度26～28℃，相对湿度70%
E. 温度22～24℃，相对湿度60%

(2-371～2-374 共用题干)

病人，男性，76岁。患慢性呼吸衰竭，多次住院治疗。近2天病人烦躁不安，呼吸浅快，球结膜水肿，昼睡夜醒，心率加快。

2-371 考虑病人发生了下列哪种情况
A. Ⅰ型呼吸衰竭
B. 二氧化碳潴留
C. 电解质紊乱
D. 呼吸兴奋剂过量
E. 并发心力衰竭

2-372 最重要的治疗措施是
A. 抗感染治疗
B. 应用呼吸兴奋剂
C. 保持呼吸道通畅
D. 对症治疗
E. 纠正酸碱平衡失调

2-373 最重要的护理措施是
A. 绝对卧床休息
B. 给予镇静剂，促进睡眠
C. 多饮水，用力咳痰
D. 严密观察病情
E. 低流量、低浓度持续吸氧

2-374 护士指导家庭氧疗时，应该让病人和家属做到的要求不包括
A. 了解氧疗目的和注意事项
B. 氧疗装置不需要消毒
C. 供氧装置周围严禁烟火
D. 定期更换清洁氧疗装置
E. 防止氧气燃烧爆炸

(2-375～2-377 共用题干)

病人，男性，72岁。患阻塞性肺气肿26年余，近日咳嗽、咳痰、气促、精神差。体格检查：呼吸30次/分；口唇发绀，神志恍惚，多汗和皮肤湿暖；肋骨上抬，肋间隙增宽。动脉血气分析证实为Ⅱ型呼吸衰竭。

2-375* 给病人应用呼吸中枢兴奋剂，不包括下列哪种药物
A. 尼可刹米　　B. 回苏灵
C. 洛贝林　　D. 多沙普仑
E. 间羟胺

2-376* 根据疾病性质，病人不可能出现的症状是
A. 浅表静脉充盈
B. 呼吸困难
C. 血压升高
D. 球结膜充血、水肿
E. 皮肤干燥

2-377* 采集血气分析标本时，下列哪项操作不正确
A. 使用2 ml无菌动脉血气针
B. 首选桡动脉
C. 无菌操作下抽取动脉血1 ml
D. 将血迅速注入无菌试管内，用软木塞塞住
E. 立即送检

(2-378～2-380 共用题干)

病人，男性，51岁。因误吸胃内容物导致ARDS。

2-378* 有关病人呼吸变化的描述，下列错误的是
A. 初期呼吸突然加快，有窘迫感
B. 早期通过一般吸氧，症状常可缓解
C. 进展期明显呼吸困难、发绀
D. 末期呼吸极度困难、深度昏迷
E. 晚期吸氧很难有效

2-379* 有关ARDS的病因，与下列哪项无关

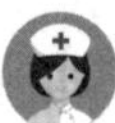

A. 损伤　B. 感染
C. 吸烟　D. 休克
E. 药物中毒

2－380* ARDS病人早期易发生的症状为
A. 肺部阴影　B. 呼吸加快
C. 明显的发绀　D. 肺部啰音
E. 呼吸慢而深

A4型单项选择题(2－381～2－446)

(2－381～2－384共用题干)

病人，男性，37岁。咳嗽1周，近2天咯血数次，每次咯血量不等，今晨一次咯血达400 ml。体格检查：左肺上部呼吸音减弱，精神紧张。收入院。

2－381 护士进行护理评估时，客观资料的收集是
A. 咳嗽1周
B. 近2天咯血数次
C. 精神紧张
D. 今晨一次咯血量达400 ml
E. 左肺上部呼吸音减弱

2－382 该病人目前最主要的心理护理诊断是
A. 紧张　B. 自尊紊乱
C. 绝望　D. 预感性悲哀
E. 疲乏

2－383 护士巡视病房时发现病人突然出现，呼吸不畅、表情惊恐、张口瞠目、两手乱抓、大汗淋漓，继而意识丧失。应首先考虑该病人发生了下列哪种情况
A. 休克　B. 左心衰竭
C. 哮喘　D. 窒息
E. 呼吸衰竭

2－384 此时护士应首先采取的措施为
A. 立即给予病人头高足低位
B. 迅速用负压吸引吸出血块
C. 判断病人昏迷程度
D. 给予高流量乙醇湿化吸氧
E. 迅速建立静脉通路

(2－385～2－390共用题干)

病人，男性，20岁。因受凉后出现寒战、高热、胸痛、气促、精神差来院急诊。体格检查：体温39.9℃，脉搏120次/分，血压75/40 mmHg；烦躁不安，发绀，四肢厥冷。

2－385 该病人最可能的诊断应为
A. 肺炎伴休克　B. 胃穿孔伴休克
C. 胸膜炎伴休克　D. 胆绞痛伴休克
E. 气胸伴休克

2－386 该病人目前存在的护理诊断应除外
A. 体温过高
B. 组织灌注量改变
C. 气体交换受损
D. 疼痛：胸痛
E. 潜在并发症：呼吸衰竭

2－387* 护士应让该病人取什么卧位
A. 平卧位　B. 仰卧中凹位
C. 俯卧位　D. 头高足低位
E. 侧卧位

2－388 针对该病人目前最关键的护理措施是
A. 按医嘱应用地西泮镇静
B. 按医嘱应用抗生素
C. 注意保暖
D. 迅速建立静脉通路
E. 物理降温

2－389 如病人需吸氧，氧流量应调为
A. 2～4 L/min　B. 4～6 L/min
C. 6～8 L/min　D. 3～5 L/min
E. 1～2 L/min

2－390 护士在进行病情观察时出现了下列哪种情况需要做透析治疗
A. 急性心力衰竭
B. 急性呼吸衰竭
C. 急性脑功能衰竭
D. 急性肾衰竭
E. 急性肝功能衰竭

(2－391～2－395共用题干)

病人，男性，48岁。有长期酗酒史，近日工作劳累，晚上突然出现寒战、高热、咳嗽、胸痛、

呼吸困难，来院急诊。医生拟诊肺炎。

2-391 为进一步明确诊断需要做下列哪项检查

A. 肺功能检查
B. 白细胞计数及分类计数
C. X线胸片
D. 红细胞沉降率
E. 病原菌检测

2-392 如果咳出胶冻样痰液，估计该病人患了哪种肺炎

A. 肺炎杆菌肺炎
B. 肺炎支原体肺炎
C. 肺炎链球菌肺炎
D. 流感嗜血杆菌肺炎
E. 葡萄球菌肺炎

2-393 肺炎杆菌又可称为

A. 铜绿假单胞菌
B. 肺炎链球菌
C. 金黄色葡萄球菌
D. 克雷白杆菌
E. 流感嗜血杆菌

2-394 该病人应首选下列哪类抗生素

A. 青霉素类 B. 喹诺酮类
C. 头孢菌素类 D. 红霉素类
E. 抗真菌类

2-395 联合用药可增加下列哪种脏器的毒性

A. 心脏 B. 脾脏
C. 肝脏 D. 胃肠道
E. 肾脏

(2-396～2-400 共用题干)

病人，女性，29岁。患支气管扩张11年，目前主要症状为咳嗽，咳脓性痰，每天痰量500 ml。

2-396* 支气管扩张病人最有意义的体征是

A. 局限性湿啰音 B. 局限性哮鸣音
C. 贫血貌 D. 消瘦
E. 杵状指

2-397 支气管扩张好发于下列哪个部位

A. 右下肺 B. 左下肺
C. 右上肺 D. 左上肺
E. 上肺叶

2-398* 病人痰液的特点应该是

A. 粉红色 B. 果酱样
C. 铁锈色 D. 咖啡样
E. 分层痰

2-399 处理措施中不恰当的是

A. 给予祛痰剂
B. 给予雾化吸入
C. 加强营养
D. 长期应用抗生素
E. 体位引流

2-400 有高血压病史者一旦出现咯血，不能使用垂体后叶素的原因是该药

A. 减少肺血流量
B. 增加肺血流量
C. 收缩全身小动脉
D. 收缩子宫
E. 收缩肠道平滑肌

(2-401～2-406 共用题干)

病人，女性，32岁。近3个月来轻度咳嗽，咳白色黏痰，痰中带血，午后低热，面颊潮红，疲乏无力。常有心悸、盗汗，较前消瘦。

2-401 该病人最可能的诊断为

A. 原发型肺结核
B. 血行播散型肺结核
C. 结核性胸膜炎
D. 纤维空洞型肺结核
E. 浸润型肺结核

2-402 该病人的发病与下列哪种变态反应有关

A. Ⅰ型变态反应 B. Ⅳ型变态反应
C. Ⅱ型变态反应 D. Ⅵ型变态反应
E. Ⅲ型变态反应

2-403* 估计胸部X线检查可能会出现哪项改变

A. 肺部有云雾状淡薄阴影
B. 双肺满布粟粒状阴影
C. 肺部有哑铃形阴影

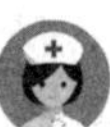

D. 肺部有斑片状阴影

E. 肺门抬高，肺纹理呈垂柳样

2-404　近日来突然出现胸闷、呼吸困难，自测体温 39.6℃，经胸腔穿刺发现大量胸腔积液。估计该病人合并下列哪种疾病？

A. 缩窄性心包炎

B. 结核性胸膜炎

C. 休克型肺炎

D. 结核性腹膜炎

E. 急性肺水肿

2-405　病人认为自己年轻，身体基础好，只需用 1 个月药就能完全恢复，符合下列哪种护理诊断

A. 活动无耐力　B. 体温过高

C. 有感染的危险　D. 知识缺乏

E. 气体交换受损

2-406　根据提出的护理诊断，对该病人有针对性的护理措施是

A. 物理降温　B. 胸腔抽液

C. 健康指导　D. 体位引流

E. 给予氧疗

(2-407～2-411 共用题干)

病人，男性，29 岁。既往有哮喘史，因外出春游出现咳嗽、咳白黏痰，伴喘息 1 天入院。体格检查：体温 36.5℃，脉搏 90 次/分，呼吸 28 次/分，血压 120/80 mmHg，双肺可闻及广泛哮鸣音。

2-407　该病人最可能的诊断是

A. 心源性哮喘

B. 支气管哮喘

C. 喘息性支气管炎

D. 内源性哮喘

E. 急性支气管炎

2-408　若病人出现发绀明显、端坐呼吸、大汗淋漓，经一般解痉治疗 24 小时后症状无缓解。应判断为

A. 轻症哮喘　B. 中症哮喘

C. 重症哮喘　D. 左心衰竭

E. 右心衰竭

2-409*　该病人可用下列哪种药来控制哮喘发作

A. 沙丁胺醇　B. 氨茶碱

C. 特布他林　D. 喘定

E. 地塞米松

2-410　对该病人应采取的护理措施不妥的是

A. 每天静脉补液量应在 2 000 ml 以上

B. 在病室内摆放鲜花

C. 遵医嘱给予祛痰药物

D. 遵医嘱给予糖皮质激素

E. 给予低流量持续吸氧

2-411　下列哪项不属于病情监测指导

A. 指导病人识别哮喘发作的先兆表现

B. 指导病人识别病情加重的征象

C. 告诫病人坚持日常工作和学习

D. 每天做好支气管哮喘日记

E. 教会病人简单的自我急救处理方法

(2-412～2-417 共用题干)

病人，男性，46 岁。因感冒使原有支气管哮喘发作，呼吸困难，有轻微发绀，神志清醒。

2-412　引起该病人哮喘发作的主要原因是

A. 呼吸道感染　B. 吸入性变应原

C. 气候变化　D. 食物因素

E. 药物因素

2-413　该病人属于哪种呼吸困难

A. 喘息性　B. 吸气性

C. 心源性　D. 呼气性

E. 混合性

2-414　该病人宜取下列哪种体位

A. 仰卧位　B. 侧卧位

C. 俯卧位　D. 半坐卧位

E. 随意卧位

2-415　该病人经常便秘，今日上午起床时大便用力后突然出现呼吸困难和胸痛，估计病人发生了下列哪种情况

A. 气胸　B. 胸膜炎

C. 心包炎　D. 呼吸衰竭
E. 心力衰竭

2-416 该病人病情稳定后的出院指导，下列哪项不妥？
A. 保持情绪稳定
B. 保持大便通畅
C. 养成良好饮食习惯
D. 戒除烟酒
E. 抬提重物进行锻炼

2-417* 病室内的环境要求为
A. 增加绿色植物
B. 病室温度在26～32℃
C. 定期给空气加湿
D. 病室相对湿度在25%～45%
E. 住层流病室

(2-418～2-423 共用题干)

病人，男性，79岁。慢性咳嗽、咳痰10年。近2年来劳动时出现气短。最近2天感冒后病情加重，咳脓痰且不易咳出，以慢性支气管炎合并阻塞性肺气肿收入院治疗。

2-418 体格检查评估时胸部阳性体征可表现为
A. 扁平胸　B. 触觉语颤减弱
C. 触觉语颤增强　D. 心浊音界扩大
E. 叩诊呈浊音

2-419 该病人的标志性症状是
A. 慢性咳嗽
B. 最近有感冒
C. 咳脓痰
D. 劳动时出现气短
E. 长期咳痰

2-420* 发生COPD的炎症机制是
A. 气道、肺实质及肺血管的慢性炎症
B. 气道高反应性
C. 支气管上皮细胞变性、坏死、脱落
D. 支气管囊性纤维化
E. 渗出、增生和干酪样坏死

2-421 对该病人进行辅助检查，下列哪项可不必做
A. 心电图　B. 胸部X线检查
C. 痰液检查　D. 血气分析
E. 脑脊液检查

2-422 若该病人病情反复发作且出现肺动脉瓣第二心音亢进，则提示该病人有
A. 右心衰竭　B. 左心衰竭
C. 肺动脉高压　D. 周围循环衰竭
E. 主动脉压升高

2-423 为该病人进行健康指导不包括
A. 适量吸烟　B. 合理饮食
C. 心理平衡　D. 重视家庭氧疗
E. 注意保暖

(2-424～2-429 共用题干)

病人，男性，67岁。有COPD病史。最近因感冒咳嗽、咳痰、气促明显，活动后有心悸、呼吸困难、乏力和活动耐力下降，继后白天嗜睡、神志恍惚。

2-424 病史中哪项表现提示有肺性脑病
A. 咳嗽、咳痰
B. 呼吸困难、乏力
C. 活动后有心悸
D. 活动耐力下降
E. 白天嗜睡、神志恍惚

2-425 提示右心衰竭的体征，不包括下列哪项
A. 肝大，有压痛
B. 颈静脉怒张
C. 下肢水肿，有腹水
D. 交替脉
E. 肝颈静脉反流征阳性

2-426 该病人一般不会出现的并发症是
A. 休克
B. 肝性脑病
C. 心律失常
D. DIC
E. 消化道出血

2-427* 若有肺动脉高压，X线检查示右下肺动脉干扩张，其横径
A. ≤15 mm　B. ≤5 mm

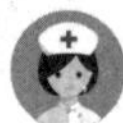

C. ≥15 mm　　D. ≥5 mm
E. ≤10 mm

2－428　病人血液检查可出现的改变是
A. 红细胞计数和血红蛋白升高
B. 红细胞计数和血红蛋白降低
C. 白细胞计数和中性粒细胞升高
D. 全血及血液黏稠度降低
E. 血小板计数明显减低

2－429　护士应指导病人限制水和钠盐的摄入，每天应控制在
A. 钠盐<6 g，水<2 000 ml
B. 钠盐<3 g，水<500 ml
C. 钠盐<5 g，水<1 500 ml
D. 钠盐<3 g，水<1 500 ml
E. 钠盐<4 g，水<1 000 ml

(2－430～2－434 共用题干)

病人，男性，65 岁。吸烟 30 年。数月来出现刺激性呛咳、咳白色黏痰，低热，并痰中带血丝。X 线胸片示右肺上叶片状阴影，少量胸腔积液，考虑肺癌。

2－430　为进一步明确诊断，需做下列哪项检查
A. 胸部 CT　　B. 剖胸探查
C. 红细胞沉降率　D. 肺功能检查
E. 经胸壁穿刺活组织检查

2－431*　该病人发病估计与吸烟有关，烟雾中哪一物质可致癌
A. 芥子气　　B. 苯并芘
C. 石棉　　D. 煤焦油
E. 三氯甲醚

2－432　1 个月后，病人出现右侧瞳孔缩小，上眼睑下垂及眼球内陷。以上症状是由于肿瘤侵犯或压迫了
A. 膈神经　　B. 喉返神经
C. 颈交感神经　D. 臂丛神经
E. 上腔静脉

2－433　不久病人胸痛明显，为缓解疼痛所采取的护理措施不包括
A. 舒适体位
B. 放松技术
C. 局部按摩
D. 按医嘱三阶梯止痛
E. 高流量给氧

2－434　医生决定让病人化疗，护士应观察在化疗过程中病人口腔有无出现
A. 牙龈出血
B. 黏膜溃疡
C. 化脓性扁桃体炎
D. 声音嘶哑
E. 牙齿脱落

(2－435～2－440 共用题干)

病人，男性，69 岁。肺心病病史 25 年，本次因肺部感染、Ⅱ型呼吸衰竭入院。体格检查：气促，不能平卧，痰黏呈黄色，不易咳出。血气分析示 PaO_2 40 mmHg，血 $PaCO_2$ 81 mmHg。

2－435　给该病人氧疗时，氧浓度和氧流量应分别为
A. 25～29%，1～2 L/min
B. 30～35%，2～4 L/min
C. 35～40%，4～6 L/min
D. 40～45%，6～8 L/min
E. 45～50%，8～10 L/min

2－436　帮助病人排痰的最佳措施为
A. 体位引流　　B. 超声雾化吸入
C. 止咳化痰药　D. 鼻导管吸痰
E. 定时翻身拍背

2－437　护士巡视时，发现病人烦躁不安，呼吸频率及心率加快，球结膜充血。此时应立即
A. 应用镇静剂
B. 加大氧流量
C. 应用呼吸兴奋剂
D. 降低氧浓度
E. 做气管切开准备

2－438　该病人宜取哪种卧位可减轻呼吸困难
A. 平卧位　　B. 右侧卧位
C. 左侧卧位　D. 半卧位
E. 头低足高位

2－439 护士评估病人后，确认目前最主要的护理诊断是
A. 活动无耐力
B. 气体交换受损
C. 不能维持自主呼吸
D. 急性意识障碍
E. 生活自理能力缺陷

2－440 经氧疗病人呼吸功能改善，停止氧疗的血气标准是
A. PaO_2＞45 mmHg，$PaCO_2$＜58 mmHg
B. PaO_2＞49 mmHg，$PaCO_2$＜56 mmHg
C. PaO_2＞52 mmHg，$PaCO_2$＜54 mmHg
D. PaO_2＞56 mmHg，$PaCO_2$＜52 mmHg
E. PaO_2＞60 mmHg，$PaCO_2$＜50 mmHg

(2－441～2－446 共用题干)

病人，女性，43 岁。双下肢挤压伤，经初步抗休克处理后出现吸气性呼吸困难，吸纯氧未能改善呼吸。体格检查：无发绀，肺部无啰音。胸透无异常发现。

2－441* 该病人首先应考虑的诊断是
A. 喉头水肿
B. 吸入性肺炎
C. 心功能不全
D. ARDS
E. 下呼吸道梗阻

2－442 引起该病人发病的主要危险因素是
A. 吸入胃内容物 B. 肺挫伤
C. 双下肢挤压伤 D. 重症肺炎
E. 吸入毒气和烟尘

2－443 引起该病的主要病理生理改变是
A. 肺实变和肺不张
B. 肺双侧空洞壁增厚
C. 肺组织周围形成包膜
D. 肺组织化脓性炎症
E. 肺广泛充血、水肿和肺泡内透明膜形成

2－444* 依据中华医学会呼吸病学分会诊断 ARDS 的标准，下列哪项不符
A. 有 ARDS 的高危因素
B. 低氧血症。氧合指数≤200
C. 急性起病、呼吸频数和呼吸窘迫
D. 胸部 X 线检查两肺纹理增粗
E. 肺动脉楔压(PCWP)≤18 mmHg 或临床上能排除心源性水肿

2－445 改善病人缺氧的最佳措施是
A. 持续高流量吸氧
B. 按时使用有效抗生素
C. 呼气末正压通气
D. 避免输液过量、过快
E. 鼓励深呼吸和排痰

2－446 护士为病人进行康复指导的措施是
A. 劝告吸烟病人吸价贵的烟
B. 教会病人有效呼吸和咳嗽
C. 尽量保暖，不要冷水洗脸
D. 告诫病人绝对不能行家庭氧疗
E. 与感冒者多接触，增强免疫力

名词解释题(2－447～2－474)

2－447 呼吸道
2－448 肺泡
2－449 肺间质
2－450 动脉血气分析
2－451 残气量
2－452 机械吸痰
2－453 铁锈色痰
2－454 肺脓肿
2－455 干性支气管扩张
2－456 活动性肺结核
2－457 干酪性肺炎
2－458 结核球
2－459 菌阴肺结核
2－460 社会传染源
2－461 重症哮喘
2－462 COPD
2－463 肺性脑病
2－464 肺血栓栓塞症
2－465 上腔静脉阻塞综合征

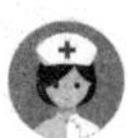

2－466　霍纳综合征
2－467　张力性气胸
2－468　睡眠呼吸暂停低通气综合征
2－469　通气/血流比例失调
2－470　ALI
2－471　ARDS
2－472　俯卧位辅助通气
2－473　机械通气
2－474　纤维支气管镜检查

简述问答题(2－475～2－497)

2－475　简述呼吸系统的防御功能。
2－476　简述痰培养标本的采集方法和痰脱落细胞检查的标本采集方法。
2－477　简述促进痰液引流行胸部叩击与胸壁震荡的注意事项。
2－478　给病人用氧期间应注意什么？
2－479　简述我国重症肺炎病人的诊断标准。
2－480　如何救治休克型肺炎病人？
2－481　怎样指导支气管扩张病人进行主动呼吸训练以促进排痰？
2－482　怎样预防肺结核病人的传染？
2－483　简述肺结核的记录方式。
2－484　外源性哮喘与内源性哮喘有何区别？
2－485　治疗哮喘常用的支气管舒张剂有几类？简述其主要作用机制和代表药物。
2－486　治疗哮喘静脉注射氨茶碱时应注意什么？
2－487　简述长期家庭氧疗的具体指征。
2－488　简述功能性呼吸困难的分级量表。
2－489　简述慢性肺心病使用利尿剂和强心剂的注意事项。
2－490　简述肺癌的 TNM 与临床分期的关系。
2－491　简述世界卫生组织(WHO)推荐肺癌病人止痛药的三阶梯疗法。
2－492　简述 SAHS 的夜间表现，气道正压通气(PAP)的适应证和方法。
2－493　慢性呼吸衰竭病人护理体格检查会出现哪些阳性体征？
2－494　分析 ARDS 的临床经过和分期。
2－495　怎样做好 ARDS 的呼吸道通畅护理？
2－496　简述使用呼吸机的指征。机械通气可出现哪些并发症？
2－497　简述胸腔穿刺术的目的和部位，一次抽液量为多少？为什么？遇何种情况应停止抽液？

综合应用题(2－498～2－504)

2－498　病人，男性，23 岁。昨天上午起突发寒战、高热，伴头痛、乏力、周身酸痛、食欲缺乏。今晨起床又出现咳嗽、气急和右上胸痛，并咯出少量带血丝的痰液。前天因在野外劳动，穿衣单薄，淋过雨。

体格检查：体温 39.8℃，脉搏 112 次/分，呼吸 31 次/分，血压 110/70 mmHg；急性病容，面色潮红，呼吸急迫，鼻翼扇动，口唇微发绀；右上胸呼吸运动减弱，触觉语颤增强，叩诊音较浊，可听到支气管呼吸音及细湿啰音，语音传导增强；心律齐，心尖部有Ⅱ级收缩期杂音，较柔和；腹平软，肝、脾未触及。

请解答：

(1) 该病人应诊断什么疾病？

(2) 列出护理诊断(3 个)。

(3) 应采取哪些护理措施？

2－499　病人，女性，32 岁。发热、咳嗽、咯血痰、胸痛、气急 1 天，近半天来恶心、呕吐，现体温已退，但出现神志模糊、躁动不安而由家属急送来院。既往体健，无特殊疾病史，3 天前曾受凉感冒。

体格检查：体温 35.6℃，脉搏 115 次/分，呼吸 28 次/分，血压 72/40 mmHg；右下胸部呼吸运动稍受限，叩诊音稍浊，听诊呼吸音减低，有少量细湿啰音；心脏无特殊发现；肝、脾未触及。

实验室及其他检查：血白细胞计数 3×10^9/L，

中性粒细胞百分比 0.88。

请解答：

(1) 该病人确切的诊断是什么？

(2) 目前存在和潜在的护理诊断有哪些？

2-500 病人，男性，42 岁。2 岁时曾患麻疹合并支气管肺炎，经治疗基本好转，常在晨起和夜间卧床时出现咳嗽。最近 1 年症状加重，反复间断咳嗽、咳痰、咯血。5 天前因上呼吸道感染，咳嗽、咳痰加重，伴少量咯血入院。今天早晨病人剧烈咳嗽后出现呼吸困难、大汗淋漓、张口瞠目、两手乱抓、面部发绀。

体格检查：体温 37.6℃，脉搏 103 次/分，呼吸 22 次/分，血压 115/78 mmHg；急性病面容，面部发绀；听诊右下肺闻及固定、持久湿啰音；杵状指(趾)。

请解答：

(1) 该病人最有可能的医疗诊断是什么？其依据是什么？

(2) 还需要做哪些辅助检查才能确诊？

(3) 今天早晨出现了什么情况？如何配合医生抢救？

(4) 护士应给予病人哪些方面的健康指导？

2-501 病人，女性，32 岁。2 个月来经常低热，伴乏力、消瘦、盗汗，同时有咳嗽，初系干咳，后咳出少量黏痰，有时痰中带血丝，伴有左上胸刺痛，可随咳嗽、深呼吸而加剧，自觉呼吸较前急迫，且出现月经失调、经量减少等现象，故来院就诊。

体格检查：体温 37.8℃，脉搏 102 次/分，呼吸 24 次/分，血压 120/90 mmHg；脸色苍白，两颊潮红，较消瘦，神志清，精神萎靡；左上胸近锁骨处于咳嗽后听到少量湿啰音，余无特殊；心脏无异常发现；肝、脾未触及。

实验室及其他检查：血红细胞计数 $3.0\times10^{12}/L$，血红蛋白 100 g/L，白细胞计数 $8.6\times10^{9}/L$，中性粒细胞百分比 0.62，淋巴细胞比例 0.38。

请解答：

(1) 该病人应首先考虑什么疾病？怎样进一步确诊？

(2) 该病人目前存在哪些护理诊断？

2-502 病人，女性，18 岁。因气急、不能平卧 20 余小时急诊入院。病人于昨天上午先感鼻咽痒，打喷嚏和流清涕，随即胸闷、咳嗽、咳黏痰，而后发生呼吸困难，气急不能平卧，自服氨茶碱未见好转。今晨气急转剧，出现张口呼吸，严重喘鸣，口唇发绀，十分痛苦。

体格检查：体温 37.6℃，脉搏 124 次/分，呼吸 32 次/分，血压 100/60 mmHg；端坐位，急性病容，口唇发绀，颈静脉怒张；胸廓较膨隆，双侧触觉语颤均减弱，叩诊呈过清音，两肺满布哮鸣音，还有少量湿啰音；心律齐，听诊无明显杂音；肝、脾未触及。

实验室及其他检查：白细胞计数 $8\times10^{9}/L$，中性粒细胞百分比 0.72，淋巴细胞百分比 0.22，嗜酸性粒细胞百分比 0.08。X 线透视见两肺透亮度增加。

请解答：

(1) 该病人的医疗诊断是什么？说出其治疗要点。

(2) 在护理评估的基础上列出主要的护理诊断(3 个)和预期目标，制订相应的护理措施，1 周后进行护理评价。

2-503 病人，男性，68 岁。吸烟 30 余年。慢性咳嗽、咳痰已 20 多年。近 5 年来症状明显加剧，已长年不断，伴有喘息和呼吸困难，且冬春季更甚。3 天前因受凉感冒，而致发热、剧咳、咳多量黄脓痰、气急、发绀。今晨起更出现神志模糊、躁动不安，故急诊来院。

体格检查：体温 39.2℃，脉搏 122 次/分，呼吸 30 次/分，血压 140/90 mmHg；半卧位，意识模糊，唇颊发绀，球结膜充血，皮肤湿暖，有杵状指(趾)，颈静脉怒张；桶状胸，双侧触觉语颤减弱，叩诊呈过清音，听诊闻及哮鸣音及湿啰音；心尖冲动不明显，心律尚齐，心尖部闻及Ⅱ级收缩期吹风样杂音；肝肋下触及 2 cm，质软；脾未触及；下肢水肿。

实验室及其他检查：血红细胞计数 5.5×

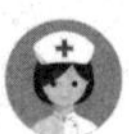

10^{12}/L,血红蛋白含量 160 g/L,白细胞计数 13×10^9/L,中性粒细胞百分比 0.92;动脉血 PaO_2 52 mmHg, $PaCO_2$ 60 mmHg。

请解答:

(1) 该病人完整的医疗诊断是什么?

(2) 列出 6 个护理诊断。

(3) 如何合理用氧?为什么?

2-504 病人,男性,21 岁。平时体健,30 分钟前提重物屏气用力,突感左胸剧痛,并出现严重呼吸困难,气急明显而无法平卧,故请他人急送医院就诊。追问病史,了解到其幼年时曾患过肺炎,经住院治疗而愈。

体格检查:急性病容,非常痛苦,恐惧不安,呼吸急迫,唇颊发绀;左胸膨隆,呼吸运动明显受限,气管移向右侧,左侧触觉语颤减弱,叩诊呈鼓音,听不到呼吸音;心浊音界叩不出,听诊心音低远,心率 135 次/分,律尚齐;肝、脾无特殊。

请解答:

(1) 该病人应考虑什么疾病?怎样进一步确诊?

(2) 如何救治该病人?护士应怎样配合医生抢救?

(3) 列出该病人目前存在和潜在的护理诊断。

答案与解析

选择题

A1 型单项选择题

2-1	D	2-2	C	2-3	E	2-4	C
2-5	D	2-6	B	2-7	A	2-8	A
2-9	E	2-10	D	2-11	B	2-12	A
2-13	E	2-14	B	2-15	A	2-16	D
2-17	C	2-18	C	2-19	E	2-20	C
2-21	C	2-22	D	2-23	E	2-24	E
2-25	B	2-26	E	2-27	A	2-28	C
2-29	A	2-30	D	2-31	A	2-32	E
2-33	B	2-34	A	2-35	D	2-36	E
2-37	D	2-38	A	2-39	B	2-40	C
2-41	C	2-42	B	2-43	C	2-44	D
2-45	B	2-46	A	2-47	C	2-48	B
2-49	B	2-50	B	2-51	A	2-52	A
2-53	E	2-54	E	2-55	C	2-56	C
2-57	A	2-58	D	2-59	E	2-60	D
2-61	B	2-62	E	2-63	E	2-64	C
2-65	A	2-66	D	2-67	C	2-68	A
2-69	D	2-70	E	2-71	B	2-72	D
2-73	B	2-74	A	2-75	C	2-76	B
2-77	C	2-78	C	2-79	E	2-80	E
2-81	D	2-82	D	2-83	E	2-84	A
2-85	D	2-86	C	2-87	D	2-88	C
2-89	B	2-90	A	2-91	B	2-92	B
2-93	E	2-94	D	2-95	E	2-96	E
2-97	E	2-98	D	2-99	A	2-100	B
2-101	A	2-102	B	2-103	A	2-104	B
2-105	D	2-106	C	2-107	B	2-108	E
2-109	A	2-110	C	2-111	E	2-112	C
2-113	D	2-114	C	2-115	D	2-116	D
2-117	C	2-118	C	2-119	B	2-120	C
2-121	A	2-122	D	2-123	A	2-124	A
2-125	B	2-126	C	2-127	C	2-128	E
2-129	C	2-130	C	2-131	E	2-132	B
2-133	C	2-134	B	2-135	D	2-136	E
2-137	D	2-138	A	2-139	E	2-140	B
2-141	D	2-142	C	2-143	A	2-144	E
2-145	D						

A2 型单项选择题

2-146	B	2-147	E	2-148	C	2-149	D
2-150	A	2-151	E	2-152	A	2-153	C
2-154	D	2-155	C	2-156	E	2-157	B
2-158	E	2-159	C	2-160	C	2-161	D

2-162 B 2-163 E 2-164 C 2-165 C
2-166 A 2-167 B 2-168 D 2-169 B
2-170 C 2-171 A 2-172 A 2-173 E
2-174 E 2-175 E 2-176 B 2-177 C
2-178 B 2-179 C 2-180 A 2-181 C
2-182 A 2-183 B 2-184 E 2-185 B
2-186 C 2-187 D 2-188 D 2-189 A
2-190 D 2-191 C 2-192 A 2-193 E
2-194 A 2-195 C 2-196 C 2-197 A
2-198 C 2-199 C 2-200 D 2-201 B
2-202 C 2-203 B 2-204 E 2-205 C
2-206 D 2-207 B 2-208 E 2-209 B
2-210 C 2-211 E 2-212 B 2-213 A
2-214 C 2-215 B 2-216 C 2-217 D
2-218 A 2-219 B 2-220 E 2-221 C
2-222 D 2-223 E 2-224 C 2-225 C
2-226 B 2-227 C 2-228 D 2-229 C
2-230 A 2-231 A 2-232 B 2-233 A
2-234 E 2-235 B 2-236 E 2-237 C
2-238 C 2-239 E 2-240 B 2-241 B
2-242 A 2-243 C 2-244 E 2-245 C
2-246 E 2-247 E 2-248 B 2-249 D
2-250 C 2-251 A 2-252 A 2-253 D
2-254 C 2-255 E 2-256 B 2-257 A
2-258 D 2-259 E 2-260 D 2-261 B
2-262 C 2-263 C 2-264 A 2-265 C
2-266 B 2-267 E 2-268 D 2-269 D
2-270 D 2-271 A 2-272 E 2-273 C
2-274 A 2-275 A 2-276 D 2-277 C
2-278 B 2-279 C 2-280 B 2-281 A
2-282 B 2-283 A 2-284 D 2-285 E
2-286 C 2-287 E 2-288 B 2-289 D
2-290 C 2-291 C 2-292 E 2-293 D
2-294 E 2-295 A 2-296 E 2-297 B
2-298 E 2-299 A 2-300 E 2-301 C
2-302 B 2-303 D 2-304 E 2-305 A
2-306 C 2-307 D 2-308 D 2-309 E
2-310 D 2-311 A 2-312 E 2-313 D
2-314 D 2-315 B 2-316 A 2-317 E
2-318 A 2-319 A 2-320 B 2-321 C
2-322 C 2-323 B 2-324 B 2-325 A
2-326 E 2-327 C 2-328 E

A3 型单项选择题

2-329 A 2-330 B 2-331 C 2-332 E
2-333 D 2-334 A 2-335 E 2-336 C
2-337 A 2-338 D 2-339 E 2-340 C
2-341 A 2-342 E 2-343 B 2-344 A
2-345 C 2-346 A 2-347 C 2-348 E
2-349 A 2-350 B 2-351 A 2-352 D
2-353 C 2-354 B 2-355 D 2-356 E
2-357 A 2-358 C 2-359 B 2-360 A
2-361 E 2-362 C 2-363 D 2-364 D
2-365 D 2-366 D 2-367 A 2-368 D
2-369 E 2-370 A 2-371 B 2-372 C
2-373 E 2-374 B 2-375 E 2-376 E
2-377 D 2-378 B 2-379 C 2-380 B

A4 型单项选择题

2-381 E 2-382 A 2-383 D 2-384 B
2-385 A 2-386 E 2-387 B 2-388 D
2-389 B 2-390 D 2-391 E 2-392 A
2-393 D 2-394 C 2-395 E 2-396 A
2-397 B 2-398 E 2-399 D 2-400 C
2-401 E 2-402 B 2-403 A 2-404 B
2-405 D 2-406 C 2-407 B 2-408 C
2-409 E 2-410 B 2-411 C 2-412 A
2-413 D 2-414 D 2-415 A 2-416 E
2-417 C 2-418 B 2-419 D 2-420 A
2-421 E 2-422 C 2-423 A 2-424 E
2-425 D 2-426 B 2-427 C 2-428 A
2-429 D 2-430 A 2-431 B 2-432 C
2-433 E 2-434 B 2-435 A 2-436 E
2-437 C 2-438 D 2-439 B 2-440 E
2-441 D 2-442 C 2-443 E 2-444 D
2-445 C 2-446 B

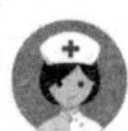

部分选择题解析

2-7 **解析**：考核痰液标本采集方法。自然咳痰法最为常用，一般晨间醒后用清水漱口3次，用力咳出深部痰液即可，比较方便。当病人不能自行咳嗽排痰时需做环甲膜穿刺、导管吸痰；有大量黄脓痰时需做体位引流；经纤维支气管镜采样法有严格的禁忌证，且麻烦。

2-11 **解析**：考核呼吸困难病人的氧疗问题。病人是否给予氧气吸入，要根据病情程度而定。一般不急于给氧，可先采取其他措施缓解呼吸困难。只有明显呼吸困难或有发绀者，才给予氧气吸入。

2-31 **解析**：考核中毒性肺炎病人的治疗。中毒性肺炎病人的扩容治疗可在中心静脉压监测下决定补液量和速度，若中心静脉压＜0.49 kPa（50 mmH_2O），表示血容量不足，可较快补充液体；若＞1.18 kPa（120 mmH_2O），则应减速静脉滴注；若＞1.47 kPa（150 mmH_2O）时，则有可能心功能不全，应停止补液。

2-50 **解析**：考核肺结核的辅助检查。结核菌素试验阳性仅表示结核感染，并不一定患病，对婴幼儿的诊断价值大，3岁以下强阳性者，应视为有新近感染的活动性结核病，须予治疗；同时也是卡介苗接种后效果验证指标。结核菌素试验阴性反应除提示没有结核分枝杆菌感染外，还见于人体免疫力受抑制情况，如应用糖皮质激素等免疫抑制剂、营养不良，以及麻疹、百日咳等病人，严重结核病和各种危重病人和老年人；以及初染结核菌4～8周内，机体变态反应尚未充分建立者。

2-51 **解析**：考核肺结核的药物治疗。异烟肼（INH）和利福平（RFP）对细胞内、外的结核菌都有杀灭作用，且杀菌作用不受酸碱环境的影响，为全杀菌剂。链霉素（SM）在碱性环境中作用最强，对细胞内结核菌作用较小；吡嗪酰胺（PZA）能杀灭吞噬细胞内酸性环境中的结核菌，两者为半杀菌剂。乙胺丁醇（EMB）为抑菌药。

2-52 **解析**：考核肺结核的药物治疗。抗结核药物治疗肺结核，在短程化疗中必须联合应用两种或以上的杀菌剂，以达控制结核菌繁殖、控制病情、防止或减轻耐药菌株的产生。异烟肼（INH）和利福平（RFP）是全杀菌剂。

2-53 **解析**：考核肺结核的药物治疗。因为垂体后叶素中含有缩宫素成分，能引起子宫收缩造成流产或早产，故妊娠期肺结核咯血病人禁忌使用。

2-54 **解析**：考核肺结核的药物治疗。在一般情况下肺结核病人不用糖皮质激素治疗，主要是因为它能抑制机体免疫力，而使结核病变扩散恶化。原发型肺结核多发生于儿童，是人体初次感染结核菌引起，症状一般不明显，仅少数病人有程度不等的毒性症状，故不考虑应用。

2-60 **解析**：考核重症哮喘的临床表现。重症哮喘发作时，由于气道阻塞，通气障碍引起二氧化碳潴留，造成呼吸性酸中毒，同时由于缺氧而造成代谢性酸中毒，故重症哮喘可出现呼吸性酸中毒合并代谢性酸中毒。

2-62 **解析**：考核支气管哮喘的药物治疗。常用的 β_2 受体兴奋剂有沙丁胺醇（舒喘灵）、特布他林（博利康尼）、非诺特罗（备劳特）、丙卡特罗（美喘清）、沙美特罗和班布特罗缓释片等。舒弗美为茶碱类缓释片。

2-63 **解析**：考核支气管哮喘的药物治疗。茶碱类药物有抑制磷酸二酯酶的作用，可阻止cAMP衍变成5′AMP，从而提高肥大细胞内cAMP浓度，使哮喘免于发作。

2-64 **解析**：考核支气管哮喘预防药物的治疗。色甘酸钠吸入呼吸道后，能与部分肥大细胞表面的反应素（IgE）结合，有稳定肥大细胞膜的作用，从而减少或防止过敏原与IgE结合，抑制脱颗粒反应及生物活性物质的释放，防止支气管哮喘发作，而治疗哮喘时需延迟2～4周才见效，因此，此药主要用于预防哮喘发作。

2-65 **解析**：考核支气管哮喘的药物治疗。β肾上腺素能受体阻滞剂，如普萘洛尔（心得安）、阿普洛尔（心得舒）等，能引起支气管痉挛，从而导致或加重哮喘发作，是支气管哮喘重要的诱发因素之一，故哮喘病人禁忌使用。

2-66 解析：考核重症支气管哮喘的治疗。吗啡对呼吸中枢有选择性的抑制作用，治疗量的吗啡可使呼吸频率减慢，每分钟的呼吸量和潮气量减少；可促进释放组胺一类活性物质，使气道痉挛加重；低氧血症更加明显而致使病情加重。所以在临床上，吗啡禁用于支气管哮喘病人。

2-75 解析：考核腹式呼吸锻炼。腹式呼吸是通过腹肌的主动舒张与收缩加强腹肌训练，使呼吸阻力减低，肺泡通气量增加，提高呼吸效率，从而使胸廓保持最小的活动度。

2-92 解析：考核晚期慢性肺心病的治疗措施。慢性肺心病多因右心衰竭有明显水肿，常用利尿剂治疗，因而极易造成血液浓缩、痰液黏稠而加重气道阻塞或(和)血钾降低，导致难治性水肿和诱发心律失常等，故给予大剂量是不妥的。目前，临床上控制心力衰竭主要依靠吸氧、控制感染、减量使用洋地黄及选用中药川芎嗪等。

2-129 解析：考核长期氧疗的概念。长期氧疗是采取一昼夜持续吸氧 15 小时以上，吸入氧浓度在 25%～29%，为持续较长时间的一种氧疗方法。

2-142 解析：考核有创机械通气参数设置。①吸入氧分数(FiO_2)21%～100%；②潮气量(V_T)8～10 ml/kg；③呼吸频率(RR)12～20 次/分；④吸/呼气时间(I/E)1/2；⑤呼气末正压(PEEP)5～10 cmH_2O 左右；⑥报警参数：无呼吸报警、高呼吸频率报警、低容量报警和压力限制报警。

2-148 解析：考核各种疾病咳痰的颜色。无色透明或灰白色黏液痰多见于正常人、支气管黏膜轻度炎症；铁锈色痰是典型肺炎链球菌肺炎的特征；黄绿色或翠绿色痰提示铜绿假单胞菌感染；痰白黏稠且牵连成丝、难以咳出提示有真菌感染；粉红色泡沫样痰多见于肺水肿；棕红色(砖红色)黏稠乳状痰多见于克雷白杆菌肺炎；红褐色或巧克力色痰多见于阿米巴肺脓肿；灰色或黑色痰多见于各种尘肺。

2-158 解析：考核咯血窒息的抢救配合。置病人于头低足高位，轻拍背部以利于血块排出。清除口、鼻腔内血凝块，迅速用鼻导管接吸引器插入气管内抽吸，以清除呼吸道内积血。必要时立即行气管插管或在气管镜直视下吸取血块。气管血块清除后，若病人自主呼吸未恢复，应行人工呼吸，给高流量吸氧或按医嘱应用呼吸中枢兴奋剂，同时需密切观察病情变化，监测血气分析和凝血机制，警惕再窒息的可能。

2-167 解析：考核肺炎的流行病学特征。肺炎链球菌肺炎是由肺炎链球菌所引起的肺炎，典型病变呈大叶性分布，以冬季与初春为高发季节，多见于既往健康的青壮年男性和有全身及呼吸道慢性疾病而抵抗力下降者。

2-168 解析：考核肺炎链球菌肺炎的临床表现。肺炎链球菌肺炎的咳嗽为干咳，少量黏痰，典型者在发病 2～3 天时咳铁锈色痰。

2-170 解析：考核肺炎链球菌肺炎的临床表现。肺炎链球菌肺炎病人，体温持续不退或退而复升，白细胞计数持续上升，一般提示有化脓性并发症，如脓胸、心内膜炎、心包炎等。

2-174 解析：考核支气管肺炎的肺部体征。肺部啰音早期不明显，以后可闻及固定的中、细湿啰音，以背部两侧下方及脊柱两旁较多，深吸气末更为明显。

2-175 解析：考核肺炎病人的临床表现。肺实变时表现为患侧呼吸运动减弱，触觉语颤增强，叩诊浊音或实音；听诊出现支气管呼吸音，干、湿啰音；累及胸膜时，可闻及胸膜摩擦音。

2-176 解析：考核肺炎链球菌肺炎的临床表现。休克型肺炎出现休克体征。感染严重病人可出现面色苍白、出冷汗、四肢厥冷、少尿或无尿，以及意识模糊、烦躁不安、嗜睡、谵妄、昏迷等精神、神经症状；可以体温不升，常无咳嗽、咳痰现象。病变广泛者可因缺氧而引起气急和发绀。该病人表现符合肺炎并发感染性休克的临床表现。

2-177 解析：考核肺炎链球菌肺炎的辅助检查。病人为肺炎链球菌肺炎，血常规检查白细

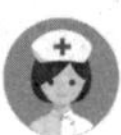

胞计数可达(10～20)×10^9/L,中性粒细胞百分比增高,在0.8以上,伴有核左移和(或)细胞内中毒性颗粒。

2-178 解析:考核肺炎的治疗措施。气道内有痰液且病人出现了呼吸困难,表明因痰液而导致呼吸受阻,因此首先应吸痰,让呼吸道通畅后才能使给氧有效。

2-179 解析:考核肺炎链球菌肺炎的治疗原则。根据病人受凉淋雨后突发寒战、高热、胸痛、咳嗽、咳铁锈色痰,体格检查左下肺有实变体征及湿啰音考虑为肺炎链球菌肺炎。肺炎链球菌肺炎的治疗应首选青霉素。

2-180 解析:考核肺炎链球菌肺炎的治疗原则。肺炎链球菌肺炎首选青霉素治疗,如抗生素治疗有效,24～72小时后体温即可恢复正常,抗生素疗程一般为7天,或热退后3天即可停药。

2-184 解析:考核肺炎累及胸膜引起胸痛的护理措施。胸痛病人的护理措施:①注意休息,调整情绪,转移注意力,可减轻疼痛;②调整体位,如半坐位、坐位;③胸膜炎病人取患侧卧位;④疼痛剧烈影响休息时,可按医嘱适当使用镇痛剂和镇静剂。

2-185 解析:考核肺炎累及胸膜引起胸痛的护理措施。肺炎胸痛时应取患侧卧位,因该体位可限制患侧胸廓扩张,减少胸膜摩擦,减轻胸痛。

2-186 解析:考核肺炎病人的症状护理。高热的肺炎病人降温原则首选物理降温,尽量不用退热药,其原因是药物降温由于大量出汗,年老体弱的病人容易出现虚脱;另外药物降温易干扰热型而影响临床判断。

2-187 解析:考核肺炎的护理措施。密切观察生命体征和神志、尿量的变化,有下列情况应考虑有休克型肺炎的可能:①出现精神症状;②体温不升或过高;③心率>140次/分;④血压逐步下降或降至正常以下;⑤脉搏细弱,四肢厥冷,冷汗多,发绀,少尿或无尿;⑥白细胞计数过高(>30×10^9/L)或过低(<4×10^9/L)。

2-192 解析:考核支气管扩张的临床表现。该病人痰液分了3层,结合临床症状,考虑为支气管扩张。因为支气管扩张主要表现为慢性咳嗽、咳大量脓痰,与体位有关,常在晨起和夜间卧床时加重,痰量每天可达数百毫升。痰液静置后可分3层:上层为泡沫,中层为黏液,下层为脓性物和坏死组织。

2-193 解析:考核支气管扩张的临床表现。50%～70%支气管扩张病人有不同程度的反复咯血,从痰中带血到大量咯血,咯血量与病情严重程度有时不一致。部分病人以反复咯血为唯一症状,临床称为干性支气管扩张。继发感染时病人体温可升高,可在病变部位听到局限性、固定性湿啰音,有时可闻及哮鸣音。

2-195 解析:考核支气管扩张病人的临床表现。支气管扩张病人痰液量多,呈脓性分层痰,伴厌氧菌感染时痰及呼气均有臭味。

2-199 解析:考核支气管扩张的治疗原则。支气管扩张的治疗包括积极控制感染、体位引流排痰,体位引流无效时可用纤维支气管镜吸痰,大咯血时给予垂体后叶素止血,痰黏稠不易咳出时可超声雾化吸入等。

2-200 解析:考核支气管扩张病人的手术治疗的适应证。支气管扩张病人大出血时以止血为主,避免并发症;大量脓痰者根据病变部位采取相应的体位引流;肺内病灶局限,内科治疗无效时才考虑手术治疗;全身情况较差、病灶广泛者以对症治疗为主。

2-201 解析:考核支气管扩张病人的处理。该病人呼吸极度困难,喉部有痰鸣音,表情惊恐,考虑大咯血窒息,所以首要措施是保持呼吸通畅。

2-206 解析:考核支气管扩张病人的体位引流。引流前向病人解释引流目的及配合方法;引流时应依病变部位确定引流体位,原则上抬高患肺位置,引流支气管开口向下,有利于分泌物随重力作用流入大支气管和气管排出;引流时间从5～10分钟/次增加至15～20分钟/次;嘱病人间歇做深呼吸后用力咳痰,同时叩患部以提高引流效果；引流宜在餐前进行，如需在餐后进行，应在餐后1～2小时进行；引流过程中应注意观察病人情况，若病人出现咯血、发绀、头晕、出汗、疲劳等情况，应及时终止引流；引流完毕予漱口并记录引流出痰液的量及性质；高血压、心力衰竭及高龄病人禁止体位引流。

2－207 **解析：**考核支气管扩张病人的体位引流护理。若病变部位在左下叶后基底段，则应选择俯卧位、腰臀部抬高，有利于痰液引流。

2－209 **解析：**考核支气管扩张病人促进排痰的护理。用祛痰剂和支气管舒张剂稀释痰液，促进排痰，保持呼吸道引流通畅。体位引流有助于排除积痰，减少继发感染和全身中毒症状。体位引流无效时，可经纤维支气管镜吸痰及用0.9%氯化钠溶液冲洗以稀释痰液，必要时在支气管内滴入1∶1 000肾上腺素消除黏膜水肿，减轻阻塞，有利痰液排出。

2－210 **解析：**考核支气管扩张病人的口腔护理。支气管扩张病人应保持口腔清洁，要勤漱口，以减少感染并增进食欲。

2－219 **解析：**考核哮喘的诱因。过敏体质者在接触过敏原后可引起哮喘即刻发作。精神因素、剧烈运动以及阿司匹林等药物均可诱发哮喘，但呼吸道感染是哮喘急性发作最常见的诱因。

2－220 **解析：**考核哮喘的发生机制。呼气性呼吸困难因肺组织弹性减弱及小支气管痉挛性狭窄所致；吸气性呼吸困难与大气道狭窄梗阻有关；混合性呼吸困难为广泛肺部病变使呼吸面积减少所致。

2－225 **解析：**考核哮喘的临床特点。严重的哮喘发作持续24小时以上，经一般支气管解痉剂治疗不易缓解者，称之为哮喘持续状态或重症哮喘。

2－226 **解析：**考核哮喘的体征。支气管哮喘发作时双肺呈过度充气状态，哮鸣音广泛，呼气音延长，但当哮喘非常严重时或轻度哮喘时哮鸣音可不出现。可有发绀、心率增快、奇脉、颈静脉怒张、胸腹反常运动等体征。发作缓解后可无任何症状及体征。

2－227 **解析：**考核外源性哮喘的概念。是病人对致敏原产生过敏的反应，致敏原包括尘埃、花粉、动物毛发、衣物纤维等。外源性哮喘的病人以儿童及青少年占大多数。多有明显的季节性，血及痰液IgE测定可增高，除致敏原外，情绪激动或者剧烈运动等都可能引起发作。

2－229 **解析：**考核哮喘的辅助检查。外源性哮喘的血清检查可见IgE增高；并发感染时，可出现白细胞计数和中性粒细胞百分比增高；急性发病时，可出现PaO_2下降，$PaCO_2$升高。

2－230 **解析：**考核哮喘的辅助检查。重症哮喘，气道严重阻塞，可有PaO_2降低而$PaCO_2$增高，表现呼吸性酸中毒。如缺氧明显，可合并代谢性酸中毒。

2－234 **解析：**考核哮喘的治疗药物。色甘酸钠通过抑制炎症细胞，预防变应原引起速发和迟发反应，对预防运动和过敏原诱发的哮喘最有效。

2－240 **解析：**考核哮喘的护理措施。病人咳嗽、咳黏液痰，应鼓励病人饮水，饮水量>2 500 ml/d，以补充丢失的水分，稀释痰液，防止便秘。重症者应给予静脉补液，注意补液速度，及时纠正水、电解质、酸碱失衡情况。

2－241 **解析：**考核哮喘的病因指导。环境因素中可激发因素：①吸入性过敏原为主，如花粉、尘螨、动物的毛屑、二氧化硫、氨气等各种特异和非特异性的吸入物；②感染，如病毒、细菌、原虫、寄生虫等；③食物，如鱼、虾蟹、蛋类、牛奶等；④其他，如气候变化、某些药物、剧烈运动以及精神因素等。

2－242 **解析：**考核慢性支气管炎的临床表现。早期在气候寒冷或突变时发生咳嗽且轻微，病重则四季均咳嗽，晨间咳嗽较重，痰多为白色黏液或泡沫状，感染时痰量增多，往往清晨起床或体位变动时较明显，可有黄绿色脓痰，偶带血。喘息型慢性支气管炎有支气管痉挛，可有喘息。

2－245 **解析：**考核慢性支气管炎的并发症自发性气胸。COPD最常见的并发症之一是自发性

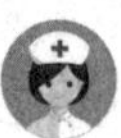

气胸。特别是有肺大疱的病人，当剧烈咳嗽或屏气时，肺泡内压力急剧增加，可致肺大疱或肺泡破裂发生自发性气胸。如病人呼吸困难突然加剧，并伴有明显的胸痛、发绀，听诊时一侧肺呼吸音弱或消失，叩诊时呈鼓音，应考虑气胸存在。

2-246 解析：考核 COPD 的并发症慢性肺心病。COPD 最主要的并发症是慢性肺心病。慢性肺心病 80%～90%是由 COPD 引起。COPD 可引起肺血管的重构，使血管腔狭窄、闭塞、肺血管阻力增加，发展为肺动脉高压。缺氧引起继发性红细胞增多，血液黏稠度增加，肺血管阻力增加；缺氧引发醛固酮增加，水钠潴留；同时，肾小动脉收缩、肾血流量减少，加重水钠潴留，使血容量进一步增加，更使肺动脉压升高。肺循环阻力增加，肺动脉高压可加重右心室后负荷，引起右心室代偿性肥厚、扩张，逐渐发展为慢性肺心病。当呼吸道感染时，肺动脉高压持续升高，超过右心室代偿能力，右心失代偿、输出血量下降、舒张末心室内压增高，导致右心室的扩大、右心衰竭。

2-248 解析：考核 COPD 的临床表现和辅助检查。典型体征：桶状胸，胸部呼吸活动减弱；触觉语颤减弱；叩诊过清音，心浊音界缩小，肝上界下移；听诊呼吸音减弱，呼气延长，心音遥远。晚期病人因呼吸困难，可表现为身体前倾，常呈缩唇呼气。X 线检查早期胸片可无变化，逐渐可见肺纹理增多、紊乱，两下肺较明显，肺气肿时，两肺透亮度增加，肋间隙增宽。

2-249 解析：考核慢性支气管炎的胸部 X 线检查。慢性支气管炎 X 线检查表现为肺纹理增粗、紊乱，呈网状或条索状、斑点状阴影，以双下肺野明显。

2-253 解析：考核慢性支气管炎急性发作的治疗原则。慢性支气管炎病人急性发作期以控制感染、祛痰止咳、解痉平喘为治疗原则。

2-261 解析：考核腹式呼吸训练：让病人取坐位或站位(体弱者可取半卧位、平卧位)；用鼻吸气，用口呼气；吸气时尽力挺腹，呼气时腹部内陷；深吸缓呼，吸与呼之比为 2∶1；每分钟呼吸 7～8 次，每次 10～20 分钟，每天 2 次。

2-262 解析：考核肺气肿的护理诊断。肺气肿的护理诊断中最突出的是气体交换受损，与呼吸道阻塞、肺组织弹性降低、通气/血流比例失调致通气和换气功能障碍有关。

2-263 解析：考核 COPD 的严重程度分级。Ⅰ级：轻度，$FEV_1/FVC<70\%$，$FEV_1\geqslant80\%$预计值；Ⅱ级：中度，$FEV_1/FVC<70\%$，$50\%\leqslant FEV_1<80\%$预计值；Ⅲ级：重度，$FEV_1/FVC<70\%$，$30\%\leqslant FEV_1<50\%$预计值；Ⅳ级：极重度，$FEV_1/FVC<70\%$，$FEV_1<30\%$预计值，或 $FEV_1<50\%$预计值，伴慢性呼吸衰竭。

2-264 解析：考核肺心病的病因。肺心病主要是由于支气管、肺、胸廓或肺动脉血管的慢性病变导致肺动脉高压，从而引起右心室肥大和右心功能不全。

2-266 解析：考核肺心病的临床表现和诊断。肺心病在肺、心功能代偿期：咳嗽、咳痰、气急、喘息，活动后感心悸、呼吸困难、乏力、运动耐受力下降等，急性感染可加重上述症状；可有不同程度发绀和肺气肿体征；心音遥远，肺动脉第二心音亢进和剑突下心脏冲动；可出现颈静脉充盈；下肢可有轻微水肿等。该病人的表现符合肺心病的表现。

2-267 解析：考核肺心病心肺功能代偿期的表现。包括 COPD 表现、肺动脉高压体征、右心室肥大体征和颈静脉充盈。右心衰竭是肺、心功能失代偿期的表现。

2-268 解析：考核肺心病的镇静药物治疗。肺性脑病为慢性肺心病的并发症之一，是呼吸功能衰竭所致缺氧、二氧化碳潴留而引起的精神障碍、神经系统症状的综合征。镇静药的使用易引起呼吸抑制，从而加重肺心病病人的呼吸困难症状，易诱发肺性脑病。

2-269 解析：考核肺心病的临床表现。肺心病心力衰竭的体征是发绀更明显，颈静脉怒张，心率增快，可出现心律失常，剑突下可闻及收缩期杂音，甚至出现舒张期杂音，肝大且有压痛，下肢水肿，重者可有腹水。少数病人可出现肺水肿及全心衰竭的体征。该病人还可出现的体征是肝颈静脉反流征阳性。

2-270 解析:考核肺心病病人的临床特点。肺心病病史，入院时 PaO_2 35 mmHg，$PaCO_2$ 70 mmHg，为Ⅱ型呼吸衰竭，吸入高浓度氧(40%浓度氧)2 小时后，血氧迅速上升，解除了低氧对外周化学感受器的刺激，但抑制了病人呼吸，造成通气状况进一步恶化，$PaCO_2$ 上升，通气抑制，病人出现了昏迷，出现肺性脑病。

2-271 解析:考核肺心病的辅助检查。血液检查：红细胞和血红蛋白升高，血液黏稠度增加；合并感染时，血白细胞计数和中性粒细胞百分比增高。部分病人有肝、肾功能改变。血清钾、钠、氯、钙、镁均可有变化，除钾以外，其他多低于正常。

2-273 解析:考核肺心病的辅助检查。肺心病是由于支气管、肺、胸廓或肺血管的慢性病变导致的肺动脉高压，进而造成右心室肥厚、扩大，所以 X 线表现上除有基础疾病征象外，还应有肺动脉高压和右心室肥大征象。

2-275 解析:考核肺心病的治疗。慢性肺心病急性发作时，为控制感染可选用头孢菌素类抗生素；为减轻右心负荷可选用小剂量氢氯噻嗪、呋塞米利尿剂；为减轻肺动脉高压可选用钙拮抗剂；不能使用苯巴比妥等镇静剂，因肺心病气道阻塞，肺通气不足，长期存在高碳酸血症，呼吸中枢兴奋性降低，如此时给镇静药，使呼吸中枢进一步抑制，加重了二氧化碳潴留。严重者可引起肺性脑病，甚至呼吸停止。

2-276 解析:考核肺心病的治疗。该病人 3 天前受凉后咳嗽、咳痰加重，咳黄痰，伴发热，呼吸困难不能平卧，病人首要的问题是感染。所以应立即控制感染，应用抗生素。

2-280 解析:考核肺心病应用利尿剂的治疗。肺心病病人使用利尿剂是以缓慢、小量、间歇为原则，快速大量利尿可引起血液浓缩、痰液黏稠，加重气道阻塞，并可发生低钾血症。

2-281 解析:考核肺心病应用洋地黄的治疗。由于肺心病病人长期处于缺氧状态，对洋地黄药物的耐受性低，容易中毒，故使用时应以快速、小剂量为原则。

2-282 解析:考核肺心病的护理措施。鼓励病人咳嗽，给予拍背，促进痰液排出，及时清除痰液。对神志不清者，可进行机械吸痰。有水肿的病人宜限制水、盐摄入，准确记录 24 小时出入液量。按医嘱应用利尿剂，尽可能白天使用利尿剂，避免夜间因排尿频繁而影响睡眠，注意观察水肿变化，做好皮肤护理，避免皮肤长时间受压。低流量、低浓度持续给氧，并选用低热量饮食。

2-289 解析:考核气胸的病因病理。开放性气胸，胸膜腔积气随呼吸自由出入胸膜腔，胸膜腔内压等于大气压，伤侧肺完全萎陷，纵隔向健侧移位，出现纵隔扑动，影响静脉血液回流，最终引起呼吸和循环障碍。

2-290 解析:考核气胸的病因及病理。张力性气胸由于气管、支气管或肺损伤裂口呈活瓣状，进入胸膜腔的空气不断增多，压力逐渐升高，超过大气压。胸膜腔穿刺有高压气体冲出。

2-291 解析:考核血胸的临床表现。血胸的临床表现随出血量、出血速度、胸内器官损伤情况及病人体质而有所不同。少量血胸(成人积血量 500 ml 以下)可无明显症状及体征。中量血胸(积血量 500～1 000 ml)和大量血胸(积血量 1 000 ml 以上)，尤其是急性失血，可以出现面色苍白、脉搏细速、呼吸急促、血压逐步下降等低血容量性休克症状。

2-292 解析:考核气胸的临床表现。开放性气胸常有气促、发绀、呼吸困难、休克等症状和体征。胸部检查时可见伤侧胸壁伤口，呼吸时可听到空气进入胸膜腔伤口的响声。

2-295 解析:考核张力性气胸的急救处理。张力性气胸由于病情危急，呼吸极度困难，必须紧急进行减压处理。

2-296 解析:考核血胸的治疗措施。中等以上凝固性血胸，除可继发感染外，尚可发展为机化性血胸，影响肺功能，应及早剖胸清除积血和血

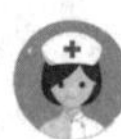

块。血块机化形成机化性血胸后，可于伤后4～6周行胸膜纤维板剥除术，过早则纤维层尚未形成；过晚则纤维层与肺组织之间可能产生紧密粘连，剥除时出血多。该病人血胸5周有伤侧肺受压萎缩，胸部X线片显示大片密度增高阴影，考虑凝固性血胸发展为机化性血胸，应行胸膜纤维板剥除术。

2-297 解析：考核胸膜腔闭式引流的护理。护士在搬动带有胸膜腔闭式引流的病人时要用两把止血钳交叉夹紧胸膜腔引流管。若引流管滑出，胸腔与大气直接相通，病人会立即出现开放性气胸。此时用手捏紧伤口处皮肤，或用棉垫压迫，阻断胸腔与空气之间的接触，避免气胸发生。病人胸膜腔引流管连接于水封瓶的长玻璃管，接通后即见管内水柱上升，高出水平面8～10 cm，并随呼吸上下移动。一般情况下水柱上下波动4～6 cm。若水柱不动，提示引流管不通。水封瓶破碎，病人会立即出现开放性气胸。此时应该立即阻断胸膜腔与空气之间的接触，用止血钳夹闭引流管，避免气胸发生。

2-301 解析：考核胸膜腔闭式引流的体位护理。胸膜腔闭式引流者最常采用的体位是半坐卧位。如果病人躺向插管侧，可在引流管两旁垫以砂袋或折叠的毛巾，以免压迫引流管。

2-304 解析：考核呼吸衰竭的定义。呼吸衰竭诊断的依据常以动脉血气分析为根据，在海平面、静息状态、呼吸空气情况下，当 PaO_2＜60 mmHg和(或)$PaCO_2$＞50 mmHg即为呼吸衰竭。

2-306 解析：考核呼吸衰竭的临床表现。急性缺氧可出现精神错乱、躁狂、昏迷、抽搐等症状。慢性缺氧出现智力或定向障碍。轻度二氧化碳潴留表现为多汗、烦躁、白天嗜睡、夜间失眠等兴奋症状。随着二氧化碳潴留的加重，导致二氧化碳麻醉，发生肺性脑病，则表现神志淡漠，甚至谵妄、间歇抽搐、扑翼样震颤、视神经盘水肿、昏睡、昏迷等，重者可因肺水肿、脑疝、累及脑干时抑制呼吸而死亡。

2-310 解析：考核呼吸衰竭的临床特点。Ⅱ型呼吸衰竭：$PaCO_2$ 升高，同时有 PaO_2 下降。动脉血气分析为 PaO_2＜60 mmHg和 $PaCO_2$＞50 mmHg，该病人的血气分析检查符合Ⅱ型呼吸衰竭。

2-311 解析：考核呼吸衰竭的临床表现和辅助检查。急性呼吸衰竭的临床表现主要是低氧血症所致的呼吸困难和多器官功能障碍。呼吸困难是呼吸衰竭最早出现的症状。发绀是缺氧的典型表现。精神、神经症状：急性缺氧可出现精神错乱、躁狂、昏迷、抽搐等症状。循环系统症状：多数病人有心动过速；亦可引起周围循环衰竭、血压下降、心律失常、心跳停止。消化和泌尿系统症状：严重呼吸衰竭对肝、肾功能都有影响，部分病例可出现丙氨酸氨基转移酶与血浆尿素氮升高；个别病例可出现尿蛋白、红细胞和管型。因胃肠道黏膜屏障功能损伤，导致胃肠道黏膜充血水肿、糜烂渗血或应激性溃疡，引起上消化道出血。结合该病人的表现，考虑并发了呼吸衰竭。

2-320 解析：考核呼吸衰竭的治疗。呼吸兴奋剂以尼可刹米(可拉明)为主，它可直接兴奋延髓呼吸中枢，也可通过刺激颈动脉体和主动脉体的化学感受器，而反射性地兴奋呼吸中枢。当呼吸处于抑制状态时，兴奋作用较明显(虽然作用温和，但比较安全)，但一次用药仅维持5～10分钟，故常静脉间歇给药。大剂量应用时可出现心律失常、恶心、呕吐、震颤等呼吸兴奋剂过量的表现。

2-321 解析：考核急性呼吸衰竭的处理。对于急性呼吸衰竭病人，应给予氧疗。确定吸氧浓度的原则是保证 PaO_2 迅速提高到60 mmHg或脉搏容积血氧饱和度(SpO_2)达90%以上的前提下，尽量减低吸氧浓度。

2-322 解析：考核呼吸衰竭的护理措施。肺性脑病是由于呼吸衰竭导致的严重的低氧血症和高碳酸血症，是以神经系统功能紊乱为主要表现的综合征。所以神志的变化是判断病人病情的最重要的指标。

2-323 解析：考核ARDS的辅助检查。X线胸片：早期可无异常，或呈轻度间质改变，表现为边缘模糊的肺纹理增多，继之出现斑片状以至融合成大片状的浸润阴影，大片阴影中可见支气管充气征。其演变过程符合肺水肿的特点，快速多变；后期可出现肺间质纤维化的改变。

2-324 **解析**：考核 ARDS 的辅助检查。病人动脉血气分析：$PaO_2 \leqslant 60$ mmHg；氧合指数[PaO_2/FiO_2（吸入氧的分数值）]＜200 mmHg（正常值 400～500 mmHg）。氧合指数降低是 ARDS 诊断的必备条件。

2-325 **解析**：考核 ARDS 的辅助检查。常用的辅助检查：动脉血气分析、X 线胸片、床边肺功能监测。血常规对于 ARDS 的确诊无意义。

2-326 **解析**：考核 ARDS 的临床表现。除原发病的相应症状和体征外，最早出现的症状是呼吸加快，并呈进行性加重的呼吸困难、发绀，常伴有烦躁、焦虑、出汗等。

2-327 **解析**：考核 ARDS 的治疗。治疗 ARDS 的要点是治疗原发病、氧疗、机械通气、液体管理、营养支持与监护、按时使用有效抗生素。但治疗的首要原则和基础是治疗原发病，由于该病人主要是吸入有害气体，故必须排出有害气体。

2-329 **解析**：考核急性上呼吸道感染的临床表现。急性上呼吸道感染表现：①普通感冒，以鼻病毒感染为主，起病较急，初期出现咽痒、咽干或咽痛，或伴有喷嚏、鼻塞、流清水样鼻涕，2～3 天后鼻涕变稠。全身症状轻或无症状。②病毒性咽炎和喉炎，以鼻病毒、腺病毒、流感病毒感染为主，急性咽炎表现为咽、喉部发痒和灼热感，咽痛不明显，可有发热、乏力等。急性喉炎主要表现为声嘶，咳嗽时喉部疼痛，常有发热、咳嗽。③疱疹性咽峡炎，以柯萨奇病毒感染为主，表现为明显咽痛、发热。④咽结膜热，以腺病毒、柯萨奇病毒感染为主，表现为发热、咽痛、畏光、流泪。⑤细菌性咽炎、扁桃体炎，以溶血性链球菌感染为主，起病急，咽痛明显，吞咽时加剧，伴畏寒、发热，体温超过 39℃。该病人因受凉后出现咳嗽、咽干、咽痒、鼻塞、流涕，无发热。符合普通感冒表现。

2-334 **解析**：考核肺炎的分类。①按病因分类：细菌、病毒、真菌、支原体、衣原体、军团菌及寄生虫等肺炎，其中又以细菌性肺炎为最常见的肺炎，约占肺炎的 80%；②按患病环境分类：社区获得性肺炎和医院获得性肺炎；③按解剖分类：大叶性肺炎、小叶性肺炎和间质性肺炎。

2-339 **解析**：考核休克型肺炎的护理措施。休克型肺炎病人应平卧，头部抬高 15°，保温、给氧；迅速建立两条静脉通道，保证液体及药物输入，可根据中心静脉压调整输液速度；注意水、电解质和酸碱失衡；准确把握输液速度，要注意老年人及心肺功能不好的病人输液不宜太快，以免发生心力衰竭和肺水肿。如血容量已补足而 24 小时尿量仍少于 400 ml，应考虑有肾功能不全。

2-344 **解析**：考核抗结核药物的不良反应。异烟肼（INH）：周围神经炎、肝损害。利福平（RFP）：肝损害、过敏反应。链霉素（SM）：听力障碍、眩晕、肾损害、过敏。吡嗪酰胺（PZA）：肝损害、高尿酸血症、胃肠反应。乙胺丁醇（EMB）：球后视神经炎。对氨基水杨酸钠（PAS）：肝损害、胃肠道反应、过敏反应。

2-346 **解析**：考核肺结核病人痰标本的留取。正确留取痰标本的要求是：初诊病人应留 3 份痰标本（即时痰、清晨痰和夜间痰）；夜间无痰者应在留取清晨痰后 2～3 小时再留 1 份；复诊病人应每次送检 2 份痰标本（清晨痰和夜间痰）。

2-360 **解析**：考核肺心病的心电图检查。心电图检查主要表现为右心室肥大、肺型 P 波，也可有电轴右偏、低电压和右束支传导阻滞，可为诊断肺心病的参考条件。

2-365 **解析**：考核闭合性气胸的临床表现。闭合性气胸病人可出现胸闷、胸痛、气促和呼吸困难，随胸膜腔积气量和肺萎陷程度而不同。大量积气常有明显的呼吸困难，气管向健侧移位，伤侧胸部叩诊呈鼓音，呼吸音减弱或消失。

2-366 **解析**：考核胸膜腔闭式引流的治疗。闭合性气胸气量少于该侧胸腔容积 20%时，气体

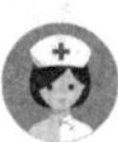

可在 2～3 周自行吸收，可不抽气，但宜定期行胸部 X 线检查，直到气胸消失。气量较多时，可首选胸膜腔闭式引流排气。

2-367 解析：考核胸膜腔闭式引流的治疗及护理。引流气体时，一般选在锁骨中线第 2 肋间或腋中线第 3 肋间插管；引流液体时，选在腋中线和腋后线之间的第 6～8 肋间。

2-368 解析：考核肺性脑病的表现。病人出现神志不清、谵妄等，应考虑并发肺性脑病的可能。肺性脑病表现为神志淡漠、肌肉震颤或扑翼样震颤、间歇抽搐、昏睡，甚至昏迷等，亦可出现腱反射减弱或消失、锥体束征阳性等。

2-369 解析：考核呼吸衰竭的治疗。根据该病人的精神状态、呼吸困难的程度，并已出现意识障碍，应选用无创机械通气或有创机械通气。

2-375 解析：考核呼吸衰竭使用呼吸兴奋剂的治疗。呼吸兴奋剂包括尼可刹米、盐酸二甲弗林(回苏灵)、洛贝林、贝美格(美解眠)和吗乙苯吡酮(多沙普仑)，间羟胺是血管活性药物。

2-376 解析：考核呼吸衰竭的临床表现。该病人有二氧化碳潴留，二氧化碳潴留使外周体表静脉充盈、皮肤充血、温暖多汗、血压升高、心输出量增多而致脉搏洪大；多数病人有心率加快；因脑血管扩张产生搏动性头痛。

2-377 解析：考核血气分析标本采集的操作护理。采血做血气分析的穿刺部位是桡动脉或股动脉；用动脉血气针取血 1 ml；拔针时用无菌棉球或无菌棉签按压穿刺部位至少 5 分钟；针头拔出后应立即刺入软塞以隔绝空气，然后用手搓动注射器以使血液与抗凝剂混匀，避免凝血；采血针管上粘贴好验单附条，写好病人姓名等信息，立即送检。

2-378 解析：考核 ARDS 的临床表现。初期病人出现呼吸困难，呼吸频率加快，呼吸有窘迫感，一般性给氧不能缓解病情；进展期明显呼吸困难、发绀；末期病人出现深度昏迷，呼吸困难及缺氧现象更加严重。

2-379 解析：考核 ARDS 的病因。病因：损伤(肺内外损伤、手术、心肺复苏等)、感染、肺外其他系统器官的病变、休克、药物中毒等。

2-380 解析：考核 ARDS 的临床特点。除原发病的相应症状和体征外，最早出现的症状是呼吸加快，并呈进行性加重的呼吸困难、发绀，常伴有烦躁、焦虑、出汗等。

2-387 解析：考核休克性肺炎病人的抢救配合。病人应取仰卧中凹位，头胸部抬高约 20°，下肢抬高约 30°，以利于呼吸和静脉回流。

2-396 解析：考核支气管扩张病人的体征。早期或病变轻者可无异常发现，病变严重或有继发感染者可在病变部位，尤其在肺下部闻及湿啰音。长期反复感染多伴有营养不良和肺功能障碍，并可见发绀和杵状指(趾)。

2-398 解析：考核支气管扩张的临床特点。支气管扩张的典型临床特点是慢性咳嗽、大量脓性痰、咯血、反复肺部感染和慢性感染中毒症状等。将痰放置数小时后可分 3 层，上层为泡沫黏液，中层为浆液，下层为脓性物和坏死组织。如合并有厌氧菌感染，则痰及病人呼气有臭味。

2-403 解析：考核肺结核的 X 线检查。浸润型肺结核 X 线检查肺部有云雾状淡薄阴影；急性血行播散型肺结核 X 线检查双肺满布粟粒状阴影；原发型肺结核 X 线检查肺部有哑铃形阴影；肺炎 X 线检查肺部有斑片状阴影；纤维空洞型肺结核 X 线检查可见肺门抬高，肺纹理呈垂柳样。

2-409 解析：考核支气管哮喘的药物治疗。控制哮喘急性发作的首选药物是沙丁胺醇、特布他林等；适用于夜间哮喘及多痰的病人可用异丙托溴胺定量气雾剂吸入；目前治疗哮喘的有效药物是茶碱类(氨茶碱和喘定)；目前控制哮喘严重发作最有效的药物是糖皮质激素。

2-417 解析：考核支气管哮喘的室内环境护理。要提供给哮喘病人整洁、舒适、安静的休息环境：病室相对湿度在 50%～70%，病室温度在 18～22℃，保持室内清洁无尘、空气流通，定期给空气加湿，室内不放花草，不使用羽毛制品。

2-420 解析：考核 COPD 发病机制。发生

COPD的炎症机制是气道、肺实质及肺血管的慢性炎症。支气管哮喘的发作与气道高反应性有关。慢性支气管炎可引起支气管上皮细胞变性、坏死、脱落。支气管扩张可出现支气管囊性纤维化。肺结核可发生渗出、增生和干酪样坏死。

2-427 **解析**:考核肺心病的辅助检查。慢性肺心病可有肺动脉高压症,X线检查:右下肺动脉干扩张,其横径≥15 mm,其横径与支气管横径比值≥1.07;肺动脉段明显突出或其高度≥3 mm;中央动脉扩张,外周血管纤细,形成"残根"征;右心室增大征。皆为诊断慢性肺心病的主要依据。

2-431 **解析**:考核肺癌的发病因素。①吸烟:已公认是肺癌的重要危险因素,烟草中含有多种致癌物质,其中苯并芘为重要的致癌物质。②职业致癌因子:已被确认的致人类肺癌的职业因素有石棉、砷、铬、镍、二氯甲醚、氨、氡、煤烟、焦油和石油中的多环芳烃、烟草的加热产物等。③其他因素:空气污染、电离辐射、饮食与营养(维生素A缺乏)等。

2-441 **解析**:考核ARDS的临床表现。ARDS最早出现的症状是呼吸加快,并呈进行性加重的呼吸困难、发绀,常伴有烦躁、焦虑、出汗等。其呼吸困难的特点是呼吸深快、费力,病人常感到胸廓紧束、严重憋气,即呼吸窘迫,不能用通常的氧疗法改善,亦不能用其他原发心肺疾病(如气胸、肺气肿、肺不张、肺炎、心力衰竭)解释。

2-444 **解析**:考核ARDS的诊断标准。中华医学会呼吸病学分会诊断ARDS的标准:①有ARDS的高危因素;②低氧血症,氧合指数≤200;③急性起病、呼吸频数和呼吸窘迫;④胸部X线检查两肺浸润阴影;⑤肺毛细血管楔压(PCWP)≤18 mmHg或临床上能排除心源性水肿。

名词解释题

2-447 呼吸道是由上呼吸道和下呼吸道组成。上呼吸道包括鼻、咽、喉,下呼吸道是指从气管至终末呼吸性细支气管末端的气道。

2-448 肺泡是气体交换的场所,其总面积为100 m^2,平时只有1/20的肺泡进行气体交换,因而具有很大的潜在功能。肺泡上皮细胞包括Ⅰ型细胞、Ⅱ型细胞和巨噬细胞。Ⅱ型细胞分泌表面活性物质,以降低肺泡表面张力,防止肺萎缩。

2-449 肺间质是指肺泡上皮与血管之间、终末气道上皮以外的支持组织,包括结缔组织及血管、淋巴管、神经等,肺间质在肺内起着十分重要的支撑作用,使肺泡与毛细血管间的气体交换及肺的通气顺利进行。

2-450 动脉血气分析是采集病人的动脉血,分析血气改变,它能客观反映呼吸衰竭的性质和程度,是判断有无缺氧和二氧化碳潴留的最可靠方法,且对指导氧疗、调节机械通气的各种参数,以及纠正酸碱失衡和电解质紊乱均有重要价值。

2-451 残气量(RV)是指深呼气后肺内剩余的气量,反映肺泡静态膨胀度,具有稳定肺泡气体分压的作用,减少通气间歇对肺泡内气体分压的影响。限制性疾病残气量与功能残气量减少,阻塞性疾病则增高。正常成人残气量为1 000～1 500 ml。支气管哮喘和肺气肿病人的残气量可增加。

2-452 机械吸痰适用于呼吸功能不全、意识不清或建立人工气道者。此时常需要护士用导管将分泌物用机械吸引的方法抽出。注意事项:①吸痰前应检查吸引器效能是否良好,各种连接管连接是否严密、正确;②吸痰时要遵守无菌操作原则,各种无菌物、导管及无菌水均应每天更换,以防污染呼吸道;③插入导管动作应轻稳不可用力,减少导管在呼吸道黏膜上拖、拉,采取间断吸引,以保护呼吸道黏膜;④两次吸引之间,应重新给病人吸氧,以防血氧过低,发现阵发性咳嗽及心律不齐应立即停止吸引;⑤每次吸引时间不可超过15秒,负压不可过大,两次抽吸间隔时间应>3分钟。

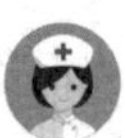

2-453 肺炎链球菌肺炎的病理改变有4期，即充血期、红色肝变期、灰色肝变期和消散期。在红色肝变期中由于肺泡内浆液渗出和红、白细胞浸润，红细胞被破坏后释放含铁血黄素，故使痰液变成铁锈色。

2-454 肺脓肿是由于多种病原菌引起的肺部化脓性感染，早期为肺组织的感染性炎症，继而坏死、液化、外周有肉芽组织包裹形成脓肿。临床特征为高热、咳嗽、咳大量脓臭痰。多发生于壮年男性病人及体弱、有基础疾病的老年人。

2-455 部分支气管扩张病人以反复咯血为唯一症状，平时无咳嗽、脓痰等呼吸道症状，其支气管扩张多发生于引流良好的部位，临床上称为干性支气管扩张。

2-456 活动性肺结核是指有结核毒性症状、痰结核菌检查阳性、X线检查显示病灶进展或好转阶段，病人需进行抗结核药物治疗。

2-457 少数浸润型肺结核病人因机体抵抗力极差，过敏性很高或大量结核菌侵入肺部，引起病灶大片干酪样坏死，出现严重毒性症状，临床上称干酪性肺炎(或结核性肺炎)。

2-458 浸润型肺结核病人病灶发生干酪样坏死后，如周围有纤维包裹，或与空洞相通的支气管发生阻塞，则空洞内干酪样物不能排出，形成直径>1.5 cm的球状病灶，称为结核球。

2-459 菌阴肺结核是指3次痰涂片阴性及1次痰培养阴性的肺结核。其诊断标准：①典型肺结核临床症状及胸部X线表现；②抗结核治疗有效；③临床排除其他非结核性肺部疾病；④结核菌素试验强阳性、血清抗结核抗体阳性；⑤痰结核菌PCR和探针检测阳性；⑥肺外组织病理证实结核病变；⑦支气管肺泡灌洗液中检出抗酸分枝杆菌；⑧支气管或肺组织病检证实肺结核病变。具备①～⑥中3项，或⑦～⑧中任何1项即可确诊菌阴肺结核。

2-460 传染病的慢性病人或带菌者，因长期向外界排出病原体，可通过一定途径持续不断地传染给健康人，导致该病的广泛传播或流行，对社会造成较大的危害，故可将其称为社会传染源。最典型的例子如慢性纤维空洞型肺结核病人，因长期患病，肺内病灶好转与复发交替出现，故长期排菌，成为重要的社会传染源。

2-461 重症哮喘是指哮喘病人出现嗜睡或意识障碍，不能讲话，呼吸音、哮鸣音减弱或消失，胸腹部矛盾运动，心动过缓，血压下降，严重脱水，有时严重发作可持续1～2天。

2-462 COPD即慢性阻塞性肺疾病，是一种常见的以持续气流受限为特征的可以预防和治疗的疾病。其气流受限进行性发展，与气道和肺脏对有毒颗粒或气体的慢性炎性反应增强有关，包括慢性支气管炎和(或)肺气肿，可进一步发展为肺心病和呼吸衰竭。

2-463 呼吸衰竭时，由于机体严重缺氧和二氧化碳潴留形成低氧血症和高碳酸血症，导致中枢神经系统功能严重障碍，临床上出现一系列精神、神经症状。轻度二氧化碳潴留表现为兴奋症状，如多汗、烦躁、白天嗜睡、夜间失眠。二氧化碳潴留加重对中枢神经系统的抑制作用，表现为神志淡漠、肌肉震颤、间歇抽搐、昏睡、昏迷等二氧化碳麻醉现象，称肺性脑病。

2-464 肺栓塞(PE)是各种栓子阻塞肺动脉系统时所引起的一组以肺循环和呼吸功能障碍为主要临床和病理生理特征的临床综合征，包括肺血栓栓塞症、脂肪栓塞综合征、羊水栓塞、空气栓塞等。肺血栓栓塞症是肺栓塞的最常见类型，当栓子为血栓时称为肺血栓栓塞症。

2-465 上腔静脉阻塞综合征是指中央型肺癌直接侵犯纵隔，压迫上腔静脉而引起的面、颈和前胸部淤血、水肿及静脉曲张等征象。

2-466 霍纳综合征是指肺尖部的肺癌压迫颈交感神经而引起的同侧瞳孔缩小、上眼睑下垂、眼球内陷、额部汗少等一组征象。

2-467 张力性气胸是指胸膜破口呈活瓣样阻塞，吸气时开启，空气进入胸膜腔；呼气时破口关闭，胸膜腔内气体不能再经破口排出体外。其结果使胸膜腔内气体越积越多，形成高压，导致肺明显萎缩、纵隔移位、纵隔气肿、静脉回流受阻等，引起急性心、肺衰竭，甚至严重缺氧和休克。

2-468 睡眠呼吸暂停低通气综合征(SAHS)是指各种原因导致睡眠状态下反复出现呼吸暂停和(或)低通气,引起低氧血症、高碳酸血症、睡眠中断,从而使机体发生一系列病理生理改变的临床综合征。病情逐渐发展可导致肺动脉高压、肺心病、呼吸衰竭、高血压、心律失常、脑血管意外等严重并发症。

2-469 通气/血流比例是指每分钟肺泡通气量与每分钟肺血流量的比值(V/Q),正常成人静息状态下约为 4 L/5 L=0.8。V/Q 无论增大还是减小,都妨碍了有效的气体交换,可导致缺氧和二氧化碳潴留,但主要是缺氧,统称为通气/血流比例失调。V/Q<0.8 表明通气量显著减少,见于慢性气管炎、阻塞性肺气肿、肺水肿等病;V/Q≥0.8 表明肺血流量明显减少,见于肺动脉栓塞、右心衰竭。

2-470 急性肺损伤(ALI)是各种直接或间接致伤因素使肺泡上皮细胞及毛细血管内皮细胞损伤,造成弥漫性肺间质及肺泡水肿,导致的急性低氧性呼吸功能不全。

2-471 ARDS 即急性呼吸窘迫综合征,是指病人原心肺功能正常,由于肺内、外致病因素,如严重感染、休克、烧伤、严重创伤、DIC、大手术等引起的以肺微血管和肺泡上皮损伤为主的肺部炎症综合征,表现为进行性呼吸窘迫和难以纠正的低氧血症。该综合征不仅发生在成人,亦可发生在儿童和青少年,但不包括新生儿呼吸窘迫综合征(IRDS)。

2-472 俯卧位辅助通气是一种简单有效、无创的机械通气辅助手段。治疗适应证:ARDS 顽固的低氧血症对常规机械通气治疗无效时。俯卧位改善氧合的机制可能与下述因素有关:①减轻重力依赖区的肺不张(暂时性);②胸廓顺应性的降低可以增加胸膜腔内压,使得肺泡复张;③使局部膈肌运动改善;④改善通气/血流比例;⑤易于清除分泌物;⑥避免肺泡过度膨胀,从而改善氧合。

2-473 机械通气是借助呼吸机建立气道与肺泡间的压力差,给呼吸功能不全的病人以呼吸支持,即利用机械装置来代替、控制或改变自主呼吸运动的一种通气方式。

2-474 纤维支气管镜检查是利用光学纤维内镜对气管、支气管腔进行的检查。纤维支气管镜可经口腔、鼻腔、气管导管、气管切开套管插入段、亚段支气管,甚至更细的支气管,在直视下行活检或刷检、钳取食物、吸引或清除阻塞物,并可做支气管肺泡灌洗、行细胞学或液体成分的分析。另外,利用支气管镜可注入药物,或切除气管腔内的良性肿瘤等。

简述问答题

2-475 呼吸系统的防御功能:

(1) 气道的防御作用:①物理性防御机制,主要通过对致病因子的沉积、滞留和气道黏液-纤毛运载系统的作用来完成;②生物防御机制,上呼吸道的正常菌群对机体是一种防御机制;③神经防御机制,主要是由有害因子刺激鼻黏膜、喉及气管时产生的咳嗽反射、打喷嚏和支气管收缩等完成,从而将异物或微生物排出体外。

(2) 气道-肺泡的防御作用:广泛分布于气道上皮、血管、肺泡间质、胸膜等处的淋巴细胞、淋巴样组织、淋巴结等具有免疫功能的组织通过细胞免疫和体液免疫发挥防御作用,以清除侵入的有害物质。

(3) 肺泡的防御作用:肺泡巨噬细胞在清除肺泡、肺间质及细支气管的颗粒中起重要作用;肺泡表面活性物质有增强防御功能的作用。

2-476 痰培养标本的采集方法有 3 种:①自然咳痰法,一般晨间醒后用清水漱口 3 次,用力咳出深部痰液,亦可采用雾化或轻压胸骨柄上方协助排痰,此种咳痰法最为常用;②环甲膜穿刺法;③经纤维支气管镜用防污染法采样。要求多次检出同一种细菌或痰培养菌量≥107 cfu/ml,可判定为致病菌。痰脱落细胞检查标本的正确采集方法:嘱病人于清晨先以清水漱口,第一口痰和唾液弃去,然后用力咳嗽,留取由深部咳出的痰并立即送验,避免因放置过久癌细胞自行溶解而影响检查结果。

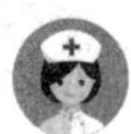

2－477 促进痰液引流行胸部叩击与胸壁震荡的注意事项：①操作前向病人解释目的、意义和过程，以取得病人合作，进行肺部听诊以明确痰鸣音或湿啰音的部位和性质，操作时注意观察病人的反应，如咳嗽、排痰、呼吸音变化等；②严格掌握禁忌证，包括咯血、低血压、肺水肿、未经引流的气胸、肋骨骨折、有病理性骨折史；③每次叩击与震荡时间以 15～30 分钟为宜，并在餐前 30 分钟完成；④震荡应在每个部位被叩击后进行，且只在呼气期进行，震荡后要鼓励病人运用腹肌咳嗽；⑤叩击手法正确时是发出一种空而深的拍击音，若出现拍打实体的声音说明手法是错误的；⑥叩击时应避开乳房和心脏，勿在骨突起部位进行（胸骨、肩胛骨、脊柱）；⑦叩击力量要适中，以病人不感到疼痛为宜，为预防直接叩击胸壁皮肤会发红，可用单层薄布覆盖皮肤，叩击时要避开纽扣、拉链等。

2－478 给病人用氧期间应注意：保持气道通畅，包括鼻塞和导管；监测并维持恒定的吸入氧的流量和浓度；密切观察氧疗效果；防止交叉感染，所有装置需定期消毒，专人使用；注意防火和安全，以防事故发生。

2－479 中华医学会呼吸病学分会在 2016 年制定的《中国成人社区获得性肺炎诊断和治疗指南》（2016 年版）中，对于重症肺炎提出了明确的诊断标准。主要标准：①需要气管插管行机械通气治疗；②脓毒症休克经积极液体复苏后仍需要血管活性药物治疗。次要标准：①呼吸频率≥30 次/分；②氧合指数≤250 mmHg；③多肺叶浸润；④意识障碍和（或）定向障碍；⑤血尿素氮≥7.14 mmol/L；⑥收缩压＜90 mmHg，需要积极的液体复苏。符合上述 1 项主要标准或 3 项以上次要标准者可诊断为重症肺炎，需密切观察，积极救治，有条件时收住 ICU 治疗。

2－480 救治休克型肺炎病人要点：

（1）控制感染：常选择 2～3 种作用较强的抗生素联合治疗，首选青霉素，剂量宜加大并静脉滴注。

（2）纠正休克，补充血容量：①由静脉输入右旋糖酐及其他常用液体，必要时输血或血浆，可在中心静脉压监测下决定输液量和速度；②纠正酸中毒，静脉滴注 50 g/L 碳酸氢钠溶液；③正确应用血管活性药物，可按不同对象分别选用异丙肾上腺素、间羟胺、多巴胺或甲磺酸酚妥拉明（苄胺唑啉）等药物；④适当应用糖皮质激素，可选用氢化可的松或地塞米松，加入输液中静脉滴注。

（3）对症治疗：如保暖、吸氧、保持呼吸道通畅，必要时应用强心剂等。

2－481 支气管扩张病人练习主动呼吸训练以促进排痰的方法，每次循环应包含 3 个部分：胸部扩张练习，即深呼吸；用力呼气；放松及呼吸控制。深吸气，使气流能够穿过分泌物进入远端气道；用力呼气可使呼气末等压点向小气道一端移动，从而有利于远端分泌物清除；呼吸控制，即运动膈肌缓慢呼吸，可避免用力呼气加重气流阻塞。

2－482 预防肺结核病人的传染：

（1）控制传染源：建立防结核网，加强卫生宣教，早期发现病人并登记管理监督用药，按时复查，防止传播。

（2）切断传播途径：加强防结核宣传，养成不随地吐痰习惯，对肺结核病人（尤其是开放者）应做好消毒隔离工作。具体方法为：①隔离，对开放性肺结核病人，应独用一套用具（包括餐具、痰杯等），并定期消毒；接触病人时应戴口罩。②消毒，餐具在使用后煮沸 5 分钟再洗涤，剩余饭菜煮沸 5 分钟后弃去；杯具、便器、痰具可用煮沸法或以 10 g/L 消毒灵浸泡 1 小时；被褥、书籍可在强烈日光下暴晒 2 小时，能用水洗涤的可在煮沸消毒后洗涤；痰可吐入硬纸盒内用火焚烧，也可煮沸 5 分钟或用 10 g/L 消毒灵溶液与水等量混合加盖浸泡 1 小时后倒去；病室可用 15W 紫外灯照射 2 小时，每天或隔天 1 次，或以 1～2 g/L 过氧乙酸 1～2 ml 加入空气清洁剂溶液内空气喷雾消毒，每天 2 次。病人出院后病室及室内用具均需彻底消毒。

（3）增加机体免疫力：注意营养，加强锻

炼，增强体质。对未受过结核菌感染，如新生儿和结核菌素试验阴性的儿童及时接种卡介苗。

2-483 肺结核的记录方式：按结核病分类、病变部位和范围、痰菌情况、化疗史、并发症、并存病、手术等程序书写。血行播散型肺结核可注明"急性"或"慢性"；继发型肺结核可注明"浸润型""纤维空洞型"等。并发症如自发性气胸、肺不张，硅沉着病、糖尿病等。手术如肺切除术后、胸廓成形术后等。可在化疗史后按并发症、手术等顺序书写。如：原发型肺结核右中涂阴性，初治；继发型肺结核双上涂阳性，复治。

2-484 外源(过敏)性哮喘常在接触过敏原后发病，多有明显的季节性(春秋季为多)，常在儿童或少年期起病；发病前多有先兆症状，其发作常突然出现、突然停止；两肺可听到广泛哮鸣音，且经常复发；实验室检查血中嗜酸性粒细胞增多，血及痰液 IgE 测定增高。

内源(感染)性哮喘则继发于呼吸道感染之后，无明显季节性，多在成年期起病；常先有咳嗽、咳痰史，随咳嗽的加剧而逐渐出现哮喘症状，发作往往较重；肺部可听到哮鸣音及湿啰音，一时不易消失；实验室检查血白细胞总数增加，中性粒细胞增多。

2-485 治疗哮喘常用的支气管舒张剂：

(1) $β_2$ 受体兴奋剂：主要通过 $β_2$ 受体增加 cAMP 的合成，提高细胞内 cAMP 的浓度，舒张支气管平滑肌，稳定细胞膜。常用的短效 $β_2$ 受体兴奋剂有沙丁胺醇(舒喘灵)、特布他林(博利康尼)、非诺特罗(备劳特)、缓释沙丁胺醇。常用的长效 $β_2$ 受体兴奋剂有丙卡特罗(美喘清)、沙美特罗和班布特罗缓释片等。

(2) 茶碱类药物：主要能稳定和抑制肥大细胞膜、嗜酸性粒细胞、中性粒细胞和巨噬细胞，拮抗腺苷引起的支气管痉挛。常用的有氨茶碱、茶碱缓释片(舒弗美)、氨茶碱控释片。

(3) 抗胆碱能药物：主要是抑制分布于气道平滑肌的迷走神经释放乙酰胆碱，使平滑肌松弛。常用的有异丙托溴铵吸入剂(爱喘乐)、阿托品、东莨菪碱、山莨菪碱(654-2)等。

(4) 糖皮质激素(简称激素)：激素吸入治疗是目前推荐长期抗感染治疗哮喘的最常用的方法。激素是对气道过敏反应炎症最有效的抗炎药，与 $β_2$ 受体兴奋剂联合应用能有效控制哮喘的发作。吸入激素制剂有丙酸培氯米松(必可酮)、布地奈德、丙酸氟替卡松等。鉴于吸入激素与吸入长效 $β_2$ 受体激动剂分别作用于支气管哮喘发病的不同环节，两药有协同和互补作用，同时吸入，可减少激素的用量和不良反应，被推荐为中、重度持续哮喘的首选联合治疗方案。严重哮喘可同时口服或静脉用激素。

(5) 其他：白三稀调节剂适用于阿司匹林和运动诱发哮喘的治疗；色甘酸钠是非激素类抗炎剂，作用不强，但不良反应很小，对 $β_2$ 受体激动剂、茶碱类难以控制的哮喘有效，尤其对预防运动或变应原诱发的哮喘最为有效；抗组胺药具有抗过敏反应作用，适用于有过敏的哮喘病人；酮替酚对过敏性哮喘有预防作用；阿司咪唑(息斯敏)则通过拮抗 H_1 受体扩张支气管。

2-486 静脉注射氨茶碱时需注意：①用 500 g/L 葡萄糖溶液 20～40 ml 稀释；②注射速度宜缓慢，不得少于 5 分钟，以 15 分钟为宜；③不可与维生素 C、洛贝林(山梗菜碱)、间羟胺(阿拉明)、去甲肾上腺素、青霉素等药物配伍；④注意观察有无恶心、呕吐、心律失常、血压下降等反应；⑤有冠心病、心律失常、低血压、甲状腺功能亢进者慎用。

2-487 长期家庭氧疗的具体指征：① PaO_2 < 55 mmHg 或 SaO_2 < 88%，或无高碳酸血症；② PaO_2 55～70 mmHg 或 SaO_2 < 89%，并有肺动脉高压、心力衰竭、水肿或红细胞增多症。一般鼻导管吸氧，氧流量为 1～2 L/min，吸氧持续时间 > 15 h/d。目的是使病人在海平面水平，静息状态下，达到 PaO_2 > 60 mmHg 和(或) SaO_2 升至 90%。

2-488 功能性呼吸困难的分级量表：

0 级：只有在剧烈运动的时候才会感到呼吸困难。

1 级：当快走或走缓坡时有呼吸困难。

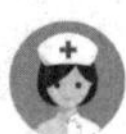

2 级：按自己的步伐走在平路上感气短，或必须停下来休息，所以走路比同龄人慢。

3 级：在平地上步行 100 米或数分钟后就要停下来休息。

4 级：明显的呼吸困难，不能离开房间或穿脱衣服时即可引起呼吸困难。

2-489 慢性肺心病病人大多在积极控制感染，改善呼吸功能后心力衰竭症状就能得以控制，一般不需加用利尿剂，但对治疗无效的病人可选用利尿剂，常用氢氯噻嗪加氨苯蝶啶或螺内酯；水肿较重者可用呋塞米（速尿）口服或肌内注射，同时口服氯化钾。强心药的应用指征：感染已被控制，呼吸功能已改善，利尿剂不能取得良好的疗效而反复水肿的心力衰竭病人；以右心衰竭为主要表现而无明显急性感染；出现急性左心衰竭时可用，但应选用作用快、排泄快的强心剂，如毒毛花苷 K、毛花苷 C（西地兰）等，且剂量宜小，一般为常规剂量的 1/2～2/3 量。

2-490 概述肺癌 TNM 与临床分期的关系：①Ⅰa 期：$T_{1a,b}$，N_0，M_0。②Ⅰb 期：T_{2a}，N_0，M_0。③Ⅱa 期：$T_{1a,b}$，N_1，M_0；T_{2a}，N_1，M_0；T_{2b}，N_1，M_0。④Ⅱb 期：T_{2b}，N_1，M_0；T_3，N_0，M_0。⑤Ⅲa 期：$T_{1\sim3}$，N_2，M_0；T_3，N_1，M_0；T_4，$N_{0,1}$，M_0。⑥Ⅲb 期：T_4，N_2，M_0；$T_{1\sim4}$，N_3，M_0。⑦Ⅳ期：T_{any}，N_{any}，$M_{1a、1b}$。

2-491 WHO 推荐癌症病人止痛药的三阶梯疗法：

第 1 阶梯：轻度疼痛，给予非阿片类（非类固醇抗炎药）加减辅助止痛药。

第 2 阶梯：中度疼痛，给予弱阿片类加减非类固醇抗炎药和辅助止痛药。

第 3 阶梯：重度疼痛，给予强阿片类加减非类固醇抗炎药和辅助止痛药。

2-492 SAHS 的夜间表现：打鼾、呼吸暂停、憋醒、多动不安、多汗、夜尿、睡眠行为异常。气道正压通气（PAP）的适应证：①睡眠呼吸暂停低通气指数（AHI）≥15 次/小时的病人；②＜15 次/小时，但白天嗜睡等症状明显的病人；③手术治疗失败或复发者；④不能耐受其他方法治疗者。气道正压通气的方法包括经鼻持续气道正压通气、双水平气道内正压通气和自动调压智能呼吸机治疗。

2-493 慢性呼吸衰竭病人护理体格检查会出现的阳性体征：发绀，外周浅表静脉充盈，皮肤湿暖、红润、多汗，球结膜充血、水肿。部分病人可见视神经盘水肿、瞳孔缩小、腱反射减弱或消失、锥体束征（＋）等。

2-494 ARDS 的临床经过和分期：

第 1 期：原发病急性损伤期。即 ARDS 的高危因素作用于机体，引起机体直接的急性损伤过程。本期可无 ARDS 特异的表现，仅少数人可有过度通气所致的低碳酸血症和呼吸性碱中毒，PaO_2 仍可正常，胸部听诊和 X 线检查可无异常。

第 2 期：潜伏期，即外观稳定期。在原发病引起的急性损伤后 6～48 小时内，病人似乎已经恢复，心肺功能亦似稳定，但过度通气仍然持续，胸片可见因间质性肺水肿而形成的细网状浸润影，常可发现 PaO_2、肺血管阻力及血 pH 值等有异常。

第 3 期：急性呼吸衰竭期。病人突然呼吸增快、困难，出现顽固性低氧血症，胸片见双肺弥漫浸润而呈面纱征（hazy appearance），双肺可闻及湿啰音，此期大都需要机械通气支持。

第 4 期：终末期，又称严重生理功能异常期。在第 3 期基础上进一步发生高碳酸血症，提示病情危重，但并非发生不可逆的肺功能损害。由于肺功能改变恢复较慢，呼吸支持常需持续数周至数月之久，部分病人低氧血症和高碳酸血症对通气治疗毫无反应，出现致命的代谢障碍，可致死亡。

2-495 ARDS 的呼吸道通畅护理：①指导并协助病人进行有效咳嗽、咳痰。②每 1～2 小时翻身一次，并予以拍背，促进痰液排出。③湿化痰液：适用于痰液黏稠而不易咳出者。鼓励病人多饮水，每日饮水 1 500 ml 以上，同时注意湿润空气，使痰液湿化，便于排出。另外，配合药物治疗（超声雾化吸入糜蛋白酶加 0.9%氯化钠溶液，必要时酌情加入抗生素；气管内滴入糜蛋白酶、0.9%氯化钠溶液、抗生素混合溶液；遵医嘱按时、按量使用化痰药及抗生素）。④机械吸痰：适用于痰量较多、排痰困难、咳嗽反射弱的病人，尤其是昏迷或已行气管切开、气管插管的病人。⑤环境舒适：营造良好的休息环境，注意保暖，避免受凉，维持适宜的室温（18～22℃）和相对湿度（50%～60%），既要避免寒冷刺激咳嗽，又要避免高温、干燥使痰液干结。

2－496 使用呼吸机的指征：①临床指征，极度呼吸困难，浅、慢、不规则呼吸困难伴意识障碍或呼吸频率 35 次/分以上；②血气分析结果，一般急性呼吸衰竭时，$PaCO_2$＞55 mmHg；慢性呼吸衰竭 $PaCO_2$＞70 mmHg，pH 值＜7.20；在吸入氧浓度（FiO_2）＞50%，30 分钟后 PaO_2 仍＜50 mmHg。机械通气可出现的并发症：通气不足或通气过度；循环系统并发症（心输出量减少、低血压、心律失常）；气道并发症（导管堵塞或脱出、气管黏膜溃疡、气管切口周围皮下气肿）；气压伤；院内感染；肺不张和氧中毒。

2－497 胸腔穿刺术的目的：抽取胸腔积液送检，以明确胸腔积液性质，有助于诊断；排除胸腔积液和积气，以缓解压迫症状，避免胸膜粘连肥厚；胸腔内注射药物，辅助治疗。胸腔穿刺术部位：液胸者取肩胛骨下第 7～9 肋间隙或腋中线第 6～7 肋间隙；气胸者取锁骨中线第 2 肋间隙进针。每次抽液量应＜1000 ml，以防纵隔复位太快，引起循环障碍。抽液中遇到病人有头晕、面色苍白、出冷汗、心悸、胸部剧痛、刺激性咳嗽等情况，应立即停止抽液。

综合应用题

2－498（1）诊断：肺炎链球菌肺炎（右上肺）。

（2）护理诊断。①体温过高：与细菌感染因素有关；②气体交换受损：与肺部炎症改变，使呼吸面积减少，肺泡、支气管腔内分泌物过多，引起呼吸困难，发绀因素等有关；③疼痛：胸痛，与右上肺炎症累及胸膜因素有关。

（3）护理措施。①按急性病期护理。②对症护理：高热时做物理降温，并鼓励多饮水，做好口腔护理；气急、发绀可给予鼻导管吸氧；咳嗽、咳痰应按医嘱服用祛痰剂，给予蒸气吸入或超声雾化吸入；胸痛剧烈者可取患侧卧位，或用胶布固定胸壁，必要时服用止痛剂；烦躁不安、谵妄、失眠时适当使用镇静剂，如水合氯醛口服或保留灌肠；如出现腹胀，则可用局部热敷和肛管排气。③病情观察：注意痰液情况、生命体征及面色、神志、尿量等变化，有无并发症等，及时与医生联系做必要处理。④进行疾病预防和疾病知识健康指导，出院后定期随访，以防今后再次发病。

2－499（1）确切的诊断：中毒性肺炎。

（2）护理诊断。①组织灌注量改变：与周围循环衰竭因素有关；②体温过低：与缺氧引起全身新陈代谢紊乱因素有关；③气体交换受损：与肺部炎症、呼吸面积减少因素有关；④疼痛：胸痛，与肺部炎症累及胸膜因素有关；⑤急性意识障碍：与中毒性休克因素有关；⑥生活自我照顾能力缺失：与出现神志模糊、躁动不安、血压下降等休克因素有关；⑦潜在并发症：胸腔积液、肺不张、呼吸衰竭。

2－500（1）最有可能的医疗诊断：支气管扩张。依据：①病史，病人 2 岁时曾患麻疹合并支气管肺炎，经治疗基本好转，常在晨起和夜间卧床时出现咳嗽，最近 1 年症状加重，反复间断咳嗽、咳痰、咯血，5 天前因上呼吸道感染，咳嗽、咳痰加重，伴小量咯血。②体格检查，体温 37.6℃，脉搏 103 次/分，呼吸 22 次/分；急性病面容，面部发绀，听诊右下肺闻及固定、持久湿啰音，杵状指（趾）。

（2）还需要做胸部 X 线检查、胸部 CT 检查或纤维支气管镜检查，方能确诊。

（3）今天早晨出现了咯血窒息。配合医生抢救：立即取头低足高 45°俯卧位，头偏向一侧，轻拍背部，嘱病人尽量将气管内存留的积血咳出；必要时用粗管道吸出血块；也可以直接刺激咽喉，咳出血块；用手指裹上纱布清除口、咽、喉、鼻部血块；或行气管插管，或在气管镜直视

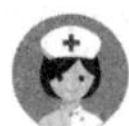

下吸取血块；告诉病人不能屏气，以免诱发喉头痉挛，血液引流不畅形成血块，加重窒息；做好气管切开的准备与配合工作。

(4) 健康指导。①防治感染：广泛开展麻疹、百日咳等呼吸道传染性疾病的预防接种工作，积极防治支气管肺炎、肺结核等感染性疾病以减少支气管扩张的发生；积极治疗引起上呼吸道感染的慢性病灶，如扁桃体炎、鼻窦炎、龋病等，以减少呼吸道反复感染的机会；注意口腔清洁卫生，既可防止呼吸道感染，又能去除口腔异味，常用复方硼酸溶液漱口，一日数次。②疾病知识的指导：帮助病人正确认识和对待疾病，了解疾病发生、发展与治疗、护理过程；与病人及家属共同制订长期防治的计划。③保健知识的宣传：教会病人自我病情监测，指导病人经常采取有利于引流的体位；指导病人掌握有效咳嗽、排痰、化痰的方法；教会病人及家属观察痰量、色、性质，识别病情变化的征象(如生命体征变化、意识改变、呼吸困难、发绀等)，发现异常及时就诊。④生活指导：避免受凉，气候变化及时添加衣服，防止感冒；鼓励病人戒烟，避免烟雾、灰尘及刺激性气体的吸入；补充足够的营养和水分；保持平和心态，避免情绪激动、剧烈运动或过度体力劳动；建立规律的生活方式，注意劳逸结合；指导病人进行适当的体育锻炼，以增强体质，促进呼吸功能的改善。

2-501 (1) 首先应考虑：左上肺浸润型肺结核。可做胸部X线检查和痰菌检查，以进一步确诊。

(2) 目前的护理诊断。①体温升高：与肺部结核菌感染因素有关；②气体交换受损：与肺部炎症、呼吸面积减少因素有关；③疼痛：胸痛，与肺部炎症因素有关；④营养失调：低于机体需要量，与机体消耗增加因素有关；⑤体液不足：与盗汗、咯血因素有关；⑥疲乏：与体内消耗过多因素有关；⑦焦虑：与缺乏疾病相关知识有关。

2-502 (1) 医疗诊断：支气管哮喘。治疗要点：①脱离变应原；②药物控制哮喘；③急性发作期的治疗；④哮喘的长期治疗方案；⑤免疫疗法；⑥哮喘管理。

解析：哮喘的有效管理目标与方法。

目标：①达到并维持症状的控制；②维持正常活动，包括运动能力；③维持肺功能水平，尽量接近正常；④预防哮喘急性加重；⑤避免应用哮喘药物治疗导致的不良反应；⑥预防因哮喘而导致的死亡。

方法：①建立医患合作关系是实现哮喘有效管理的首要措施，其目的是指导病人自我管理，对治疗目标达成共识，制订个体化的书面计划，包括自我监测，对治疗方案和哮喘控制水平进行周期性评估，在症状和(或)呼气流量峰值提示哮喘控制水平变化的情况下，针对控制水平及时调整治疗，以达到并维持哮喘的控制。②哮喘教育：对病人进行哮喘教育是控制哮喘最基本的环节，必须成为医患之间所有互助关系中的组成部分。对医院、社区、专科医生、全科医生及其他医务人员进行继续教育，通过培训哮喘管理知识，提高与病人沟通技巧，做好病人及家属教育。病人教育的目标是增加理解和满意度、增加依从性和自我管理能力，增强技能和自信心，增进健康，以减少卫生保健资源的使用。③哮喘控制：在哮喘长期管理治疗过程中，必须采用评估哮喘控制方法、连续监测提供可重复的客观指标，从而调整治疗，确定维持哮喘控制所需的最低治疗级别，以便维持哮喘控制，降低医疗成本。

(2) 在护理评估的基础上列出主要的护理诊断(3个)和预期目标，制订相应的护理措施，1周后进行护理评价。

1) 护理评估。主观资料收集：如病人，女性，18岁。昨晚先感鼻咽痒、打喷嚏和流清涕，随即胸闷、咳嗽、咳黏痰后发生呼吸困难，气急不能平卧，自服氨茶碱未见好转。今晨气急转剧，出现张口呼吸、严重喘鸣、口唇发绀，十分痛苦。客观资料收集：①体格检查，体温37.6℃，脉搏124次/分，呼吸32次/分，端坐位，急性病容，口唇发绀，颈静脉怒张；胸廓较膨隆，双侧语颤减弱，叩诊呈过清音，两肺满布哮鸣音，还有少量湿啰音。②实验室检查及其他检查，白细胞分类计数中嗜酸性粒细胞比例0.08。X线透视见两肺透亮度增加。

2）护理诊断、护理措施和护理评价

A. 气体交换受损：与支气管痉挛、气道炎症、气道阻力增加有关。

预期目标：病人1周内呼吸困难缓解。

护理措施：①一般护理，休息（安静、冷暖适宜，舒适体位），吸氧，避免诱因，注意饮食；②病情观察；③按医嘱用药：平喘药等；④心理护理。

护理评价：病人1周后呼吸平稳。

B. 清理呼吸道功能低下：与支气管黏膜水肿、分泌物增多、痰液黏稠、无效咳嗽等因素有关。

预期目标：病人1周内能进行有效咳嗽和咳痰。

护理措施：①观察病情，补充水分；②排痰措施：雾化吸入，指导病人有效咳嗽，协助翻身、拍背，必要时吸痰；③心理护理。

护理评价：病人1周后正确应用有效咳嗽和排痰方法，咳嗽咳痰次数和程度减轻。

C. 体温升高：与痰液黏稠、感染等因素有关。

预期目标：病人1周内体温降至正常。

护理措施：①注意休息，补充水分；②按医嘱应用抗生素；③口腔护理等。

护理评价：病人1周后体温降至正常。

2-503（1）完整的医疗诊断：①慢性支气管炎；②阻塞性肺气肿；③肺心病；④肺部感染；⑤肺性脑病。

（2）护理诊断。①急性意识障碍：与肺性脑病引起病人出现神志模糊、躁动不安等因素有关；②体温过高：与肺部感染因素有关；③气体交换受损：与肺气肿、排痰不畅因素有关；④低效性呼吸型态：与呼吸道阻塞、气体交换受损、呼吸中枢抑制等因素有关；⑤清理呼吸道无效：与呼吸道感染和阻塞因素有关；⑥自我照顾能力缺失：与缺氧和二氧化碳潴留对中枢神经系统的影响因素有关。

（3）对该病人应给予低流量（1～2 L/min）、低浓度（25%～29%）、持续吸氧。因为这样既可纠正缺氧，又可对颈动脉窦、主动脉体化学感受器保持刺激作用。慢性呼吸衰竭时，呼吸中枢对二氧化碳的刺激已不敏感，主要依靠缺氧刺激颈动脉窦和主动脉体的化学感受器，通过反射维持呼吸。若给予高浓度氧疗，由于缺氧骤然解除，使呼吸反而变浅甚至暂停，肺泡通气量减少，会更加重二氧化碳潴留。

2-504（1）该病人应考虑发生了左侧特发性气胸。应做胸部X线检查或胸腔试验性穿刺以进一步确诊。

（2）救治原则：首先要排气减压。可根据病情变化选用紧急简易排气法或胸膜腔闭式引流排气法，以解除气急，使肺及早复张；其次是预防并发症和治疗原发病，以及进行必要的对症处理等。

抢救配合：①按危重病期护理，取半卧位卧床休息，剧咳时给予镇咳药，安慰病人消除其紧张情绪等；②立即做好抢救准备工作，备好胸腔排气用物，做好普鲁卡因皮试，按不同病情配合医生做相应的穿刺排气或引流，并做好有关术后护理工作；③加强病情观察，注意病情变化、治疗效果、有无复发或并发症等，随时与医生联系采取相应的紧急处理，并密切观察体温、脉搏、呼吸、血压、面色等状况；④指导病人保持大便通畅，避免用力排便而再次诱发气胸，若突然出现胸痛或呼吸困难应立即就医，检查气胸是否复发。

（3）护理诊断。①疼痛：胸痛，与胸膜摩擦等因素有关；②气体交换受损：与胸腔内有气体因素有关；③低效性呼吸型态：与肺扩张能力下降、胸痛、缺氧因素有关；④生活自理能力下降：与呼吸急迫、不能平卧等因素有关；⑤恐惧：与突然发病等因素有关；⑥潜在并发症：休克、脓气胸等。

（王　骏）

第三章

循环系统疾病病人的护理

选择题(3-1～3-395)

A1 型单项选择题(3-1～3-137)

3-1 慢性左心衰竭最早出现的症状是
A. 吸气性呼吸困难
B. 呼气性呼吸困难
C. 劳力性呼吸困难
D. 夜间阵发性呼吸困难
E. 端坐呼吸

3-2 有关端坐呼吸的描述正确的是
A. 在夜间睡眠中可突然憋醒
B. 活动时发生呼吸困难,休息后缓解
C. 不能平卧,被迫取坐位或半卧位
D. 呼吸困难时用硝酸甘油可缓解
E. 在睡眠中憋醒,被迫站立位

3-3 心源性呼吸困难最突出的护理诊断是
A. 气体交换受损
B. 皮肤、黏膜完整性受损
C. 清理呼吸道无效
D. 知识缺乏
E. 体温过高

3-4* 下列属于心源性水肿特点的是
A. 腰骶部明显 B. 呈非凹陷性
C. 呈非下垂性 D. 有明显腹水
E. 从眼睑开始

3-5* 心脏容量负荷过重见于
A. 高血压
B. 主动脉瓣狭窄
C. 二尖瓣狭窄
D. 肺动脉高压
E. 二尖瓣关闭不全

3-6 下列心力衰竭的诱发因素中,最常见的是
A. 呼吸道感染
B. 心房颤动
C. 情绪激动
D. 钠盐摄入过多
E. 妊娠

3-7* 左心室后负荷增加的主要因素是
A. 室间隔缺损
B. 主动脉瓣关闭不全
C. 主动脉瓣狭窄
D. 肺心病
E. 二尖瓣关闭不全

3-8 引起慢性心力衰竭的原发性心肌损害中,最常见的疾病是
A. 冠心病
B. 糖尿病性心肌病
C. 肥厚型心肌病
D. 扩张型心肌病
E. 病毒性心肌炎

3-9* 急性肺水肿的特征性表现是
A. 端坐呼吸
B. 咳铁锈色痰
C. 严重气急
D. 两肺满布湿啰音
E. 口唇发绀,伴大汗

3-10 右心衰竭与肝硬化的鉴别点为前者可出现
A. 肝颈静脉反流征阳性

B. 食欲缺乏
C. 肝大
D. 腹水形成
E. 腰骶部水肿

3-11 下列不能反映心功能状态的检查是
A. X线检查
B. 超声心动图检查
C. 胸部CT检查
D. 放射性核素检查
E. 有创性血流动力学检查

3-12* 心源性哮喘区别于支气管哮喘的最可靠依据是
A. 端坐呼吸　B. 闻及哮鸣音
C. 咳泡沫样痰　D. 交替脉
E. 夜间症状严重

3-13 左心衰竭一般不出现的体征是
A. 心浊音界扩大
B. 两肺底细湿啰音
C. 颈静脉怒张
D. 交替脉
E. 舒张期奔马律

3-14 左心衰竭的病理生理基础是
A. 高血压
B. 肺循环淤血
C. 体循环淤血
D. 循环血量减少
E. 心室重构

3-15 右心衰竭的病理生理基础是
A. 肺循环淤血　B. 体循环淤血
C. 心肌损害　D. 心室重构
E. 血流动力学改变

3-16 从左心衰竭演变为右心衰竭时可减轻的表现是
A. 咯血
B. 踝部水肿
C. 呼吸困难
D. 肝颈静脉反流征阳性
E. 肝大

3-17 下列关于硝普钠的主要药理作用，叙述正确的是
A. 扩张动、静脉，减轻心脏负荷
B. 减慢心率
C. 增加心输出量
D. 增强心肌收缩力
E. 利尿

3-18 强心苷类药物应避免与钙剂同时应用，如有必要则至少应间隔
A. 2小时　B. 4小时
C. 5小时　D. 6小时
E. 8小时

3-19 应用地高辛，下列哪项是错误的
A. 用药前应监测心率，成人心率＜60次/分应停药
B. 准确计算地高辛的剂量
C. 观察有无恶心、呕吐及心律不齐等药物不良反应
D. 可同时服用氯化钙
E. 可同时服用氯化钾

3-20 下列洋地黄中毒后的处理措施中，不正确的是
A. 停用排钾利尿剂
B. 停用洋地黄类药物
C. 补充钾盐
D. 纠正心律失常
E. 对快速型心律失常可用阿托品治疗

3-21 洋地黄治疗心力衰竭有效的指标不包括
A. 心率＜60次/分　B. 水肿消退
C. 尿量增加　D. 发绀减轻
E. 呼吸困难缓解

3-22 洋地黄中毒所致的心律失常最常见的是
A. 心动过速
B. 心动过缓
C. 心房颤动
D. 房性期前收缩
E. 室性期前收缩

3-23* 长期卧床的心力衰竭病人最易发生

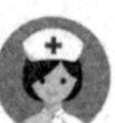

A. 肺栓塞　　B. 脑栓塞
C. 脾栓塞　　D. 肾栓塞
E. 下肢栓塞

3-24* 对心力衰竭病人进行饮食指导，正确的是
A. 高热量饮食
B. 以清淡易消化的饮食为主
C. 服用螺内酯利尿时应鼓励病人多吃含钾食物
D. 在应用排钠利尿剂时，应严格限制钠盐的摄入
E. 重度心力衰竭病人每天的钠盐摄入量应<6 g

3-25 对心源性水肿病人护理过程中，下列措施哪项不妥
A. 嘱病人应保持身心休息
B. 限制钠盐的摄入
C. 保持皮肤清洁、干燥
D. 老年病人应注意控制输液速度
E. 使用排钾利尿剂后应特别观察血清钠的变化

3-26 下列不属于心脏传导系统的是
A. 窦房结　　B. 结间束
C. 房室结　　D. 冠状窦
E. 浦肯野纤维

3-27 临床上最常见的心律失常是
A. 室性心动过速
B. 室上性心动过速
C. 室性期前收缩
D. 心室颤动
E. 心房颤动

3-28 心电监护时发现以下哪项心律失常需马上投入抢救
A. 心房颤动
B. 室性心动过速
C. 心室颤动
D. 频发室性期前收缩
E. 房室传导阻滞

3-29 下列哪项心律失常可采用兴奋迷走神经的方法治疗
A. 窦性心动过速
B. 阵发性室上性心动过速
C. 阵发性室性心动过速
D. 房室传导阻滞
E. 心房纤维性颤动

3-30 以刺激迷走神经的方法治疗阵发性室上性心动过速时，下列哪项操作不正确
A. 刺激咽喉部诱发恶心、呕吐
B. 嘱病人深吸气后屏气，再用力呼气
C. 先按摩一侧颈动脉窦 5～10 秒，再按摩另一侧
D. 同时两侧眶下压迫眼球 10 秒/次
E. 心率减慢，立即停止刺激

3-31* 一般多见于无器质性心脏病年轻人的心律失常是下列哪项
A. 心室扑动
B. 心房扑动
C. 房室传导阻滞
D. 阵发性室上性心动过速
E. 室性期前收缩

3-32 在心电图上，Ⅰ度房室传导阻滞与其他较严重房室传导阻滞最根本的区别是
A. P-R 间期延长
B. 心室律不规则
C. 心率>40 次/分
D. QRS 波无脱落
E. S-T 段和 T 波变化

3-33 阵发性室性心动过速最常见于
A. 二尖瓣狭窄
B. 风湿性心脏病(简称风心病)
C. 扩张型心肌病
D. AMI
E. 心力衰竭

3-34 下列不会诱发期前收缩的因素是
A. 过度劳累　　B. 大量饮酒
C. 低脂饮食　　D. 饮浓茶
E. 情绪激动

3-35 频发性室性期前收缩的定义是

A. 室性期前收缩>40 次/分
B. 室性期前收缩>30 次/分
C. 室性期前收缩>20 次/分
D. 室性期前收缩>10 次/分
E. 室性期前收缩>5 次/分

3-36 窦性心动过速不会发生于下列哪种情况
A. 发热
B. 甲亢
C. 运动
D. 贫血
E. 甲状腺功能减退症(简称甲减)

3-37 预防室性心律失常的最佳方法是
A. 适宜的运动
B. 保持乐观的情绪
C. 良好的饮食习惯
D. 定期体格检查
E. 控制器质性心脏病病情

3-38 持久性心房颤动最常见的并发症是
A. 房室传导阻滞
B. 室性期前收缩
C. 心肌炎
D. 感染性心内膜炎
E. 动脉栓塞

3-39 多源性室性期前收缩的定义是
A. 多个室性期前收缩起源于多个异位起搏点
B. 多个室性期前收缩均起源于房室结
C. 多个室性期前收缩均起源于左右束支
D. 多个室性期前收缩均起源于结间束
E. 多个室性期前收缩均起源于窦房结

3-40 心室颤动的脉搏特征是
A. 快而规则　B. 测不到
C. 快而不规则　D. 慢而不规则
E. 慢而规则

3-41 房性期前收缩可应用的药物不包括
A. 利多卡因　B. 普罗帕酮
C. 胺碘酮　D. 美托洛尔
E. 维拉帕米

3-42 下列哪项不是心房颤动的特点
A. 第一心音强弱不等
B. 心室律绝对不规则
C. 短绌脉
D. 水冲脉
E. 持久心房颤动,心房内易形成血栓

3-43 关于期前收缩原因的描述,正确的是
A. 不发生于健康人
B. 少量吸烟和饮酒不能引发
C. 见于器质性心脏病
D. 不受任何情绪影响
E. 与麻醉、手术无关

3-44 反复发作完全性房室传导阻滞者的处理措施是
A. 刺激咽部引起呕吐
B. 按压颈动脉窦
C. 安装人工心脏起搏器
D. 非同步直流电复律
E. 同步直流电复律

3-45 对心房颤动病人的主要观察内容是
A. P 波的频率
B. 病人的主诉
C. 血压的变化
D. 心室率的改变
E. 脉搏的改变

3-46 可能引起窦性心动过缓的是
A. 缺氧　B. 发热
C. 失血性贫血　D. 高钾血症
E. 甲亢

3-47 二尖瓣狭窄心电图表现正确的是
A. P 波消失,代之以大小、形态不一的 f 波
B. P 波消失,代之以锯齿状 F 波
C. P 波变窄,P 波宽度<0.12 秒
D. 二尖瓣型 P 波,P 波宽度>0.12 秒
E. P 波提早出现,形态与窦性不同

3-48* 频发期前收缩的心律失常病人,避免饮用浓茶主要是为了防止

A. 影响铁的摄入
B. 过多液体的摄入
C. 过多咖啡因的摄入
D. 过多 K^+ 的摄入
E. 过多 Ca^{2+} 的摄入

3-49 可通过解除紧张情绪能缓解的心律失常是下列哪种
A. 窦性静止
B. 房性期前收缩
C. 心室颤动
D. 室性期前收缩
E. Ⅲ度房室传导阻滞

3-50 对心律失常病人进行健康教育时，下列哪项不妥
A. 休息时避免右侧卧位
B. 定期门诊复查
C. 遵医嘱服药
D. 禁烟酒
E. 教会病人和家属测量脉搏

3-51* 治疗二尖瓣狭窄药物中，苄星青霉素的作用是防止
A. 风湿热　B. 心力衰竭
C. 动脉栓塞　D. 心律失常
E. 冠心病

3-52* 主动脉瓣关闭不全出现周围血管征的主要原因是
A. 高血压　B. 脉压增宽
C. 低血压　D. 脉压缩小
E. 正常血压

3-53 风湿性心瓣膜病最常见的并发症是
A. 心律失常
B. 充血性心力衰竭
C. 血栓栓塞
D. 亚急性感染性心内膜炎
E. 肺部感染

3-54 二尖瓣开瓣音见于下列哪种瓣膜病变
A. 二尖瓣狭窄
B. 高血压
C. 主动脉瓣狭窄
D. 二尖瓣关闭不全
E. 肺心病

3-55 胸部 X 线检查心影呈靴形提示
A. 二尖瓣狭窄
B. 心包积液
C. 主动脉瓣狭窄
D. 二尖瓣关闭不全
E. 主动脉瓣关闭不全

3-56 风心病中易发生心绞痛、晕厥的瓣膜病变是
A. 二尖瓣狭窄
B. 二尖瓣关闭不全
C. 主动脉瓣狭窄
D. 肺动脉瓣狭窄
E. 主动脉瓣关闭不全

3-57 对二尖瓣狭窄病人最有诊断价值的体征是
A. 二尖瓣面容
B. 心尖部第一心音亢进
C. 心尖区舒张期隆隆样杂音
D. 二尖瓣开瓣音
E. 肺动脉瓣区第二心音亢进

3-58 治疗风心病的根本方法是
A. 保护心功能
B. 改善心功能
C. 人工瓣膜置换术
D. 积极预防风湿活动
E. 控制风湿活动

3-59 周围血管征不包括
A. 水冲脉
B. 舒张期双重杂音征
C. 颈静脉怒张
D. 毛细血管搏动征
E. 股动脉枪击音

3-60 冠心病的危险因素不包括
A. 高龄　B. 低血压
C. 高血脂　D. 糖尿病
E. 吸烟

3-61 冠心病的基本病因是

A. 遗传因素
B. 心脏负荷加重
C. 高血压
D. 心肌炎和心肌病
E. 冠状动脉粥样硬化

3-62 心绞痛发作的典型部位是
A. 心前区或心尖部
B. 全胸中上部
C. 胸骨体中上段后
D. 胸骨体下段后
E. 剑突下偏左或偏右

3-63 典型心绞痛的疼痛性质是
A. 针刺样疼痛,偶尔发作
B. 闪电样抽痛,起止突然
C. 压榨样闷痛,伴窒息感
D. 刀割样绞痛,辗转呻吟
E. 烧灼样疼痛,时轻时重

3-64 大多数心绞痛的持续时间为
A. 1～3 分钟　B. 3～5 分钟
C. 5～15 分钟　D. 15～30 分钟
E. 30～40 分钟

3-65 心绞痛病人心电图的表现为
A. P-R 间期延长
B. S-T 段压低,T 波高而尖
C. 病理性 Q 波
D. S-T 段压低,T 波倒置
E. 冠状 T 波

3-66 心绞痛发作时应立即
A. 休息,舌下含服硝酸甘油
B. 氧疗
C. 指导病人采用放松术
D. 心理护理
E. 皮下注射哌替啶(杜冷丁)

3-67 应用血管扩张剂主要观察
A. 血压　B. 心率
C. 神志　D. 呼吸
E. 脉搏

3-68 AMI 病人最早出现、最突出的症状是
A. 疼痛　B. 心源性休克
C. 呕吐　D. 胃肠道反应
E. 心律失常

3-69 AMI 发生休克的主要机制是
A. 心肌缺血引起剧烈疼痛
B. 心肌坏死致心肌吸收过敏
C. 反射性周围小动脉收缩
D. 乳头肌功能失调或断裂
E. 心输出量急剧下降

3-70 缓解 AMI 的疼痛一般不使用
A. 哌替啶　B. 硝酸甘油
C. 阿托品　D. 吗啡
E. 罂粟碱

3-71 关于冠心病病人保持大便通畅的叙述,下列不正确的是
A. 卧床会使肠蠕动减慢
B. 高纤维饮食
C. 便秘时采用大量不保留灌肠以导泻
D. 用力排便可引起心搏骤停
E. 用力排便可诱发心律失常

3-72 要发生心肌梗死,心肌严重而持久的急性缺血时间需达到
A. 60 分钟以上　B. 5 分钟以上
C. 45 分钟以上　D. 20～30 分钟
E. 120 分钟以上

3-73 急性前间壁心肌梗死的特征性心电图见于
A. V1～V4 导联　B. V1～V3 导联
C. V3～V5 导联　D. V6、aVL 导联
E. V1～V6 导联

3-74 AMI 24 小时内应禁用的药物是
A. 呋塞米
B. 利多卡因
C. 硝酸甘油
D. 洋地黄类药物
E. 链激酶

3-75 AMI 病人入院后第 1 周的绝对卧床是为了
A. 避免血压下降
B. 使病人心情舒畅

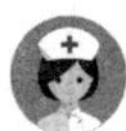

C. 任何病人均应如此
D. 避免增加心脏负荷
E. 避免消耗过多体力

3-76 AMI病人给予吸氧的目的是
A. 改善心肌缺氧
B. 预防心源性休克
C. 降低心律失常风险
D. 防止心力衰竭
E. 促进坏死组织的吸收

3-77* 应用硝酸甘油缓解心绞痛症状时，以下措施正确的是
A. 药物用温开水送服
B. 药物置于口中后立即咽下
C. 舌下含服，药物被唾液溶解使吸收减少
D. 含服药物时宜平卧以防低血压发生
E. 观察是否出现头晕、高血压等表现

3-78 AMI的一般护理措施中，下列哪项是错误的
A. 急性期绝对卧床休息
B. 吸氧≥3天
C. 低盐饮食
D. 高压灌肠解除便秘
E. 翻身不宜过勤

3-79 引起AMI发热的原因是
A. 肺部感染
B. 心肌坏死组织吸收
C. 胃肠道脱水
D. 体温调节中枢紊乱
E. 体温中枢供血减少

3-80 刚入院的AMI病人的吸氧方式是
A. 1～2 L/min，间歇
B. 1～2 L/min，持续
C. 2～4 L/min，持续
D. 2～4 L/min，间断
E. 6～8 L/min，间断

3-81* AMI病人出现多源性室性期前收缩，预示着即将发生
A. 心房颤动
B. 心室颤动
C. 心室扑动
D. 窦性心动过速
E. 房室传导阻滞

3-82 经皮穿刺腔内冠状动脉成形术(PTCA)治疗的病人导管鞘管拔出后穿刺部位沙袋压迫止血时间是
A. 6～8小时　　B. 2～3小时
C. 3～4小时　　D. 4～8小时
E. 8～10小时

3-83 下列哪项化验结果是冠心病的危险因素
A. 血清总胆固醇下降
B. 血清三酰甘油下降
C. 血清高密度脂蛋白胆固醇增高
D. 血清低密度脂蛋白胆固醇增高
E. 血清肌酸磷酸激酶降低

3-84 高血压病病人的运动强度指标为运动时最大心率达到下列哪项
A. 170－身高(cm)
B. 170－年龄
C. 170－体重(kg)
D. 170－血压(mmHg)
E. 170－呼吸(次/分)

3-85 长期服用硝苯地平可出现
A. 干咳　　B. 皮疹
C. 支气管哮喘　　D. 胫前水肿
E. 心悸

3-86 以下对高血压病病人的健康指导错误的是
A. 少量多餐　　B. 戒烟
C. 长期卧床　　D. 限酒
E. 低盐饮食

3-87* 以下对原发性高血压病人的健康指导不正确的是
A. 宜低盐、低脂、低胆固醇、低热量饮食
B. 避免过度劳累

C. 缓解期适当运动
D. 血压高时服药,不高时不用服药
E. 每日定时测量血压

3-88* 高血压、动脉粥样硬化病人的饮食下列哪种不需限制
A. 高胆固醇食物
B. 高动物脂肪食物
C. 高糖食物
D. 高盐食物
E. 高钙食物

3-89* 下列通过利尿作用达到降压效果的药物是
A. 氢氯噻嗪
B. 硝苯地平
C. 普萘洛尔
D. 卡托普利
E. 氯沙坦

3-90 血管紧张素转换酶抑制剂最主要的不良反应是
A. 血管性水肿
B. 头晕
C. 刺激性干咳
D. 面部潮红
E. 肾功能损害

3-91 下列防治直立性低血压的措施中错误的是
A. 避免长时间站立
B. 改变体位动作宜缓慢
C. 服药时间应选在平静休息时
D. 避免用过热的水洗澡
E. 一旦发生应采取床头抬高

3-92 高血压病危险分层是指
A. 10 年内发生肾脏疾病事件概率的大小
B. 5 年内发生心脑血管病事件概率的大小
C. 10 年内发生心脑血管病事件概率的大小
D. 10 年内发生视网膜病变概率的大小
E. 5 年内发生肾脏疾病事件概率的大小

3-93 不属于高血压病病人应限制的食物是
A. 腌制品　　B. 食醋
C. 发酵面食　　D. 啤酒
E. 罐头

3-94 恶性高血压指病人舒张压持续升高达
A. 100 mmHg 以上
B. 140 mmHg 以上
C. 130 mmHg 以上
D. 110 mmHg 以上
E. 120 mmHg 以上

3-95 高血压脑病与高血压危象的临床表现,前者尤为突出的是伴有
A. 血压急骤升高　　B. 剧烈头痛
C. 恶心、呕吐　　D. 脑水肿
E. 视物模糊

3-96 利尿剂降低血压的主要作用机制是
A. 减少血容量
B. 阻断 β 受体
C. 阻断 α 受体
D. 阻滞钙离子通道
E. 扩张小动脉

3-97 原发性高血压治疗的目的是
A. 降低颅内压
B. 推迟动脉硬化
C. 提高疗效
D. 降低病死率
E. 预防和延缓并发症的发生

3-98* 诊断高血压性心脏病(简称高心病)的必备条件是
A. 左心室肥大　　B. 心力衰竭
C. 心律失常　　D. 血压升高
E. 有交替脉

3-99 需现用现配、避光应用的药物是
A. 垂体后叶素　　B. 复方氨基酸
C. 尼可刹米　　D. 脂肪乳
E. 硝普钠

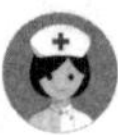

3-100* 原发性高血压发病机制中占主导地位的是
A. 血容量过多
B. 水钠潴留
C. 胰岛素抵抗
D. 交感神经系统活动亢进
E. 血管内皮功能异常

3-101 急进型高血压最常见的致死原因是
A. 脑梗死 B. 心肌梗死
C. 心力衰竭 D. 肾衰竭
E. 脑出血

3-102 下列关于急性病毒性心肌炎病人的护理措施不妥的是
A. 活动期应卧床休息1～3个月
B. 给予优质蛋白质饮食
C. 只要病人症状消失即可指导其适当增加活动量
D. 避免辛辣刺激性食物
E. 注意有无心功能改变

3-103 引起病毒性心肌炎最常见的病毒是
A. 风疹病毒 B. 流感病毒
C. 麻疹病毒 D. 冠状病毒
E. 柯萨奇病毒

3-104 下列哪项是病毒性心肌炎最重要的特异性体征
A. 心脏增大
B. 心律失常
C. 心力衰竭
D. 与体温升高不成比例的心率增快
E. 心尖区收缩期杂音

3-105 病毒性心肌炎最常见的心律失常是
A. 室性期前收缩
B. 房性期前收缩
C. 心房颤动
D. 房室传导阻滞
E. 室上性心动过速

3-106* 病毒性心肌炎和风心病的区别要点在于前者多无下列哪项表现
A. 第一心音减弱
B. 心律失常
C. 病理性心脏杂音
D. 舒张期奔马律
E. 与体温升高不成比例的心动过速

3-107 急性病毒性心肌炎病人关键的治疗措施是
A. 卧床休息3个月
B. 应用营养心肌药物
C. 抗病毒药物治疗
D. 低蛋白饮食
E. 调节免疫药物

3-108 下列病毒性心肌炎的健康指导中错误的是
A. 出院后继续休息
B. 高蛋白饮食
C. 饮浓茶、咖啡及酒
D. 适当锻炼
E. 防止呼吸道感染

3-109 临床上发病率最高的心肌疾病是
A. 限制型心肌病
B. 梗阻性肥厚型心肌病
C. 扩张型心肌病
D. 非梗阻性肥厚型心肌病
E. 心律失常型右室心肌病

3-110 导致扩张型心肌病的重要原因是
A. 持续细菌感染
B. 持续病毒感染
C. 持续真菌感染
D. 持续原虫感染
E. 持续衣原体感染

3-111 扩张型心肌病临床表现特征不包括
A. 心脏扩大
B. 左心室流出道狭窄
C. 心力衰竭
D. 闻及第三或第四心音
E. 心律失常

3-112 扩张型心肌病病人心脏结构最基本的改变是
A. 室间隔肥厚

B. 心室容积减少
C. 单侧或双侧心腔扩大
D. 左心室肥厚
E. 右心室流出道梗阻

3－113 扩张型心肌病的主要体征是
A. 听诊心脏杂音
B. 叩诊心界扩大
C. 咳砖红色胶冻样痰
D. 心率增快
E. 出现心律失常

3－114* 下列哪项是肥厚型心肌病最为密切的发病有关因素
A. 病毒感染
B. 营养缺乏
C. 明显家族史
D. 抗癌药物损害
E. 心肌代谢异常

3－115* 肥厚型心肌病常在何种情况下发生晕厥
A. 安静坐位时 B. 情绪紧张时
C. 起立或运动 D. 吸烟饮酒时
E. 卧床休息时

3－116* 治疗肥厚型心肌病心前区疼痛，应禁忌用
A. 普萘洛尔 B. 维拉帕米
C. 硝酸甘油 D. 硝苯地平
E. 胺碘酮

3－117 肥厚型心肌病的治疗原则是
A. 提高氧分压
B. 加强心肌收缩力
C. 扩张外周血管
D. 改善呼吸困难
E. 缓解流出道梗阻

3－118 心肌病的合理饮食原则不包括
A. 低盐 B. 高热量
C. 高维生素 D. 高蛋白
E. 多膳食纤维

3－119* 护士指导梗阻性肥厚型心肌病病人避免屏气的主要目的是
A. 避免心力衰竭 B. 避免栓塞
C. 防止晕厥 D. 避免出血
E. 避免窒息

3－120 肥厚型心肌病病人猝死的先兆症状是
A. 心悸 B. 呼吸困难
C. 心前区疼痛 D. 心包积液
E. 晕厥

3－121 梗阻性肥厚型心肌病治疗首选的药物是
A. 美托洛尔 B. 利尿药
C. 地高辛 D. 硝酸甘油
E. 卡托普利

3－122 对心肌病病人进行用药指导，下列错误的是
A. 告知药物的名称、剂量
B. 观察药物的不良反应
C. 观察药物的疗效
D. 根据药物疗效调整药物剂量
E. 告知药物的使用方法

3－123 感染性心内膜炎病人最常见的症状是
A. 发热 B. 食欲缺乏
C. 头痛 D. 体重减轻
E. 乏力

3－124 感染性心内膜炎病人的临床表现不包括
A. 心脏杂音 B. 静脉栓塞
C. 脾大 D. 贫血
E. Osler 结节

3－125 感染性心内膜炎最常见的并发症是
A. 心力衰竭
B. 化脓性脑膜炎
C. 肾小球肾炎
D. 脑出血
E. 迁移性脓肿

3－126 诊断感染性心内膜炎最重要的实验室检查方法是
A. 血常规
B. 粪常规
C. 血培养

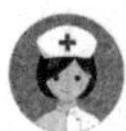

D. 红细胞沉降率
E. 尿常规

3-127 引起急性自体瓣膜心内膜炎最常见的致病菌是
A. 草绿色链球菌
B. 肺炎链球菌
C. 淋球菌
D. 流感嗜血杆菌
E. 金黄色葡萄球菌

3-128 下列感染性心内膜炎病人的护理措施中，不妥的是
A. 用过抗生素者应禁忌采血做血培养
B. 严密观察体温
C. 高热量、高蛋白、高维生素饮食
D. 按医嘱用抗生素
E. 高热病人应卧床休息

3-129 引起亚急性自体瓣膜心内膜炎最常见的致病菌是
A. 草绿色链球菌
B. 肺炎链球菌
C. 淋球菌
D. 流感嗜血杆菌
E. 金黄色葡萄球菌

3-130* 听诊时为清楚地听到急性心包炎病人的心包摩擦音，应让病人采取的体位是
A. 右侧卧位
B. 端坐位
C. 中凹卧位
D. 坐位且身体前倾
E. 坐位且身体后仰

3-131 纤维蛋白性心包炎最主要的症状是
A. 心前区疼痛　　B. 发热
C. 心悸　　D. 呼吸困难
E. 咳嗽、咳痰

3-132 大量心包积液可出现的特征性脉搏为
A. 短绌脉　　B. 奇脉
C. 水冲脉　　D. 交替脉
E. 间歇脉

3-133 我国目前最常见的缩窄性心包炎的病因是
A. 风湿性　　B. 化脓性
C. 结核性　　D. 真菌性
E. 创伤性

3-134 心包积液最突出的症状是
A. 发热　　B. 呼吸困难
C. 干咳　　D. 心前区疼痛
E. 出汗

3-135 纤维蛋白性心包炎的典型体征是
A. 脉压减小
B. 肝大
C. 颈静脉怒张
D. 急性心包压塞
E. 心包摩擦音

3-136* 护士配合医生进行心包穿刺操作时，下列叙述正确的是
A. 术前嘱病人禁食1～3小时
B. 术前准备阿托品
C. 第一次可抽液400 ml以上
D. 抽液中嘱病人深呼吸
E. 术后待心包引流液<30 ml/h可拔管

3-137 护士配合医生进行心包穿刺操作时，下述不正确的是
A. 行肢体导联心电监护
B. 第一次抽液量可达350 ml
C. 遵医嘱用镇静剂
D. 协助病人采取坐位或半卧位
E. 嘱病人勿剧烈咳嗽或深呼吸

A2型单项选择题(3-138～3-304)

3-138* 病人，男性，57岁。因心力衰竭入院，治疗过程中应用硝普钠时，护士除观察血压、心率外，还应该注意
A. 避免与呋塞米同用
B. 避免与地高辛同用
C. 静脉输液时应现用现配

D. 鼓励进食高钾食品
E. 应避免病人便秘

3-139 病人,男性,63岁。心力衰竭控制后责任护士向病人及家属进行健康教育,下列内容哪项不妥
A. 避免心力衰竭的诱发因素
B. 保持大便通畅
C. 适量运动
D. 遵医嘱按时服药
E. 饮食不受限制

3-140 病人,男性,60岁。因高血压合并左心衰入院,该病人最早出现的呼吸困难类型是
A. 吸气性呼吸困难
B. 阵发性夜间呼吸困难
C. 劳力性呼吸困难
D. 心源性哮喘
E. 端坐呼吸

3-141* 病人,男性,50岁。夜间突然喘息发作,在以下表现中哪项最有助于诊断心源性呼吸困难
A. 体温37.9℃
B. 咳出泡沫样痰
C. 闻及哮鸣音
D. 心率和呼吸增快
E. 两肺底闻及湿啰音

3-142 病人,男性,60岁。原有心力衰竭病史5年,平时生活能自理,活动正常,但每当外出骑车及上楼梯时即感气促、胸闷、心悸,停下休息片刻后可逐渐减轻。体格检查:心率90次/分,心界扩大,肝脏肋下1 cm触及,下肢未见水肿。该病人目前心功能处于
A. 心功能Ⅰ级　B. 心功能Ⅱ级
C. 心功能Ⅲ级　D. 心功能Ⅳ级
E. 心力衰竭失代偿期

3-143 病人,女性,56岁。患高心病14年,最近4个月体力活动明显受限,日常活动即可引起呼吸困难、心悸。该病人目前心功能处于
A. 心功能代偿期　B. 心功能Ⅰ级
C. 心功能Ⅱ级　D. 心功能Ⅲ级
E. 心功能Ⅳ级

3-144 病人,女性,49岁。怀疑发生急性肺水肿,表现有如下特征,其中哪项可作为区别于慢性肺心病右心衰竭的依据
A. 心悸、气短　B. 发绀、烦躁
C. 端坐呼吸　D. 闻及哮鸣音
E. 咳粉红色泡沫样痰

3-145* 病人,女性,48岁。因胸闷、咳嗽、咳痰、呼吸困难就诊,既往有二尖瓣狭窄病史。考虑病人出现了心力衰竭,诱发心力衰竭最常见的因素是
A. 严重脱水　B. 呼吸道感染
C. 摄入高盐食物　D. 过度疲劳
E. 各种缓慢型心律失常

3-146 病人,男性,56岁。既往高血压病病史10年,1周前出现全身疲乏症状,近日出现劳力性呼吸困难。经休息后缓解,病人最可能出现的是
A. 左心衰竭　B. 急性肺水肿
C. 高血压危象　D. 右心衰竭
E. 二尖瓣狭窄

3-147 病人,女性,50岁。有风心病二尖瓣狭窄、心力衰竭,进行强心、利尿、扩血管治疗。应用前需测心率的药物是
A. 呋塞米　B. 地高辛
C. 美托洛尔　D. 硫糖铝
E. 阿司匹林

3-148 病人,男性,65岁。患心力衰竭,治疗后好转出院。表明其还没有充分了解出院指导的陈述为
A. “如果我只有坐起来才能睡着,我应当来复诊。”
B. “如果我呼吸不畅,我应当来复诊。”
C. “如果我饮食没变化,但体重增加,我应当来复诊。”

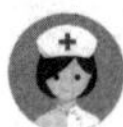

D. “如果我病情没什么变化，药吃完了，应来复诊开药。”
E. “如果我咳嗽、发烧，应先吃家里剩下的抗生素，然后再来复诊。”

3-149 病人，男性，65岁。因急性肺水肿急诊入院，不能减轻其心脏负荷的措施是
A. 限制水、钠的摄入
B. 给予呋塞米治疗
C. 端坐位，两腿下垂
D. 控制输液速度
E. 给予毛花苷C治疗

3-150 病人，男性，60岁。因风湿性心瓣膜病、慢性心力衰竭入院。入院用洋地黄、利尿剂等治疗，今天出现食欲缺乏、嗜睡、视物模糊，应首先考虑
A. 洋地黄中毒　B. 病情加重
C. 水、电解质紊乱　D. 脑栓塞
E. 急性肺水肿

3-151 病人，男性，72岁。突发呼吸困难，端坐呼吸，自诉胸闷、气促、烦躁不安。体格检查：血压190/111 mmHg，呼吸30次/分，脉搏140次/分；肺底部可闻及干、湿啰音；心律齐；双下肢未见水肿。最可能的诊断是
A. 高血压脑病　B. 右心衰竭
C. 左心衰竭　D. 呼吸衰竭
E. 全心衰竭

3-152 病人，女性，63岁。有心脏病病史10年，平时坚持自测脉搏并记录，但最近测得心率85次/分，脉率为76次/分。出现该现象最可能的原因是
A. 颅内压过高
B. 自测脉搏方法有误
C. 洋地黄中毒
D. 心房颤动
E. Ⅲ度房室传导阻滞

3-153* 病人，男性，40岁。因呼吸困难来院就诊，当时难以分清是心源性哮喘、支气管哮喘，还是喘息性慢性支气管炎，治疗时应选择
A. 毛花苷C
B. 氨茶碱
C. 呋塞米
D. 异丙肾上腺素
E. 毒毛花苷K

3-154* 病人，女性，47岁。原有高心病病史5年，因心力衰竭长期接受地高辛、氢氯噻嗪等药物治疗，经常出现乏力、腹胀、心慌等症状，今天上午再次出现上述症状，心率120次/分，心电图见明显U波增高，正确的处理措施是
A. 增加地高辛用量
B. 立即补充呋塞米
C. 静脉滴注碳酸氢钠
D. 补充氯化钾
E. 肌内注射吗啡

3-155* 病人，男性，54岁。有原发性高血压病病史，近来出现左心衰竭而住院，护士夜间巡视发现病人突然惊醒，被迫坐起，烦躁不安，咳嗽、气急，咳粉红色泡沫痰。下列哪项护理措施不妥
A. 端坐位双腿下垂
B. 乙醇湿化吸氧
C. 肌内注射吗啡2 mg
D. 硝酸甘油片0.3 mg舌下含化
E. 静脉注射呋塞米20 mg

3-156* 病人，男性，60岁。因心力衰竭入院治疗，平时在家长期卧床。护士在巡视病房时发现其突然呼叫剧烈胸痛。时有咳嗽，咳出鲜红色血痰。体格检查：体温36.8℃，脉率120次/分，呼吸40次/分；呼吸急促，面色发绀。估计病人发生了
A. 急性肺部感染　B. 心源性休克
C. AMI　D. 肺栓塞
E. 急性左心衰竭

3-157* 病人，女性，40岁。原有风心病病史，近1周来因明显呼吸困难入院。护士

发现病人日常活动如下床、洗脸、就餐、走动后即出现气喘、出汗、心慌、胸闷等不适,但卧床休息时却无此不适。根据该病人心功能情况,目前最恰当的休息与活动的安排是

A. 应绝对卧床,取半卧位
B. 宜卧床休息,限制走动
C. 需增加睡眠,户外活动
D. 可打太极拳,忌剧烈运动
E. 活动可不限,需劳逸结合

3-158 病人,女性,45岁。有风心病心力衰竭病史5年,长期接受低盐饮食及利尿剂、洋地黄等药物治疗,心功能恢复满意。近日出现疲乏无力、淡漠迟钝、少尿等症状,偶有肌痉挛。体格检查:体温36.7℃,脉率105次/分,呼吸20次/分,血压94/61 mmHg;肺部无啰音;下肢无水肿。该病人的情况可能是

A. 酸中毒　B. 洋地黄中毒
C. 低镁血症　D. 低钠血症
E. 高钾血症

3-159 病人,男性,78岁。因慢性充血性心力衰竭、心功能Ⅳ级入院。经治疗、护理,心功能已恢复至Ⅱ级,责任护士嘱病人可逐渐增加活动量,并说明长期卧床的危害。下列哪项不是长期卧床的危害

A. 肌肉萎缩
B. 下肢静脉血栓形成
C. 压疮形成
D. 消化功能减退
E. 下肢瘫痪

3-160* 病人,女性,35岁。风心病二尖瓣狭窄10年,近2周来常于夜间憋醒,呼吸深快,呼吸频率为35次/分左右,伴有哮鸣音,采取端坐位后可稍缓解。下列对夜间易发生喘憋机制的叙述正确的是

A. 平卧时回心血量增加
B. 小支气管舒张
C. 交感神经张力增加
D. 膈肌抬高/下降
E. 全身小动脉痉挛

3-161* 病人,男性,65岁。高血压病病史10年。睡眠时突感极度胸闷,气急,大汗淋漓,咳粉红色泡沫样痰,端坐呼吸。血压200/110 mmHg,心率110次/分。下列护理措施错误的是

A. 安慰病人,稳定情绪
B. 端坐位,两腿下垂
C. 乙醇湿化吸氧
D. 遵医嘱用药
E. 静脉滴注给药宜快速

3-162* 病人,男性,69岁。有冠心病病史10年,输液过程中突感心悸、气促、咳粉红色泡沫样痰。血压195/90 mmHg,心率136次/分。此时应该先准备好下列哪组药物

A. 毛花苷C、硝酸甘油、异丙肾上腺素
B. 硝普钠、毛花苷C、地西泮
C. 硝普钠、美托洛尔、毒毛花苷K
D. 地西泮、毛花苷C、酚妥拉明
E. 毛花苷C、多巴胺、硝普钠

3-163 病人,女性,50岁。因心力衰竭入院,诊断为心功能Ⅳ级。病人应表现为

A. 不能从事任何体力活动
B. 日常活动后出现呼吸困难,休息后缓解
C. 轻微活动后出现呼吸困难,休息后不易缓解
D. 一般活动不引起疲乏、呼吸困难
E. 休息时无呼吸困难

3-164* 病人,男性,65岁。因心力衰竭使用洋地黄类药物进行治疗。针对治疗期间的医嘱,护士应提出质疑和核对的是下列哪项

A. 乳酸钠溶液静脉滴注
B. 0.9%氯化钠溶液静脉滴注
C. 5%葡萄糖溶液静脉滴注
D. 葡萄糖酸钙溶液静脉滴注
E. 氯化钾溶液静脉滴注

3-165* 病人,男性,65岁。患有心力衰竭,在使用洋地黄类药物治疗过程中出现心动过缓、房室传导阻滞。此时除了立即停用洋地黄外,还应
A. 补充钾盐
B. 停服排钾利尿药
C. 使用阿托品
D. 使用苯妥英钠
E. 静脉注射利多卡因

3-166* 病人,女性,50岁。有风心病二尖瓣狭窄、心力衰竭,进行强心、利尿、扩血管治疗。用药期间要注意有无洋地黄中毒表现,观察心电图变化,洋地黄中毒的心电图改变是
A. ST段压低　B. ST段抬高
C. ST段呈鱼钩样　D. T波倒置
E. 出现Q波

3-167* 病人,女性,70岁。患有风心病二尖瓣狭窄、慢性心力衰竭,进行强心、利尿、扩血管治疗,在使用洋地黄类药物时,要注意病人有无禁忌证。下列属于应用洋地黄类药物禁忌证的疾病是
A. 充血性心力衰竭
B. Ⅲ度房室传导阻滞
C. 心房颤动
D. 室上性心动过速
E. 心房扑动

3-168* 病人,男性,30岁。自诉在跑步过程中突然感到心悸,听诊心率185次/分,心音强弱相等,血压正常。考虑病人最可能发生的是
A. 窦性心动过速
B. 阵发性室上性心动过速
C. 室性期前收缩
D. 阵发性室性心动过速
E. 心房颤动

3-169* 病人,男性,52岁。建筑工人。患有严重心律失常,安装永久性起搏器10天后出院。正确的出院指导是
A. 可以恢复正常工作
B. 可以做MRI检查
C. 学会每日自测脉搏1次
D. 术侧上肢不能抬起
E. 1年内如无异常可取出永久起搏器

3-170* 病人,男性,60岁。有冠心病病史10年,护士巡视病房时病人自诉心慌、胸闷,听诊心率160次/分,律齐,即刻用心电监护,发现荧光屏上突然出现完全不规则的大波浪状曲线,且QRS波与T波消失。下列哪项处理措施不妥
A. 严密观察病情变化
B. 静脉注射利多卡因
C. 可施行同步电复律
D. 可施行非同步电除颤
E. 立即做心肺复苏术

3-171* 病人,男性,27岁。突然感到心悸、胸闷、乏力,心率180次/分,律齐,考虑为阵发性室上性心动过速。宜采取下列哪项措施
A. 刺激咽后壁
B. 心肺复苏术
C. 电除颤
D. 人工心脏起搏器
E. 奎尼丁口服

3-172 病人,男性,55岁。患心脏病6年,突然出现心悸,心率30～40次/分,律齐,咳粉红色泡沫样痰,两肺满布湿啰音。首选的措施是
A. 加强巡视
B. 心电监护
C. 安慰病人
D. 立即报告医生

E. 做好生活护理

3-173 病人，男性，62 岁。因心房颤动住院治疗，心率 114 次/分，心音强弱不等，心律不规则，脉搏细弱且极不规律。此时护士应如何准确监测脉率与心率

A. 先测心率，后测脉率
B. 先测脉率，后测心率
C. 两人分别测脉率和心率，但应同时起止
D. 两人分别测脉率和心率
E. 一人测心率，一人测脉率

3-174* 病人，女性，67 岁。因 AMI 入院，经积极治疗后病情仍然不稳定。需高度警惕心室颤动发生的心律失常是

A. 心房扑动
B. 窦性心动过速
C. 心房颤动
D. 阵发性室上性心动过速
E. 室性心动过速

3-175* 病人，女性，40 岁。患风心病二尖瓣狭窄 8 年，听诊发现心率 100 次/分，心音强弱不等，律绝对不齐，脉搏 95 次/分，不规则。应考虑

A. 室性期前收缩
B. 心房颤动
C. 窦性心动过速
D. 窦性心动过缓
E. 阵发性室性心动过速

3-176* 病人，男性，34 岁。因心悸、心率快来院就诊。可明确诊断心律失常的是下列哪项检查

A. 心电图　　B. 血常规
C. 超声心动图　　D. MRI
E. 心脏 X 线

3-177* 病人，男性，34 岁。因头晕、胸闷 2 天来院就诊，以扩张型心肌病收入院，曾有晕厥史。体格检查：心率 38 次/分，心浊音界扩大。心电图提示Ⅲ度房室传导阻滞。最恰当的处理是

A. 静脉滴注异丙肾上腺素
B. 注射阿托品
C. 静脉滴注氢化可的松
D. 安装临时性人工心脏起搏器
E. 安装永久性人工心脏起搏器

3-178* 病人，男性，70 岁。因急性前壁心肌梗死入院治疗。入院后给予吸氧，建立静脉通路，给予药物治疗。心电监护示频发多源性室性期前收缩，护士在床边准备抢救用品，最重要的是准备下列哪项

A. 血氧饱和度仪　　B. 气管切开包
C. 吸痰器　　D. 除颤仪
E. 呼吸机

3-179* 病人，女性，40 岁。因心悸来院就诊，医嘱行心电图检查。护士在给该病人做心电图检查时胸导联 V_2 电极应放在

A. 胸骨右缘第 4 肋间
B. 胸骨左缘第 4 肋间
C. 左腋前线第 4 肋间
D. 左腋中线第 5 肋间
E. 左锁骨中线与第 5 肋间相交点

3-180 病人，男性，33 岁。心电图示心率每分钟 80 次，有间歇提前出现的宽大畸形的 QRS 波 75 次，时限＞0.12 秒，T 波与 QRS 波主波方向相反。该心律失常为

A. 室性期前收缩
B. 窦性心动过速
C. 交界性期前收缩
D. Ⅲ度房室传导阻滞
E. 心室颤动

3-181 病人，男性，50 岁。有风心病病史，自诉心悸、气促、心前区不适等。心电图示窦性 P 波消失，代之以间距、振幅不等的锯齿状 f 波，频率 368 次/分，QRS 波形态正常，心律绝对不规则。该病人的心电图诊断为

A. 阵发性室上性心动过速

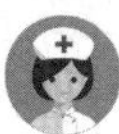

B. 阵发性室性心动过速
C. 心房颤动
D. 心房扑动
E. 心室颤动

3-182* 病人，女性，60岁。有心力衰竭病史5年，住院心电图发现病人出现室性心动过速，心率160次/分，血压120/80 mmHg，意识清楚，双肺呼吸音清晰，无湿啰音。为了终止室性心动过速的发作，不宜使用的药物是
A. 利多卡因　B. 胺碘酮
C. 普罗帕酮　D. 普鲁卡因胺
E. 地高辛

3-183* 病人，男性，58岁。心室率185次/分，血压88/61 mmHg，气急、发绀、心前区不适，诊断为心房颤动。首要的处理措施是
A. 安置心脏起搏器
B. 同步直流电复律
C. 冠状动脉造影术
D. 心导管检查术
E. 非同步直流电复律

3-184 病人，男性，20岁。既往体健，突然出现心悸、头晕、胸闷来院就诊，心电图示：心律规则，心率178次/分、QRS波群形态及时限正常、P波逆行性。请问该病人首选的药物是
A. 维拉帕米　B. 美托洛尔
C. 腺苷　D. 普罗帕酮
E. 地高辛

3-185 病人，女性，54岁。血压90/60 mmHg，胸闷、乏力、头昏4个月。活动中突发晕厥，5分钟后神志清醒，心率40次/分，心电图如下图所示。请问该病人最可能的诊断是

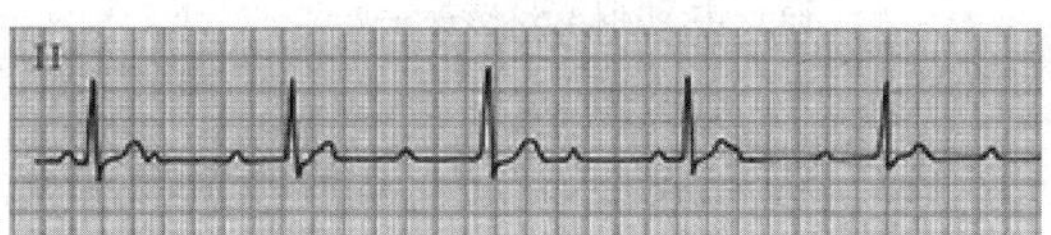

A. Ⅰ度房室传导阻滞
B. Ⅱ度一型房室传导阻滞
C. Ⅱ度二型房室传导阻滞
D. Ⅲ度房室传导阻滞
E. 窦性心动过缓

3-186 病人，男性，56岁。因头晕、胸闷入院治疗。心电图示窦性P波规律出现，频率为55次/分。根据该病人的病情，可用下列哪种药物
A. 阿托品　B. 普萘洛尔
C. 胺碘酮　D. 硝酸甘油
E. 利多卡因

3-187 病人，女性，70岁。因慢性心力衰竭服用毛花苷C后感觉心悸，紧急入院查心电图，结果如下图所示。根据心电图结果，考虑该病人出现了下列哪种情况

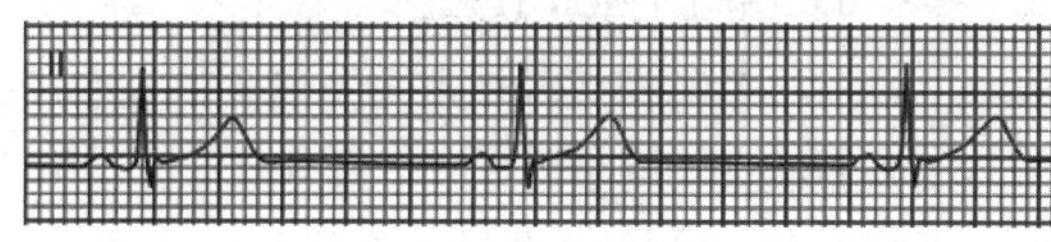

A. 室性期前收缩
B. 房性期前收缩
C. 窦性心动过速
D. 窦性心动过缓
E. 窦性心律不齐

3-188 病人，男性，67岁。因心前区疼痛1小时入院，于CCU行心电监护，心电图Ⅱ导联结果如图所示。应考虑用下列哪种药物治疗

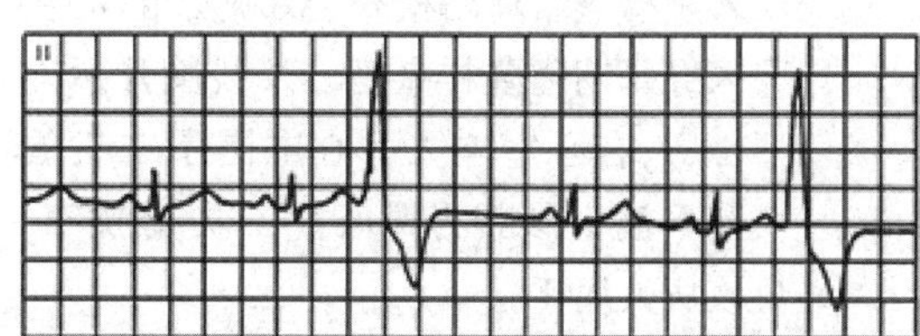

A. 普萘洛尔　B. 普罗帕酮
C. 地高辛　D. 利多卡因
E. 阿托品

3-189 病人，女性，20岁。平素身体健康，学校体检时心率80次/分，律齐，心尖区可闻及舒张期隆隆样杂音，心界增大不明显。下列哪项处理较适宜

A. 绝对卧床休息　B. 应用地高辛

C. 口服利尿剂　D. 预防感染

E. 正常活动

3-190 病人，女性，60岁。有心肌梗死病史10年，因晕厥入院就诊。听诊心律略不规则，第一心音强弱不等，心电图如下图所示。应考虑该病人为下列哪种情况

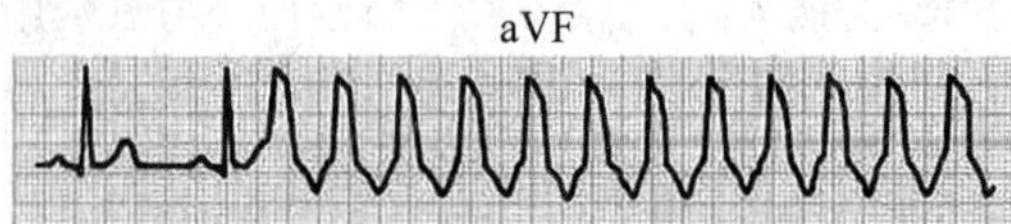

A. 室性心动过速

B. 室上性心动过速

C. 窦性心动过速

D. 心室颤动

E. 心房颤动

3-191 病人，男性，65岁。3年前行人工瓣膜置换术，术后遵医嘱服用华法林。护士建议使用剃须刀应

A. 定期更换型号

B. 一天使用2次

C. 选择舒适的品牌

D. 本人专用

E. 避免损伤皮肤

3-192* 病人，男性，56岁。因呼吸困难、咳嗽入院检查。体格检查：双颊发绀，心尖区舒张期隆隆样杂音。X线胸片示左心房、右心室增大。心电图示二尖瓣型P波。诊断为风心病二尖瓣狭窄。该病人属于

A. 左心房代偿期

B. 左心房失代偿期

C. 左心室代偿期

D. 肺动脉高压期

E. 右心室受累期

3-193 某风心病病人，卧床4个月余，每天需做下肢被动活动和按摩，其目的是

A. 促进末梢循环，减少回心血量

B. 防止肢体肌肉萎缩

C. 防止下肢静脉血栓形成

D. 防止足部发生压疮

E. 使病人舒适，促进睡眠

3-194 病人，女性，58岁。因胸闷、咳嗽、咳痰、呼吸困难来院就诊，既往有风心病二尖瓣狭窄。考虑病人出现了心力衰竭。在饮食护理上病人要低盐饮食，其原因是

A. 提高心肌收缩力

B. 减轻肾脏负担

C. 减轻肺水肿

D. 减少水钠潴留

E. 避免肝脏受损

3-195 病人，女性，50岁。因咳嗽、咳痰、尿少、呼吸困难加重入院，既往有风心病二尖瓣狭窄、心力衰竭病史。医生考虑病人有急性左心衰竭，其咳嗽、咳痰的性质是

A. 白色浆液样痰

B. 偶尔咳嗽，咳粉红色泡沫样痰

C. 频繁咳嗽，咳大量粉红色泡沫样痰

D. 偶尔咳嗽，咳白色泡沫样痰

E. 咳黄脓痰

3-196 病人，女性，34岁。因心悸、头晕、心前区不适、头部动脉强烈波动感来院就诊。胸片示心脏呈靴形。心电图示左心室肥厚、ST-T改变。该病人可能为

A. 二尖瓣狭窄

B. 二尖瓣关闭不全

C. 主动脉瓣关闭不全

D. 主动脉瓣狭窄

E. 心室颤动

3-197* 病人，女性，57岁。因呼吸困难、咳嗽、咳痰、少尿加重来院就诊，既往有二尖

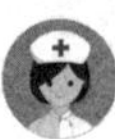

瓣狭窄病史。诊断为左心衰竭，进行强心、利尿、扩血管治疗。利尿剂的最佳应用时间是

A. 早晨　　B. 中午
C. 下午　　D. 傍晚
E. 夜间

3－198* 病人，女性，50 岁。诊断为心力衰竭，进行强心、利尿、扩血管治疗。以下药物不属于增强心肌收缩力的是

A. 地高辛　　B. 多巴酚丁胺
C. 氨力农　　D. 氨茶碱
E. 毒毛花苷 K

3－199* 病人，女性，38 岁。患风湿性心脏瓣膜病 10 余年，二尖瓣狭窄明显，最近几年越来越严重。本次住院晚间气急、咳嗽加重，且咳鲜血痰不止，测脉搏齐，100 次/分。病房备有以下相关药物，具有降低肺动、静脉压而使咯血减轻或终止作用的是

A. 卡络柳钠(安络血)
B. 卡托普利
C. 可待因
D. 硝酸甘油
E. 毛花苷 C

3－200 病人，女性，76 岁。有风心病二尖瓣狭窄病史，反复住院治疗，此次住院治疗效果不佳，病情不稳定而死亡。风湿性心瓣膜病最主要的致死原因是

A. 充血性心力衰竭
B. 心房颤动
C. 亚急性感染性心内膜炎
D. 脑栓塞
E. 急性肺水肿

3－201 病人，女性，50 岁。有风心病二尖瓣狭窄。此病最常见的病原体是

A. 乙型溶血性链球菌
B. 金黄色葡萄球菌
C. 大肠埃希菌
D. 革兰阴性杆菌
E. 铜绿假单胞菌

3－202 病人，女性，27 岁。心悸、气短 8 年，反复咯血 2 年，近 2 天多次咯血。体格检查：双颊紫红、唇发绀，心率 120 次/分；心尖区有舒张期杂音；肝、脾不大；下肢无水肿。病人出现心尖区舒张期杂音的可能原因是

A. 二尖瓣关闭不全
B. 肺动脉瓣狭窄
C. 主动脉瓣关闭不全
D. 主动脉瓣狭窄
E. 二尖瓣狭窄

3－203* 病人，男性，50 岁。诊断为风湿性心瓣膜病入院，目前该病人自觉活动无力，非常焦虑。责任护士对其解释引起活动无耐力的最主要相关因素是

A. 胃肠道缺血致消瘦
B. 心输出量减少致组织缺血
C. 肺循环淤血致心源性呼吸困难
D. 体循环淤血致心源性水肿
E. 冠状动脉灌注不足致心肌收缩力下降

3－204* 病人，女性，30 岁。患二尖瓣狭窄伴关闭不全 2 年，1 周前因呼吸道感染后病情加重入院治疗。以下护理措施不正确的是

A. 空腹服用阿司匹林
B. 定时测体温
C. 卧床休息
D. 注意保暖
E. 高热量、高蛋白、易消化饮食

3－205 病人，女性，39 岁。患风湿性心瓣膜病，心力衰竭入院，在给予静脉输液抗感染和应用洋地黄药物治疗的过程中，病人出现烦躁不安，大汗淋漓，端坐位，心率增快，两肺闻及湿啰音。该情况发生的诱因可能是

A. 合并甲亢
B. 输液过多过快

C. 合并心律失常
D. 合并贫血
E. 感染

3-206* 病人，男性，50 岁。因风湿性心瓣膜病入院，给予抗感染和抗心力衰竭治疗后好转，拟于今天出院。护士在指导中应强调，预防链球菌感染最重要的措施是
A. 防止呼吸道感染
B. 减少运动
C. 坚持低盐饮食
D. 增强康复信心
E. 定期复查

3-207* 病人，女性，37 岁。患有风湿热 8 年，心率较快，伴心悸、多汗、头痛、烦躁等，常有扁桃体炎发生，经医生诊断为慢性风湿性心瓣膜病、二尖瓣狭窄。二尖瓣狭窄最早出现的症状是
A. 腹胀　B. 咯血
C. 劳力性呼吸困难　D. 肝区疼痛
E. 下肢水肿

3-208 病人，男性，47 岁。因风湿性心瓣膜病入院。心电监护时最应该注意下列哪种情况发生
A. 期前收缩
B. 窦性心动过速
C. 窦性心动过缓
D. 心房颤动
E. 房室传导阻滞

3-209 病人，女性，46 岁。有风湿性二尖瓣狭窄病史 20 年，今晨突然发现右侧肢体行动不便，别人发现其口角歪斜。应考虑下列哪种情况
A. 脑出血　B. 脑栓塞
C. 脑血栓　D. 脑肿瘤
E. 脑水肿

3-210* 病人，男性，70 岁。冠心病病史 15 年，活动后出现心前区压榨样疼痛 2 小时。首选的治疗措施是
A. 口服螺内酯(安体舒通)
B. 嚼服铝碳酸镁片
C. 肌内注射哌替啶(度冷丁)
D. 舌下含服硝酸甘油
E. 口服甲氧氯普胺

3-211 病人，女性，56 岁。原有心绞痛病史 5 年，某天活动时，突然感到胸骨后压榨样闷痛，立即躺下平卧休息，继后感眼前发黑、恶心、手心发凉。此时应嘱病人
A. 即刻吃些点心
B. 立即舌下含服硝酸甘油
C. 原地活动四肢
D. 站立勿动，待自行恢复
E. 速去医院行心电图检查

3-212* 病人，男性，70 岁。因胸骨中上段后压榨样疼痛 50 分钟而入院。心电图示：Ⅱ、Ⅲ、aVF 导联出现深而宽的 Q 波，S-T 段弓背样抬高，T 波倒置，提示急性下壁心肌梗死。住院当夜，护士发现病人反应迟钝、面色苍白、皮肤湿冷、脉搏细弱，血压 80/50 mmHg。应首先考虑病人发生了
A. 心源性休克
B. 急性肺水肿
C. 并发脑栓塞
D. 心室颤动
E. 心脏破裂

3-213 病人，女性，69 岁。高血压病病史 20 余年，冠心病、心绞痛 7 年。近 1 个月胸痛发作频繁，休息或含服硝酸甘油效果欠佳，轻度咳嗽、有少量白色黏痰，某天过度劳累后，胸痛 45 分钟不能缓解，面色苍白伴大汗来院急诊。此时护士对病人评估后，列出首位的护理诊断是
A. 清理呼吸道无效
B. 恐惧
C. 疼痛：胸痛

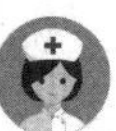

D. 体液不足
E. 有感染的危险

3-214 病人，女性，70岁。患高血压病14年，近几个月来间断胸骨后疼痛，并放射到左肩背部，持续1～3分钟。经入院检查确诊为冠心病、心绞痛，医生嘱用硝酸甘油。下列护士指导用药注意事项中正确的是
A. 嘱病人口服硝酸甘油
B. 用药后应平卧
C. 该药可收缩冠状动脉
D. 该药不良反应主要是血压升高
E. 出现不良反应时立即停药

3-215* 病人，男性，43岁。有冠心病病史，因最近昏厥一次而入院。心电图示Ⅱ度房室传导阻滞。某天在医院中又突然昏倒并抽搐，呼叫无反应，触诊颈动脉及股动脉均无搏动，且意识丧失。此时应首先采取的措施是
A. 迅速建立静脉通路
B. 呼叫医生进行抢救
C. 尽快备齐抢救用品
D. 胸外按压
E. 心脏听诊确定有无停搏

3-216 病人，男性，50岁。胸骨后疼痛数小时，表现为烦躁、出冷汗，口含硝酸甘油片后不见缓解，医生拟诊为AMI。为协助医生诊断，最能反映心肌梗死敏感指标的实验室检查项目是
A. 白细胞计数
B. C反应蛋白
C. 肌钙蛋白
D. 肌酸激酶(CK)
E. 乳酸脱氢酶(LDH)

3-217 病人，男性，50岁。因AMI而住院溶栓治疗。请问溶栓治疗的最佳时间是
A. 发病1～2小时内
B. 发病2～3小时内
C. 发病3～4小时内
D. 发病4～6小时内
E. 发病3～6小时内

3-218* 病人，男性，62岁。突然出现心前区疼痛伴大汗3小时，急诊就医。心电图示：V_3～V_5导联出现病理性Q波，且ST段弓背向上抬高，诊断为AMI。应用尿激酶治疗，其作用在于
A. 疏通心肌微循环
B. 增强心肌收缩力
C. 溶解冠状动脉内血栓
D. 促进心肌能量代谢
E. 减轻心脏前负荷

3-219 病人，男性，62岁。诊断为AMI。本病最早、最突出的症状是
A. 烦躁不安　B. 心前区疼痛
C. 心前区憋闷　D. 疲乏无力
E. 心率快

3-220 病人，男性，42岁。急性前壁心肌梗死，入住CCU，嘱其绝对卧床休息，给予吸氧。心电监护示：室性期前收缩。首选的药物是
A. 毛花苷C　B. 硝酸甘油
C. 阿托品　D. 利多卡因
E. 地西泮

3-221 病人，女性，65岁。因发作性胸痛来院就诊，入院诊断为心绞痛。发生心绞痛的病因是
A. 高血脂
B. 高血压
C. 糖尿病
D. 冠状动脉管腔狭窄或痉挛
E. 心律失常

3-222 病人，男性，67岁。因胸痛就诊，既往有心绞痛病史12年。鉴别AMI与心绞痛，心电图的主要区别在于
A. ST段抬高　B. ST段压低
C. T波倒置　D. T波低平
E. 病理性Q波

3-223 病人，男性，43岁。踢球时突感左臂及

心前区剧痛，有濒死感，就地休息30分钟未缓解，伴烦躁不安，恶心，出冷汗，急送至急诊科。心电监护示：多导联ST段弓背向上抬高，T波倒置，异常深而宽Q波。病人可能发生了

A. 稳定型心绞痛
B. 急性心包炎
C. AMI
D. 心脏神经官能症
E. 急性主动脉夹层动脉瘤

3-224* 某病人接受冠状动脉造影术后回到病房，医嘱沙袋压迫股动脉穿刺点6小时。为防止局部出血和栓塞护士应重点观察

A. 呼吸
B. 心率
C. 血压
D. 足背动脉搏动
E. 肌力

3-225 病人，女性，70岁。急性下壁心肌梗死，收入CCU。该病人出现下列哪种心律失常最危险

A. 窦性心动过速
B. 偶发房性期前收缩
C. 窦性心律不齐
D. 呈R-on-T现象的室性期前收缩
E. 偶发室性期前收缩

3-226* 病人，男性，66岁。因胸痛1小时入院，诊断为AMI，给予急诊溶栓治疗。下列可直接判断冠脉再通的是

A. 胸痛2小时内基本消失
B. CK-MB酶峰值提前出现
C. 心电图抬高的ST段回降>50%
D. 血清心肌酶峰值提前
E. 冠脉造影示闭塞动脉再通

3-227 病人，男性，60岁。急性广泛前壁心肌梗死入院，行溶栓治疗。下列哪种药物为溶栓药物

A. 肝素　　B. 普萘洛尔
C. 利多卡因　　D. 链激酶
E. 阿托品

3-228 病人，女性，60岁。AMI，经溶栓治疗后，疼痛缓解，但出现缓慢性心律失常。可用的药物是

A. 硝酸甘油　　B. 氢氯噻嗪
C. 硝苯地平　　D. 美托洛尔
E. 阿托品

3-229 病人，男性，60岁。因突发心前区疼痛，疼痛难忍，并伴有胸闷、憋气，来医院就诊，病人既往有糖尿病病史10年、高血压病病史15年，经检查医生诊断为广泛前壁心肌梗死。特征性心电图变化出现在

A. $V_1 \sim V_5$导联　　B. $V_1 \sim V_3$导联
C. $V_3 \sim V_5$导联　　D. $V_2 \sim V_6$导联
E. Ⅰ、aVL导联

3-230 病人，男性，80岁。因突发心前区疼痛，疼痛难忍1小时来院就诊，经检查，医生诊断为AMI。入院后有心律失常。预示心室颤动发生的心律失常是

A. 偶发室性期前收缩
B. 室性心动过速
C. 窦性心律不齐
D. 窦性心动过缓
E. Ⅰ型房室传导阻滞

3-231 病人，男性，48岁。近1个月发现过度劳累时心前区疼痛，确诊为心绞痛。吸烟多年，进食不规律，喜饮浓茶，检查发现三酰甘油增高。责任护士向该病人进行健康教育的内容中下列哪项不妥

A. 戒烟
B. 随身携带硝酸甘油
C. 低盐、低脂、低胆固醇饮食
D. 疼痛发作时只能舌下含服硝酸甘油1次
E. 避免情绪激动

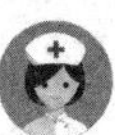

3-232 病人，男性，60岁。因心前区压榨样疼痛4小时伴冷汗、恐惧来院急诊。护士采取的措施中下列哪项不妥
A. 超声心动图
B. 抽血送检
C. 简单护理体格检查
D. 心电监护
E. 监测血压

3-233 病人，男性，58岁。冠心病病史10年，半个月来频繁发作心前区不适，含服硝酸甘油无效，疑为AMI。最具诊断意义的检查是
A. 血常规
B. 尿常规
C. 放射性核素
D. 超声心动图
E. 心电图

3-234* 病人，女性，50岁。因心肌梗死住院治疗。首次静脉滴注硝酸甘油时，在30分钟内应特别注意的内容是
A. 血压　B. 脉搏
C. 血氧饱和度　D. 心率
E. 尿量

3-235 病人，男性，50岁。48小时前AMI发作入院。现病情稳定，家属强烈要求探视，但是未到探视时间，此时护士应
A. 请护士长出面调解
B. 请主管医生出面调解
C. 向家属耐心解释，取得家属理解
D. 悄悄让家属进入病房
E. 不予理睬

3-236 病人，男性，58岁。冠心病、心绞痛病史10年，昨天夜间心前区压榨样疼痛1小时来院就诊。治疗过程中若病人发生心律失常，下列处理不妥的是
A. 室性心律失常立即静脉注射利多卡因
B. 发生心室颤动应立刻实施电复律
C. 房室传导阻滞可用阿托品
D. 严重房室传导阻滞可安装人工起搏器
E. 发生心房颤动伴心室率快可用洋地黄制剂

3-237* 病人，男性，62岁。心绞痛2年，2小时前出现胸骨中段后剧烈疼痛，舌下含服硝酸甘油不能缓解。体格检查：心率增快，心尖区可闻及舒张期奔马律。心电图示：ST段弓背向上抬高、T波倒置、深而宽的Q波。该病人的检查结果最可能出现
A. 血糖减低
B. 白细胞计数减少
C. 血清心肌酶升高
D. C反应蛋白降低
E. 红细胞沉降率正常

3-238* 病人，男性，50岁。诊断为AMI入CCU。病人发病48小时后，要求到厕所大便，责任护士应该
A. 先给予缓泻剂，再允许前往
B. 用开塞露后，再允许前往
C. 嘱护工陪同前往
D. 如无便秘史，应允许前往
E. 指导病人在床上使用便盆

3-239 病人，男性，70岁。因胸痛来院就诊，既往有心绞痛病史8年。鉴别AMI与心绞痛，症状的主要区别是
A. 疼痛持续时间不同
B. 疼痛表现不同
C. 疼痛部位不同
D. 疼痛性质不同
E. 引起诱因不同

3-240 病人，男性，70岁。AMI冠状动脉支架术后3个月，在家休养期间心情低落，很少与人交流，对周围事物不感兴趣。其最可能的心理问题是
A. 谵妄　B. 抑郁
C. 焦虑　D. 恐惧
E. 绝望

3-241 病人,男性,56岁。临床诊断为AMI。遵医嘱给予溶栓治疗时,下列病情观察最重要的是
A. 病人有无便秘
B. 病人的尿量
C. 病人有无呼吸抑制
D. 病人有无出血倾向
E. 病人胸痛是否减轻

3-242 病人,男性,70岁。诊断心肌梗死入院治疗。心电监测示:阵发性室性心动过速,频率180次/分。首要的处理措施是
A. 准备电除颤
B. 静脉滴注利多卡因
C. 加快给药速度
D. 做好溶栓准备
E. 静脉滴注硝酸甘油

3-243 病人,女性,56岁。心前区疼痛。护士遵医嘱指导其舌下含服硝酸甘油。下列有关用药注意事项正确的是
A. 出现不良反应立即停药
B. 只能含1片
C. 疗效差时不必报告医生
D. 主要不良反应是恶心、呕吐
E. 首次含药后平卧片刻以防低血压

3-244* 病人,男性,58岁。诊断为AMI后入院治疗。该病发生24小时内应尽量避免应用洋地黄类药物,其主要原因是防止诱发
A. 动脉栓塞
B. 室性心律失常
C. 房室传导阻滞
D. 心室壁瘤
E. 心肌梗死后综合征

3-245 病人,女性,60岁。因AMI急诊入院。第1天下列护理措施正确的是
A. 高流量乙醇湿化吸氧
B. 绝对卧床休息
C. 每2小时翻身一次
D. 亲人探视安慰
E. 进易消化普食

3-246 病人,男性,50岁。冠心病、心绞痛病史7年,2小时来持续胸骨后疼痛,急诊入院,经心电图检查确诊为心肌梗死。以下护理措施不正确的是
A. 勤翻身,预防压疮
B. 严格控制输液量和速度
C. 限制探视
D. 低盐、低脂、低热量饮食
E. 绝对卧床休息

3-247* 病人,男性,57岁。诊断为高血压病3年。平时性情温和,以面食为主,饮食清淡,喜食咸菜等腌制食品。饮食指导最关键的是
A. 低脂饮食　　B. 低蛋白饮食
C. 低盐饮食　　D. 低钙饮食
E. 低纤维素饮食

3-248 病人,男性,79岁。有高血压病病史20年,长期用降压药物治疗,每2周门诊随访1次,昨天在浴缸中浸泡时间较久,起来后出现头昏、眼花、眩晕,乃至恶心、黑矇,到床上平躺片刻后方逐渐好转。造成这一现象最可能的原因是
A. 血压急剧升高
B. 直立性低血压
C. 情绪突然紧张
D. 脑血流量增多
E. 外周血管收缩

3-249 病人,男性,30岁。某天活动时突然感到恶心、想吐,头痛、头晕特别明显,并出现视物模糊,来院急诊。舒张压为130～140 mmHg,胸片示:左心室肥大。查尿蛋白(++)、红细胞11个/HP。病人可能是下列哪种情况
A. 原发性高血压
B. 高血压脑病
C. 继发性高血压

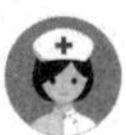

D. 急进型高血压病
E. 高血压危象

3-250 病人，男性，60 岁。患原发性高血压 10 年，入院后给予降压等治疗。护士指导病人改变体位时动作宜缓慢，其目的为避免
A. 高血压脑病
B. 高血压危象
C. 急进型高血压
D. 直立性低血压
E. 脑血管意外

3-251 病人，男性，65 岁。昨天因诊断为广泛前壁 AMI 2 小时入院。下列哪种情况提示该病人不能应用溶栓治疗
A. 室性期前收缩
B. 血压 190/120 mmHg
C. 3 年前做过阑尾炎手术
D. 伴发急性肺水肿
E. 年龄>60 岁

3-252* 病人，男性，50 岁。患有高血压病和支气管哮喘 5 年。在使用降压药时下列哪种不能使用
A. 氢氯噻嗪　B. 美托洛尔
C. 硝苯地平　D. 卡托普利
E. 氯沙坦

3-253 病人，女性，50 岁。患有高血压病 20 余年，今天突发头痛、视物模糊、失语，测血压 200/120 mmHg，急诊入院。对该病人应首选的降压药物是
A. 硝普钠　B. 呋塞米
C. 螺内酯　D. 硝苯地平
E. 卡托普利

3-254* 病人，男性，71 岁。身高 175 cm，体重 90 kg，有高血压病病史 15 年。指导病人减轻体重的措施不应包括
A. 吃减肥药
B. 监测体重变化
C. 制订个体化饮食方案
D. 有氧运动
E. 低脂饮食

3-255 病人，男性，50 岁。血压 140/90 mmHg，身高 170 cm，体重 80 kg，诊断为高血压病，遵医嘱给予非药物治疗。下列不正确的是
A. 低盐饮食
B. 减轻体重
C. 保持健康乐观的心态
D. 参加力量型活动
E. 散步、气功

3-256 病人，男性，40 岁。近 2 个月来血压升高较快，伴心悸、多汗、头痛、烦躁等，昨天出现头晕、耳鸣，测血压 180/115 mmHg。该病人的诊断可能是
A. 高血压 1 级　B. 高血压 2 级
C. 高血压 3 级　D. 高血压危象
E. 高血压脑病

3-257 病人，女性，56 岁。因头晕、头痛就医，测血压 165/105 mmHg，有高血压家族史，诊断为原发性高血压。原发性高血压最严重的并发症是
A. 脑出血　B. 心力衰竭
C. 肾衰竭　D. 心肌梗死
E. 视神经盘水肿

3-258 病人，女性，58 岁。因近日睡眠不好，出现头晕、耳鸣等症状，诊断为高血压病。既往曾有过高血脂、高胆固醇等情况。医生主张非药物治疗，以下措施错误的是
A. 限制钠盐摄入　B. 运动锻炼
C. 戒烟　D. 给氧
E. 增加膳食纤维的摄入

3-259 病人，男性，45 岁。近日诊断为高血压病。饮食护理中食盐摄入量应是
A. <1 g/d　B. <3 g/d
C. <6 g/d　D. <9 g/d
E. <12 g/d

3-260 病人，女性，60 岁。因头晕、耳鸣来院就诊，诊断为高血压病，经用降压药后

症状好转,但是病人不愿坚持用药,护士向其进行宣教,为达到理想血压要坚持治疗。成人理想血压是指

A. 收缩压<100 mmHg,舒张压<70 mmHg
B. 收缩压<110 mmHg,舒张压<75 mmHg
C. 收缩压<120 mmHg,舒张压<80 mmHg
D. 收缩压<130 mmHg,舒张压<85 mmHg
E. 收缩压<140 mmHg,舒张压<90 mmHg

3-261 病人,女性,50 岁。患高血压病 3 年,反复来院就诊,始终困惑自己为什么会得上高血压。护士为其进行健康教育,讲解高血压的病因,其中错误的是

A. 遗传因素
B. 年龄增大
C. 超重和肥胖
D. 自身免疫缺陷
E. 长期精神紧张

3-262 病人,女性,50 岁。高血压病病史 5 年,血压控制不好,经常反复,护士为其进行健康教育时,讲解高血压治疗的目的是

A. 降低颅内压
B. 延缓动脉硬化
C. 明确血压的病因
D. 减轻体重
E. 降低心、脑血管疾病的发生率和病死率

3-263* 病人,男性,60 岁。高血压病病史 10 年,体态肥胖,无烟酒嗜好。为减轻病人体重,适宜的运动是

A. 散步　　B. 举重
C. 冬泳　　D. 攀岩
E. 快跑

3-264 病人,女性,58 岁。诊断为高血压病,开始使用降压药物治疗。在下列药物中属于降压药物的是

A. 硝苯地平　　B. 利多卡因
C. 地西泮　　D. 吲哚美辛
E. 美西律

3-265 病人,男性,70 岁。高血压病病史 20 年,平时经常漏服降压药,昨天与家人争吵过程中突发头痛、烦躁,随后意识模糊,被家人送到医院。体格检查:血压 210/120 mmHg;浅昏迷,双眼向右侧凝视。最可能的诊断是下列哪项

A. 短暂性脑缺血发作(TIA)
B. 脑出血
C. 脑血栓形成
D. 蛛网膜下隙出血
E. 脑栓塞

3-266 病人,女性,66 岁。高血压病病史 2 年,经非药物治疗后效果不佳,目前遵医嘱使用降压药。护士在用药指导时应告知病人注意的是

A. 从小剂量开始
B. 最好睡前服用
C. 短期内将血压降至正常水平
D. 血压正常后即可停药
E. 1 周测量血压 2 次

3-267 病人,男性,53 岁。既往有高血压病病史 7 年,平时血压控制不佳,昨天突然有头痛、烦躁、眩晕、心悸、气急、视物模糊、恶心、呕吐等症状。测血压 190/119 mmHg,考虑病人有高血压危象。高血压危象发生在高血压疾病的时段是

A. 无靶器官损害期
B. 靶器官损害期
C. 早期与晚期均可发生
D. 早期发生
E. 晚期发生

3-268 病人,男性,62 岁。既往有高血压病病史 10 年,昨天突然出现高血压危象。

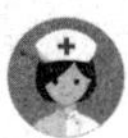

请问高血压危象的诱发因素是
A. 超重
B. 突然停服降压药
C. 饱餐
D. 脱水
E. 出血

3-269 病人，男性，70 岁。高血压病病史 18 年，糖尿病病史 10 年，平均血压控制在 160～170/100～105 mmHg 之间。该病人的高血压危险度分层属于
A. 无危险组　B. 低度危险组
C. 中度危险组　D. 高度危险组
E. 极高危险组

3-270* 病人，男性，65 岁。因头晕、头痛来院就诊，诊断为高血压病，医嘱给予口服降压药治疗。为评估降压效果，病人应自行测量、记录血压。护士指导病人测量血压的最佳时段是
A. 服用降压药前
B. 服用降压药 1 小时后
C. 两次服用降压药之间
D. 服用降压药 2 小时后
E. 服用降压药 3 小时后

3-271* 病人，男性，70 岁。高血压病病史 12 年，在服用降压药后出现头晕、恶心、乏力、出汗。测血压 110/70 mmHg，脉搏 102 次/分。目前最主要的护理措施是
A. 高流量吸氧
B. 使用甲氧氯普胺
C. 心电监护
D. 增加降压药的剂量
E. 安置头低足高位

3-272 病人，男性，49 岁。平时喜好吃腌制食品，近期出现头晕、乏力，连续 3 天血压 140～155/90～97 mmHg。病人的血压属于
A. 正常值　B. 正常高值
C. 1 级高血压　D. 2 级高血压
E. 3 级高血压

3-273 病人，女性，80 岁。护士指导其服用降压药期间应防止直立性低血压，以下说法错误的是
A. 避免长时间站立
B. 变换体位时应动作缓慢
C. 感觉头晕时应卧床休息
D. 感觉头晕时应增加降压药剂量
E. 不宜长时间洗热水澡

3-274 病人，女性，62 岁。因头痛来院就诊，诊断为高血压病，测血压 165/98 mmHg。下列健康教育内容错误的是
A. 增加饮食中的钾
B. 戒烟
C. 长期卧床
D. 减少脂肪的摄入
E. 低盐饮食

3-275 病人，男性，60 岁。高血压病病史 10 年，间断服降压药，血压波动较大。下列用药指导错误的是
A. 遵医嘱用药
B. 使用两种或以上药物可增强疗效
C. 血压正常后可立即停药
D. 出现头晕应立即平卧
E. 定期测血压

3-276 病人，男性，40 岁。近半年来，血压升高较快，伴有心悸、多汗、头痛、烦躁等，上周出现视物模糊征象，来院急诊。体格检查：血压 265/130 mmHg，心率 180 次/分；心浊音界向左下扩大。该病人可能是下列哪种情况
A. 高血压 1 级　B. 高血压 2 级
C. 高血压 3 级　D. 高血压危象
E. 高血压脑病

3-277* 病人，男性，50 岁。血压 140/90 mmHg，从事会计工作，自述工作压力较大，头晕不适。以下健康指导错误的是
A. 住院观察治疗　B. 定期测血压
C. 尽早服用降压药　D. 减少活动
E. 保持乐观的心态

3－278* 病人，女性，52 岁。初诊为高血压病，目前血压维持在 150/90 mmHg。护士在评估中发现病人喜好下列食物，护士应指出，其中最不利于控制高血压的食物是

A. 猪肝　　B. 鱼
C. 瘦肉　　D. 虾
E. 芹菜

3－279* 病人，女性，60 岁。高血压病病史 10 年，曾多次发生短时间内肢体麻木或眩晕，持续几分钟后恢复正常，发作时曾有跌倒现象。目前最重要的护理措施是

A. 低脂饮食
B. 疾病知识介绍
C. 心理护理
D. 戒烟、戒酒
E. 进行有效安全防护

3－280 病人，男性，73 岁。高血压病病史 20 年，昨天受凉后出现剧烈头痛、头晕、呕吐。测血压 210/130 mmHg。遵医嘱给予硝普钠降压，正确的用药方法是

A. 提前配制　　B. 肌内注射
C. 静脉注射　　D. 口服给药
E. 避光静脉滴注

3－281 病人，男性，62 岁。诊断为高心病并发心力衰竭，入住心内科。遵医嘱应用螺内酯治疗，应警惕下列哪种反应

A. 心率过快　　B. 高钾血症
C. 低血糖　　D. 心律失常
E. 高钠血症

3－282* 病人，女性，32 岁。8 天前曾着凉感冒，2 天前出现发热、心悸、胸闷，今天下午昏厥 1 次，平素体健。体格检查：体温 38℃，咽部充血，心率 115 次/分，律尚齐，闻及期前收缩 6 次/分，余无特殊发现。实验室检查：血白细胞计数为 12×10^9/L，红细胞沉降率 28 mm/h。心电图示：S-T 段压低，T 波倒置，窦性心动过速，室性期前收缩频发。初步诊断为

A. 风湿性心肌炎
B. 风湿热
C. 病毒性心肌炎
D. 上呼吸道感染
E. 心律失常

3－283* 病人，女性，30 岁。患病毒性心肌炎治疗好转后出院。护士嘱其限制重体力活动，预防疾病复发，其目的是预防哪种疾病的发生

A. 风湿性心瓣膜病
B. 二尖瓣脱垂
C. 肥厚型心肌病
D. 扩张型心肌病
E. 限制型心肌病

3－284* 病人，女性，41 岁。患肥厚型心肌病，因胸痛 1 小时急诊入院。首要的护理措施是

A. 绝对卧床
B. 给予 1～2 L/min 吸氧
C. 给予高热量饮食
D. 建立静脉通道
E. 预防呼吸道感染

3－285 病人，男性，50 岁。患梗阻性肥厚型心肌病入院治疗，病情稳定后出院。今天来院复查时测血压为 155/90 mmHg。护士应指导病人避免使用

A. 呋塞米　　B. 地高辛
C. 阿替洛尔　　D. 美托洛尔
E. 维拉帕米

3－286 病人，女性，30 岁。因心悸、水肿、端坐呼吸入院，诊断为肥厚型心肌病。护士采集健康史时，针对病因，首先应询问的是病人有无

A. 细菌感染史　　B. 病毒感染史
C. 家族史　　D. 酗酒史
E. 电离辐射史

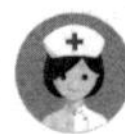

3-287　病人，男性，35岁。因头晕、胸痛、心悸来院就诊，诊断为梗阻性肥厚型心肌病。护士需告知其避免胸痛的诱因，其中不包括

A. 突然屏气　　B. 持举重物
C. 情绪激动　　D. 寒冷刺激
E. 长时间卧床

3-288　病人，男性，39岁。近半年来反复发作头晕，多次晕厥，近1周来时有胸骨后痛，持续数分钟。体格检查：心界轻度增大，心率98次/分。超声心动图示：室间隔厚度16 mm。最可能的诊断是

A. 心肌梗死
B. 肥厚型心肌病
C. 心包炎
D. 扩张型心肌病
E. 病毒性心肌炎

3-289　病人，女性，50岁。诊断为亚急性感染性心内膜炎。下列不属于本病体征的是

A. 玫瑰疹　　B. Roth 斑
C. Osler 结节　　D. Janeway 损害
E. 淤点

3-290　病人，男性，32岁。因发热、乏力、头痛、肌肉关节痛来院就诊，拟诊为亚急性感染性心内膜炎。住院第1天，护士为病人采集血标本进行血培养，下列方法正确的是

A. 每间隔1小时采血1次，共3次
B. 每间隔2小时采血1次，共3次
C. 仅在夜间采血，每间隔2小时采血1次，共3次
D. 在早、中、晚餐前半小时采血3次
E. 在任意时间段内共采血3次

3-291* 病人，女性，48岁。反复不规则发热6个月，近期出现左下肢酸痛，导致行走困难，伴胸闷、心悸、头痛，被诊断为"亚急性感染性心内膜炎，二尖瓣脱垂伴关闭不全"，医生建议病人手术治疗。病人对手术非常担心，难以入睡，护士应采取的护理措施是

A. 建议病人立即转院
B. 告诉病人手术简单，无需担心
C. 向病人介绍手术成功的例子
D. 告知病人手术已安排，不可更改
E. 建议病人放弃治疗

3-292　病人，女性，32岁。发热1个月，经血培养检查诊断为亚急性感染性心内膜炎。治疗首选下列哪种药物

A. 多黏菌素
B. 两性霉素
C. 氯霉素
D. 萘夫西林或苯唑西林
E. 青霉素

3-293　病人，男性，38岁。因感染性心内膜炎收入院，住院期间突然出现失语、吞咽困难、瞳孔大小不等，神志模糊。最可能出现的并发症是

A. 脑栓塞　　B. 肺栓塞
C. 肾栓塞　　D. 脾栓塞
E. 肝栓塞

3-294* 病人，男性，40岁。诊断为亚急性感染性心内膜炎入院治疗。在治疗中采用抗生素联合用药，原则为

A. 早期、充分、大量
B. 使用青霉素及庆大霉素
C. 早期治疗
D. 使用链霉素及庆大霉素
E. 选用氨基糖苷类抗生素

3-295　病人，女性，42岁。有大量心包积液，脉搏随深吸气逐渐减弱甚至消失，呼气时又有所增强。该脉搏称为

A. 短绌脉　　B. 奇脉
C. 水冲脉　　D. 交替脉
E. 间歇脉

3-296* 病人，女性，56岁。临床诊断为渗出性心包炎。心包积液病情的严重程度

主要取于
A. 引起心包积液的病因
B. 心包积液的量
C. 心包积液渗出的速度
D. 心包积液的性质
E. 发病的时间

3-297 病人，男性，40岁。近2周严重呼吸困难，心率加快。体格检查：颈静脉怒张、奇脉，心浊音界向两侧增大，皆为绝对浊音区。医生考虑病人出现大量心包积液，X线检查会发现病人的心影为
A. 梨形　　B. 靴形
C. 正常　　D. 普大形
E. 烧瓶形

3-298 病人，男性，42岁。患有急性心包炎，1小时前呼吸困难突然加重，不能平卧，血压60/40 mmHg，颈静脉怒张，心音遥远。最有效的抢救措施是
A. 立即行心包穿刺术
B. 肌内注射吗啡
C. 静脉滴注多巴胺
D. 静脉注射地高辛
E. 吸氧

3-299 病人，男性，37岁。因胸痛、呼吸困难来院就诊，诊断为急性心包炎。为了缓解呼吸困难，保证病人充分休息，护士应指导病人采用的体位是
A. 仰卧位　　B. 侧卧位
C. 中凹卧位　　D. 俯卧位
E. 半卧位

3-300 病人，男性，40岁。因急性心包炎入院。病人以下表述错误的是
A. “我每天需要吃一些新鲜水果。”
B. “我每天需要吃点鱼和肉。”
C. “我每天不能饿着。”
D. “医院的饭太清淡，我自己带了点咸菜。”
E. “我要防止便秘，多吃蔬菜。”

3-301 病人，男性，40岁。1月前诊断为急性心包炎，近2周呼吸困难加重，心率加快。体格检查：颈静脉怒张、奇脉，心浊音界向两侧增大，皆为绝对浊音区，左肩胛骨下叩诊浊音并闻及支气管呼吸音。医生考虑病人出现大量心包积液。诊断心包积液迅速、可靠的检查方法是
A. 心电图　　B. 心包镜
C. 心包穿刺　　D. X线
E. 超声心动图

3-302 病人，男性，55岁。半月前诊断为急性心包炎，近2周呼吸困难加重来院就诊。体格检查有奇脉。奇脉的表现是
A. 吸气时脉搏显著减弱，呼气时消失
B. 吸气时脉搏显著消失，呼气时减弱
C. 呼气时脉搏显著减弱或消失，吸气时减弱或有停顿
D. 呼气时脉搏显著减弱或消失，吸气时复原
E. 吸气时脉搏显著减弱或消失，呼气时复原

3-303 病人，男性，30岁。心慌、气短10天来诊。超声心动图检查后诊断为心包积液。体格检查时，最不可能出现的体征是
A. 颈静脉怒张
B. 肝大
C. 奇脉
D. 动脉血压升高
E. 脉压减小

3-304 病人，女性，52岁。诊断为急性纤维蛋白性心包炎。该病的主要体征是
A. 吞咽困难　　B. 心包摩擦音
C. 心浊音界增大　　D. 心率增快
E. 奇脉

A3型单项选择题(3-305～3-366)

(3-305～3-308 共用题干)

病人，女性，58岁。心脏病病史8年，急性

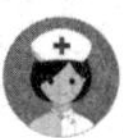

胃肠炎输液后出现气促、咳嗽、咳白色泡沫痰。体格检查:心率 120 次/分,两肺底可闻及湿啰音。诊断为左心衰竭,心功能Ⅲ级。

3-305 该病人静脉输液最适宜的速度是
A. 10~20 滴/分　B. 20~30 滴/分
C. 30~40 滴/分　D. 40~50 滴/分
E. >50 滴/分

3-306 病人此时最适宜的体位是
A. 半坐位　B. 中凹卧位
C. 侧卧位　D. 俯卧位
E. 头低足高位

3-307 以下护理措施中错误的是
A. 吸氧
B. 预防呼吸道感染
C. 保持大便通畅
D. 低盐饮食
E. 给予高热量饮食

3-308* 指导病人不可过多使用下列哪种调味品
A. 味精　B. 黄酒
C. 蒜　D. 番茄酱
E. 醋

(3-309~3-313 共用题干)

病人,女性,49 岁。患风湿性心脏瓣膜病、二尖瓣狭窄 10 余年。3 天前受凉后出现咳嗽、咳黄色黏痰,伴发热、胸闷、心悸、气短,爬楼梯过程中需休息,自服感冒药后未见改善,急诊以"风湿性心脏瓣膜病、心力衰竭、肺部感染"收入院。

3-309* 引起该病人发生心力衰竭的基本病因是
A. 心室前负荷过重
B. 右心房代偿性扩张
C. 心室后负荷过重
D. 心室舒张充盈受限
E. 原发性的心肌损害

3-310 导致病人发生心力衰竭的主要诱因是
A. 肺部感染　B. 心律失常
C. 睡眠不足　D. 寒冷天气
E. 用药过量

3-311 根据病人目前的情况,判断其心功能分级属于
A. Ⅰ级　B. Ⅱ级
C. Ⅲ级　D. Ⅳ级
E. Ⅴ级

3-312 该病人目前该如何活动
A. 避免剧烈运动
B. 停止较剧烈的运动
C. 限制体力活动
D. 需他人协助自理
E. 绝对卧床休息

3-313* 护士应给予该病人的吸氧方式是
A. 持续中等流量吸氧
B. 间断低流量吸氧
C. 高流量吸氧
D. 低流量 20%乙醇湿化吸氧
E. 高流量 20%乙醇湿化吸氧

(3-314~3-319 共用题干)

病人,男性,67 岁。因冠心病入院。在静脉输液过程中出现胸闷、呼吸困难、咳嗽、咳粉红色泡沫样痰。

3-314 该病人发生了下列哪种情况
A. 发热反应　B. 急性肺水肿
C. 静脉炎　D. 空气栓塞
E. 过敏反应

3-315 此时,护士应为病人采取的体位是
A. 去枕仰卧位
B. 左侧卧位
C. 端坐位,两腿下垂
D. 休克卧位
E. 头低足高位

3-316 采用乙醇湿化吸氧的目的是
A. 湿化气道
B. 净化气道
C. 降低通气阻力
D. 保持呼吸道通畅
E. 降低肺泡表面张力

3-317 乙醇湿化吸氧的浓度是
A. 20%~30%　B. 30%~40%

C. 40%～50%　D. 50%～60%
E. 60%～80%

3-318　给氧时，护士应选择的吸氧流量为
A. 1～2 L/min　B. 3～4 L/min
C. 5～6 L/min　D. 6～8 L/min
E. 9～10 L/min

3-319　针对该病人的病情，下列哪种药物是错误的
A. 呋塞米　B. 硝普钠
C. 硝酸甘油　D. 地高辛
E. 阿司匹林

(3-320～3-321 共用题干)

病人，男性，30 岁。患风心病二尖瓣狭窄 2 年，因发生夜间呼吸困难、咳粉红色泡沫样痰而急诊入院。予乙醇湿化给氧，静脉注射吗啡 5 mg 和呋塞米 20 mg 等治疗。

3-320　给予吗啡治疗的原因不包括
A. 烦躁不安　B. 呼吸急促
C. 血压下降　D. 心动过速
E. 肺部湿啰音

3-321　使用呋塞米后多少时间即可排尿
A. 数分钟～1 小时　B. 1～3 小时
C. 2～4 小时　D. 3～4 小时
E. 4～5 小时

(3-322～3-324 共用题干)

病人，女性，34 岁。自诉突然心慌、胸闷。听诊心率 115 次/分，律不齐，血压正常。用心电示波监护该病人时，荧光屏上突然出现 P 波消失，替代的是完全不规则的小波浪状曲线。

3-322　考虑该病人为下列哪种情况
A. 期前收缩　B. 二尖瓣狭窄
C. 心室颤动　D. 心房颤动
E. 窦性心动过速

3-323　给予病人吸氧的正确方法是
A. 持续低流量吸氧
B. 中等流量吸氧
C. 高流量乙醇湿化吸氧
D. 热湿氧疗
E. 高流量吸氧

3-324　该病人可能出现的脉搏是
A. 洪脉　B. 短绌脉
C. 奇脉　D. 交替脉
E. 水冲脉

(3-325～3-326 共用题干)

病人，男性，70 岁。因突发心前区疼痛、胸闷、憋气来院就诊。经检查，诊断为广泛前壁心肌梗死。入院后有心律失常，病情较不稳定。

3-325　AMI 病人预示心室颤动发生的心律失常是
A. 心房颤动
B. 室性心动过速
C. 室上性心动过速
D. 室性期前收缩
E. Ⅰ度房室传导阻滞

3-326　心室颤动的临床表现不包括
A. 意识丧失　B. 面色红润
C. 血压测不清　D. 脉搏触不到
E. 心音消失

(3-327～3-328 共用题干)

病人，男性，52 岁。有心肌梗死病史 1 年，突然意识丧失、抽搐、血压测不到、颈动脉搏动消失，听诊心音消失。心电图示：波形、振幅及频率不规则的颤动波。

3-327　该病人最可能发生了
A. 心房颤动　B. 心房扑动
C. 心室颤动　D. 心室扑动
E. 窦性停搏

3-328　此时最有效的救护措施是
A. 心脏按压
B. 人工呼吸
C. 非同步直流电复律
D. 静脉注射利多卡因
E. 心脏内注射肾上腺素

(3-329～3-330 共用题干)

病人，男性，74 岁。突发剧烈心前区疼痛、胸闷、发热，心界向左扩大，心尖区吹风样杂音，心律不齐，两肺底可闻及湿啰音。心电图示：ST 段弓背向上抬高，有病理性 Q 波，T 波倒置，

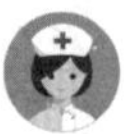

频发室性期前收缩。CK-MB 升高。

3-329 初步诊断为
A. 急性心包炎
B. AMI
C. 肥厚型心肌病
D. 二尖瓣关闭不全
E. 主动脉瓣狭窄

3-330 为该病人进行溶栓治疗护理时，下列哪项不妥
A. 溶栓治疗前询问有无活动性出血等禁忌证
B. 溶栓治疗前检测血小板、出凝血时间和血型
C. 溶栓治疗前配血，准确配置并输注溶栓药物
D. 溶栓治疗后观察有无发热、皮疹等过敏现象
E. 溶栓治疗后只需要做心电图，以判断溶栓效果

(3-331～3-335 共用题干)

病人，女性，37 岁。既往有风湿热病史 8 年，活动后有呼吸困难。近半年来逐渐加重，并伴有咳嗽、声音嘶哑，平时常有扁桃体炎发生。诊断为慢性风湿性心瓣膜病。

3-331 慢性风湿性心瓣膜病最常受累的瓣膜是
A. 二尖瓣　B. 三尖瓣
C. 肺动脉瓣　D. 主动脉瓣
E. 静脉瓣

3-332 慢性风湿性心瓣膜病二尖瓣狭窄最常见的心律失常是
A. 心房颤动　B. 期前收缩
C. 房室传导阻滞　D. 心动过速
E. 心室颤动

3-333 二尖瓣狭窄引起左心房肥大，其心电图异常表现在
A. P 波　B. QRS 波
C. Q-T 间期　D. P-R 间期
E. ST 段

3-334 风心病二尖瓣狭窄面容的特点是
A. 两颊部蝶形红斑
B. 两颊紫红
C. 两颊黄褐斑
D. 午后两颊潮红
E. 两颊蜘蛛痣

3-335 恰当的保健指导是
A. 保持卧床休息
B. 及早洋地黄治疗
C. 宜口服利尿剂
D. 避免重体力活动
E. 住院治疗

(3-336～3-337 共用题干)

病人，女性，68 岁。因支气管哮喘急性发作入院治疗，经静脉输入药物 2 天后病情缓解，今天输液后突然出现面色苍白、呼吸困难，气促、咳嗽加重、咳粉红色泡沫样痰。

3-336 考虑该病人出现了下列哪种情况
A. 哮喘再次发作
B. 循环负荷过重
C. 输液浓度过高
D. 静脉空气栓塞
E. 药物过敏

3-337 处理措施中错误的是
A. 停止输液
B. 高流量乙醇湿化吸氧
C. 合适体位
D. 皮下注射吗啡
E. 四肢轮扎

(3-338～3-339 共用题干)

病人，女性，39 岁。慢性风心病病史 5 年。日常活动不受限制，可从事一般的活动，无疲乏、心悸等不适表现。

3-338 经护理评估该病人心功能分级为
A. Ⅰ级　B. Ⅱ级
C. Ⅲ级　D. Ⅳ级
E. 不能确定

3-339 护士应指导病人如何休息
A. 一般体力活动不受限制

B. 可从事剧烈活动
C. 适当限制体力活动
D. 绝对卧床休息
E. 严格限制一般的体力活动

(3-340～3-342 共用题干)

病人，男性，54 岁。因心前区压榨样疼痛 2 小时不缓解，伴冷汗、恐惧，有濒死感，精神非常紧张，来院急诊，确诊为 AMI。

3-340 最利于判断病情的评估资料为
A. 遗传病史 B. 心绞痛病史
C. 饮食习惯 D. 生活方式
E. 职业特点

3-341 护士应迅速采取的措施不包括
A. 嘱病人绝对卧床休息
B. 进行心电监护
C. 吸氧
D. 准备好急救药品
E. 使用溶栓药物

3-342 针对病人的精神状态，适宜的护理措施是
A. 让病人独处
B. 让病人说出精神紧张的原因
C. 和病人聊一些轻松的话题
D. 注意抚慰性非语言交流
E. 向病人说明精神紧张对本病的害处

(3-343～3-344 共用题干)

病人，男性，59 岁。突感胸闷、大汗、心前区压迫样疼痛来院就诊，拟诊为 AMI。

3-343 护士实施的护理措施中不妥的是
A. 立即通知医生
B. 嘱病人尽量多饮水
C. 吸氧
D. 限制探视
E. 给予心电监护

3-344* 护士嘱病人注意避免便秘和用力排便，目的是为了防止
A. 心搏骤停 B. 晕厥
C. 心脏扩大 D. 血管破裂
E. 脑血栓形成

(3-345～3-346 共用题干)

病人，男性，52 岁。因胸骨后压榨性疼痛 3 小时来院就诊。心电图示：急性广泛前壁心肌梗死。

3-345 升高最早也是恢复最早的心肌损伤标志物是
A. 门冬氨酸转移酶 B. 乳酸脱氢酶
C. 肌酸磷酸激酶 D. 碱性磷酸酶
E. 谷氨酸转移酶

3-346 最有可能导致病人 24 小时内死亡的原因是
A. 右心衰竭 B. 心源性休克
C. 心脏破裂 D. 心室颤动
E. 栓塞

(3-347～3-349 共用题干)

病人，男性，70 岁。患高血压病 16 年，昨夜与人争吵时突然血压短时间内剧升，收缩压在 240 mmHg、舒张压 130 mmHg 以上，病人出现头痛、多汗、恶心、呕吐、面色苍白或潮红、视物模糊等征象。

3-347 该病人可能发生了下列哪种情况
A. 心力衰竭 B. 急性肺水肿
C. 期前收缩 D. 高血压危象
E. 心肌梗死

3-348 对该病人最重要的监测方法是
A. 心电图 B. B超
C. 血常规 D. 血压
E. 呼吸

3-349 降低血压和颅内压首选
A. 硝普钠 B. 美托洛尔
C. 卡托普利 D. 硝酸甘油
E. 氯沙坦

(3-350～3-352 共用题干)

病人，男性，61 岁。有高血压病病史 10 年，血压时高时低，服用降压药断断续续。近几个月来头痛、头晕、乏力。体格检查：血压 180/118 mmHg；体态肥胖；心界未扩大，心肺听诊(一)。心电图及心脏 B 超检查正常。诊断为原

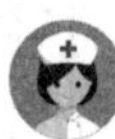

发性高血压。

3-350　该病人的护理诊断不包括下列哪项
A. 紧张　B. 疼痛
C. 活动无耐力　D. 高热
E. 潜在并发症:心力衰竭

3-351　正确的健康教育内容是
A. 绝对卧床休息
B. 控制饮食总热量
C. 低纤维素饮食
D. 无需降压药治疗
E. 注意锻炼身体

3-352　该病人的饮食中,不宜选用哪种食用油
A. 香油　B. 菜油
C. 玉米油　D. 大豆油
E. 花生油

(3-353～3-355 共用题干)

病人,女性,70 岁。肥胖。近来发现血压升高,波动在 160～170/90～100 mmHg,伴有头痛、头胀。体格检查:心、肾无异常。实验室检查:血脂正常。有眼底动脉粥样硬化。

3-353　该病人的高血压危险分级属于
A. 无任何危险　B. 低危
C. 中危　D. 高危
E. 极高危

3-354　下列护士用药指导错误的是
A. 服药后平卧
B. 按时按量服药
C. 观察药物不良反应
D. 血压平稳后即可停药
E. 不能擅自突然停药

3-355　下列护士对病人健康指导不妥的是
A. 低热量饮食
B. 积极治疗肥胖
C. 增加运动量
D. 可服安眠药以保证睡眠质量
E. 保持乐观心态

(3-356～3-357 共用题干)

病人,女性,40 岁。1 周前受凉后感冒,今天上午起床后出现发热、乏力、心悸、气促、心前区隐痛,来院就诊。心电图发现有室性期前收缩。

3-356　估计病人的初步诊断是下列哪种
A. 病毒性心肌炎
B. 急性感染性心内膜炎
C. 风湿性心肌炎
D. 急性心包炎
E. 缩窄性心包炎

3-357　针对该病人的护理诊断错误的是
A. 绝望　B. 活动无耐力
C. 疼痛　D. 体温升高
E. 气体交换受损

(3-358～3-359 共用题干)

病人,男性,39 岁。过度劳累后出现头晕、胸闷半月余,1 小时前突发晕厥,以"晕厥待查、梗阻性肥厚型心肌病待查"住院,有猝死家族史。入院当晚,病人情绪较为紧张,迟迟无法入睡,自觉头晕、胸闷,体格检查一切正常。

3-358　该病人上述表现最主要的原因是
A. 医院床铺不舒服
B. 医院环境陌生
C. 担心猝死
D. 不习惯医院作息时间
E. 不习惯与陌生人同住

3-359　下列护士健康指导内容错误的是
A. 高蛋白饮食
B. 避免用力屏气
C. 避免情绪激动
D. 独自外出活动
E. 保持二便通畅

(3-360～3-363 共用题干)

病人,女性,38 岁。有风心病二尖瓣狭窄病史 3 年。近日持续发热 8 天,全身肌肉关节痛。体格检查:轻度贫血,口腔黏膜见针尖大小淤点,指(趾)甲下线状出血,在指(趾)垫出现豌豆大的紫色痛性结节,轻度杵状指,心界向左扩大,心尖区可闻及舒张期、收缩期杂音。

3-360　考虑该病人已合并

A. 亚急性感染性心内膜炎
B. 支气管肺炎
C. 风湿热
D. 心包炎
E. 肥厚型心肌病

3-361 为明确诊断,最有意义的检查是
A. 心电图 B. 超声心动图
C. 血培养 D. 肝功能
E. 放射性核素检查

3-362 为病人采集血标本,不正确的是
A. 采血应在抗生素应用之前
B. 已用抗生素者则在停药后即采血
C. 向病人说明反复多次采血培养的必要性
D. 未经治疗者第1天间隔1小时采血1次,共3次
E. 如第2天未见细菌生长重复采血3次

3-363 护理该病人应密切注意观察下列哪项内容
A. 体温变化
B. 皮肤淤点情况
C. 肝、脾增大情况
D. 杵状指
E. 是否有栓塞

(3-364～3-366 共用题干)

病人,女性,40岁。有风心病二尖瓣狭窄伴主动脉瓣关闭不全病史5年。5年来常有劳累后心悸、气急,近1个月来上述症状加重,伴双下肢水肿1周入院。由于此次水肿明显,体力活动明显受限,稍事活动即感乏力、心悸、气急等。

3-364 该病人身体评估一般不会出现的体征是
A. 二尖瓣面容
B. 腹膜刺激征
C. 第一心音亢进
D. 舒张期奔马律
E. 周围血管征

3-365 该病人的饮食指导下列哪项不妥
A. 低盐 B. 高热量
C. 高维生素 D. 易消化
E. 少量多餐

3-366 下列药物中,属于保钾利尿药的是
A. 氢氯噻嗪 B. 环戊噻嗪
C. 螺内酯 D. 呋塞米
E. 地高辛

A4型单项选择题(3-367～3-395)

(3-367～3-369 共用题干)

病人,女性,50岁。有风心病二尖瓣狭窄病史10年,近日受凉引起上呼吸道感染后出现心力衰竭,上楼梯时感到心慌、憋气,两肺底闻及湿啰音,心率120次/分。

3-367 护士应如何指导病人休息
A. 活动不受限制
B. 可从事轻微体力活动
C. 严格卧床休息
D. 卧床休息,限制活动量
E. 可起床做轻微活动

3-368 经地高辛治疗后,病人出现食欲明显减退、恶心、呕吐、视物模糊。应考虑病人出现了下列哪种情况
A. 心力衰竭加重 B. 心律失常
C. 洋地黄中毒 D. 心源性休克
E. 高钾血症

3-369 此时,该病人首选的治疗药物是
A. 苯妥英钠 B. 利多卡因
C. 氯化钾 D. 阿托品
E. 异丙肾上腺素

(3-370～3-372 共用题干)

病人,女性,67岁。有心绞痛病史2年,过度劳累后心前区疼痛,含服硝酸甘油3片无效,出冷汗,来院急诊。经综合判断诊断为AMI,转入CCU使用链激酶治疗。

3-370 链激酶治疗的作用是什么
A. 解除疼痛
B. 扩张冠状动脉

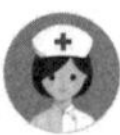

C. 抑制血小板的聚集
D. 防止冠状动脉内血栓形成
E. 溶解冠状动脉内血栓

3-371 护士指导病人避免用力排便,原因是
A. 虚脱反应
B. 导致呕吐加剧
C. 导致脑出血
D. 导致梗死面积扩大
E. 导致脑栓塞

3-372 病人经链激酶治疗好转,入院第4天食欲增加,其饮食要求是
A. 禁食
B. 高胆固醇饮食
C. 流质饮食
D. 低脂软食
E. 多吃蛋黄

(3-373~3-375 共用题干)

病人,女性,63岁。2小时前胸骨后压榨样疼痛发作,伴呕吐、冷汗及濒死感而入院。心电图示:急性广泛性前壁心肌梗死。

3-373 该病人最主要的护理问题是
A. 活动无耐力
B. 心输出量减少
C. 体液量过多
D. 疼痛
E. 潜在感染

3-374 下述针对该病人的护理措施正确的是
A. 高热量饮食
B. 协助病人翻身、进食
C. 协助病人如厕
D. 低流量持续吸氧
E. 指导病人床上活动

3-375 在监护过程中护士发现病人烦躁不安,面色苍白,皮肤湿冷,脉搏细速,尿量减少,应警惕发生下列哪种情况
A. 房室传导阻滞　B. 急性肺水肿
C. 心源性休克　D. 心房颤动
E. 恐惧

(3-376~3-380 共用题干)

病人,男性,57岁。有高血压病病史12年,间断服药,血压控制不稳,近年来经常头痛、头晕、疲劳、心悸、视物模糊。最近血压持续在180/110 mmHg左右。

3-376 给该病人做常见的辅助检查,不包括
A. 心电图　B. 免疫球蛋白
C. 尿常规　D. 超声心动图
E. 检眼镜

3-377 病人在服降压药期间,出现头昏、眼花、恶心时,应告诉病人
A. 原地站立不动
B. 立即停药
C. 立即平卧,抬高下肢
D. 加大药量
E. 立即测量血压

3-378 估计该病人不会出现下列哪项表现
A. 心力衰竭　B. 脑栓塞
C. 肾衰竭　D. 脑出血
E. 肝功能衰竭

3-379 针对该病人的健康教育内容最重要的是
A. 卧床休息
B. 戒烟、戒酒
C. 遵医嘱用药
D. 保持心情愉悦
E. 低热量饮食

3-380 随访中护士发现病人出现微量白蛋白尿。血压控制在130~150/80~95 mmHg,宜选用下列哪种降压药
A. 呋塞米　B. 美托洛尔
C. 硝酸甘油　D. 维拉帕米
E. 卡托普利

(3-381~3-383 共用题干)

病人,女性,40岁。患风心病、二尖瓣狭窄、心房颤动5年。近来体力活动后心慌气短,下肢水肿,遵医嘱给予地高辛治疗。

3-381 一般应用下列哪种药物治疗
A. 头孢菌素　B. 苄星青霉素
C. 红霉素　D. 别嘌呤醇
E. 利多卡因

3-382 给地高辛的主要目的是
A. 减慢心率
B. 加快心率
C. 扩张静脉
D. 增强心肌收缩力
E. 扩张动脉

3-383 在服药过程中下列哪种情况考虑地高辛中毒
A. 脉率减慢为70次/分
B. 黄视
C. 水肿消退
D. 无心慌、气短
E. 体重减轻

(3-384～3-387 共用题干)

病人,女性,55岁。原有冠心病病史5年,近日过度劳累后出现心悸。体格检查:心率107次/分,律不齐。心电图示:宽大畸形QRS波每分钟出现10余次。

3-384 该病人的心律失常为下列哪种
A. 房性期前收缩
B. 室性期前收缩
C. 窦性心动过速
D. 阵发性室上性心动过速
E. 心室颤动

3-385 该病人首选的抗心律失常药物是
A. 奎尼丁
B. 维拉帕米
C. 美托洛尔
D. 毛花苷C
E. 利多卡因

3-386 住院第2天,病人突然发生晕厥,四肢抽搐,心音消失,数秒后发作停止,逐步恢复神志,这种情况可能是
A. 癫痫发作
B. 低血糖反应
C. 阿-斯综合征
D. 直立性低血压
E. 心搏骤停

3-387 为防止上述情况再次发生,应指导病人避免
A. 高蛋白饮食
B. 适当床上活动
C. 用力屏气大便
D. 进食高纤维素食物
E. 低盐饮食

(3-388～3-389 题共用题干)

病人,男性,28岁。自诉突然心慌、胸闷,听诊心率200次/分,律齐,血压正常。

3-388 考虑病人发生下列哪种情况
A. 窦性心动过速
B. 阵发性室上性心动过速
C. 室性心动过速
D. 心房颤动
E. 心室颤动

3-389 若该病人病情发作持续时间较久,病史尚不清楚,应采取何种较简便有效的护理措施
A. 按摩颈动脉窦
B. 静脉推注毛花苷C
C. 静脉推注地高辛
D. 静脉推注利多卡因
E. 口服异丙肾上腺素

(3-390～3-393 共用题干)

病人,男性,32岁。心悸3周,加重伴胸痛1小时,有肥厚型心肌病家族史。体格检查:血压130/50 mmHg;心率70次/分,律齐,胸骨左缘可闻及收缩期吹风样杂音。怀疑肥厚型心肌病。

3-390 对明确诊断最有意义的检查是
A. 放射性核素
B. 冠状动脉造影
C. 心脏超声
D. 心电图
E. 胸部X线

3-391 缓解病人胸痛的首选用药是
A. β受体阻滞剂
B. 洋地黄类药物
C. 利尿剂
D. 硝酸酯制剂
E. 血管紧张素转换酶抑制剂

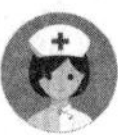

3-392　如果病人发生心力衰竭，禁忌应用的药物是
A. 呋塞米
B. 地高辛
C. 维拉帕米
D. 普萘洛尔
E. 卡托普利

3-393　为病人进行健康教育，下列选项不妥的是
A. 预防呼吸道感染
B. 高维生素饮食
C. 坚持锻炼身体
D. 避免屏气
E. 定期复查

(3-394～3-395 共用题干)

病人，女性，30 岁。原有风湿性心瓣膜病 4 年，不明原因持续发热 1 周，体温 38.5℃左右，应用多种抗生素治疗无效，今晨以感染性心内膜炎收入院。

3-394　遵医嘱行血培养检查。以下关于血培养时间正确的是
A. 第 1 天间隔 1 小时采血，共 3 次，体温升高时采血
B. 第 1 天间隔 1 小时采血，共 3 次，无须体温升高时采血
C. 第 1 天间隔 2 小时采血，共 3 次，寒战时采血
D. 入院 3 小时内采血，每隔 1 小时采血 1 次，共 3 次
E. 停用抗生素 2～7 天后采血，无须体温升高时采血

3-395　入院后心脏彩超检查示：二尖瓣有一大小为 5 mm×9 mm 的赘生物。据此，护士最应预防和关注的是
A. 心力衰竭
B. 肺部感染
C. 动脉栓塞
D. 肥厚型心肌病
E. 静脉血栓

名词解释题(3-396～3-435)

3-396　动脉
3-397　静脉
3-398　毛细血管
3-399　心源性呼吸困难
3-400　劳力性呼吸困难
3-401　夜间阵发性呼吸困难
3-402　端坐呼吸
3-403　心源性水肿
3-404　心悸
3-405　心源性晕厥
3-406　心力衰竭
3-407　心脏传导系统
3-408　心律失常
3-409　期前收缩
3-410　多源性室性期前收缩
3-411　窦性停搏
3-412　R-on-T 现象
3-413　代偿间歇
3-414　房室传导阻滞
3-415　文氏现象
3-416　枪击音
3-417　Durozeiz 征
3-418　周围血管征
3-419　冠心病
3-420　稳定型心绞痛
3-421　心肌梗死
3-422　原发性高血压
3-423　高血压急症
3-424　心肌炎
3-425　扩张型心肌病
3-426　肥厚型心肌病
3-427　感染性心内膜炎
3-428　急性心包炎
3-429　心包压塞
3-430　心包摩擦音
3-431　心包积液征
3-432　奇脉

3-433 缩窄性心包炎

3-434 心脏起搏器

3-435 冠状动脉造影

简述问答题(3-436～3-468)

3-436 心源性水肿的主要原因有哪些？

3-437 心力衰竭的基本病因是什么？

3-438 常见的心力衰竭的诱因有哪些？

3-439 心功能分级标准及特点是什么？

3-440 心源性哮喘与支气管哮喘的区别是什么？

3-441 影响洋地黄中毒的因素有哪些？

3-442 洋地黄类药物应用时的护理注意事项有哪些？

3-443 简述急性肺水肿抢救配合。

3-444 简述心室颤动前的先兆表现。

3-445 简述机械性刺激迷走神经的方法。

3-446 简述室性期前收缩的类型。

3-447 简述心房颤动的心电图特点。

3-448 简述室性期前收缩的心电图特点。

3-449 简述常用抗心律失常药物的分类。

3-450 冠心病如何分类？

3-451 简述冠心病的危险因素。

3-452 心绞痛的心前区疼痛特点有哪些？

3-453 简述 AMI 的特征性心电图表现。

3-454 AMI 的血清标志物特点有哪些？

3-455 如何解除 AMI 的疼痛？

3-456 AMI 病人的病情观察内容有哪些？

3-457 AMI 病人病情稳定后如何对其进行健康教育？

3-458 恶性或急进型高血压的特点有哪些？

3-459 简述高血压危象与高血压脑病的区别。

3-460 高血压病病人改善生活行为的方法有哪些？

3-461 降压药治疗对象有哪些？

3-462 简述高血压的定义和分类。

3-463 高血压病病人心血管危险分级标准有哪些？

3-464 常用的降压药有哪些？

3-465 简述降压药应用时的护理注意事项。

3-466 简述高血压危重症的抢救配合。

3-467 简述急性和亚急性感染性心内膜炎的区别。

3-468 感染性心内膜炎病人血培养的方法有哪些？

综合应用题(3-469～3-474)

3-469 病人，男性，60 岁。有高血压病病史 15 年，经常擅自停药，血压控制不佳。最近经常夜间睡眠中突然感到呼吸受憋而醒，被迫坐起。今天夜间又出现喘息、面色灰白、大汗、皮肤湿冷、口唇发绀、频繁咳嗽和咳粉红色泡沫样痰。

体格检查：体温 36.7℃，脉搏 120 次/分，呼吸 35 次/分，血压 160/70 mmHg；两肺闻及哮鸣音，两肺满布湿啰音；听诊心尖区闻及舒张期奔马律，心率 120 次/分，律齐，肺动脉瓣第二心音亢进；肝、脾未及；下肢无水肿。

请解答：

(1) 考虑该病人发生了什么情况？

(2) 该病的发生机制是什么？

(3) 常用的抢救药物有哪些？作用机制是什么？

3-470 病人，女性，26 岁。因发热、乏力、心悸、双膝关节疼痛来院就诊。

体格检查：体温 38.8℃，脉搏 94 次/分；神志清醒，气平，无贫血貌，口唇发绀；心尖区可触及舒张期震颤和闻及轻微舒张期隆隆样杂音，不传导；两肺未闻及干、湿啰音；腹壁柔软，无腹部压痛；双下肢无水肿。

实验室及其他检查：红细胞沉降率 50 mm/h，抗链球菌溶血素“O”试验＞500 u。X 线胸片示心脏呈梨形增大。

请解答：

(1) 该病人初步的医疗诊断是什么？

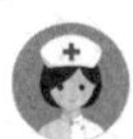

(2) 列出该病人目前存在的护理诊断。

(3) 怎样为该病人进行健康指导?

3-471　病人,男性,56岁。昨天下午4点左右无明显诱因突然出现心绞痛,自服硝酸甘油后疼痛稍有好转,清晨起床后也有类似情况,到晚上6点疼痛程度加剧,经休息和口含硝酸甘油不能缓解,伴大汗淋漓、恶心、乏力,来院急诊。吸烟数十年,200支/年,否认饮酒史。

体格检查:体温37.8℃,脉搏94次/分,呼吸28次/分,血压90/60 mmHg;神志清、体型偏胖,皮肤、巩膜无黄染及出血点,浅表淋巴结未触及肿大,咽无充血,扁桃体不大;双肺呼吸音低,未闻及干、湿啰音,心界不大,心率94次/分,律齐,各瓣膜区无明显杂音;腹柔软,无压痛,肝、脾肋下未触及;双下肢未见水肿。

实验室及其他检查:CK 190 u/L, AST 30 u/L, LDH 300 u/L,白细胞计数 11×10^9/L。心电图示:Ⅱ、Ⅲ、aVF导联ST段弓背向上抬高,深而宽的Q波。

请解答:

(1) 该病人可能患了什么疾病?

(2) 在护理评估的基础上列出该病人的护理诊断。

(3) 针对疼痛,对该病人应采取哪些护理措施?

3-472　病人,男性,67岁。原发性高血压10年,经常有头痛、头晕、耳鸣、失眠、视物模糊、鼻出血等,改变体位时经常发生直立性低血压。入院时头痛明显,吸烟30余年,每天20支。无冠心病、糖尿病家族史。

体格检查:体温36.5℃,脉搏80次/分,呼吸20次/分,血压185/122 mmHg;律齐,心浊音界向左下扩大,$A_2>P_2$,两肺呼吸音稍粗但无啰音;肝、脾肋下未及,肾区无叩击痛;下肢无水肿。

实验室及其他检查:血糖、血脂正常。

请解答:

(1) 该病人的原发性高血压属何型?第几级?

(2) 列出目前存在的护理诊断。

(3) 如何为该病人进行饮食指导?

(4) 如何预防及处理直立性低血压?

3-473　病人,男性,35岁。胸闷、心悸、乏力1周。今天上班不久便感全身疲乏、喘气受憋、心前区隐隐不适,下午开始自觉心跳有停顿感,回家后心慌及心跳停顿感加重,来院急诊。经医生询问,10天前曾淋雨着凉而发热、咽痛、流涕、全身酸痛,偶有咳嗽、腹泻,自服阿司匹林后症状好转。

体格检查:体温37.8℃,脉搏104次/分,呼吸22次/分,血压126/75 mmHg;神志清楚,焦虑不安;心率112次/分,律不齐,听诊可闻及期前收缩12～15次/分,心尖区第一心音低钝,收缩期吹风样杂音Ⅱ级;双肺、腹部及神经系统均无异常。

请解答:

(1) 该病人最可能的诊断是什么?还需做哪些检查以进一步证实?

(2) 列出该病人目前存在和潜在的护理诊断。

(3) 待病情稳定后怎样进行该病人的出院指导?

3-474　病人,女性,59岁。入院前半个月起立后反复发作晕厥4次,晕厥时伴有意识丧失,10余分钟后可自行苏醒。近1周活动后感胸闷、气急。

体格检查:体温36.7℃,呼吸20次/分,脉搏90次/分,血压130/70 mmHg;胸骨左缘第3、4肋间可闻及喷射性收缩期杂音,心尖区也可闻及吹风样收缩期杂音。

实验室及其他检查:血糖、血脂正常。心电图示:左心室肥大、ST-T改变、病理性Q波,在胸前导联出现巨大倒置的T波。超声心动图示:室间隔非对称性肥厚,舒张期室间隔的厚度与左心室后壁厚度之比≥1.3,间隔运动低下。

请解答:

(1) 该病人最有可能的诊断是什么?

(2) 如何对该病人进行健康指导?

答案与解析

选择题

A1 型单项选择题

3-1 C 3-2 C 3-3 A 3-4 A
3-5 E 3-6 A 3-7 C 3-8 A
3-9 D 3-10 A 3-11 C 3-12 D
3-13 C 3-14 B 3-15 B 3-16 C
3-17 A 3-18 B 3-19 D 3-20 E
3-21 A 3-22 E 3-23 A 3-24 B
3-25 E 3-26 D 3-27 C 3-28 C
3-29 B 3-30 D 3-31 D 3-32 D
3-33 D 3-34 C 3-35 E 3-36 E
3-37 E 3-38 E 3-39 A 3-40 B
3-41 A 3-42 D 3-43 C 3-44 C
3-45 D 3-46 D 3-47 D 3-48 C
3-49 D 3-50 A 3-51 A 3-52 B
3-53 B 3-54 A 3-55 E 3-56 C
3-57 C 3-58 C 3-59 C 3-60 B
3-61 E 3-62 C 3-63 C 3-64 B
3-65 D 3-66 A 3-67 A 3-68 A
3-69 E 3-70 C 3-71 C 3-72 D
3-73 B 3-74 D 3-75 D 3-76 A
3-77 D 3-78 D 3-79 B 3-80 C
3-81 B 3-82 A 3-83 D 3-84 B
3-85 D 3-86 C 3-87 D 3-88 E
3-89 A 3-90 C 3-91 E 3-92 C
3-93 B 3-94 C 3-95 D 3-96 A
3-97 E 3-98 A 3-99 E 3-100 D
3-101 D 3-102 C 3-103 E 3-104 D
3-105 A 3-106 C 3-107 A 3-108 C
3-109 C 3-110 B 3-111 B 3-112 C
3-113 B 3-114 C 3-115 C 3-116 C
3-117 E 3-118 B 3-119 C 3-120 E
3-121 A 3-122 D 3-123 A 3-124 B
3-125 A 3-126 C 3-127 E 3-128 A
3-129 A 3-130 D 3-131 A 3-132 B
3-133 C 3-134 B 3-135 E 3-136 B
3-137 B

A2 型单项选择题

3-138 C 3-139 E 3-140 C 3-141 E
3-142 B 3-143 D 3-144 E 3-145 B
3-146 A 3-147 B 3-148 E 3-149 E
3-150 A 3-151 C 3-152 D 3-153 B
3-154 D 3-155 C 3-156 D 3-157 B
3-158 D 3-159 E 3-160 A 3-161 E
3-162 B 3-163 A 3-164 D 3-165 C
3-166 C 3-167 B 3-168 B 3-169 C
3-170 C 3-171 A 3-172 D 3-173 C
3-174 E 3-175 B 3-176 A 3-177 E
3-178 D 3-179 B 3-180 A 3-181 C
3-182 C 3-183 B 3-184 C 3-185 D
3-186 A 3-187 D 3-188 D 3-189 D
3-190 A 3-191 E 3-192 E 3-193 C
3-194 D 3-195 C 3-196 C 3-197 A
3-198 D 3-199 D 3-200 A 3-201 A
3-202 E 3-203 B 3-204 A 3-205 B
3-206 A 3-207 C 3-208 D 3-209 B
3-210 C 3-211 B 3-212 A 3-213 C
3-214 B 3-215 D 3-216 C 3-217 E
3-218 C 3-219 B 3-220 D 3-221 D
3-222 E 3-223 C 3-224 D 3-225 D
3-226 E 3-227 D 3-228 E 3-229 A
3-230 B 3-231 D 3-232 A 3-233 E
3-234 A 3-235 C 3-236 E 3-237 C
3-238 E 3-239 A 3-240 B 3-241 D
3-242 B 3-243 E 3-244 B 3-245 B
3-246 A 3-247 C 3-248 B 3-249 D
3-250 D 3-251 B 3-252 B 3-253 A
3-254 A 3-255 D 3-256 C 3-257 A
3-258 D 3-259 C 3-260 C 3-261 D
3-262 E 3-263 A 3-264 A 3-265 B

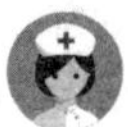

3-266 A 3-267 C 3-268 B 3-269 E
3-270 D 3-271 E 3-272 C 3-273 D
3-274 C 3-275 C 3-276 D 3-277 A
3-278 A 3-279 E 3-280 E 3-281 B
3-282 C 3-283 D 3-284 A 3-285 B
3-286 C 3-287 E 3-288 B 3-289 A
3-290 A 3-291 C 3-292 E 3-293 A
3-294 A 3-295 B 3-296 B 3-297 E
3-298 A 3-299 E 3-300 D 3-301 E
3-302 E 3-303 D 3-304 B

A3 型单项选择题

3-305 B 3-306 A 3-307 E 3-308 A
3-309 C 3-310 A 3-311 B 3-312 B
3-313 A 3-314 B 3-315 C 3-316 E
3-317 A 3-318 D 3-319 E 3-320 C
3-321 A 3-322 D 3-323 B 3-324 B
3-325 B 3-326 B 3-327 C 3-328 C
3-329 B 3-330 E 3-331 A 3-332 A
3-333 A 3-334 B 3-335 D 3-336 B
3-337 A 3-338 A 3-339 A 3-340 B
3-341 E 3-342 D 3-343 B 3-344 A
3-345 C 3-346 D 3-347 D 3-348 D
3-349 A 3-350 D 3-351 B 3-352 E
3-353 D 3-354 D 3-355 D 3-356 A
3-357 A 3-358 C 3-359 D 3-360 A
3-361 C 3-362 B 3-363 E 3-364 B
3-365 B 3-366 C

A4 型单项选择题

3-367 B 3-368 C 3-369 A 3-370 E
3-371 D 3-372 D 3-373 D 3-374 B
3-375 C 3-376 B 3-377 C 3-378 E
3-379 C 3-380 E 3-381 B 3-382 D
3-383 B 3-384 B 3-385 E 3-386 C
3-387 C 3-388 B 3-389 A 3-390 C
3-391 A 3-392 B 3-393 C 3-394 E
3-395 C

部分选择题解析

3-4 **解析:**考核心源性水肿的特点。心源性水肿逐渐形成,首先表现为尿量减少、体重增加,随着病情加重,逐渐出现下肢及全身水肿;水肿首先从身体下垂部位开始,逐渐发展成为全身性水肿,呈凹陷性,仰卧位以腰骶部最为明显,站立位以足踝部最为明显;伴有右心衰竭和静脉压升高的其他症状和体征,如心悸、气喘、颈静脉怒张、肝大,甚至胸腔积液、腹水等。

3-5 **解析:**考核心脏容量负荷过重。容量负荷过重是指心脏舒张期所承受的容量负荷增加,常见于主动脉瓣或二尖瓣关闭不全、房间隔缺损、室间隔缺损、动脉导管未闭、严重贫血、甲亢、围生期心肌病等。高血压和主动脉瓣狭窄主要引起左心室后负荷过重;二尖瓣狭窄引起右心室后负荷过重;肺动脉高压直接引起右心室后负荷过重。

3-7 **解析:**考核心脏压力负荷过重。心脏压力负荷过重是指心脏收缩期射血阻力增加。常见于高血压、主动脉瓣狭窄、肺动脉瓣狭窄、肺动脉高压等。其中高血压、主动脉瓣狭窄引起的是左心室后负荷增加,肺动脉瓣狭窄、肺动脉高压引起右心室后负荷过重。室间隔缺损导致右心室血容量增加,心脏在下次收缩前血容量增加,引起容量负荷过重。主动脉瓣关闭不全因舒张期流入左心室血量额外增多,故使左心室前负荷增加。肺心病引起肺动脉高压,导致右心室后负荷过重。二尖瓣关闭不全导致血液反流,引起左心室容量负荷增加。

3-9 **解析:**考核急性肺水肿的临床表现。急性肺水肿临床表现有端坐呼吸、严重气急、口唇发绀伴大汗、两肺满布湿啰音。但端坐呼吸、严重气急、口唇发绀伴大汗无特征性,其他疾病也可有此表现。两肺满布湿啰音仅见于急性肺水肿病人。咳铁锈色痰是大叶性肺炎的特征性表现。

3-12 **解析:**考核心源性哮喘与支气管哮喘的临床表现区别。端坐呼吸、闻及哮鸣音、咳泡沫样痰在心源性哮喘与支气管哮喘中均存在,难以作为鉴别依据。坐起后呼吸困难缓解为体位变化对哮喘的影响，支气管哮喘者取坐位，因膈肌下降，肺活量增加，呼吸困难程度可能较卧位时有所减轻，但不会自动缓解。而心源性哮喘发作较轻者采取坐位后，由于回心血量明显减少，呼吸困难常能在10余分钟至1小时左右自动消退，病人又能平卧入睡。但并非每位心源性哮喘者取坐位后呼吸困难均可自动缓解。故并非是"最可靠"依据。而交替脉仅见于左心衰竭患者。

3-23 解析：考核心力衰竭病人的护理措施。长期卧床的心力衰竭病人发生下肢静脉血栓脱落，最易导致肺栓塞。因为下肢静脉血栓脱落后只能顺着血流方向，沿着口径越来越大的静脉血管流至右心室内，但经肺动脉进入肺脏后，由于肺动脉分支越来越细，一旦到达口径小于血栓的肺动脉分支处时，势必发生"嵌顿"，即发生局灶性肺栓塞。故再小的静脉血栓脱落后也不可能通过血管解剖尚正常的肺循环，进而进入体循环引起脏器、肢体或身体任何部位的动脉性栓塞。

3-24 解析：考核心力衰竭病人的饮食护理。心力衰竭病人应给予低盐、低热量、高蛋白、高维生素的清淡易消化饮食，每天食盐摄入量应<5 g。少食多餐，避免产气食物。避免咖啡、浓茶、辛辣等刺激性强的食物，多吃新鲜的蔬菜、水果，不宜过饱。戒除烟酒。在应用排钠利尿剂时，不宜过分限制盐的摄入，以免引起低钠血症。螺内酯是保钾利尿剂，容易引起高钾血症等不良反应，不应摄入含钾较多的水果，以免引起高钾血症，导致心搏骤停。

3-31 解析：考核心律失常的病因。心房扑动与心房颤动、阵发性室上性心动过速既可见于器质性心脏病者，也可见于非器质性心脏病者。心房颤动、心房扑动绝大多数发生于前者，仅极少数虽长期发作，却找不到器质性心脏病的证据，又称为特发性心房颤动。阵发性室上性心动过速则较多见于无器质性心脏病的健康年轻人，因常为暂时性，往往突然自然终止，一般无需治疗，或用刺激迷走神经的方法使其终止。至于心室扑动与心室颤动、完全性房室传导阻滞、多源性室性期前收缩均见于器质性心脏病。不完全性房室传导阻滞也可见于健康青少年，多因先天性及迷走神经张力过高，发病但仅占极少数。

3-48 解析：考核心律失常病人的饮食护理。频发期前收缩的原因有过劳、情绪激动、大量饮酒和浓茶，进食含咖啡因食物。病人宜选择低脂、易消化饮食，避免吸烟、酗酒，避免刺激性或含咖啡因的饮食。因为浓茶中含有咖啡因物质，故应避免摄入。

3-51 解析：考核二尖瓣狭窄的治疗要点。二尖瓣狭窄最常见病因是风湿热，有风湿活动者应给予抗风湿治疗。二尖瓣狭窄健康宣教中最重要的是预防风湿热复发，一般应使用苄星青霉素，预防链球菌感染。

3-52 解析：考核主动脉瓣关闭不全的临床表现。主动脉瓣关闭不全时出现收缩压升高、舒张压降低，脉压增大。周围血管征较常见，包括水冲脉、随心脏搏动点头征、毛细血管搏动征、股动脉枪击音、Duroziez 征(杜氏双重杂音)。

3-77 解析：考核硝酸甘油用药护理。告知病人含服硝酸甘油后1～2分钟起效，使用时需注意：①随身携带硝酸甘油片，硝酸甘油应放置在棕色瓶内避光保存，注意有效期，药瓶开封后每6个月更换一次，以防药效降低；②舌下含服硝酸甘油后3～5分钟仍不缓解可重复使用，若疼痛持续15～30分钟仍未缓解(或连续含服3片后)，此时应警惕心肌梗死的发生；③含服硝酸甘油时最好平卧，必要时给予氧气吸入；④对于有规律性发作的劳累性心绞痛，可在外出、就餐、排便等活动前预防性用药；⑤静脉滴注硝酸甘油时应监测病人的心率、血压变化，控制滴速，防止低血压；⑥用药后要注意观察疗效和不良反应(如面部潮红、头晕、心动过速等，此类症状是由于药物所产生的血管扩张作用而导致，告知病人以防不安情绪产生)；⑦低血压、青光眼患者禁忌使用。

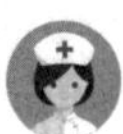

3－81 **解析**：考核AMI的病情观察。AMI要持续心电监护，发现频发室性期前收缩，成对的、多源性的、呈R-on-T现象的室性期前收缩或发现房室传导阻滞时，应警惕发生心室颤动、猝死。

3－87 **解析**：考核高血压病的健康指导。高血压病经治疗，血压得到满意控制后，可以逐渐减少剂量。但如果突然停药，可导致血压突然升高，冠心病病人突然停用β受体阻滞剂（如美托洛尔）可诱发心绞痛、心肌梗死等。

3－88 **解析**：考核高血压病的饮食护理。高胆固醇食物、高动物脂肪食物、高糖食物可以加重病人动脉粥样硬化，而高盐食物可以加重高血压。

3－89 **解析**：考核降压药物的作用机制。氢氯噻嗪属利尿剂，能利钠排水，使细胞外液容量降低，减低血管外周阻力。硝苯地平属钙离子通道阻滞剂，能阻断血管平滑肌钙离子通道，舒张血管平滑肌，降低血压。普萘洛尔属β受体阻滞剂，能抑制心肌收缩力，减慢心率，抑制过度激活的交感神经活性。卡托普利属血管紧张素转换酶抑制剂，能抑制血管紧张素转换酶活性，阻断肾素血管紧张素系统。氯沙坦属血管紧张素Ⅱ受体阻滞剂，能阻断血管紧张素Ⅱ受体，发挥降压作用。

3－98 **解析**：考核高血压病的诊断。原发性高血压是以血压升高为主要临床表现的综合征。由于长期全身小动脉阻力增加，或循环血容量增加，或两者均增加，使心脏负担加重，主要是左心室后负荷增加，为保证足够的心输出量，数年至数十年后，左心室代偿性肥厚、扩张，形成高心病。故左心室肥大作为诊断高心病的必备条件，血压升高是诊断高血压的必备条件。心力衰竭、心律失常、交替脉均见于后期，早期可不出现。

3－100 **解析**：考核高血压病的发病机制。高血压病的发病机制：①交感神经系统活动亢进等各种因素使大脑皮质质下神经中枢功能发生变化，各种神经递质浓度与活性异常，导致交感神经系统活动亢进，血浆儿茶酚胺浓度升高，阻力小动脉收缩增强；②肾性水钠潴留；③肾素-血管紧张素-醛固酮系统（RAAS）激活；④细胞膜离子转运异常；⑤胰岛素抵抗。其中，交感神经系统活动亢进起了极其重要的作用，在高血压病的发病机制中占主导地位。

3－106 **解析**：考核病毒性心肌炎的体征。病毒性心肌炎和风心病均可出现第一心音减弱、心律失常（室性期前收缩）、舒张期奔马律、与体温升高不成比例的心动过速等体征。风湿性心脏炎又称风湿性全心炎，即包括风湿性心内膜炎、心肌炎和心外膜炎，前者常波及心瓣膜，引起心瓣膜杂音。病毒性心肌炎的病变一般不涉及心内膜，因此多无病理性杂音。

3－114 **解析**：考核肥厚型心肌病的病因。肥厚型心肌病常有明显的家族史，是常染色体显性遗传性疾病，肌节收缩蛋白基因突变是主要致病因素。

3－115 **解析**：考核肥厚型心肌病的护理措施。肥厚型心肌病病人应避免持重、屏气、剧烈运动、情绪激动等，以防猝死。

3－116 **解析**：考核肥厚型心肌病的用药护理。肥厚型心肌病常用药物有美托洛尔或维拉帕米、地尔硫䓬。避免使用洋地黄类药物和硝酸甘油。因洋地黄类药物可增强心肌收缩力。硝酸甘油为血管扩张剂，可扩张静脉，使回心血量减少，从而使左心室容量下降。两者均可加重左室流出道梗阻，加重临床症状。

3－119 **解析**：考核肥厚型心肌病的护理措施。肥厚型心肌病由于左心舒张期充盈不足、心输出量降低，可导致劳力性呼吸困难、心悸、晕厥、胸痛等，用力屏气致心肌耗氧量增加而诱发或加重上述症状。

3－130 **解析**：考核急性心包炎的临床表现。急性心包炎典型体征为心前区可听到心包摩擦音。听到心包摩擦音就可作出心包炎的诊断，因心脏靠近胸壁，坐位时身体前倾、深吸气最明显。

3－136 **解析**：考核心包穿刺术的护理。①术前备阿托品，以备术中发生迷走反射致心率缓慢时使用；必要时使用镇静剂；术前需行超声心动图检查，确定积液量和穿刺部位；择期手术者可禁食4～6小时，取坐位或半卧位。②术中嘱病人勿剧烈咳嗽或深呼吸；抽液时随时夹闭胶管防止气体进入心包腔；抽液要缓慢，第一次抽液量不超过200 ml；抽出新鲜血时应立即停止抽液，观察有无心包压塞表现；观察病人反应，详细记录。③穿刺后2小时继续观察血压、心电变化；观察穿刺处局部，记录心包积液引流量，待心包引流液<25 ml/d时拔除导管。

3－138 解析：考核硝普钠使用注意事项。由于硝普钠含有氰化物，连续使用不可超过24小时，静脉滴注硝普钠时应现配现用，控制滴速，监测血压，并注意避光输液、防止药物外渗。

3－141 解析：考核心源性呼吸困难的特点。引起心源性呼吸困难最常见的原因是心力衰竭，以左心衰竭最常见。临床表现有咳泡沫痰、哮鸣音、心率和呼吸增快、两肺底闻及湿啰音等。但肺源性呼吸困难也可表现为咳泡沫痰，闻及哮鸣音。心率和呼吸增快许多疾病均可引起。体温37.9℃属于低热，许多疾病可有此症状，无特异性。湿啰音可同时出现于两侧肺底，是左心衰竭、肺水肿的特征性表现之一。

3－145 解析：考核心力衰竭诱因。心力衰竭诱因如下。①感染：呼吸道感染是最常见、最重要的诱因，其次为感染性心内膜炎。②心律失常：心房颤动是引起心力衰竭的重要诱因，亦可见于其他各种类型的快速性心律失常及严重的缓慢性心律失常。③血容量增加：如摄入钠盐过多、输液或输血过多或过快等。④妊娠和分娩：妊娠和分娩可加重心脏负荷，增加心肌耗氧量。⑤生理或心理压力过大：如过度劳累、情绪激动、精神紧张等。⑥其他：如不恰当地停用洋地黄类药物或降压药；风湿性心脏瓣膜病出现了风湿活动；冠心病发生心肌梗死；合并甲亢或贫血等。

3－153 解析：考核哮喘的治疗。心源性哮喘、支气管哮喘、喘息性支气管炎，这3种疾病是临床常见病，选择药物的原则应是对这3种可能性疾病都无危害却都有疗效者。异丙肾上腺素若用于心源性哮喘者易诱发室性心律失常。毛花苷C、呋塞米、毒毛花苷K在支气管哮喘一般都不选用，尤其是使用呋塞米后，可使痰液浓缩，易堵塞小气道而加重病情。只有氨茶碱既可扩张支气管又有利尿减轻心脏负荷的作用，故应选用氨茶碱，可为进一步确诊赢得时间，但应注意静脉注射时要速度缓慢。

3－154 解析：考核心力衰竭的治疗要点。病人心电图上见明显U波是低钾血症的特征性表现，再对照病史：①长期心力衰竭治疗有服用排钾利尿剂-氢氯噻嗪致低钾血症的可能；②经治疗好转后再度出现的乏力、腹胀、心悸等症状，更支持低钾血症的临床表现，而非心力衰竭本身的临床表现；③长期治疗后心悸好转再出现心动过速(心率120次/分)。以上3点均支持低血钾的诊断。故处理措施应是补充氯化钾，并停用排钾利尿剂。加大地高辛用量，在低钾血症时更容易造成洋地黄中毒；立即补充呋塞米，静脉滴注碳酸氢钠，可使血钾更低。

3－155 解析：考核急性肺水肿的治疗要点。病人系高心病发生了急性肺水肿。由于吗啡可迅速扩张体静脉，减少回心血量，使肺淤血、肺水肿减轻，还能减轻烦躁不安和呼吸困难，增加心输出量，故一直列为急性肺水肿的重要治疗药物之一。常用方法是立即皮下注射5～10 mg，年老体弱者应减量使用。但该题答案是肌内注射吗啡2 mg，剂量不足，加之该病人系高心病病人，外周血管有明显收缩，肌内注射不能保证全量吸收，故显然难以奏效。置双腿下垂半坐位，有利于减少回心血量，减轻心脏前负荷；乙醇湿化给氧，可降低肺泡表面张力，使泡沫破裂，改善通气；静脉注射呋塞米20 mg，减少血容量和扩张静脉，减轻心脏前负荷；硝酸甘油片0.3 mg舌下含化，通过扩张血管减轻心脏负荷，有利于减轻肺水肿。

3－156 解析：考核心力衰竭的休息指导。心力

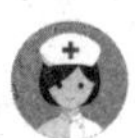

衰竭病人休息可减轻心脏负担，但是长期卧床易发生静脉血栓甚至肺栓塞，肺栓塞症状表现取决于栓子的大小、数量、栓塞部位及病人是否存在心、肺等器官的基础疾病。多数病人有呼吸困难、胸痛、先兆晕厥、晕厥、咯血等。胸痛是肺栓塞的常见症状，多因远端肺栓塞引起胸膜刺激所致。因此，应叮嘱病人根据自己的病情轻重合理安排休息。

3-157 解析：考核心力衰竭的护理措施。病人下床、洗脸、就餐、走动后即气喘、出汗，可视为“稍事活动后即出现呼吸困难”，但卧床休息时却无此不适，故符合心功能Ⅲ级的判断。宜卧床休息，要限制走动、打太极拳等户外活动，但因非心功能Ⅳ级，故也不必绝对卧床及取半卧位等。

3-160 解析：考核急性肺水肿的临床表现。夜间阵发性呼吸困难是心源性呼吸困难的特征之一。即病人在夜间入睡后因突然胸闷、气急而憋醒，被迫坐起，呼吸深快。其发生机制包括：平卧位时回心血量增加，肺淤血加重；横膈高位，肺活量减少；夜间迷走神经张力增高，小支气管收缩等。

3-161 解析：考核急性肺水肿的护理。急性肺水肿病人应遵医嘱正确使用药物，控制静脉输液速度，一般为每分钟 20～30 滴，减少回心血量，减轻心脏负荷。

3-162 解析：考核急性肺水肿的治疗要点。由题可见病人发生了急性肺水肿，应立即给予端坐位、双腿下垂，给予高流量乙醇湿化吸氧，使用镇静剂、快速利尿剂、血管扩张剂、强心剂、平喘剂、糖皮质激素等。硝普钠是血管扩张剂，可有效降低心脏的前、后负荷，常用作血管扩张剂的首选药物；毛花苷 C 是强心剂，可以增加心肌收缩力；地西泮是镇静剂，缓慢静脉推注地西泮可减轻病人的烦躁不安。

3-164 解析：考核洋地黄类药物使用注意事项。洋地黄类药物静脉用药须稀释后缓慢推注；不宜与钙剂、奎尼丁、普罗帕酮、维拉帕米等药物同时应用，以免增加药物毒性，如用钙剂须间隔 4～6 小时；肾功能不全、低血钾、高血钙、AMI 易导致洋地黄中毒。

3-165 解析：考核洋地黄中毒处理措施。洋地黄中毒处理措施：①立即停用洋地黄制剂；②如血钾低可补充钾盐；③停用排钾利尿药；④抗心律失常治疗，首选苯妥英钠，其次利多卡因；⑤有缓慢心律失常及传导阻滞可用阿托品静脉注射。该病人出现了心动过缓和房室传导阻滞，应立即给予阿托品加快心率。

3-166 解析：考核洋地黄药物的使用注意事项。病人接受洋地黄类药物治疗有效的标志即洋地黄效应。洋地黄直接作用于心室肌，使动作电位的 2 位相缩短以至消失，并减少 3 位相坡度，因而动作电位时程缩短，引起心电图特征性表现：①ST 段下垂型压低；②T 波低平、双向或倒置，双向 T 波往往使初始部分倒置，终末部分直立变窄，ST-T 呈鱼钩型；③QT 间期缩短。

3-167 解析：考核洋地黄类药物使用的禁忌证。洋地黄类药物使用的禁忌证包括：①肥厚型心肌病；②预激综合征合并心房颤动；③严重房室传导阻滞；④AMI 伴心力衰竭或梗死前已在用洋地黄的，一般不用洋地黄，尤其是在梗死发生最初的 24 小时内；⑤对洋地黄中毒或过敏者禁用；⑥Ⅲ度房室传导阻滞属于严重房室传导阻滞，应禁用。

3-168 解析：考核阵发性室上性心动过速的护理。病人，男性，30 岁，属年轻人，突然发作，心率 185 次/分，律齐，应考虑阵发性室上性心动过速。窦性心动过速心率一般不会超过 160 次/分，且多逐渐增快。阵发性室性心动过速心律多欠规则，且多见于器质性心脏病病人，临床表现为突然发作、突然停止，持续数秒、数小时，甚至数日，常见症状有心悸、头晕、胸闷、心绞痛，甚至发生心力衰竭和休克。而该病人仅有心悸感。当心房颤动病人心室率不快时，可无症状；心室率超过 150 次/分，病人可表现为心绞痛和心力衰竭；心脏听诊第一心音强弱不等，心律极不规则，可有短绌脉。偶发的室性期前收缩一般无明显症状，部分病人有心悸或心跳暂停感。频发期前收缩可出现乏力、头晕等。

3-169 解析：考核心脏起搏器安装后护理。安装起搏器适用于各种严重缓慢性心律失常，如Ⅲ度房室传导阻滞等。安装起搏器术后可心电监护 24 小时，注意起搏频率和心率是否一致；绝对卧床 1～3 天，取平卧位或半卧位，不要压迫植入侧。指导病人 6 周内限制体力活动。装有起搏器的一侧上肢应避免做用力过度或幅度过大的动作，避免剧烈咳嗽等以防电极移位或脱落；遵医嘱给予抗生素治疗，注意伤口有无渗出和感染；禁止 MRI 检查；教会病人每天自测脉搏 2 次。

3-170 解析：考核心室颤动的治疗要点。病人心电监护仪荧光屏突然出现完全不规则的大波浪状曲线，且 QRS 波与 T 波消失，是心室颤动的心电图特征，应立即作出判断并积极抢救。如严密观察病情变化、静脉注射利多卡因、非同步电除颤、心肺复苏等。而同步电复律适用于除心室颤动、心室扑动以外的快速型心律失常。同步电复律能量选择：室性心动过速和心房颤动为 100～200 J，阵发性室上性心动过速为 100～150 J，心房扑动为 50～100 J。

3-171 解析：考核阵发性室上性心动过速的治疗要点。其治疗要点包括：①刺激迷走神经，按摩颈动脉窦、Valsalva 动作、刺激咽喉部诱导恶心、将面部浸没于冰水内、按压眼球；②腺苷可作为首选药；③行食管心房调搏术；④同步直流电复律。

3-174 解析：考核心律失常的护理措施。随时引起猝死危险的心律失常有心室颤动、阵发性室性心动过速及Ⅲ度房室传导阻滞。室性心动过速和心室颤动最常见的病因为心肌梗死，室性心动过速易演变为心室颤动。

3-175 解析：考核心房颤动的特点。心房颤动听诊可发现第一心音强弱不等，心律绝对不规则，脉搏短绌。心房颤动最常见的病因是风湿性心瓣膜病。

3-176 解析：考核心律失常的实验室检查。心电图是诊断心律失常最重要的无创伤性检查技术，应记录 12 导联的心电图。也可做动态心动图、运动试验、食管心电图、临床心电生理检查等。其中最重要的是心电图检查。

3-177 解析：考核房室传导阻滞的治疗要点。对于Ⅰ度或Ⅱ度一型房室传导阻滞心室率不过慢者无需治疗；对Ⅱ度二型和Ⅲ度房室传导阻滞，心室率过慢者，可用阿托品、异丙肾上腺素等药物治疗，对心室率过慢伴有明显症状者，应首选临时或永久性心脏起搏治疗。

3-178 解析：考核心律失常治疗原则。急性前壁心肌梗死引起频发性室性期前收缩，同时警惕发生心室颤动，准备好急救药品和急救设备，如除颤仪、起搏器等，一旦发生心室颤动，应立即通知医生，实施非同步直流电除颤，同时配合胸外心脏按压和口对口人工呼吸，并经静脉注射复苏和抗心律失常药物。

3-179 解析：考核胸导联连接部位。V_1：胸骨右缘第 4 肋间；V_2：胸骨左缘第 4 肋间；V_3：V_2 与 V_4 的连线中点；V_4：左锁骨中线第 5 肋间；V_5：左腋前线与 V_4 同一水平处；V_6：左腋中线与 V_4 同一水平处。

3-182 解析：考核室性心动过速的治疗要点。为了终止室性心动过速的发作，可用胺碘酮、利多卡因、普鲁卡因胺静脉注射，同时静脉滴注。静脉滴注普罗帕酮十分有效，但是不能用于心肌梗死或心力衰竭病人。该病人有心力衰竭病史，故不宜使用。

3-183 解析：考核心房颤动的治疗要点。心房颤动急性期应首选同步直流电复律治疗；心室率不快、发作时间短暂的病人无需特殊治疗；如心室率快且发作时间长，可用洋地黄减慢心室率，用维拉帕米等药物终止心房颤动；对持续性房颤病人，如有恢复正常窦性心律指征，可用同步直流电复律或药物复律。

3-192 解析：考核二尖瓣狭窄的病理生理。当严重狭窄时，左心房压高达 25 mmHg 才能使血液通过狭窄的瓣膜口充盈左心室以维持正常的

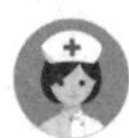

心输出量。左心房压升高导致肺静脉压升高，从而出现劳力性呼吸困难，称为左心受累期。当左心房压和肺静脉压力升高，易致肺小动脉反应性收缩，最终引起肺小动脉硬化，肺动脉压力升高，使右心室后负荷加重，引起右心室肥厚，严重时导致右心衰竭，称右心受累期。

3-197 **解析**：考核应用利尿剂的注意事项。利尿剂宜上午应用，若夜间应用，病人频繁排尿会影响病人的睡眠质量。

3-198 **解析**：考核心力衰竭治疗要点。增加心肌收缩力的药物：①洋地黄类药物，如地高辛、毛花苷C、毒毛花苷K。②非洋地黄类正性肌力药物，主要是β受体兴奋剂，如多巴胺、多巴酚丁胺；其次为磷酸二酯酶抑制剂，如米力农、氨力农。

3-199 **解析**：考核药物作用机制。卡络柳钠(安络血)能增加毛细血管对损伤的抵抗力而用于止血，毛花苷C能明显减慢心率而减轻咯血，两者均无降低肺动、静脉压作用。卡托普利能抑制血管紧张素转换酶活性，阻断肾素-血管紧张素系统，具有降压作用，不适用于咯血者。可待因为咳嗽中枢抑制性镇咳剂，咯血时不宜使用。硝酸甘油为血管扩张剂，能通过有效降低肺动、静脉压而使咯血减轻或终止。

3-203 **解析**：考核心脏瓣膜病病人的护理。风湿性心脏瓣膜病病人运动耐力下降，与外周循环供血不足有关。也就是心输出量减少致组织缺血。

3-204 **解析**：考核心脏瓣膜病的护理措施。阿司匹林为抑制血小板聚集及抗凝的药物。其不良反应最常见的为胃肠道反应，应避免空腹服用。

3-206 **解析**：考核心脏瓣膜病病人的健康指导。病人有风湿性心脏瓣膜病的病史，出院后要劳逸结合，而不是少运动；根据病情限制食盐的摄入量，而不是坚持低盐饮食；增强康复信心和定期复查对每个病人都是正确的，但不是最重要的。心脏瓣膜病一般是溶血性链球菌引起，故选防止呼吸道感染。

3-207 **解析**：考核心脏瓣膜病的临床表现。二尖瓣狭窄引起左心房压力高，导致肺循环淤血，产生呼吸困难的症状，其中最常见的早期症状是劳力性呼吸困难，重者可出现阵发性夜间呼吸困难，最严重时出现急性肺水肿。肺循环淤血除了见于二尖瓣狭窄外，还见于主动脉瓣狭窄及左心衰竭等；体循环淤血见于右心衰竭；体、肺循环都淤血见于全心衰竭、扩张型心肌病、缩窄性心包炎及大量心包积液等。

3-210 **解析**：考核冠心病的治疗要点。病人有冠心病病史，且目前疼痛2小时，而一般心绞痛不超过15分钟，故考虑AMI的可能性较大。AMI的治疗原则包括一般治疗、解除疼痛和心肌再灌注等，解除疼痛首选哌替啶肌内注射或吗啡皮下注射。

3-212 **解析**：考核AMI的临床表现。该病人有AMI病史，现有反应迟钝、面色苍白、皮肤湿冷、脉搏细弱，血压80/50 mmHg，为心源性休克典型表现，这是由于心肌广泛坏死，心输出量急剧下降所致。

3-215 **解析**：考核冠心病的护理。根据病史可考虑病人发生阿-斯综合征。虽然此种发作多有自限性，能在1～2分钟内自行恢复，但也可由此而致猝死，故现场发现后仍应积极施以心肺复苏术急救。最先采取的措施应是胸外按压，使成年病人胸骨下压至少5 cm，但应避免超过6 cm。按压频率100～120次/分。再开放气道，行人工呼吸，每30次胸外按压连续2次人工呼吸，如此循环。在一人实施心肺复苏术时可边做边招呼周围人协助抢救，直至复苏成功。迅速建立静脉通路、呼叫医生进行抢救、尽快备齐抢救用品都是抢救的措施，但并非首要措施。在成人，以心音消失诊断心脏停搏并不可靠，反复听诊反而浪费时间。因为该病人触诊颈动脉及股动脉均无搏动，且意识已丧失。

3-218 **解析**：考核AMI的治疗。病人起病3～6小时，最多在12小时内使用纤溶酶原激活剂溶解冠状动脉内的血栓，可使闭塞的冠状动脉再通，心肌得到再灌注，濒临坏死的心肌可能得以存活或使坏死范围缩小。国内常用的溶栓药物：尿激酶、链激酶、重组组织型纤维蛋白溶酶原激活剂。

3－224 解析：考核冠状动脉造影术。应仔细观察术侧手的温度、颜色，有无疼痛等，应特别注意观察术侧肢体足背动脉搏动情况，对比术肢与正常下肢的皮温、颜色，仔细观察穿刺处有无渗血。

3－226 解析：考核冠心病心肌梗死溶栓治疗。标志血栓溶解的指标：①抬高的 ST 段 2 小时内回落 50%；②2 小时内胸痛基本消失；③血清 CK-MB 酶峰值提前出现；④2 小时内出现再灌注性心律失常；⑤可根据冠状动脉造影直接判断溶栓是否成功。

3－234 解析：考核心绞痛的用药护理。硝酸甘油是治疗 AMI 的基本药物之一，其主要作用是扩张血管，改善心、脑的血液循环，降低心脏的前、后负荷，改善心肌供血、供氧，从而降低心肌耗氧量。因此在静脉微量泵注射硝酸甘油过程中要密切监测血压，及时发现因药物引起的低血压。

3－237 解析：考核心肌梗死的实验室检查。胸骨中段剧烈疼痛 2 小时，且舌下含服硝酸甘油不能缓解，心电图 ST 段弓背向上抬高、T 波倒置、深而宽的 Q 波，符合 AMI 的表现。心肌梗死的病人可出现白细胞增高、C 反应蛋白降低、红细胞沉降率正常、血糖多升高，其中最重要的辅助检查是心肌酶升高。

3－238 解析：考核心肌梗死的护理。心肌梗死急性期卧床休息 12 小时，保持病房安静、舒适，减少探视，尽量避免搬动，以减少心肌耗氧量，以免诱发心律失常。如无并发症 24 小时内应鼓励病人床上活动肢体，第 3 天可床边活动，第 4 天起逐步增加活动量。该病人 48 小时后只允许在床边活动，不能去厕所排便。

3－244 解析：考核 24 小时内禁止应用洋地黄类药物的原因。AMI 发生后 24 小时内由于急性缺血的心肌对洋地黄敏感，极易出现毒性反应，其中以室性心律失常最为常见。此外，由于 AMI 早期的心力衰竭主要因心肌充血、水肿所致的顺应性下降，并有电生理紊乱，应用洋地黄也并不适合。相反，洋地黄使心肌收缩力加强的作用却可增加心肌耗氧量，静脉内给药还可能引起冠状动脉收缩，因此，24 小时内应避免使用。

3－247 解析：考核高血压病的护理措施。高血压病病人应低盐、低脂饮食，不要吃咸菜等腌制食品。含盐高的食物可以使血压升高。本题提示病人喜食腌制咸菜，因其含盐量很高，应避免食用。

3－252 解析：考核高血压病的用药护理。美托洛尔是 β 受体阻滞剂，其作用是抑制过度激活的交感神经活性、减慢心率、降低心肌收缩力，从而达到降压作用。一般在 1～2 周内起作用。不良反应有心动过缓、支气管痉挛、恶心、腹泻等。本题中病人伴有支气管哮喘，应用美托洛尔在降压的同时会加重支气管哮喘。

3－254 解析：考核高血压病的护理措施。高血压病病人减轻体重可增强降压药的疗效，指导病人合理膳食，减少膳食中的脂肪，减轻精神压力适当运动，监测体重变化。减肥药不良反应大，加重心脏的负担，伤害肝、肾，高血压病病人应禁用。

3－263 解析：考核高血压病的护理措施。高血压病病人不适合高强度运动。高强度运动对于心血管的冲击过于强烈，是造成运动中发生心血管意外或猝死的主要原因。

3－270 解析：考核高血压病的用药护理。应指导高血压病病人服药剂量必须遵医嘱执行，不可随意增减药量或突然撤换药物，教会病人或家属定时(服药后 2 小时)测量血压并记录，观察药物疗效和不良反应。

3－271 解析：考核高血压病的用药护理。高血压病病人在服用降压药后由于血压快速下降或长久站立引起直立性低血压时常出现头晕、乏力、心率加快等临床症状和体征。临床上，一旦发生此类情况，应立即嘱病人取下肢抬高平卧

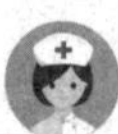

位，以利下肢静脉回流，增加脑及其他重要脏器供血。

3-277 解析：考核高血压病的护理措施。病人血压 140/90 mmHg 是临界高血压，临界高血压病人不需要住院，可以在家中自己定期测量血压。指导病人：如果血压进一步升高，可以来院检查；如果血压变化不大，应注意休息，缓解情绪，适量运动，健康饮食，戒烟，戒酒。

3-278 解析：考核高血压病的病因。高胆固醇血症是高血压的危险因素，动物内脏含胆固醇较多，不利于高血压的控制。此外，蛋黄、鱼子中胆固醇含量亦较高。

3-279 解析：考核高血压病的护理措施。病人曾多次发生短时间内肢体麻木或眩晕，发作时曾有跌倒现象，容易受伤。因此，对该病人而言目前最重要的是安全问题。

3-282 解析：考核病毒性心肌炎的护理。病人8天前感冒，而后有发热、心悸、胸闷，又昏厥1次，血白细胞计数为 12×10^9/L，红细胞沉降率为 28 mm/h。心电图示：S-T 段压低，T 波倒置，窦性心动过速，室性期前收缩频发。符合病毒性心肌炎的特点。

3-283 解析：考核心肌疾病病人的护理。病毒性心肌炎和扩张型心肌病的病因均与柯萨奇病毒 B 感染密切相关。病毒性心肌炎病人出院后应继续休息 2～3 个月，半年至 1 年内避免重体力劳动，以避免扩张型心肌病的发生。

3-284 解析：考核肥厚型心肌病的护理。肥厚型心肌病胸痛多在劳累后出现，似心绞痛，但可不典型，是由于肥厚的心肌需氧增加而冠状动脉供血相对不足所致，该病人已经出现了胸痛，说明出现了体循环缺血，若脑缺血可以出现猝死，为了减少心肌耗氧量及机体需氧量，应绝对卧床休息，避免猝死的发生。

3-291 解析：考核感染性内膜炎病人的护理。对于担心手术的病人，护士应该向其介绍手术成功的例子，以鼓励其树立信心、消除担忧。

3-294 解析：考核感染性内膜炎病人的治疗要点。用药原则：①早期应用；②充分用药，选用灭菌性抗生素，大剂量和长疗程应用；③静脉用药为主，保持稳定、较高的血药浓度。

3-296 解析：考核心包炎的护理措施。正常心包腔内约有 50 ml 的浆液，平均压力接近于零或低于大气压，吸气时呈轻度负压，呼气时接近于正压。急性纤维蛋白性心包炎或少量积液一般不会引起心包内压力升高。随着病程进展，心包腔渗出液增多，转变为渗出性心包炎，液体量 100 ml 至 2 000～3 000 ml 不等，常为黄而清的液体，也可见浑浊不清、化脓性或血性液体，但相对少见。当液体迅速增多，使心包腔内压力急骤升高，即可引起心脏受压，导致心室舒张期充盈受阻，使周围静脉压升高，最终使心输出量降低，血压下降，形成急性心脏压塞的临床表现。因此，心包积液病情的严重程度主要取决于心包积液的量。

3-308 解析：考核慢性心力衰竭的饮食护理。告诉病人及家属摄取高蛋白、高维生素、低盐、易消化饮食。

3-309 解析：考核慢性心力衰竭的病因。病人二尖瓣狭窄，使心室充盈受限，肺动脉压力增加；重度肺动脉高压使右心室后负荷增加，右心室扩张肥厚，导致心力衰竭。

3-313 解析：考核慢性心力衰竭吸氧原则。给予持续中等流量氧气吸入，流量 2～4 L/min，增加血氧饱和度，改善呼吸困难。

3-344 解析：考核冠心病的护理措施。AMI 病人长期卧床、进食少、消化功能减退，加上疼痛后应用吗啡和哌替啶，抑制消化腺分泌，易引起便秘。切忌用力排便，以防诱发心律失常、心脏破裂和心搏骤停等。应给予缓泻剂口服，或用开塞露塞肛。

名词解释题

3-396 动脉又称为阻力血管。主要功能为输送血液到组织器官，其管壁含平滑肌和弹性纤维，能在各种血管活性物质的作用下收缩和舒张，改变血流阻力，影响局部血流量。

3-397 静脉又称为容量血管。主要功能是汇集从毛细血管来的血液，将血液送回心脏，其管壁薄、弹性小、容量大。

3-398 毛细血管是血液与组织液进行物质交换的场所，又称为功能血管。

3-399 心源性呼吸困难是指由于各种心血管疾病引起病人呼吸时感到空气不足、呼吸费力，常伴有呼吸频率、深度与节律的异常。

3-400 劳力性呼吸困难是左心衰竭最早出现的症状，常在病人体力活动时发生或加重，休息后可缓解。

3-401 夜间阵发性呼吸困难是左心衰竭最典型的症状，表现为病人在夜间睡眠中突然因胸闷、憋气而被迫坐起，呼吸加深加快，轻者可于端坐休息后缓解，重者可有哮鸣音、发绀、咳粉红色泡沫痰，又称为心源性哮喘。

3-402 端坐呼吸为严重肺循环淤血的表现，即静息状态下病人仍感觉呼吸困难，不能平卧。依病情轻重依次可表现为被迫采取高枕卧位、半坐卧位、端坐位，甚至还需双下肢下垂。

3-403 心源性水肿一般指右心功能不全或心脏舒缩受限导致体循环回心血流淤滞、静脉压升高，加上血液的有效循环降低，导致肾组织缺氧所促发的继发性醛固酮增多，引起水钠潴留而出现的组织水肿。

3-404 心悸是指病人自觉心跳加快或心慌，伴有心前区不适感。体格检查可发现心率加快，心律规则或不规则，或心脏搏动增强等。

3-405 心源性晕厥是指由于严重心律失常或器质性心脏病引起心输出量骤减、中断或严重低血压，引起脑组织一过性缺血、缺氧而发生的突发短暂意识丧失，常伴有肌张力降低而跌倒的临床表现。

3-406 心力衰竭，简称心衰，是指各种心脏疾病引起的心功能不全的一种综合征，因各种心脏疾病引起心肌收缩力下降，心输出血量不能满足机体代谢的需要，器官、组织的血液灌注减少，从而出现肺循环和(或)体循环淤血的临床综合征，主要临床表现为呼吸困难、疲乏和水钠潴留。

3-407 心脏传导系统由负责正常心电冲动形成与传导的特殊心肌组成，包括窦房结、结间束、房室结、希氏束、左和右束支及浦肯野纤维网。

3-408 心律失常是指心脏冲动的起源部位、频率与节律、传导速度或激动次序的异常。

3-409 期前收缩是指起源于窦房结以外的异位起搏点过早发出的激动使心脏收缩，又称过早搏动，是临床上最常见的心律失常。根据起搏点的不同可分为房性、房室交界性和室性期前收缩，其中以室性期前收缩最为常见。

3-410 多源性室性期前收缩是指室性期前收缩起源于多个异位起搏点。心电图表现为提前发生的QRS波群，形态各不相同，均增宽变形，其前无P波；多源性期前收缩与期前收缩对比，其R-R间期不等，与窦性搏动的配对间期不等。

3-411 窦性停搏又称窦性静止，是指窦房结不能产生冲动。心电图表现为在较正常P-P间期显著长的间期内无P波发生，或P波与QRS波群均不出现，长的P-P间期与基本的窦性P-P间期无倍数关系。

3-412 R-on-T现象：R代表室性期前收缩的QRS波，T代表室性期前收缩前面的窦性搏动的T波，当前者提前落在后者上时，即R-on-T。因T波顶峰处为心室易颤期，故此时极易导致心室颤动的发生。此情况紧急，应立即做好必要的急救准备。

3-413 代偿间歇是指心脏提早搏动后，下一窦性搏动发生前，存在的一段较长停歇期，为心电图常用术语之一。若期前收缩前后两个窦性心搏间隔恰好等于两个相连窦性搏动间距的2倍，则称为完全代偿间歇，见于室性期前收缩；若小于后者2倍，则称为不完全代偿间歇，见于房性期前收缩。

3-414 房室传导阻滞又称房室阻滞，是指房室交界区脱离了生理不应期后，心房冲动传导延迟或不能传导至心室。房室阻滞可以发生在房室结、希氏束以及束支等不同的部位。

3-415 文氏现象是指心电图上，因心脏的窦

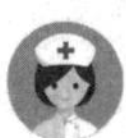

房、房室传导过程逐步缓慢，最终不能下传，而造成一次脱漏的周而复始现象。属Ⅱ度传导阻滞的一种类型，亦称莫氏Ⅰ型。如为房室阻滞者，心电图上可见到P-R间期逐渐拉长，最终P波后不再依次出现QRS波；然后再从最短的P-R间期开始，如此循环。

3-416 枪击音即大动脉枪击音。在正常人，听诊器如轻放在外周大动脉（如股动脉）上，是听不到声音的。听诊主动脉瓣关闭不全病人时，随着心室强有力的收缩，大动脉内压力突然由较低骤升，管壁突然扩张，而产生一种高调的收缩期杂音，即为枪击音。

3-417 Durozeiz征即杜氏双重杂音，为主动脉瓣关闭不全的外周血管征象之一。当听诊器放在大动脉（股动脉）上并轻加压力时，可同时听到血管内血液倒流而产生的舒张期杂音和因听诊器胸件压迫造成的正常收缩期杂音，统称为Durozeiz征。

3-418 周围血管征是由于脉压增宽所引起的随心脏搏动的点头征、毛细血管搏动征、水冲脉、枪击音和Durozeiz征。主要见于主动脉瓣关闭不全、甲亢、动脉导管未闭和严重贫血。

3-419 冠状动脉粥样硬化使血管腔狭窄或阻塞和（或）因冠状动脉功能性改变（痉挛），导致心肌缺血、缺氧或坏死而引起的心脏病，统称冠状动脉性心脏病，简称冠心病，亦称缺血性心脏病。

3-420 稳定型心绞痛亦称稳定型劳力性心绞痛，是在冠状动脉严重狭窄的基础上，由于心肌氧耗的增加，引起心肌急剧、暂时缺血、缺氧的临床综合征。其特点为阵发性的前胸压榨性疼痛或憋闷感，主要位于胸骨后部，可放射至心前区和左上肢尺侧，常发生于劳力负荷增加时，持续数分钟，休息或服用硝酸酯制剂后消失。

3-421 心肌梗死是心肌缺血性坏死，是在冠状动脉病变的基础上，发生冠状动脉血供急剧减少或中断，使相应的心肌严重而持久地急性缺血而导致的心肌坏死。

3-422 原发性高血压是以血压升高为主要临床表现伴或不伴有多种心血管危险因素的综合征，简称高血压病。

3-423 高血压急症是指短时期内（数小时或数天）血压重度升高，舒张压＞130 mmHg和（或）收缩压＞200 mmHg，伴有重要器官组织（如心、脑、肾、眼底、大动脉）的严重功能障碍或不可逆性损害。

3-424 心肌炎是指心肌本身的炎症病变，可分为局灶性或弥漫性，也可分为急性、亚急性或慢性，或分为感染性和非感染性。

3-425 扩张型心肌病的主要特征是单侧或双侧心腔扩大，心肌收缩期泵血功能减退，伴或不伴有充血性心力衰竭。

3-426 肥厚型心肌病是以心室肌不对称肥厚并累及室间隔，左心室血液充盈受阻、舒张期顺应性下降为基本表现的心肌病。根据左心室流出道有无梗阻又可分为梗阻性肥厚型心肌病和非梗阻性肥厚型心肌病。

3-427 感染性心内膜炎是指心脏内膜表面的微生物感染，伴赘生物形成。赘生物为大小不等、形状不一的血小板和纤维素团块，内含大量微生物和少量炎症细胞。

3-428 急性心包炎是指心包脏层和壁层的急性炎症，可由细菌、病毒、肿瘤、自身免疫、物理、化学等因素引起。

3-429 心包压塞是指急性心包炎的渗液骤增时，由于心包腔被大量渗液所压塞而使心脏舒缩严重受限，从而出现的一系列临床征象，包括奇脉、颈静脉怒张、肝颈静脉反流征阳性、肝大、胸腔积液、腹水、下肢水肿、血压降低、脉压缩小、心动过速等。

3-430 心包摩擦音是纤维蛋白性心包炎的典型体征，是因炎症而变得粗糙的心包壁层与脏层在心脏活动时相互摩擦而产生，呈抓刮样粗糙音。

3-431 心包积液征是指在有大量积液时可在左肩胛骨下出现浊音及左肺受压迫所引起的支气管呼吸音，又称Ewart征。

3-432 奇脉是指心包压塞或心包缩窄病人在

被触诊时桡动脉搏动呈吸气时显著减弱或消失、呼气时复原的现象，因左心室搏出血量减少所致。

3－433 缩窄性心包炎是指心脏被致密厚实的纤维化或钙化心包所包围，使心室在舒张期充盈受限而产生的一系列循环障碍表现。

3－434 心脏起搏器是一种医用电子仪器，它通过发放一定形式的电脉冲，刺激心脏，使之激动、收缩，模拟正常心脏冲动的形成和传导，以治疗由于某些心律失常所致的心脏功能障碍。心脏起搏技术是心律失常介入治疗的重要方法之一，并可用于临床心脏电生理研究及射频消融治疗。

3－435 冠状动脉造影是将心导管经股动脉、肱动脉或桡动脉送到主动脉根部，分别插入左、右冠状动脉口，手推注射器注入少量含碘造影剂。选择性冠状动脉造影在不同的投射方位下摄影可使左、右冠状动脉及其主要分支得到清楚地显影。

简述问答题

3－436 心源性水肿的主要原因：①体循环静脉系统淤血、缺氧，使毛细血管张力增高，通透性增加，水分渗至组织间隙内；②肾血流量减少，肾小球滤过率降低，排尿减少，导致水钠潴留而产生水肿；③心功能不全时，醛固酮分泌增多，加重了水钠潴留。其特点是首先出现在身体下垂部位，如卧床病人的腰骶、会阴或阴囊部，非卧床病人的足踝、胫前部。呈凹陷性水肿，严重者可遍及全身，出现胸腔积液或腹水。对心源性水肿病人，应加强皮肤护理，预防压疮。注意心率、脉搏、呼吸及血压的变化，限制钠盐摄入，记录出入液量，注意水、电解质平衡。

3－437 心力衰竭的基本病因：①原发性心肌损害，如冠心病、心肌炎、糖尿病、心肌病等。②心脏负荷过重，如压力负荷（后负荷）过重，见于高血压、主动脉瓣狭窄、肺动脉高压、肺动脉瓣狭窄等；容量负荷（前负荷）过重，见于主动脉瓣关闭不全、二尖瓣关闭不全、房室间隔缺损、动脉导管未闭、慢性贫血、甲亢等。

3－438 常见的心力衰竭的诱因：①感染，呼吸道感染是最常见、最重要的诱因；②心律失常，以心房颤动较常见；③血容量增加，如摄入钠盐过多，静脉输入液体过多、过快等；④过度体力劳累或情绪激动，如妊娠后期及分娩过程、暴怒等；⑤治疗不当，如不恰当地停用利尿药物或降血压药等；⑥原有心脏病变加重或并发其他疾病，如冠心病发生心肌梗死，风湿性心瓣膜病出现风湿活动，合并甲状腺功能亢进或贫血等。

3－439 心功能分级标准及特点：①心功能Ⅰ级，病人患有心脏病，但日常活动量不受限制，一般活动不引起疲乏、心悸、呼吸困难或心绞痛；②心功能Ⅱ级，病人的体力活动受到轻度的限制，休息时无自觉症状，但一般活动可出现疲乏、心悸、呼吸困难或心绞痛；③心功能Ⅲ级，病人体力活动明显受限，小于平时一般活动量即引起上述症状；④心功能Ⅳ级，病人不能从事任何体力活动，静息状态下也出现心衰的症状，体力活动后加重。

3－440 心源性哮喘是急性左心衰竭早期的典型表现。病人可连续数日于夜间熟睡 1～2 小时后突然憋醒，被迫立即坐起，呼吸急促，伴咳嗽，可闻及哮鸣音及咳泡沫样痰。轻者 10 多分钟至 1 小时逐渐平息后，可再平卧入睡；重者可持续发作，频繁咳嗽，咳粉红色泡沫痰，甚至发展为急性肺水肿。心源性哮喘与支气管哮喘在体征上的主要区别是，前者心脏扩大、心率增快、心尖区可闻及舒张期奔马律和交替脉。

3－441 影响洋地黄中毒的因素：①洋地黄用药安全窗很小，轻度中毒剂量约为有效治疗量的 2 倍，心肌缺血、缺氧情况下中毒剂量更小；②低血钾，是常见的引起洋地黄中毒的原因；③肾功能不全及与其他药物的相互作用也是引起中毒的因素；④心血管病常用药物（如胺碘酮、维拉帕米（异搏定）及奎尼丁等）均可降低地高辛的经肾排泄率而增加中毒的可能性。

3－442 洋地黄类药物应用时的护理注意事项：

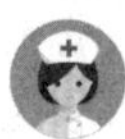

①向病人解释应用洋地黄类药物的必要性及洋地黄中毒的表现。②用药前需测心率、心律情况，若心率低于 60 次/分或节律发生改变，应暂停用药。③静脉注射时应稀释后缓慢推注，时间为 10～15 分钟，注射后观察病人心率、心律的改变及其他反应。④毒性反应的观察及护理：胃肠道反应最常见，常表现为恶心、呕吐等；最重要的表现为各种心律失常，其中以室性期前收缩二联律常见，其他心律失常有房性期前收缩、心动过速、心房颤动、房室传导阻滞等；神经、精神症状，常有头痛、疲乏、烦躁等；视觉异常可表现为视物模糊、黄视、绿视等。⑤洋地黄类药物中毒的处理：立即停药，是治疗洋地黄中毒的首要措施；补充钾盐或镁盐；纠正心律失常。对有快速性心律失常者可用苯妥英钠或利多卡因，对有传导阻滞及缓慢性心律失常者可用阿托品 0.5～1.0 mg 皮下或静脉注射，一般不需安装临时心脏起搏器。

3-443 急性肺水肿抢救配合：①体位，取坐位或半卧位，双腿下垂，减少回心血量，减轻心脏前负荷；②吸氧，高流量（6～8 L/min）、乙醇湿化（20%～30%）吸氧，以降低肺泡表面张力；③建立静脉通路，按医嘱给药，如吗啡（镇静、减少回心血量）、氨茶碱（解除支气管痉挛）、强心剂（如毛花苷 C，增强心肌收缩力）、利尿剂（如呋塞米，减轻心脏前负荷）、血管扩张剂（如硝普钠，减轻心脏负荷）、肾上腺糖皮质激素（如地塞米松），静脉滴注速度＜12 滴/分；④临床观察，如生命体征、面色、神志、尿量、皮肤颜色及温度、咳嗽和咳痰情况、精神状态、肺部啰音等；⑤其他，治疗原发病，去除诱发因素，必要时四肢轮流结扎止血带；⑥记录，详细记录在特别护理记录单上。

3-444 心室颤动前的先兆表现：①频发室性期前收缩＞6 次/分，或室性期前收缩呈二联律；②连续出现 2 个或 2 个以上的室性期前收缩，多源性室性期前收缩或反复发作短阵室性心动过速；③室性期前收缩落在前一搏动的 T 波上（R-on-T 现象）。心室颤动为形态、频率及振幅完全不规则的颤动波，频率为 150 次/分，无法分辨 QRS 波群、ST 段及 T 波。

3-445 机械性刺激迷走神经的方法：①按摩颈动脉窦（病人取仰卧位，先按摩右侧，每次 5～10 秒，切莫双侧同时按摩）；②Valsalva 动作（深吸气后屏气，再用力做呼气动作）；③刺激咽喉部，诱导恶心；④将面部浸没于冰水内；⑤按压眼球（高度近视及青光眼病人禁用）。

3-446 室性期前收缩的类型：室性期前收缩可孤立或规律出现。二联律是指每个窦性搏动后跟随 1 个室性期前收缩；三联律是每 2 个正常搏动后出现 1 个室性期前收缩。以此类推。连续发生 2 个室性期前收缩称成对室性期前收缩，连续 3 个或以上室性期前收缩称室性心动过速。同一导联内，室性期前收缩形态相同者，为单形性室性期前收缩；形态不同者称多形性或多源性室性期前收缩。

3-447 心房颤动的心电图特点：①P 波消失，代之以小而不规则的基线波动，形态与波幅均变化不定，称为 f 波，频率 350～600 次/分。②心室率极不规则，心房颤动未接受药物治疗、房室传导正常者，心室率通常在 100～160 次/分之间；药物（儿茶酚胺类等）、运动、发热、甲状腺功能亢进等均可缩短房室结不应期，使心室率加快。相反，洋地黄延长房室结不应期，减慢心室率。③QRS 波群形态通常正常，当心室率过快，发生室内差异性传导时，QRS 波群增宽变形。

3-448 室性期前收缩的心电图特点：①提前出现的 QRS-T 波，其前无 P 波；②提前出现的 QRS 波群宽大畸形，通常时限＞0.12 秒；③T 波方向多与 QRS 的主波方向相反；④往往为完全性代偿间歇。

3-449 常用抗心律失常药物的分类方法是 Vaughan Williams 分类法。该法以药物抗心律失常作用的电生理效应作为分类依据，药物被分为四大类。Ⅰ类药，阻断快速钠离子通道，分为 3 个亚类。ⅠA 类药物：奎尼丁、普鲁卡因胺、丙吡胺等；ⅠB 类药物：美西律、苯妥英钠、利多卡因；ⅠC类药物：氟卡尼、恩卡尼、普罗帕酮、莫雷西嗪。Ⅱ类药，阻断β肾上腺素能受体，如美托洛尔、阿替洛尔、比索洛尔等。Ⅲ类药，阻断钾离子通道及延长复极，如胺碘酮和索他洛尔。Ⅳ类药，阻断慢钙离子通道，如维拉帕米、地尔硫䓬等。

3-450 近年来，临床医学家趋于将冠心病分为急性冠脉综合征(ACS)和慢性冠脉病[CAD或称慢性缺血综合征(CIS)]两大类。前者包括不稳定型心绞痛(UA)、非ST段抬高性心肌梗死(NSTEMI)和ST段抬高性心肌梗死(STEMI)，将冠心病猝死也包括在内；后者包括稳定型心绞痛、冠脉正常的心绞痛(如X综合征)、无症状性心肌缺血和缺血性心力衰竭(缺血性心肌病)。

3-451 冠心病的危险因素：①主要危险因素，如年龄、性别、血脂异常、高血压、吸烟、糖尿病；②次要危险因素，如肥胖，缺少体力活动，进食过多的动物脂肪、胆固醇、糖和钠盐，遗传因素，A型性格；③近年来发现的危险因素，如血中同型半胱氨酸增高、胰岛素抵抗增强、血中纤维蛋白原及一些凝血因子增高，以及病毒、衣原体感染。

3-452 心绞痛的疼痛特点：①部位，主要在胸骨体中段或上段之后，可波及心前区，常放射至左肩、左臂内侧达无名指和小指，或至颈、咽或下颌部；②性质，胸痛常为压迫、发闷或紧缩性，也可有烧灼感，但不像针刺或刀扎样锐痛，偶伴濒死的恐惧感觉；③诱因，常由体力劳动、情绪激动、饱食、寒冷、吸烟、心动过速、休克等诱发；④持续时间，疼痛出现后常逐步加重，然后在3～5分钟内渐消失，最长不超过15分钟，可数天或数星期发作一次，亦可一天内多次发作；⑤缓解方式，停止诱发活动后即可缓解，舌下含服硝酸甘油也能在几分钟内缓解。

3-453 AMI的心电图特征：①ST段抬高，呈弓背向上型，在面向坏死区周围心肌损伤区的导联上出现；②宽而深的Q波(病理性Q波)，在面向透壁心肌坏死区的导联上出现；③T波倒置，在面向损伤区周围心肌缺血区的导联上出现。

3-454 AMI的血清标志物：①肌红蛋白，起病后2小时内升高，12小时内达高峰，24～48小时内恢复正常。②肌钙蛋白I(cTnI)或T(cTnT)，起病3～4小时后升高，cTnI于11～24小时达高峰，7～10天降至正常；cTnT于24～48小时达高峰，10～14天降至正常。③肌酸激酶同工酶CK-MB，在起病后4小时内增高，16～24小时达高峰，3～4天恢复正常。其增高的程度能较准确地反映梗死的范围，其高峰出现时间是否提前有助于判断溶栓治疗是否成功。对心肌梗死血清标志物的测定应进行综合评价，如肌红蛋白在AMI后出现最早，也十分敏感，但特异性不很强。cTnT和cTnI出现稍延迟，但特异性很高，如症状出现后6小时内测定为阴性，则6小时后应再复查。其缺点是持续时间可长达10～14天，如在此期间出现胸痛，则不能判断是否有新的梗死。CK-MB虽不如cTnT、cTnI敏感，但对早期(<4小时)AMI的诊断有较重要价值。以往沿用多年的AMI心肌酶测定，包括肌酶激酶(CK)、天门冬酸氨基转移酶(AST)及乳酸脱氢酶(LDH)，其特异性及敏感性均远不如上述心肌坏死标志物，但仍有参考价值，三者在急性心肌梗死发病后6～10小时开始升高，按序分别于12、24小时及2～3天内达高峰，又分别于3～4、3～6天及1～2周内回降至正常。

3-455 治疗AMI疼痛的方法：①哌替啶50～100 mg肌内注射或吗啡5～10 mg皮下注射，必要时1～2小时后再注射一次，以后每4～6小时可重复应用，注意防止对呼吸功能的抑制；②疼痛较轻者可用可待因或罂粟碱0.03～0.06 g肌内注射或口服；③硝酸甘油0.3 mg或硝酸异山梨酯5～10 mg舌下含服或静脉滴注，要注意观察有无心率增快和血压降低。

3-456 AMI病人的病情观察：①第1周内严密心电监护，发作24小时内每小时检测心率、心律、呼吸、血压1次，72小时后酌情再定。一旦发现危险信号，立即与医生联系，并做好协助抢

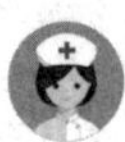

救的准备。如有频发室性期前收缩，准备好利多卡因和电极除颤器械。②注意有无心源性休克、严重心律失常先兆和心力衰竭早期表现。③对用抗凝治疗者，每天需测定凝血酶原时间并观察病人有无出血倾向。④有条件者可监测中心静脉压及肺微血管楔嵌压变化。

3-457 对AMI病人病情稳定后的健康教育：①通过耐心的科学解释和心理疏导，教育病人在平时要学会控制自己的情绪，保持心理平衡，树立战胜疾病的信心。②调整生活方式，缓和工作压力，在保证充分睡眠的基础上，适当进行康复锻炼。发病后第6周可步行、打太极拳等，第8～12周方可开始较大活动量的锻炼，如洗衣、骑车等。③合理饮食，忌烟酒，选择低胆固醇、低动物脂肪、低热量、低糖类饮食，多吃蔬菜、水果，保持大便通畅。④出院后除要继续服药和每月定期复查一次外，还要积极治疗与冠心病有关的高血压、糖尿病及高脂血症等疾病。⑤随身携带地西泮、硝酸甘油、双嘧达莫（潘生丁）等急救药品（或放有这些药物的保健盒），病人及其家属应学会在病情变化时如何使用或采取其他自救措施。

3-458 恶性或急进型高血压的特点：病人病情急骤发展，舒张压持续≥130 mmHg，并有头痛、视物模糊、眼底出血、渗出和视神经盘水肿，肾脏损害突出，持续蛋白尿、血尿与管型尿。病情进展迅速，如不及时有效降压治疗，预后很差，常死于肾衰竭、脑卒中或心力衰竭。病理上以肾小动脉纤维样坏死为特征。发病机制尚不清楚，部分病人继发于严重肾动脉狭窄。

3-459 高血压危象与高血压脑病的区别：①高血压危象是因紧张、疲劳、寒冷、嗜铬细胞瘤发作、突然停服降压药等诱发，小动脉发生强烈痉挛，血压急剧上升，影响重要脏器血液供应而产生危急症状，在高血压早期与晚期均可发生。危象发生时，出现头痛、烦躁、眩晕、恶心、呕吐、心悸、气急及视物模糊等严重症状，以及伴有动脉痉挛（椎基底动脉、颈内动脉、视网膜动脉、冠状动脉等），累及相应的靶器官出现缺血症状。②高血压脑病发生在重度高血压病人，由于过高的血压突破了脑血流自动调节范围，脑组织血流灌注过多引起脑水肿，临床表现以脑病的症状与体征为特点，表现为弥漫性严重头痛、呕吐、意识障碍、精神错乱，甚至昏迷、局灶性或全身性抽搐。

3-460 高血压病病人改善生活行为的方法：①减轻体重，尽量将体质指数（BMI）控制在<25 kg/m^2；②减少钠盐摄入，每人每天食盐量以不超过6 g为宜；③补充钙和钾盐，每人每天吃新鲜蔬菜400～500 g，喝牛奶500 ml，可以补充钾1 000 mg和钙400 mg；④减少脂肪摄入，膳食中脂肪量应控制在总热量的25％以下；⑤戒烟、限制饮酒；⑥增加运动，较好的运动方式是低或中等强度的等张运动，可根据年龄及身体状况选择慢跑或步行，一般每周3～5次，每次20～60分钟。

3-461 降压药治疗对象：①高血压2级或以上病人（>160/100 mmHg）；②高血压合并糖尿病的病人，或者已经有心、脑、肾等靶器官损害和并发症病人；③凡血压持续升高，改善生活行为后血压仍未获得有效控制的病人。从心血管危险分级的角度，高危和极高危组病人必须使用降压药强化治疗。

3-462 高血压的定义和分类（表3-1）。

表3-1　高血压的定义和分类

分　类	收缩压（mmHg）	舒张压（mmHg）
正常血压	<120	<80
正常高值	120～139	80～89
高血压	≥140	≥90
1级高血压（轻度）	140～159	90～99
2级高血压（中度）	160～179	100～109
3级高血压（重度）	≥180	≥110
单纯收缩期高血压	≥140	<90

3-463 高血压病心血管危险分级标准（表3-2）。

表 3－2 高血压病心血管危险分级标准

危险因素和病史	血压水平		
	1 级高血压	2 级高血压	3 级高血压
无其他危险因素	低危	中危	高危
1～2 个危险因素	中危	中危	很高危
3 个以上危险因素，或靶器官损害	高危	高危	很高危
有并发症或合并糖尿病	很高危	很高危	很高危

3－464 常用的降压药物：①利尿剂，噻嗪类如氢氯噻嗪；襻利尿剂如呋塞米；醛固酮受体拮抗剂如螺内酯；保钾利尿剂如氨苯蝶啶、阿米洛利。②β 受体阻滞剂，如普萘洛尔、美托洛尔、阿替洛尔、比索洛尔、卡维洛尔。③钙离子通道阻滞剂，如硝苯地平及控释片、氨氯地平、维拉帕米缓释剂、地尔硫䓬缓释剂。④血管紧张素转换酶抑制剂，如卡托普利、依那普利、贝那普利、福辛普利、培哚普利。⑤血管紧张素Ⅱ受体拮抗剂，如氯沙坦、颉沙坦。⑥其他，如复方降压片、珍菊降压片等。

3－465 降压药应用时的护理注意事项：①掌握用药原则，小剂量开始、逐步递增剂量、联合用药、推荐应用长效制剂。②告知病人长期药物治疗的重要性，即终身服药；告知有关降压药的名称、剂量、用法、作用及不良反应，嘱病人必须遵医嘱按时按量服药，不能擅自突然停药；服药后出现晕厥、恶心、乏力时，应立即平卧，并取头低足高位；老年病人服药后不要站立太久，以免晕厥。③降压要求，注意降压不宜过快过低，降压目标在正常范围；若为高血压急症，先降至正常血压以上，再缓慢降至正常。

3－466 高血压危重症抢救配合：①嘱病人立即卧床休息，抬高床头，半卧位，协助病人做好生活护理，安定病人情绪，必要时遵医嘱使用镇静剂。②高流量吸氧，保持呼吸道通畅。③迅速建立静脉通路，降压（硝普钠）、控制抽搐（安定）、降低颅内压（甘露醇）。④病情观察，观察生命体征、颅内压、意识、瞳孔、面色、尿量等。⑤详细做好记录。

3－467 急性和亚急性感染性心内膜炎的区别如下。急性感染性心内膜炎特征：①中毒症状明显；②病程进展迅速，数天至数周引起瓣膜破坏；③感染迁移多见；④病原体主要为金黄色葡萄球菌。亚急性感染性心内膜炎特征：①中毒症状轻；②病程数周至数月；③感染迁移少见；④病原体以草绿色链球菌多见，其次为肠球菌。

3－468 感染性心内膜炎病人血培养的方法：①对于未经治疗的亚急性病人，应在第一天每隔 1 小时采血 1 次，共 3 次，如次日未见细菌生长，重复采血 3 次后，开始抗生素治疗；②已用过抗生素者，停药 2～7 天后采血；③急性病人应在入院后 3 小时内，每隔 1 小时 1 次，共取 3 个血标本后开始治疗。本病的菌血症为持续性，无需在体温升高时采血。每次取静脉血 10～20 ml 做需氧和厌氧菌培养，至少应培养 3 周。

综合应用题

3－469 （1）考虑该病人发生了急性肺水肿。

（2）发生机制：心脏收缩力突然减弱或左心室瓣膜急性反流，心输出量急剧减少，左心室舒张末压迅速升高，肺静脉回流不畅，导致肺静脉压快速升高，肺毛细血管压随之升高，使血管内液体渗入肺间质和肺泡内，形成急性肺水肿。

（3）常用的抢救药物：①吗啡，可镇静、扩张小血管，减轻心脏前、后负荷。②快速利尿剂，如呋塞米，可减少血容量和扩张静脉，减轻心脏前负荷。③血管扩张剂，如硝普钠，可扩张动脉和静脉，减轻心脏前、后负荷；硝酸甘油，可扩张小静脉，减轻前负荷；重组人脑钠肽，可扩张静脉和动脉、利尿、抑制肾素-血管紧张素-醛固酮系统（RAAS）和交感神经系统。④速效洋地黄制剂，如毛花苷 C，可增强心肌收缩力。⑤氨茶碱，可强心、利尿、平喘、降低肺动脉压。

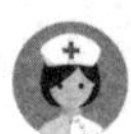

⑥肾上腺糖皮质激素，如地塞米松，可降低外周血管阻力。

3-470（1）初步医疗诊断：慢性风湿性心瓣膜病，二尖瓣狭窄，风湿活动。

（2）护理诊断。①体温过高：与风湿活动及并发感染有关；②疼痛：双膝关节痛，与风湿活动有关；③活动无耐力：与发热有关；④焦虑：与担心年轻丧失劳动力或有生命危险有关；⑤知识缺乏：缺乏心脏病相关知识。

（3）健康指导：①告之病人风心病的病因和病程进展特点。②改善居住环境潮湿、阴暗等不良条件，保持室内空气流通、温暖、干燥。③适当锻炼，提高身体抵抗力。④注意保暖，防止感冒，预防肺炎链球菌感染。⑤避免重体力劳动、剧烈运动和情绪激动而加重病情。⑥遵医嘱用药，必要时尽早择期手术。⑦鼓励病人树立信心，积极治疗疾病。⑧定期到医院门诊随访。

3-471（1）该病人可能患AMI。

（2）护理评估和护理诊断

1）护理评估。①主观资料收集：病人，男性，56岁。昨天下午4时左右无明显诱因突然出现心绞痛，自服硝酸甘油后疼痛稍有好转，清晨起床后也有类似情况，到晚上6时疼痛程度加剧，经休息和口含硝酸甘油不能缓解，伴大汗淋漓、恶心、乏力，来院急诊。吸烟史数十年，200支/年，否认饮酒史。②客观资料收集：体格检查：体温37.8℃，脉搏94次/分，呼吸28次/分，血压90/60 mmHg；神志清、体型偏胖，皮肤、巩膜无黄染及出血点，浅表淋巴结未触及肿大；咽无充血，扁桃体不大；双肺呼吸音低，未闻及干、湿啰音；心界不大，心率94次/分，律齐，各瓣膜区无明显杂音；腹柔软，无压痛，肝、脾肋下未触及；双下肢未见水肿。实验室及其他检查：CK 190 u/L，AST 30 u/L，LDH 300 u/L，白细胞计数 11×10^9/L。心电图示：Ⅱ、Ⅲ、aVF导联ST段弓背向上抬高，深而宽的Q波。

2）护理诊断。①疼痛：与急性心肌缺血、损伤、坏死有关；②活动无耐力：与心肌坏死、氧的供需失调有关；③生活自理能力缺陷：与疼痛不适及需要卧床休息有关；④恐惧：与剧烈疼痛产生濒死感、处于监护病房的陌生环境有关；⑤有便秘的危险：与进食少、活动少、不习惯床上排便有关；⑥知识缺乏：缺乏心肌坏死相关知识；⑦潜在并发症：如心律失常、心力衰竭等。

（3）护理措施：①绝对卧床休息，时间据病情而定，需环境安静，减少探视，保证睡眠。②遵医嘱应用吗啡或哌替啶；配合溶栓药物治疗；给予吸氧等。③饮食护理，如第1天进流质饮食，随后半流质，2～3天后改为软食。宜进低盐、低脂、低胆固醇、易消化的食物，戒烟酒、浓茶及咖啡。④送入冠心病监护病房（CCU），严密监测心电图、生命体征、神志、出入液量、末梢循环等情况，有条件者做血流动力学监测，并备齐一切抢救用品。⑤做好心理护理。

3-472（1）该病人属于原发性高血压缓进型，第3级。

（2）护理诊断。①疼痛：头痛，与原发性高血压有关；②睡眠形态紊乱：失眠，与情绪焦虑和高级神经中枢功能失调有关；③有受伤的危险：与血压增高致头晕和视物模糊有关；④焦虑：与高血压使躯体不适及血压控制不满意有关；⑤知识缺乏：缺乏高血压的有关知识。

（3）饮食指导：①减轻体重，控制总热量的摄入，将体质指数控制在<25 kg/m^2；②减少钠盐摄入，每天食盐量以不超过6 g为宜；③补充足够的钙和钾，如多食新鲜蔬菜、牛奶等；④减少脂肪摄入，如鱼子、内脏等；⑤补充适量蛋白质，如鱼类、蛋类等；⑥限制饮酒；⑦增加膳食纤维的摄入，防止便秘产生，必要时用缓泻剂。

（4）预防和处理：①首先告知病人直立性低血压的表现，如乏力、头晕、心悸、出汗、恶心、呕吐等。在联合用药、服首剂药物或加量时应特别注意。②指导病人预防直立性低血压的方法，如不要长时间站立，不要改变姿势过快（如从卧位、坐位起立时动作过快、服药后立即下床活动)，不要用过热的水洗澡或蒸气浴、不要饮酒等。③一旦发生低血压，应下肢抬高平卧位，以促进下肢血液回流。

3－473（1）该病人最可能患病毒性心肌炎。还需要做：①实验室检查，如血清肌钙蛋白、心肌肌酸激酶、红细胞沉降率、C反应蛋白、外周血白细胞计数、肠道病毒核酸检测；②X线检查；③心电图检查；④超声心动图检查。

（2）护理诊断。①焦虑：与缺乏疾病知识、担心疾病预后有关；②体温升高：与心肌炎症有关；③活动无耐力：与心肌受损、心律失常有关；④知识缺乏：缺乏上呼吸道感染和病毒性心肌炎疾病的有关知识；⑤潜在并发症：心律失常、心力衰竭、心源性休克、猝死。

（3）健康教育：①心理指导，减轻病人心理压力，稳定情绪；②休息和活动指导，出院后继续休息，适量运动；③饮食指导，嘱其吃易消化、富含蛋白质和维生素食物，多吃新鲜水果和蔬菜，适当限制钠盐，少量多餐，禁烟酒；④配合治疗指导，观察病情和药物不良反应，预防并发症的发生；⑤注意保暖、营养，防止再继发呼吸道感染；⑥教会病人自测脉搏，发现异常随时就诊；⑦定期门诊随访。

3－474（1）该病人最可能患肥厚型心肌病。

（2）健康指导：①告知病人应避免持重、屏气、剧烈运动等，以预防猝死的发生；②应避免独自外出活动，以防意外发生；③平时注意预防上呼吸道感染；④饮食上应给予高蛋白、高维生素、高膳食纤维的清淡饮食，多吃新鲜蔬菜、水果，保持大便通畅；⑤嘱病人遵医嘱用药，并观察疗效及不良反应；⑥嘱病人定期门诊随访，若症状加重应立即就诊，防止病情发展。

（刘　芹　王　华）

第四章

消化系统疾病病人的护理

选择题(4-1～4-440)

A1 型单项选择题(4-1～4-135)

4-1　消化和吸收食物的主要场所是
　A. 肝脏　B. 小肠
　C. 胰腺　D. 胃
　E. 胆囊

4-2[*]　胃肠道中消化作用最强的消化液是
　A. 唾液　B. 胃液
　C. 肠液　D. 胰液
　E. 内因子

4-3　幽门梗阻所致的呕吐特点是
　A. 餐前发生　B. 呕出宿食
　C. 呕吐量小　D. 呈喷射性
　E. 呕后难受

4-4　产气食物主要是指
　A. 内脏　B. 蛋黄
　C. 豆类　D. 蔬菜
　E. 鱼类

4-5　有关腹痛性质和程度的描述,下列哪项是错误的
　A. 消化性溃疡中上腹节律性疼痛
　B. 急性胰腺炎中上腹持续性疼痛
　C. 胆道蛔虫症剑突下钻顶样疼痛
　D. 腹膜炎有肌卫、压痛、反跳痛
　E. 结肠病变的腹痛排便后可加重

4-6　霍乱引起的大量米泔水样或洗肉水样腹泻属于下列哪种腹泻
　A. 动力学腹泻　B. 分泌性腹泻
　C. 渗透性腹泻　D. 渗出性腹泻
　E. 吸收不良性腹泻

4-7　胃食管反流病最常见、最典型的症状是
　A. 剧烈胸痛
　B. 癔球症
　C. 吞咽困难
　D. 胃灼痛和反流
　E. 慢性咳嗽

4-8　下列哪项不属于功能性便秘
　A. 肛裂
　B. 情绪抑郁
　C. 活动过少
　D. 食物过少过精
　E. 某些药物因素

4-9　指导病人做腹部按摩的顺序为
　A. 脐中→脐左→脐右
　B. 脐左→脐中→脐右
　C. 脐右→脐中→脐左
　D. 升结肠→横结肠→降结肠
　E. 降结肠→横结肠→升结肠

4-10[*]　有关肝细胞性黄疸的实验室检查,下列哪项是错误的
　A. 血清总胆红素升高
　B. 血清直接胆红素升高
　C. 血清间接胆红素正常
　D. 尿胆原阳性
　E. 尿胆红素阳性

4-11　急性糜烂性胃炎病人的主要表现是
　A. 消化不良　B. 食欲缺乏
　C. 恶心呕吐　D. 上腹隐痛
　E. 上消化道出血

4－12 急性化脓性胃炎区别于其他胃炎的主要特征是
A. 上腹剧痛 B. 频繁呕吐
C. 寒战、高热 D. 消化不良
E. 全身乏力

4－13 慢性胃体炎(A型胃炎)的发病主要由下列哪种因素引起
A. 应激因素
B. 药物因素
C. 高盐饮食
D. 自身免疫反应
E. 幽门螺杆菌(Hp)感染

4－14 慢性胃炎的主要临床表现是
A. 食欲缺乏
B. 嗳气、反酸
C. 恶心、呕吐
D. 进餐后上腹饱胀不适
E. 规律性上腹痛

4－15 确诊慢性胃炎最可靠的检查是
A. 胃液分析
B. 大便隐血试验
C. 血清Hp抗体
D. 纤维胃镜
E. 胃肠钡餐X线

4－16 慢性胃炎胃酸缺乏、消化不良者宜选用
A. 陈香露片 B. 铝碳酸镁
C. 胃酶合剂 D. 雷尼替丁
E. 多潘立酮(多潘立酮)

4－17 慢性胃炎病人应避免口服
A. 链霉素 B. 庆大霉素
C. 吲哚美辛 D. 多潘立酮
E. 甲氧氯普胺(胃复安)

4－18 慢性胃炎用药护理，下列哪项是错误的
A. 1%稀盐酸宜用吸管送至舌根部咽下
B. 中和胆盐药物硫糖铝应在餐后及睡前服用
C. 甲氧氯普胺应在饭前服用
D. 多潘立酮不宜与阿托品等解痉剂合用
E. 治疗Hp宜用三联治疗方案

4－19 下列慢性胃炎保健指导中，不妥的是
A. 养成细嚼慢咽的进食习惯
B. 硫糖铝应在餐前1小时服用
C. 腹痛时口服阿司匹林
D. 多潘立酮饭前半小时服用
E. 避免服用泼尼松及利舍平

4－20 胃黏膜屏障主要是指
A. 胃黏膜下层
B. 胃上皮细胞间层
C. 胃黏膜的固有层
D. 胃黏膜肌层
E. 胃上皮细胞的脂蛋白层

4－21 在引起消化性溃疡的损害因素中，占主导地位的是
A. 胃酸-胃蛋白酶
B. Hp感染
C. 非类固醇抗炎药
D. O型血型者
E. 精神因素

4－22 下列有关消化性溃疡的病因和发病机制的叙述，错误的是
A. 应激和心理因素
B. 与细菌感染无关
C. 胃酸分泌过多
D. 非类固醇抗炎药
E. 遗传因素

4－23* 胃黏膜的防御和修复因素不包括
A. 胃黏膜 B. 胃黏液屏障
C. 氧自由基 D. 前列腺素
E. 表皮生长因子

4－24 下列有关消化性溃疡临床特点的叙述不妥的是
A. 慢性过程，周期性发作
B. 具有规律性疼痛的特点
C. 发生于秋冬和冬春之交
D. 多为钝痛、灼痛、胀痛或饥饿样痛
E. 常因胃底静脉曲张合并上消化道出血

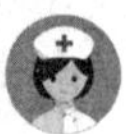

4-25　胃溃疡的好发部位是
A. 胃体部　B. 胃小弯
C. 胃底部　D. 贲门
E. 胃大弯

4-26　十二指肠溃疡疼痛的特点是
A. 餐后即痛，持续2小时后缓解
B. 餐后1小时开始，持续2小时后缓解
C. 餐后2小时开始，持续2小时后缓解
D. 餐后3～4小时开始，进餐后缓解
E. 与进餐没有关系，无节律性

4-27　X线钡餐检查消化性溃疡的直接征象是
A. 缺损　B. 变形
C. 龛影　D. 痉挛
E. 僵硬

4-28　质子泵抑制剂作用机制是
A. 阻止组胺与H_2受体结合
B. 抑制壁细胞上H^+，K^+-ATP酶活性
C. 与盐酸作用形成盐和水
D. 与溃疡面结合形成保护屏障
E. 可刺激局部内源性前列腺素的合成

4-29　抗胆碱能药不宜单独用于胃溃疡治疗的原因是
A. 引起胃潴留
B. 增加胃酸分泌
C. 影响胃的吸收
D. 诱发胃穿孔
E. 造成胃出血

4-30　消化性溃疡病人宜少量多餐的原因主要是
A. 使胃酸分泌有规律
B. 中和胃酸
C. 减轻疼痛
D. 减少并发症概率
E. 以免胃窦部过度扩张而刺激胃酸分泌

4-31　进展期胃癌最早出现的症状是
A. 上腹疼痛　B. 贫血与消瘦
C. 吞咽困难　D. 恶心、呕吐
E. 呕血与黑便

4-32　胃癌远处淋巴结转移可在下列哪个部位触到质硬而固定的淋巴结
A. 腋下
B. 右锁骨上内侧
C. 颌下
D. 左锁骨上内侧
E. 颈部

4-33　肠结核病人的主要病变部位在
A. 直肠　B. 空肠
C. 回盲部　D. 升结肠
E. 降结肠

4-34　溃疡型肠结核的主要表现是
A. 便秘　B. 腹泻
C. 脓血便　D. 腹绞痛
E. 里急后重

4-35　结核性腹膜炎主要病因不包括
A. 肺结核　B. 肠结核
C. 骨结核　D. 输卵管结核
E. 肠系膜淋巴结结核

4-36　结核性腹膜炎的腹部特异性体征是
A. 腹肌紧张
B. 腹壁揉面感
C. 腹部有压痛
D. 脐周触及肿块
E. 腹部有反跳痛

4-37　结核性腹膜炎较常见的并发症是
A. 肠瘘　B. 肠出血
C. 肠梗阻　D. 肠穿孔
E. 腹腔内脓肿

4-38*　结核性腹膜炎的腹水性质下列哪项不符
A. 大多呈乳糜性
B. 比重＞1.018
C. 蛋白质含量＞30 g/L
D. 细胞数＞500×10^6/L

E. 蛋白定性为阴性

4-39* 目前多数认为溃疡性结肠炎的发病与下列哪种因素关系最大
A. 遗传因素 B. 感染因素
C. 过敏因素 D. 免疫异常
E. 精神失常

4-40 溃疡性结肠炎的临床表现一般不包括
A. 腹痛、腹泻 B. 黏液脓血便
C. 口腔黏膜溃疡 D. 发热、贫血
E. 黄疸

4-41 治疗轻、中型溃疡性结肠炎的首选药物是
A. 奥沙拉秦 B. 地塞米松
C. 利巴韦林 D. 林可霉素
E. 柳氮磺胺吡啶

4-42 溃疡性结肠炎病人的饮食应
A. 高热量、高蛋白、低渣
B. 高热量、高脂肪、低盐
C. 高热量、高维生素、高盐
D. 低热量、低蛋白、低渣
E. 低热量、低蛋白、少纤维素

4-43 克罗恩病的好发部位是
A. 空肠和回肠较多见
B. 右下腹回盲部位
C. 十二指肠球部为主
D. 直肠至近端结肠
E. 全消化道均可发生，呈节段性跳跃性分布

4-44 脂肪性肝病病人需要做出的生活方式改变是
A. 控制体重
B. 适量吸烟、饮酒
C. 剧烈运动
D. 高糖低脂饮食
E. 增加饱和脂肪酸

4-45 我国肝硬化的最常见病因是
A. 日本血吸虫病
B. 病毒性肝炎
C. 化学毒物
D. 乙醇(乙醇)中毒
E. 代谢障碍

4-46* 肝硬化病人的腹水是
A. 漏出液 B. 渗出液
C. 血性液体 D. 乳糜液
E. 浑浊液

4-47* 肝硬化病人内分泌失调致肾上腺皮质功能减退，可引起下列哪项表现
A. 肝掌
B. 蜘蛛痣
C. 睾丸萎缩
D. 皮肤色素沉着
E. 男性乳房发育

4-48 肝硬化病人肝功能失代偿期最突出的临床表现是
A. 食欲缺乏 B. 腹水
C. 出血倾向 D. 内分泌失调
E. 脾功能亢进

4-49 脾功能亢进时，下列哪项血象变化最为突出
A. 凝血酶原减少
B. 全血细胞减少
C. 血清蛋白减少
D. 血清胆红素减少
E. 血清 IgG 减少

4-50 肝硬化失代偿期腹部浅表静脉曲张的特点是
A. 脐以上血管血流向上，脐以下血管血流向下
B. 脐以上血管血流向上，脐以下血管血流向上
C. 脐以上血管血流向下，脐以下血管血流向下
D. 脐以上血管血流向下，脐以下血管血流向上
E. 血流随体位改变而变化

4-51 肝硬化大量放腹水时，易于诱发
A. 晕厥 B. 肝性脑病
C. 休克 D. 呼吸衰竭

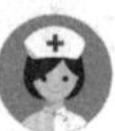

E. 上消化道出血

4-52 右心衰竭与肝硬化的鉴别要点，在于前者

A. 下肢水肿
B. 肝颈静脉反流征阳性
C. 腹水形成
D. 肝大
E. 食欲缺乏

4-53 可诱发食管下段和胃底静脉曲张破裂出血的因素不包括

A. 精神紧张和忧郁
B. 食物粗糙
C. 剧烈咳嗽、咳痰
D. 用力排便
E. 打喷嚏

4-54 下列哪项检查可确诊肝硬化

A. 腹腔镜检查
B. 免疫学检查
C. 肝功能检查
D. 肝活组织检查
E. 食管吞钡X线检查

4-55 肝硬化病人血清白蛋白<25 g/L时常可出现

A. 发热　　B. 出血
C. 营养不良　　D. 腹水
E. 肝细胞坏死

4-56 既能止血又能降低门静脉压力的药物是

A. 维生素K
B. 垂体后叶素
C. 酚磺乙胺(止血敏)
D. 氨甲苯酸(对羧基苄胺)
E. 抑肽酶

4-57* 治疗难治性肝硬化腹水的最佳措施是

A. 口服导泻剂
B. 应用利尿剂
C. 定期输注血浆
D. 腹水浓缩回输
E. 腹腔穿刺放液

4-58 肝硬化大量腹水病人取半卧位的机制是

A. 降低腹内压力
B. 减轻心脏负荷
C. 促使腹水消退
D. 增加回心血量
E. 减轻呼吸困难

4-59 肝硬化病人适宜的饮食为

A. 高热量、高蛋白、高脂肪
B. 高热量、高蛋白、高维生素
C. 高热量、低蛋白、高脂肪
D. 高糖、高维生素、高脂肪
E. 低盐、低蛋白、低脂肪

4-60 腹水病人一般每天摄入食盐不超过

A. 1 g　　B. 2 g
C. 3 g　　D. 4 g
E. 5 g

4-61 肝硬化腹水病人，每天进水量宜限制在

A. 300 ml以内　　B. 500 ml以内
C. 800 ml以内　　D. 1 000 ml以内
E. 1 500 ml以内

4-62 肝硬化病人能量的主要来源是

A. 高生物效价蛋白质
B. 碳水化合物
C. 脂肪类
D. 纤维素类
E. 多种维生素

4-63 肝硬化腹水病人最突出的护理诊断是

A. 腹泻　　B. 体液过多
C. 有感染的危险　　D. 活动无耐力
E. 皮肤黏膜完整性改变

4-64 原发性肝癌转移发生最早、最常见的途径是

A. 肝内血行转移　　B. 种植转移
C. 淋巴转移　　D. 肝外脑转移
E. 母婴转移

4-65 肝癌发病与下列哪项因素无关

A. 病毒感染　　B. 乙醇中毒
C. 遗传因素　　D. 细菌感染

E. 黄曲霉素

4-66 原发性肝癌的肝区疼痛的性质为

A. 阵发性绞痛　B. 连续性剧痛

C. 持续性胀痛　D. 节律性疼痛

E. 刀割样疼痛

4-67 原发性肝癌病人最突出的体征是

A. 脾脏肿大达盆腔

B. 肝区叩击痛阳性

C. 肝脏进行性增大

D. 黄疸进行性加重

E. 腹壁静脉曲张

4-68* 甲胎蛋白大部分由下列哪种细胞产生

A. 干细胞　B. 肝细胞

C. 巨核细胞　D. 胎肝细胞

E. 网织红细胞

4-69 原发性肝癌普查常先查

A. CT

B. AFP(甲胎蛋白)

C. MRI(磁共振成像)

D. AKP(碱性磷酸酶)

E. B超

4-70 目前诊断小肝癌和微小肝癌的最佳检查方法是

A. CT

B. 超声显像

C. 肝穿刺活检

D. X线肝血管造影

E. 放射性核素肝显像

4-71 肝癌终末期导致死亡最常见的原因是

A. 上消化道大出血　B. 肝性脑病

C. 肝癌结节破裂　D. 败血症

E. 门静脉高压症

4-72 预防原发性肝癌最重要的措施是

A. 避免情绪波动和劳累

B. 调节饮食,注意卫生

C. 忌服对肝脏有损害的药物

D. 不吃霉变食品和粮食

E. 防霉、防毒、防肝炎

4-73 缓解肝癌晚期病人疼痛的主要措施是

A. 给予最佳卧位

B. 按医嘱给予止痛药

C. 创造舒适的环境

D. 转移病人注意力

E. 加强与病人沟通

4-74 大部分肝性脑病是由下列哪种原发病所引起

A. 心源性肝硬化

B. 肝炎后肝硬化

C. 胆汁型肝硬化

D. 妊娠期急性脂肪肝

E. 原发性肝癌

4-75 最易导致肝病病人并发肝性脑病的因素是

A. 门-体静脉分流

B. 脑水肿和继发感染

C. 水电解质紊乱

D. 休克和贫血

E. 进食含氮食物或药物

4-76 血氨升高是肝性脑病的发病机制之一,氨吸收的主要部位在

A. 空肠　B. 十二指肠

C. 回肠　D. 结肠

E. 直肠

4-77 氨中毒引起肝性脑病的主要机制是

A. 取代正常神经递质

B. 引起神经冲动异常

C. 直接抑制中枢神经

D. 干扰脑的能量代谢

E. 使氨基酸代谢紊乱

4-78 肝性脑病最早出现的表现是

A. 定向力障碍

B. 腱反射亢进

C. 性格和行为改变

D. 巴宾斯基征(+)

E. 肌张力增高

4-79 肝性脑病昏迷前期最突出的表现为

A. 性格改变和行为异常

B. 睡眠障碍、意识模糊、行为异常

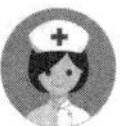

C. 昏睡和精神错乱
D. 意识完全丧失，不能被唤醒
E. 各种反射消失

4-80 肝性脑病病人正确的治疗措施是
A. 用镇静药物
B. 大量放腹水
C. 进食蛋白质
D. 快速利尿
E. 用弱酸性溶液灌肠

4-81 肝性脑病病人口服乳果糖的主要目的是
A. 减少氨的产生
B. 帮助消化
C. 补充能量
D. 抑制大脑假性神经递质的形成
E. 抑制大肠埃希菌生长

4-82 肝性脑病病人暂停蛋白质饮食的主要目的是
A. 减少氨的形成
B. 减少氨的吸收
C. 促使氨的转化
D. 降低血尿素氮
E. 降低肠道内 pH 值

4-83 下列对肝性脑病病人护理措施中错误的是
A. 低热量饮食
B. 暂停蛋白质摄入
C. 清除肠内积血
D. 米醋加 0.9%氯化钠溶液灌肠
E. 口服 50%硫酸镁溶液导泻

4-84 肝性脑病病人用弱酸性溶液灌肠的目的是
A. 有利于 H^+ 反渗入肠黏膜
B. 有利于 H^+ 反渗入肠血液
C. 使肠腔内 pH 值升高
D. 有利于血中 NH_3^+ 逸出肠黏膜
E. 有利于肠腔内 NH_4 进入血液

4-85 肝性脑病病人出现烦躁不安或抽搐时可用
A. 吗啡　　B. 地西泮
C. 苯巴比妥　　D. 硫苯妥钠
E. 苯妥因钠

4-86 肝性脑病病人应禁忌摄入下列哪种食物
A. 碳水化合物　　B. 维生素
C. 蛋白质　　D. 脂肪
E. 钠盐

4-87 降血氨的药物不包括
A. 精氨酸　　B. 苯乙酸
C. 苯甲酸钠　　D. 氟马西尼
E. 谷氨酸钾

4-88 肝性脑病病人血 pH 值偏高时要禁用下列哪种降血氨药
A. 精氨酸
B. 谷氨酸钠
C. 苯甲酸钠
D. 鸟氨酸-α-酮戊二酸
E. 鸟氨酸门冬氨酸

4-89 精氨酸不宜与下列哪种溶液配伍
A. 林格液　　B. 葡萄糖
C. 碳酸氢钠　　D. 氯化钠
E. 葡萄糖 0.9%氯化钠溶液

4-90 下列哪种药物可抑制大脑中假神经递质的形成
A. 苯乙酸　　B. 精氨酸
C. 苯甲酸钠　　D. 支链氨基酸
E. 鸟氨酸门冬氨酸

4-91 护理肝性脑病病人，减少肠内有毒物质产生和吸收的措施应除外
A. 应用降氨药物
B. 禁止蛋白质摄入
C. 口服硫酸镁溶液导泻
D. 口服乳果糖导泻
E. 弱酸性溶液灌肠

4-92 肝硬化上消化道大出血诱发肝性脑病的主要机制是
A. 失血后发生脑卒中
B. 失血后引起脑缺氧

C. 失血后干扰脑代谢
D. 肠道积血产氨增多
E. 失血过多导致休克

4－93 为肝性脑病病人护理时，下列最为关键的措施是
A. 注意休息 B. 加强安全
C. 避免诱因 D. 严密观察
E. 用药指导

4－94 酗酒引起急性胰腺炎的机制不包括
A. 刺激 Oddi 括约肌痉挛
B. 使十二指肠乳头水肿
C. 直接激活胰蛋白酶原
D. 引起胰液排出受阻
E. 致胰管内压力增高

4－95 下列哪项不符合急性胰腺炎的腹痛特点
A. 位于上腹正中或偏左
B. 疼痛剧烈而持续
C. 向腰背部带状放射
D. 进食后疼痛可缓解
E. 于饱餐或饮酒后发生

4－96 下列不符合急性出血坏死型胰腺炎的临床表现的是
A. 无腹膜炎表现
B. 突然出现休克
C. 代谢性酸中毒
D. 脐周皮肤青紫
E. 高热持续不退

4－97 下列哪项是最能提示急性胰腺炎预后不良的检测指标
A. 血淀粉酶增高
B. 尿淀粉酶增高
C. 血糖增高
D. 血钙降低
E. C反应蛋白升高

4－98 急性胰腺炎早期下列哪项实验室检测最具诊断价值
A. 尿淀粉酶 B. 白细胞计数
C. 血清脂肪酶 D. 血清淀粉酶
E. 血清正铁血白蛋白

4－99 急性胰腺炎病人禁食的目的是
A. 控制饮食
B. 防止胃扩张
C. 解除胰管痉挛
D. 减轻胰管水肿
E. 减少胰液分泌

4－100 急性胰腺炎病人禁用的药物是
A. 西咪替丁 B. 阿托品
C. 哌替啶 D. 吗啡
E. 抑肽酶

4－101 为抑制或减少急性胰腺炎病人胰液分泌而采取的措施是
A. 解痉镇痛 B. 控制感染
C. 胃肠减压 D. 纠正休克
E. 补充液体

4－102* 急性胰腺炎病人注射阿托品的目的是
A. 解除平滑肌痉挛，缓解痉挛性疼痛
B. 抑制腺体分泌，作为手术前麻醉用药
C. 松弛痉挛小血管，保证胰腺的血供
D. 抑制迷走神经兴奋，加强镇痛退热
E. 兴奋 M 受体，抑制胰液、胃液分泌

4－103 急性胰腺炎病人禁食1～3天，腹痛基本缓解后宜进
A. 高糖高脂流质
B. 低糖低脂流质
C. 低糖低脂半流质
D. 高糖高脂半流质
E. 无渣流质或半流质

4－104 预防急性胰腺炎最关键的措施是
A. 养成规律进食习惯
B. 服用制酸剂减少胃酸
C. 应用抑肽酶制剂
D. 掌握饮食卫生习惯
E. 治疗胆道疾病，避免暴饮暴食及酗酒

4－105 引起上消化道出血最主要的疾病是
A. 胃溃疡

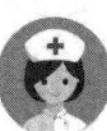

B. 十二指肠溃疡
C. 肝硬化门静脉高压
D. 急性糜烂性胃炎
E. 胃黏膜脱垂

4-106　关于上消化道出血的叙述,下列正确的是
A. 主要表现是呕血和鲜血便
B. 出血量 5 ml 以上呈柏油样便
C. 最主要原因由肝硬化引起
D. 黄色粪便可排除上消化道出血
E. 呕血定有黑便,黑便不一定有呕血

4-107　胃内积血量达到多少毫升可致呕血
A. 5～50 ml　　B. 100～150 ml
C. 150～200 ml　　D. 200～250 ml
E. 250～300 ml

4-108　上消化道大出血病人不会出现
A. 柏油样便
B. 头晕、心悸
C. 氮质血症
D. 网织红细胞下降
E. 低度发热

4-109　给上消化道出血病人做内镜检查应于下列哪个时间进行
A. 出血后 24～48 小时内
B. 出血后 48～72 小时内
C. 出血停止后即刻
D. 出血停止后 1 周内
E. 出血停止后 2 周内

4-110　下列上消化道大出血的处理要点不妥的是
A. 暂时禁食
B. 补充血容量
C. 紧急内镜检查
D. 三腔管压迫止血
E. 静脉滴注止血药

4-111　急性上消化道出血能反映血容量变化的观察项目是
A. 面色　　B. 神志
C. 脉搏　　D. 呼吸
E. 瞳孔

4-112　提示上消化道已停止出血的指标之一是
A. 柏油样便变稀
B. 尿量＞30 ml/h
C. 脉搏细速
D. 肠鸣音亢进
E. 反复呕血

4-113　上消化道大出血病人被送至急诊室,值班护士在医生未到达前首先应
A. 记录病人到院时间和病情变化
B. 向家属了解病史,耐心解释
C. 通知住院处,办理入院手续
D. 测生命体征,建立静脉通路
E. 抽血标本配血、备血、定血型

4-114　下列有关上消化道大出血病人的护理措施错误的是
A. 平卧位、头偏向一侧
B. 严密观察出血量和性状
C. 大量呕血者须暂禁食
D. 做好口腔和鼻腔护理
E. 尽量鼓励病人起床排便

4-115　严重呕血病人应暂禁食
A. 1～2 小时　　B. 2～4 小时
C. 4～6 小时　　D. 6～8 小时
E. 8～24 小时

4-116　上消化道出血病人的饮食护理正确的是
A. 隐血便者要禁食
B. 溃疡病者要禁食
C. 黑便者要禁食
D. 严重呕血者暂禁食
E. 均可进温凉清淡流质

4-117　双气囊三腔管压迫止血的主要部位是
A. 胃底贲门部　　B. 胃窦部
C. 十二指肠球部　　D. 胃小弯
E. 胃大弯

4-118　双气囊三腔管插入多长时间应开始间断放气

A. 6 小时　B. 12 小时
C. 24 小时　D. 36 小时
E. 48 小时

4-119 双气囊三腔管每次放气时间为
A. 5～10 分钟　B. 10～15 分钟
C. 15～30 分钟　D. 30～60 分钟
E. 60～120 分钟

4-120 双气囊三腔管压迫止血时的正确护理措施是
A. 先向食管气囊注气，再向胃气囊注气
B. 食管气囊和胃气囊各注气 300 ml
C. 置管期间每隔 12 小时放气一次
D. 出血停止后即可拔管
E. 拔管后 24 小时内仍需严密观察

4-121 双气囊三腔管压迫止血过程中，若胃气囊阻塞咽喉，病人可出现
A. 恶心　B. 胸闷
C. 窒息　D. 喉头水肿
E. 胸骨下不适

4-122 使用双气囊三腔管过程中病人发生频发期前收缩的原因是
A. 胃气囊进入食管下段
B. 牵引不紧或充气不足
C. 食管气囊充气过多
D. 胃气囊阻塞咽喉部
E. 气囊破裂气体流出

4-123 双气囊三腔管放置 24 小时后，需放气并放松牵引，同时送入胃内少许的目的是
A. 防止胃变形
B. 避免胃扩张
C. 预防胃粘连
D. 证实出血是否停止
E. 暂时解除胃底贲门受压

4-124 双气囊三腔管拔管前让病人吞服液状石蜡 20～30 ml 的意义主要是
A. 避免局部黏膜受压过久
B. 解除食管和胃底的压力
C. 润滑气囊以免再度出血
D. 防止囊壁与黏膜粘连
E. 彻底清洁鼻腔和食管

4-125 双气囊三腔管压迫 48～72 小时后若出血停止，可先采取下列哪项措施
A. 即刻拔去三腔管
B. 放出胃气囊气体
C. 胃管内注入流质
D. 吞服甘油或液状石蜡
E. 放去食管气囊内气体

4-126 双气囊三腔管在使用过程中，病人突然出现极度呼吸困难和发绀，应立即
A. 高流量乙醇湿化吸氧
B. 清除呼吸道内分泌物
C. 抽出囊内气体或拔管
D. 做气管插管或气管切开
E. 应用大剂量呼吸兴奋剂

4-127 正常人空腹胃液量为
A. 5～10 ml　B. 10～100 ml
C. 100～150 ml　D. 150～200 ml
E. 200～250 ml

4-128 胃癌病人胃液分析的结果不符的是
A. 总酸度增高
B. 游离酸缺乏
C. 胃排空速度慢
D. 基础胃酸排泌量不足
E. 高峰胃酸排泌量降低

4-129 下列腹腔穿刺放液后的护理注意事项正确的是
A. 平卧休息 24 小时，防腹水外溢
B. 大量饮水防止体液不足
C. 快速补液，补充血容量
D. 穿刺点必须按压 5 分钟
E. 束紧腹带，以防腹压骤降

4-130 十二指肠引流术的护理要求，下列哪项不妥
A. 向病人解释，以取得合作
B. 术前禁食 12 小时
C. 拔管后一律禁食

D. 做培养应备无菌培养瓶3个
E. 术后观察有无呕血和黑便

4-131　胃排空试验的方法不包括
A. 食管体部运动功能
B. 核素法
C. 稳定核素呼吸实验
D. 超声法
E. 不透X线标志物

4-132　下列胃镜检查术后护理不妥的是
A. 不要吞唾液，以免呛咳
B. 当天禁食，防止胃扩张
C. 嘱病人不要用力咳嗽
D. 2小时后无麻木感可先饮水
E. 有腹胀可行按摩，以利排气

4-133　有关胶囊内镜术的护理措施，下列哪项不妥
A. 检查前1天进无渣饮食
B. 检查前8小时禁食、禁水
C. 检查前2天先做钡餐检查
D. 嘱受检者观察胶囊内镜排出情况
E. 术前向受检者介绍胶囊内镜术的有关情况

4-134　做纤维结肠镜检查术的肠道准备时，用于灌肠或导泻的药物除外
A. 蓖麻油
B. 开塞露
C. 番泻叶
D. 20%甘露醇溶液
E. 聚乙二醇平衡盐溶液

4-135　肝穿刺的部位是
A. 右锁骨中线第2肋间
B. 右锁骨中线第8～9肋间
C. 右锁骨中线第9～10肋间
D. 右腋中线第8～9肋间
E. 右腋中线第9～10肋间

A2型单项选择题(4-136～4-300)

4-136　病人，女性，26岁。今上班途中买了一个煎饼吃，一段时间后又吐又泻，医生诊断为急性胃肠炎。下列哪项是最突出的护理诊断
A. 体液不足　　B. 焦虑
C. 知识缺乏　　D. 疼痛
E. 活动无耐力

4-137*　病人，女性，34岁。无高血压和动脉粥样硬化病史。近几天出现头昏、头重脚轻、眼前发黑、旋转性眩晕等症状，今天上午行走时向一侧倾斜或偏倒，呕吐明显。该病人的呕吐是由下列哪种原因引起
A. 脑出血
B. 精神心理障碍
C. 脑栓塞
D. 前庭功能紊乱
E. 脑血栓形成

4-138　病人，女性，44岁。晚上11点左右突然中上腹部疼痛伴发热、恶心。下列哪项处理措施不妥
A. 安慰病人　　B. 舒适体位
C. 局部热敷　　D. 密切观察
E. 暂时禁食

4-139*　病人，男性，39岁。昨天和几个朋友一起去吃海鲜，今上午早餐吃了一个肉包子，不久感到胃不舒服，继后腹痛明显，即送往医院。经检查证实为急性细菌性痢疾。他应有下列哪种粪便
A. 果酱样便　　B. 黏液脓血便
C. 鲜血样便　　D. 陶土样便
E. 柏油样便

4-140　病人，男性，24岁。昨晚和同事聚餐，回家后出现上腹部疼痛、腹胀，继后呕吐，基本是胃内容物。此时的处理措施不妥的是
A. 急送医院　　B. 补充水分
C. 腹部热敷　　D. 吗啡止痛
E. 暂时禁食

4-141*　病人，女性，54岁。体型肥胖。反复反酸、胃灼痛2年，上消化道内镜检查结

果提示胃食管反流。宜选用的药物是
A. 兰索拉唑
B. 乳酶生
C. 多酶片
D. 甲氧氯普胺(胃复安)
E. 硫糖铝

4-142* 病人,男性,74岁。常在餐后1小时后出现胃灼痛和反酸,有时胸骨后有剧烈疼痛。估计该病人患了
A. 贲门失弛缓症
B. 化脓性食管炎
C. 食管裂孔疝
D. 食管癌
E. 反流性食管炎

4-143 病人,女性,65岁。8年来胸骨后胃灼痛,夜间更甚,反酸,吞咽不利,倦怠乏力,形体消瘦,饮食不佳。该病人最突出的护理诊断是
A. 焦虑　B. 吞咽障碍
C. 疼痛　D. 知识缺乏
E. 活动无耐力

4-144* 病人,男性,53岁。有16年胃食管反流病史。近年来症状加重,出现肺间质纤维化等食管外症状。此时的治疗措施可考虑
A. 质子泵抑制剂
B. H_2受体拮抗剂
C. 促胃肠动力药
D. 抗反流手术
E. 抗酸药

4-145 病人,男性,34岁。反酸、胃灼痛、胸骨后轻度疼痛,偶尔有吞咽困难半年,赴院经医生诊断为胃食管反流。吸烟12年,每天1包;饮酒6年,每天饮白酒约250 g。平时喜欢高脂饮食。该病人目前最突出的护理诊断是
A. 疼痛　B. 焦虑
C. 吞咽障碍　D. 潜在并发症
E. 知识缺乏

4-146* 病人,男性,57岁。因胸痛、胃灼痛2个月入院,既往有高血压病病史14年。经常失眠,长期口服左旋氨氯地平片降压和地西泮维持睡眠,喜食巧克力和油腻性食物,平时劳动强度大,入院后确诊为胃食管反流病。下列哪项不属于食管抗反流防御机制减弱的因素
A. 长期口服左旋氨氯地平片
B. 喜食巧克力和油腻性食物
C. 长期口服地西泮
D. 平时劳动强度大
E. 胆汁反流

4-147 病人,女性,29岁。晚上进餐后,21点左右出现上腹痛,伴呕吐。体格检查:体温37.7℃,上腹部压痛明显,无放射痛,肠鸣音亢进。血和大便常规无异常。该病人最可能患下列哪种疾病
A. 急性胃炎　B. 急性胰腺炎
C. 急性胆囊炎　D. 急性肠炎
E. 急性阑尾炎

4-148 病人,女性,27岁。因昨晚加班于凌晨2点才回家,途中吃了一碗炒河粉和牛肉汤,到家后比较兴奋没睡着,就玩电脑,早晨5点左右开始腹痛,继后腹泻,为水样便。该病人最可能患下列哪种疾病
A. 急性细菌性痢疾
B. 病毒性肠炎
C. 变态反应型肠病
D. 急性胃肠炎
E. 霍乱与副霍乱

4-149 病人,男性,36岁。反复上腹痛伴返酸、嗳气、腹胀5年余,有恶心、呕吐。体格检查:上腹部轻压痛。大便隐血试验阳性。初步考虑为慢性胃窦炎。为进一步确诊需做下列哪项检查
A. 胃液分析
B. ^{14}C尿素呼气试验

C. 大便隐血试验
D. 纤维胃镜
E. 胃肠X线钡餐

4-150* 病人，男性，43岁。多年来常有中上腹隐痛，消化不良症状明显。腹部触诊：肝、脾未及，肝功能正常。最大胃酸分泌量为3.5 mmol/h。该病人可能为下列哪种疾病
A. 十二指肠球部溃疡
B. 慢性萎缩性胃炎
C. 慢性浅表性胃炎
D. 胃溃疡
E. 胃泌素瘤

4-151* 病人，女性，37岁。教师。中上腹部疼痛不适6年余，每次发作多因劳累或精神紧张诱发，赴药店购药服用，效果不佳。胃镜检查示：胃黏膜红白相间，局部以白为主，黏膜变薄，并有充血水肿。该病人最有可能的诊断是
A. 慢性浅表性胃炎
B. 慢性萎缩性胃炎
C. 糜烂性胃炎
D. 胆汁反流性胃炎
E. 疣状胃炎

4-152 病人，男性，37岁。近年来进餐后上腹饱胀不适。胃镜检查提示：慢性浅表性胃炎、Hp(+)。请问根治Hp感染的三联药物是
A. 甲硝唑、阿莫西林、奥美拉唑
B. 四环素、青霉素、奥美拉唑
C. 甲硝唑、阿莫西林、克拉霉唑
D. 四环素、青霉素、呋喃唑酮
E. 甲硝唑、呋喃唑酮、奥美拉唑

4-153* 某病人有慢性胃炎病史10余年，近来出现食欲缺乏、上腹饱胀或疼痛。胃镜检查提示：慢性胃炎，胃黏膜肠化生和不典型增生。医生给予下列哪种药物较为妥当
A. 甲氧氯普胺(胃复安)
B. 锌、硒
C. 胡萝卜素
D. 维生素C
E. 维生素E

4-154 某病人有慢性萎缩性胃炎病史20余年，医生建议他食用促进胃酸分泌的食物，下列哪种适合
A. 牛奶　　B. 巧克力
C. 浓肉汤　　D. 油炸食物
E. 烟与酒类

4-155* 病人，女性，63岁。间断腹胀、腹痛6年余，经医院胃镜证实患慢性胃炎。下列哪项是正确的保健指导措施
A. 腹痛时切忌热敷
B. 绝对卧床休息
C. 戒烟，可少量饮酒
D. 可服用非类固醇抗炎药
E. 养成有规律的饮食习惯

4-156 某教师近年来常感上腹不适或疼痛，无烟酒嗜好，最近疼痛加重。胃镜检查提示：胃溃疡。引起该病人发病最主要的原因可能是
A. 吸烟
B. Hp感染
C. 酗酒
D. 长期过度劳累
E. 遗传

4-157* 某位老年病人经常出现上腹部节律性疼痛，经医院胃镜检查提示：十二指肠溃疡。2年后胃镜随访又发现胃溃疡。该病人符合下列哪种特殊类型的消化性溃疡
A. 无症状性溃疡
B. 老年人消化性溃疡
C. 复合型溃疡
D. 幽门管溃疡
E. 球后溃疡

4-158 某中年病人经常出现上腹正中或偏左处疼痛不适，常于进餐后半小时疼痛，

进食不能缓解。初步拟诊为
A. 胃溃疡　B. 慢性胃炎
C. 十二指肠溃疡　D. 慢性胆囊炎
E. 慢性胰腺炎

4-159* 某病人近2年来常感上腹正中或偏右处疼痛不适，尤以夜间为甚，疼痛为饥饿感，进食可缓解。可初步诊断为
A. 幽门管溃疡
B. 慢性肥厚性胃炎
C. 十二指肠溃疡
D. 胃溃疡
E. 慢性萎缩性胃炎

4-160* 病人，女性，67岁。常出现剧烈而无节律性的中上腹疼痛。胃镜检查提示：幽门管溃疡。下列哪项不符合诊断标准
A. 胃酸分泌过高
B. 恶病质表现突出
C. 餐后即刻发生疼痛
D. 容易出现并发症
E. 使用抗酸药反应很差

4-161 病人，男性，34岁。常于餐后半小时上腹隐痛，已有半年多。胃肠钡餐X线检查示：胃角部有2.0 cm突出腔外的龛影。近2天来每天排成形黑便2次，量不多，血压正常，血红蛋白95 g/L。该病人最可能的诊断是
A. 慢性浅表性胃炎
B. 十二指肠球部溃疡
C. 胃角溃疡
D. 胃癌
E. 胃黏膜脱垂

4-162 病人，男性，62岁。平时常感上腹疼痛不适，尤其是进餐后3小时疼痛，因工作忙，没有去医院就诊过，但最近上腹持续疼痛。该病人应该做下列哪项检查
A. 纤维胃镜　B. X线钡餐
C. 隐血试验　D. 快速尿素酶
E. 胃液分析

4-163* 某十二溃疡病人长期服用奥美拉唑，因其经常失眠，在给予地西泮时需慎重，主要原因是该药
A. 有增加代谢作用
B. 有减弱奥美拉唑的抑酸作用
C. 有增加排泄作用
D. 有延缓代谢和排泄作用
E. 容易中毒

4-164* 某胃溃疡病人服用西咪替丁后出现全身乏力、皮疹、腹泻，血白细胞计数为3.4×10^9/L。下列哪项治疗措施是正确的
A. 立即停药　B. 剂量减半
C. 缩短疗程　D. 继续服用
E. 加服抗过敏药

4-165 某病人近2个月来空腹时上腹痛，伴嗳气、恶心。胃镜检查提示：十二指肠溃疡、Hp(＋)。医生给予奥美拉唑、阿莫西林和甲硝唑治疗。后两药的作用是
A. 抗痉挛　B. 止痛
C. 抗菌　D. 防癌变
E. 防出血

4-166* 病人，男性，32岁。有消化性溃疡病史数年，2小时前劳动中突发上腹刀割样疼痛，迅速波及全腹，舟状腹，腹膜刺激征(＋)，肝浊音界不清，肠鸣音消失。初步应诊断为
A. 急性阑尾炎穿孔
B. 胃十二指肠溃疡穿孔
C. 急性胆囊炎穿孔
D. 绞窄性肠梗阻
E. 急性出血性胰腺炎

4-167 病人，男性，55岁。有十二指肠球部溃疡病史，近几天因加班特别劳累，今天下午上班时突然出现剧烈腹痛，医务室医生检查后估计病人溃疡穿孔。在送往医院途中，该病人体位应为

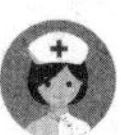

A. 平卧位　B. 右侧卧位
C. 半卧位　D. 左侧卧位
E. 俯卧位

4-168　病人，男性，49岁。反复发作性上腹痛9年，中午饱餐后，突然出现上腹剧烈疼痛，腹肌紧张，出冷汗，休克。首先应考虑合并
A. 大出血　B. 溃疡穿孔
C. 幽门梗阻　D. 癌变
E. 急性胰腺炎

4-169* 某病人患消化性溃疡10余年，宴会上饮酒约半小时后突然出现上腹部剧烈疼痛，来院急诊，诊断为急性胃穿孔。首要的护理措施为
A. 立即应用镇痛剂
B. 立即补液或输血
C. 禁食和胃肠减压
D. 安慰并陪伴病人
E. 高流量氧气吸入

4-170　病人，男性，47岁。患溃疡病多年，今晨突感全腹剧烈而持续的疼痛，两腿卷曲在床上，不愿移动体位。体格检查：全腹压痛及反跳痛，腹肌紧张，肠鸣音消失。护理评估下列哪项为主观资料
A. 患溃疡病多年　B. 全腹压痛
C. 肠鸣音消失　D. 腹肌紧张
E. 反跳痛

4-171* 病人，男性，40岁。有消化性溃疡病史。中午饱餐后，出现上腹剧烈疼痛，伴恶心、呕吐、腹肌紧张、出冷汗、休克，考虑溃疡穿孔。下列对诊断最有意义的指征是
A. 剧烈腹痛
B. 休克
C. 腹肌紧张
D. X线检查见膈下游离气体
E. 板状腹

4-172* 病人，51岁。胃溃疡病史6年余，近日出现中上腹饱胀不适，餐后加重，并有恶心、呕吐，呕出宿食，大量呕吐后症状缓解。对该病人的处理下列哪项不妥
A. 暂时禁食　B. 静脉补液
C. 清晨和睡前洗胃　D. 胃肠减压
E. 应用颠茄合剂止痛

4-173* 某十二指肠溃疡病人疼痛节律性消失，餐后腹痛伴呕吐，呕吐物为宿食，医生确诊为幽门梗阻。给予洗胃。洗胃的时间一般宜在
A. 空腹
B. 饭后1～2小时
C. 餐前
D. 饭后4～6小时
E. 饭后即刻

4-174　病人，男性，40岁。近3天感上腹饱胀不适，疼痛于餐后加重，且大量呕吐，呕吐物中有宿食。临床诊断首先考虑
A. 急性胃炎
B. 急性胃扩张
C. 高位小肠梗阻
D. 幽门梗阻
E. 肥大性幽门狭窄

4-175　病人，男性，37岁。有消化性溃疡病史10余年，近半年来发生瘢痕性幽门梗阻。在出现的临床特点中，下列哪项不符合实际情况
A. 呕吐量大，可至失水
B. 胃内有振水音，胃液量大于200 ml
C. 呕物中有食物和胆汁
D. 体格检查可见胃型和胃蠕动波
E. 低氯低钾性碱中毒

4-176* 病人，女性，52岁。患十二指肠球部溃疡多年。近3个月来进餐后上腹胀满，呕吐宿食。体格检查：消瘦，脱水征，上腹稍膨隆，偶见胃型，有振水声。治疗宜首选
A. 使用抗酸、解痉药物治疗

B. 胃肠减压,补液,温氯化钠溶液洗胃后行胃大部切除术
C. 急诊胃大部切除术
D. 选择性迷走神经切断+幽门成形术
E. 补液,洗胃继续观察

4-177* 某十二指肠球部溃疡病人最近饭后3小时疼痛的节律性发生变化,经常餐后腹痛,近3天来呕出大量宿食,医生诊断为溃疡并发幽门梗阻。该病人每次洗胃的灌入量为
A. 300～500 ml　B. 500～600 ml
C. 600～800 ml　D. 800～1 000 ml
E. 1 000～1 500 ml

4-178 病人,男性,55岁。有消化性溃疡病史16年余,本次住院是因为既有呕血又有黑便,并伴发热。发热的原因一般与下列哪项无关
A. 循环血容量减少
B. 失血性贫血
C. 急性周围循环衰竭
D. 体温调节功能障碍
E. 胃黏膜溃疡

4-179 某消化性溃疡病人并发上消化道出血,住院期间向护士询问,出血停止后可以进下列哪项饮食
A. 普通饮食　B. 喝鸡汤
C. 软食　D. 多喝肉汤
E. 喝豆浆

4-180 病人,女性,65岁。有溃疡病史10余年,突然出现呕血600 ml,伴黑便,急诊入院。体格检查:神志清楚,血压100/60 mmHg,心率110次/分。下列护士对其采取的措施正确的是
A. 平卧位,头部略抬高
B. 三腔管压迫止血
C. 快速静脉滴注血管加压素
D. 呕吐时头偏向一侧,防止误吸
E. 暂时给予半流质饮食

4-181 病人,男性,59岁。常于餐后3～4小时上腹部胀痛,进食后缓解,最近1周来中上腹持续性胀痛,较以往严重,伴恶心、呕吐。今天上午呕血一次后十分紧张,气促明显。测血压为103/72 mmHg。该病人潜在的护理诊断是下列哪项
A. 疼痛　B. 体液不足
C. 焦虑　D. 营养失调
E. 休克

4-182 某病人因消化性溃疡多年入院,今天突然呕血约700 ml,医嘱为静脉滴注全血200 ml。输血过程中护士注意到其眼睑、口唇出现水肿,病人自述面部皮肤瘙痒。该病人最可能发生了
A. 过敏反应　B. 空气栓塞
C. 血管内溶血　D. 血管外溶血
E. 枸橼酸钠中毒

4-183 病人,男性,59岁。因溃疡并发上消化道出血后快速静脉输液、输血引起急性肺水肿,按医嘱给予静脉注射毛花苷C后剧烈呕吐。该病人的呕吐属于下列哪种
A. 精神性呕吐
B. 胃源性呕吐
C. 反射性呕吐
D. 前庭功能紊乱所致呕吐
E. 药物性呕吐

4-184 病人,男性,47岁。上腹痛病史10余年,常于饭后半小时疼痛,进餐不能缓解,最近因呕血来院急诊。胃镜证实为溃疡并发出血。经抢救病情稳定。下列哪项健康指导措施不妥
A. 保证充足睡眠,注意劳逸结合
B. 指导病人饮食要合理,少量多餐
C. 劝导病人每天饮酒,通过活血营养胃黏膜
D. 避免应用使溃疡加重的药物,如阿司匹林等
E. 发生剧烈腹痛或有黑便时立即就医

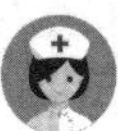

4-185* 病人，男性，32 岁。3 年来空腹胃痛、反酸，有出血史，伴恶心、呕吐。腹部触诊：腹软，中上腹部有轻度压痛。胃液分析：最大胃酸分泌量 42 mmol/h。胃镜检查提示：十二指肠球部溃疡。下列哪项不属护理诊断

A. 焦虑　　B. 溃疡病
C. 体液不足　　D. 疼痛
E. 知识缺乏

4-186 某男性病人有消化性溃疡病史 2 年，医生让他服用 H_2 受体拮抗剂。他出院时询问护士该药宜何时服用为好，护士的正确回答应是

A. 空腹　　B. 任何时间
C. 临睡前　　D. 两餐之间
E. 午夜

4-187 某女性病人有消化性溃疡病史 12 年，护士给她做健康指导时，她询问下列哪种药物能导致溃疡发生和复发。护士的正确回答应是

A. 抗生素　　B. 抗酸药
C. 维生素　　D. 抑酸药
E. 非类固醇抗炎药

4-188* 某女性病人有消化性溃疡病史数年，一直服用枸橼酸铋钾。护士给她做用药指导时，下列注意事项正确的是

A. 餐后 30 分钟口服
B. 临睡前不能服用
C. 不与抗酸药同服
D. 服用疗程 2 周以内
E. 服药后 2 小时不应进食

4-189 某老年女性病人有消化性溃疡病史 29 年。她询问护士在下列哪种情况下应立即就医，护士应回答

A. 嗳气、反酸　　B. 情绪不佳
C. 呕血、黑便　　D. 上腹不适
E. 食欲缺乏

4-190* 某十二指肠球部溃疡病人有空腹痛和午夜痛，护士应指导病人在疼痛时进食下列哪种食物

A. 浓牛肉汤　　B. 苏打饼干
C. 黄豆芽　　D. 浓缩果汁
E. 花生米

4-191* 某病人近 1 个月来无明显诱因反复出现上腹部胀痛，进食后疼痛明显，偶有嗳气、反酸，无呕吐，无黑便，体重亦无明显降低。1 周前病人自觉上腹部胀痛症状加重，来医院就诊。X 线钡餐检查提示龛影，诊断为胃溃疡，收入病房。护士做护理评估时，下列哪项为客观资料

A. 反复出现上腹部胀痛
B. 嗳气、反酸
C. 进食后疼痛明显
D. 无呕吐和黑便
E. X 线钡餐检查提示龛影

4-192 病人，男性，76 岁。消化性溃疡病史 30 年。近 1 个月来腹痛规律消失，体重减轻，贫血，大便隐血试验持续阳性。首先考虑的是

A. 慢性胃炎
B. 胃溃疡活动期
C. 十二溃疡活动期
D. 溃疡并发癌变
E. 溃疡并发幽门梗阻

4-193 病人，男性，69 岁。有胃溃疡病史 23 年，近期出现消化不良、食欲缺乏、黑便、贫血、消瘦。可能性最大的是下列哪种疾病

A. 胃癌　　B. 胃窦炎
C. 胃炎　　D. 残胃炎
E. 胃息肉

4-194 病人，男性，71 岁。经常感到上腹部饱胀不适，近来伴有食欲缺乏、体重下降，胃镜检查证实为进展期胃癌。体格检查可见

A. 肝大
B. 上腹部扪及肿块

C. 全身黄疸
D. 移动性浊音阳性
E. 下肢水肿

4-195 病人，男性，68 岁。2 年前因上腹痛伴食欲减退去医院就诊，胃镜检查提示胃癌。最近发现贫血、消瘦。体格检查：Virchow 淋巴结肿大。说明胃的淋巴系统已与下列哪个部位的淋巴结相连
A. 锁骨上淋巴结　B. 颈部淋巴结
C. 腹股沟淋巴结　D. 颌下淋巴结
E. 腘窝淋巴结

4-196* 病人，男性，70 岁。数年前患胃癌，近来皮肤皱褶处有色素沉着，尤其在两腋。说明病人出现了
A. 皮肌炎　B. 多发性肌炎
C. 黑棘皮病　D. 癌性肌病
E. 血栓性静脉炎

4-197 病人，男性，64 岁。8 年前胃肠 X 线钡餐检查发现胃小弯溃疡，上腹部规律性疼痛时好时坏。近来中上腹有饱胀感，大便隐血试验多次阳性，有贫血体征。在家庭随访时首先应指导病人
A. 继续用药
B. 注意饮食卫生
C. 劳逸结合
D. 戒除烟酒
E. 立即就医

4-198 病人，男性，52 岁。上腹部规律性疼痛 12 年，近半年来疼痛加剧，食欲减退，伴消瘦，大便隐血试验持续阳性。应首先考虑下列哪项检查
A. X 线钡餐　B. 纤维胃镜
C. 纤维结肠镜　D. 胃液分析
E. Hp 检测

4-199* 病人，男性，62 岁。胃窦部肿块型癌块，5 cm×4 cm×3 cm 大小，侵及浆膜层，根据胃癌的 TNM 分期法为Ⅲ期。左肝外侧叶有直径 3.5 cm 转移灶 1 个，胰腺正常，其治疗应选择
A. 不宜切除，全身化疗
B. 不宜手术，局部放疗
C. 只能作胃空肠吻合术
D. 肝动脉插管化疗
E. 根治性胃大部切除术＋左肝外侧叶切除术

4-200 病人，女性，57 岁。胃溃疡癌变后采用化学治疗，最近因受凉后出现全身乏力、呼吸困难。体格检查：体温 39.2℃，脉率 102 次/分，呼吸 26 次/分，血压 110/80 mmHg。血白细胞计数为 13.6×10^9/L。以下哪项属于护理诊断
A. 胃癌　B. 体温过高
C. 肺部感染　D. 呼吸困难
E. 血白细胞计数升高

4-201 病人，女性。因胃癌住院多次，心情焦虑、忧郁，甚至绝望。为该病人进行护理时，重点应突出
A. 心理疏导　B. 药物镇痛
C. 对症护理　D. 营养支持
E. 病情观察

4-202* 病人，男性，54 岁。因胃癌住院手术，术后一般情况良好。下列护士给病人的饮食指导错误的是
A. 多吃新鲜蔬菜和水果
B. 不吃霉变食物
C. 多吃肉类、鱼类、乳制品
D. 避免高盐饮食
E. 多吃咸菜和腌制食品

4-203 病人，女性，25 岁。有慢性腹泻史，粪便常呈糊状，不含黏液和脓血。最近 6 个月来低热、盗汗、右下腹痛，伴关节疼痛。体格检查：心、肺无异常发现；腹软，肝、脾未及，右下腹扪及可疑包块。首先应拟诊
A. 肠结核　B. 克罗恩病
C. 慢性阑尾炎　D. 阿米巴痢疾

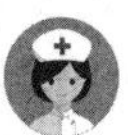

E. 溃疡性结肠炎

4-204 病人，女性，29岁。数月来低热、盗汗、全身乏力、月经失调；经常腹泻，每天6～8次，粪便呈糊状。右下腹扪及肿块。红细胞沉降率为30 mm/h。X线钡餐检查在回盲部可见跳跃现象，肠壁边缘不规则，呈锯齿状改变。最有可能的诊断是

A. 右侧结肠癌
B. 增生型肠结核
C. 溃疡型肠结核
D. 溃疡性结肠炎
E. 肠道恶性淋巴瘤

4-205 病人，女性，45岁。常感全身乏力，低热、盗汗，且经常腹泻，医生建议做结肠镜检查。活检见到下列哪种情况可以确诊肠结核

A. 炎症息肉
B. 肠黏膜充血
C. 肠腔狭窄
D. 肠段缩短变形
E. 干酪性肉芽肿

4-206 病人，女性，69岁。患肠结核已属晚期。护士在观察并发症时，应除外

A. 肠梗阻
B. 上消化道出血
C. 肠出血
D. 结核性腹膜炎
E. 肠穿孔

4-207 病人，女性，67岁。平时经常腹痛、腹泻，有时便秘，经医生诊断为肠结核。对该病人的饮食护理要求是

A. 高热量、低蛋白、高维生素、易消化
B. 腹泻明显应增加摄入乳制品和粗纤维食物
C. 营养不良者一律应进行静脉营养治疗
D. 注意卫生，提倡用公筷进餐或分餐制
E. 嘱病人少饮水，肠梗阻病人必须禁食

4-208 病人，女性，31岁。原有输卵管结核病史，近5个月来出现发热、盗汗，伴腹痛和腹胀。体格检查：皮肤、巩膜无黄染，颈静脉不怒张，两肺正常，心浊音界正常，腹壁呈揉面感，移动性浊音阳性。腹水呈草黄色，蛋白定量30 g/L。估计该病人患下列哪种疾病

A. 增生型肠结核
B. 结核性腹膜炎
C. 缩窄性心包炎
D. 肝硬化腹水
E. 腹膜转移性癌

4-209 病人，男性，43岁。原有肺结核病史，近来经常出现发热、盗汗、腹痛和腹泻。医生怀疑病人患结核性腹膜炎，做下列哪项检查可确诊

A. 红细胞沉降率
B. 结核菌素试验
C. 腹水检测
D. 腹腔镜活检
E. 腹部X线平片

4-210 病人，女性，52岁。患结核性腹膜炎已有多年。护士在观察病情时尤其应注意下列哪项并发症的发生

A. 肠梗阻
B. 瘘管形成
C. 肠出血
D. 腹腔脓肿形成
E. 急性肠穿孔

4-211* 病人，男性，34岁。近年来反复腹泻，每天大便3～10次，粪便呈糊状，伴黏液和脓血，并有里急后重感，常因精神刺激诱发或加重。左下腹和下腹正中处有轻压痛。血常规正常。大便有大量脓细胞及红细胞，多次细菌培养阴性。乙状结肠镜检查见直肠及乙状结肠黏膜弥漫性充血、出血、水肿，血管

纹消失，有多个散在表浅小溃疡。首先应考虑为
A. 直肠癌
B. 阿米巴痢疾
C. 伤寒与副伤寒
D. 溃疡性结肠炎
E. 急性细菌性痢疾

4-212 病人，男性，42 岁。多年来经常腹泻、下腹疼痛，结肠镜检查提示溃疡性结肠炎。溃疡性结肠炎的主要病变部位在
A. 大肠　　B. 阑尾
C. 回肠　　D. 十二指肠
E. 空肠

4-213 病人，女性，50 岁。有严重溃疡性结肠炎病史。本次因出现明显腹痛和腹胀而急诊入院。护士在观察并发症时一般不会出现
A. 肠穿孔
B. 肠结核
C. 大出血
D. 中毒性巨结肠
E. 肠梗阻

4-214 病人，女性，37 岁。有溃疡性结肠炎病史。医生常给予服用的药物是
A. 硫唑嘌呤　　B. 泼尼松
C. 地塞米松　　D. 氢化可的松
E. 柳氮磺吡啶

4-215* 病人，男性，34 岁。有溃疡性结肠炎病史 3 年，服用柳氮磺吡啶。护士在做用药指导时，下列正确的是
A. 嘱病人餐前服用
B. 临睡前加服一顿
C. 任何时间均可服用
D. 服药期间定期复查血象
E. 症状减轻可自行停药

4-216* 病人，男性，24 岁。2 年来脐周或右下腹经常出现疼痛，呈间歇性发作，进餐后加重，排便后减轻，时而有腹泻，伴发热，肛检发现肛门直肠周围瘘管。首先应考虑为
A. 急性细菌性痢疾　B. 克罗恩病
C. 溃疡性结肠炎　　D. 阿米巴痢疾
E. 结核性腹膜炎

4-217 病人，男性，27 岁。有克罗恩病病史，最近发作频繁，处于活动状态。目前控制病情最有效的药物是
A. 泼尼松
B. 偶氮二水杨酸
C. 美沙拉嗪
D. 4-氨基水杨酸
E. 柳氮磺吡啶

4-218 某病人 3 年前患 2 型糖尿病一直口服降糖药治疗，因身体肥胖做 B 超检查，发现脂肪肝。血清胆固醇和甘油三酯偏高，感全身乏力。根据该病人的实际情况，主要的治疗措施应除外下列哪项
A. 控制体重　　B. 饮食控制
C. 运动疗法　　D. 手术治疗
E. 药物治疗

4-219 病人，男性，42 岁。12 年前患急性乙型肝炎，期间常出现食欲缺乏、恶心，肝区隐痛。3 个月来出现肝掌和蜘蛛痣，伴贫血。该病人最有可能的诊断是
A. 慢性迁延性肝炎
B. 肝硬化代偿期
C. 慢性活动性肝炎
D. 急性重症肝炎
E. 肝硬化失代偿期

4-220 病人，女性，40 岁。有肝硬化腹水病史 7 年，近年来有肝掌、蜘蛛痣、闭经等表现。该病人最有可能的激素变化是
A. 雄激素增多
B. 雌激素增多
C. 肾上腺糖皮质激素增多
D. 雌激素减少

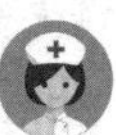

E. 抗利尿激素增多

4-221 病人,男性,64 岁。有肝硬化腹水病史 20 余年。下列哪项表现不是肝硬化病人雌激素水平增高的表现
A. 肝掌 B. 蜘蛛痣
C. 月经失调 D. 性欲增强
E. 毛发脱落

4-222 病人,女性,35 岁。有慢性肝炎史。近几年来全身乏力、牙龈出血、月经过多,经医院 B 超证实肝硬化。该病人发生出血倾向的原因是
A. 营养不良
B. 血浆白蛋白减少
C. 门静脉压力增高
D. 凝血因子合成减少
E. 毛细血管脆性减弱

4-223* 病人,男性,40 岁。肝病面容,颈部有蜘蛛痣,有肝掌,近期反复牙龈出血。实验室检查:血红蛋白 80 g/L,白细胞计数 3.0×10^9/L,血小板计数 60×10^9/L,肝功能 ALT<40 u/L,白蛋白 32 g/L,球蛋白 38 g/L。体格检查:脾大。引起牙龈出血最可能的原因是
A. 脾功能亢进
B. 造血功能障碍或衰竭
C. 营养不良
D. 过敏反应
E. 毛细血管脆性减弱

4-224* 病人,女性,58 岁。曾有病毒性肝炎史,近 2 年来全身乏力、食欲缺乏,经常齿龈、鼻出血,月经紊乱。体格检查:全身黄疸,脾大。分析造成黄疸的主要原因是
A. 肝大累及包膜
B. 肝脏对激素的灭活能力减弱
C. 胃肠道吸收障碍
D. 肝细胞进行性广泛性坏死
E. 侧支循环的建立与开放

4-225 病人,男性,57 岁。有慢性活动性肝炎病史,3 年来经常出现腹水。体格检查:脾大。医生认为该病人已有肝功能减退和门静脉高压症。该病人门静脉高压症的三大临床表现是
A. 脾大、腹水、侧支循环建立和开放
B. 腹水、贫血、侧支循环建立和开放
C. 肝萎缩、出血倾向、侧支循环建立和开放
D. 出血倾向、贫血、侧支循环建立和开放
E. 黄疸、脾大、侧支循环建立和开放

4-226* 病人,男性,59 岁。有肝硬化病史 11 年,近 5 年来腹水逐渐加重。腹水形成的机制不包括下列哪项
A. 门静脉压力增高
B. 醛固酮和抗利尿激素增多
C. 高白蛋白血症
D. 有效循环血容量减少
E. 肝淋巴液失衡

4-227 病人,男性,60 岁。有肝功能减退和门静脉高压史 11 年余。护士做身体评估时一般不会出现
A. 肝大
B. 移动性浊音(+)
C. 脾大
D. 皮肤色素沉着
E. 肝病面容

4-228 病人,男性,41 岁。有肝炎病史 20 余年。近 6 年来全身乏力,腹水明显,腹壁静脉曲张,脾大。赴医院检查测门静脉压力,最有可能的结果为下列哪项
A. 1~2 mmHg B. 2~3 mmHg
C. 3~5 mmHg D. 5~10 mmHg
E. >10 mmHg

4-229* 病人,男性,37 岁。有乙型肝炎病史。最近数月来常有牙龈、鼻出血,腹胀明显。为明确诊断,下列哪项检查方法既快又准

A. 肝功能　　B. 甲胎蛋白
C. X线平片　　D. B超
E. 放射性核素

4-230 病人，男性，46岁。右上腹胀痛不适7年，食欲缺乏、乏力。体格检查：面、颈部有蜘蛛痣。为进一步明确诊断需做辅助检查，下列哪项检查结果一般不会出现
A. A/G倒置
B. 丙氨酸氨基转移酶升高
C. 腹水为渗出液
D. B超检查示脾静脉和门静脉增宽
E. X线钡餐检查示胃底静脉曲张

4-231* 某肝硬化腹水病人最近突然出现腹痛和发热，体温38.2℃，血白细胞计数为12.9×10^9/L，腹水浑浊，经培养有大肠埃希菌生长。该病人可能并发了
A. 败血症
B. 胆道感染
C. 自发性腹膜炎
D. 结核性腹膜炎
E. 原发性肝癌

4-232 某肝硬化腹水病人近来感冒，发热、全身不适，中午吃完饭后突然连续呕血3次，急送医院就诊。医生估计是食管下段或胃底静脉曲张破裂出血，经抢救病情稳定。出院前护士告知病人必须要注意避免吃
A. 粗糙食物　　B. 软食
C. 米粥　　D. 半流质
E. 鱼汤

4-233 某病人10余年来食欲欠佳，营养不良，消瘦，近日尿黄，巩膜黄染。医院检查ALT较正常增高3倍，A/G倒置。B超诊断为肝硬化。入院后第2天突然呕血约1 500 ml，血压80/50 mmHg，即刻转入重症监护室抢救。其呕血原因可能为
A. 慢性糜烂性胃炎
B. 食管下段静脉破裂
C. 应激性溃疡
D. 脾功能亢进
E. 血小板减少

4-234 病人，女性，49岁。患肝硬化腹水，经常并发上消化道出血，多次住院。抢救止血后，护士在观察病人时尤应注意有无并发
A. 癌变　　B. 黄疸
C. 昏迷　　D. 窒息
E. 感染

4-235* 病人，男性，40岁。有肝硬化病史12年，近日来突感剧烈腹痛，有血性腹水和血便，继之发热、休克，腹水迅速增多，脾大。应想到的并发症是
A. 自发性腹膜炎
B. 肝肾综合征
C. 肝肺综合征
D. 门静脉血栓形成
E. 食管静脉曲张破裂出血

4-236 某病人肝硬化已达晚期，近日来出现呼吸困难和低氧血症。估计并发了
A. 肝肺综合征　　B. 泌尿道感染
C. 功能性肾衰竭　　D. 电解质紊乱
E. 上消化道出血

4-237* 病人，男性，47岁。有肝硬化腹水病史数年，肝功能异常。如检测免疫球蛋白，下列哪项增高会较为显著
A. IgA　　B. IgD
C. IgM　　D. IgE
E. IgG

4-238 病人，女性，46岁。有肝硬化病史9年，最近出现腹胀，下肢水肿。医生让病人检测肝功能，估计下列哪项可正常
A. ALT　　B. PT
C. AST　　D. A/G倒置
E. AFP

4-239 病人，男性，52岁。有肝硬化病史10

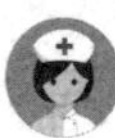

余年。为确定肝硬化的病理类型、炎症和纤维化的程度，可做下列哪项检查
A. 腹水检测　　B. 腹腔镜
C. 肝功能　　D. 肝穿刺活检
E. B超

4-240* 病人，男性，50岁。肝硬化10余年伴大量腹水。首选的利尿剂是
A. 乙酰唑胺　　B. 呋塞米
C. 氢氯噻嗪　　D. 螺内酯
E. 氨苯蝶啶

4-241 病人，男性，57岁。有肝硬化腹水病史18年余，长期行放腹水、利尿等对症处理，疗效不佳。对于这种难治性腹水的治疗，可采取
A. 大剂量利尿剂
B. 限制水、钠摄入
C. 腹水浓缩回输
D. 脾脏切除
E. 大量多次放腹水

4-242 某肝硬化腹水病人近3个月来经常腹泻，住院检查除肝硬化征象外，无其他异常发现。该病人的护理措施中下列哪项不妥
A. 注意休息与饮食
B. 温水坐浴
C. 肛门冷敷
D. 按医嘱应用止泻药
E. 加强并发症观察

4-243 病人，女性，56岁。有肝硬化病史7年，近几个月来常感腹胀，下肢呈凹陷性水肿。经B超证实为肝硬化腹水。护士临床观察的重点是
A. 有无心律失常
B. 腹水消退情况
C. 血糖与血脂改变
D. 脑脊液变化
E. 尿常规变化

4-244 某病人12年前患急性乙型黄疸性肝炎，近3年右上腹胀痛诊断为肝硬化，近1周出现大量腹水。下列护理措施中不妥当的是
A. 指导病人取半卧位
B. 按医嘱给予利尿剂
C. 定期测量腹围
D. 准确记录每日液体出入量
E. 每天食盐摄入量<6 g

4-245 病人，男性，51岁。9年前因患急性乙型黄疸型肝炎住院治疗，肝功能正常后出院，3年前出现腹水再次住院治疗，本次又因腹水明显而住院。护士给予的正确护理措施是
A. 置病人于平卧位
B. 给予高盐饮食
C. 经常给予热敷
D. 定期测量腹围和体重
E. 多饮水以防感染

4-246 病人，女性，56岁。肝硬化腹水20余年，经常并发上消化道出血，已住院治疗4次，昨天半夜呕出鲜红色血液达1 000 ml，即急诊入院。该病人应重点预防下列哪项潜在并发症
A. 出血性休克
B. 原发性肝癌
C. 自发性腹膜炎
D. 功能性肾衰竭
E. 感染

4-247 病人，男性，52岁。肝硬化并发上消化道出血，在使用双气囊三腔管压迫止血期间，突然出现躁动、发绀、呼吸困难。此时应立即
A. 通知医生　　B. 高流量吸氧
C. 应用呼吸兴奋剂　D. 使用镇静剂
E. 放出气囊内气体

4-248* 某上消化道大量出血病人行三腔管止血，晨间护理发现出血已停止。此时护士应采取的措施是
A. 立即拔去三腔管

B. 放气数分钟再注气加压
C. 从食管中注流质
D. 口服液状石蜡准备拔管
E. 放气,留置观察 24 小时

4-249 病人,男性。因 3 小时前呕鲜红色血液 800 ml 而急诊入院,既往有肝硬化史。体格检查:血压 130/70 mmHg,心率 118 次/分。正确的护理措施是
A. 给予半卧位
B. 乙醇湿化吸氧
C. 给予流质饮食
D. 迅速建立静脉通路
E. 冰盐水洗胃

4-250 病人,男性,46 岁。肝硬化腹水、脾功能亢进史 16 年,近年来全身疲乏。护士指导该病人休息的主要目的是
A. 加强肝脏代谢负担
B. 有助于肝细胞修复
C. 减少肝脏血流量
D. 降低糖原的合成
E. 增加门静脉压力

4-251 病人,男性,57 岁。有肝硬化病史 10 余年,本次因腹水加重再次入院。对该病人进行的护理措施下列正确的是
A. 食盐摄入每天不超过 6 g
B. 平卧位,头偏向一侧
C. 每天饮水 1 000 ml 以上
D. 定期大量放腹水
E. 记录每天出入液量

4-252 病人,女性,50 岁。肝硬化腹水病史 6 年余,本次因肺部感染住院治疗。护士对该病人进行饮食指导时,告知病人平时下列哪项食物可食用
A. 腌制品　B. 酱菜
C. 粮谷类　D. 咸菜
E. 罐头食品

4-253 病人,男性,36 岁。患肝炎后肝硬化 8 年,近 2 周来出现肝脏进行性增大,持续肝区疼痛不能忍受而入院。体格检查:明显消瘦,腹部膨隆,移动性浊音(+),肝肋下 5 cm,质硬,表面凹凸不平。考虑并发
A. 上消化道出血　B. 电解质紊乱
C. 原发性肝癌　D. 腹腔感染
E. 功能性肾衰竭

4-254 病人,男性,41 岁。有慢性肝炎病史 14 年。近来腹胀、消瘦。体格检查:巩膜黄染,右上腹部扪及拳头大、质硬、表面不光滑包块。最可能的诊断是
A. 肝硬化　B. 转移性肝癌
C. 肝脓肿　D. 原发性肝癌
E. 慢性活动性肝炎

4-255* 病人,男性,44 岁。不规则发热 3 个月,伴右上腹胀痛。体格检查:颈部蜘蛛痣,肝肋下 4 指、质硬、稍触痛、表面可闻及血管杂音,脾肋下 3 指。血白细胞计数 5.0×10^9/L,中性粒细胞百分比 0.60,AFP 1200 μg/L,ALT 60 u/L,HBsAg(+)。最可能的诊断是
A. 脂肪性肝病
B. 肝硬化后肝癌
C. 肝炎后肝硬化
D. 慢性活动性肝炎
E. 肝豆状核变性

4-256 某原发性肝癌病人在商店门口突然出现急腹痛,立即送院就诊。体格检查腹膜刺激征(+)。估计病人并发了
A. 肝性脑病
B. 上消化道出血
C. 肠道感染
D. 肝癌结节破裂出血
E. 败血症

4-257 病人,女性,52 岁。B 超检查示肝占位性病变。肝功能正常。下列哪项指标阳性最有助于诊断原发性肝癌
A. γ-GT　B. AFP
C. MRI　D. CT

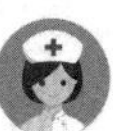

E. B超

4-258 病人，男性，43岁。CT检查示肝左外叶密度减低区直径2.0 cm。无手术禁忌证，首选治疗方案是
A. 全身化学治疗
B. 肿瘤局部放射治疗
C. 手术切除
D. 介入治疗
E. 中医中药治疗

4-259* 病人，女性，48岁。因肝区持续性胀痛，经医院诊断为原发性肝癌。由于肝区胀痛难忍，下列哪种方法能较好地减轻病人的痛苦
A. 舒适环境
B. 保持较好的心理状态
C. 合适体位
D. 教会病人放松技巧
E. 按医嘱采用病人自控镇痛法

4-260 某晚期原发性肝癌病人思想负担较重，悲观失望，拒绝治疗。护士应采取下列哪项护理措施
A. 向病人解释情绪与癌症的关系
B. 观看癌症对人类的危害录像
C. 欣赏音乐，每天跳1小时舞蹈
D. 经常与不同意见的人交流
E. 亲属和知己离开病人

4-261 病人，女性，51岁。有肝硬化腹水病史16年，最近1年来水肿明显，每天服用氢氯噻嗪，但效果不明显，已多次腹腔穿刺放液。昨晚突然意识模糊，出现扑翼样震颤。该病人出现肝性脑病的主要诱因为
A. 上消化道大出血
B. 多次腹腔穿刺放液
C. 使用对肝脏有损害的药物
D. 过量摄入蛋白质饮食
E. 感染和便秘

4-262 病人，女性。患肝硬化5年，最近上消化道出血住院治疗。目前出血已停止，但现在意识模糊、昼睡夜醒。考虑为
A. 肝硬化失代偿期
B. 肝性脑病Ⅰ期
C. 肝性脑病Ⅱ期
D. 肝性脑病Ⅲ期
E. 肝性脑病Ⅳ期

4-263 病人，男性，46岁。嗜酒。近2年来常感腹胀，食欲减退，齿龈出血，但仍坚持工作。最近1周下肢水肿明显，昨晚呕血后进入昏迷状态。应考虑为
A. 肝性脑病
B. 乙醇中毒性昏迷
C. 糖尿病酮症昏迷
D. 尿毒症性昏迷
E. 脑血管意外

4-264 病人，男性，49岁。有肝硬化腹水病史10年，近几个月来睡眠不好，家属让病人服用镇静催眠药（药名不详），昨晚病人出现昏迷、扑翼样震颤，来院急诊。做下列哪项检查最为妥当
A. 脑电图　　B. CT
C. 心电图　　D. MRI
E. 肌电图

4-265 病人，男性，50岁。有慢性肝性脑病病史多年。做下列哪项检查可确诊
A. 血钾　　B. 血氨
C. 血钠　　D. 血钙
E. 血肌酐

4-266 病人，女性，52岁。肝硬化腹水多年，近日出现意识障碍，血氨升高，肝、肾功能减退。下列治疗正确的是
A. 选用谷氨酸钾，降低血氨
B. 静脉快速滴注精氨酸
C. 静脉注射乳果糖，降低肠腔pH值
D. 静脉注射支链氨基酸补充能量
E. 用新霉素进行血液灌流

4-267* 某病人因深昏迷急诊入院。之前住院记录显示该病人有肝硬化腹水病史14

年，最近连续5次血氨复查均正常。用下列哪种药物治疗较适宜
A. 精氨酸
B. 左旋多巴
C. 谷氨酸钾或谷氨酸钠
D. γ-氨酪酸
E. 乙酰谷氨酰胺

4-268 某肝硬化病人3天未排便，出现嗜睡、幻觉、吐词不清、扑翼样震颤。在给予灌肠时，不宜采用下列哪种灌肠溶液
A. 0.9%氯化钠溶液
B. 弱酸性溶液
C. 肥皂水
D. 清水
E. 温水

4-269 病人，女性，50岁。肝硬化腹水病史12年。长期使用快速利尿剂，最近感冒后，突然出现昏睡、扑翼样震颤。为抑制肠道菌群生长，可选用下列哪种抗生素
A. 新霉素　B. 红霉素
C. 四环素　D. 氯霉素
E. 青霉素

4-270* 某病人因急性门体分流性脑病昏迷入院治疗。为减少肠内氮源性毒素的生成和吸收，可首选下列哪种溶液进行灌肠
A. 0.9%氯化钠溶液
B. 硫酸镁溶液
C. 稀醋酸液
D. 温开水
E. 乳果糖溶液

4-271 某病人因肝癌晚期入院治疗，入院后病人出现肝性脑病、躁动不安、幻觉。为了保证病人的安全，下列措施中正确的是
A. 限制探视，减少外界刺激
B. 加床档，用约束带约束病人
C. 室内取暗光线，避免刺激病人
D. 住层流室，保持环境安静
E. 纱布包裹压舌板，放于上、下臼齿之间

4-272 病人，男性，70岁。曾有肝硬化腹水病史，近来有性格和行为的改变，较烦躁，昨天开始昏迷不醒。该病人目前最突出的护理诊断是
A. 体液过多
B. 知识缺乏
C. 活动无耐力
D. 急性意识障碍
E. 潜在并发症

4-273 某肝硬化病人出现表情欣快、言语不清、昼睡夜醒、精神错乱，考虑是肝性脑病。下列哪项护理措施不妥
A. 立即给予吗啡镇静
B. 暂停摄入蛋白质饮食
C. 采用0.9%氯化钠溶液灌肠
D. 保持呼吸道通畅
E. 与医生联系并继续观察

4-274 病人，男性，64岁。有肝硬化腹水病史17年，经常并发食管下段和胃底静脉曲张破裂出血，昨晚吃花生后再次出血，今天上午突然意识模糊来院急诊。护士应重点观察下列哪项内容
A. 肝功能　B. 原发病症
C. 病情变化　D. 黄疸深浅
E. 腹水消退情况

4-275 病人，男性。有肝硬化腹水病史8年余。最近经常肠道感染而腹泻，昨天半夜突然出现昏睡、神志不清和幻觉来院急诊。医生诊断为肝性脑病。该病人发生肝性脑病的主要诱因是
A. 昏睡　B. 肝病
C. 便秘　D. 腹泻
E. 出血

4-276 病人，女性，35岁。昨晚和朋友聚会一起喝白酒，回家后不久出现上腹部剧痛，向背部放射，有恶心、呕吐，呕出胆

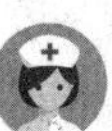

汁，伴腹胀。该病人最有可能患下列哪种疾病

A. 急性胃肠炎　　B. 急性胆囊炎
C. 急性胰腺炎　　D. 急性阑尾炎
E. 急性腹膜炎

4-277 某女性病人有胆石症、胆道感染病史，昨天去吃自助餐，晚上出现全腹绞痛，呕出胆汁，烦躁不安，皮肤湿冷，送院急诊。体格检查：痛苦表情、脉搏快、呼吸急促、血压下降，腹膜刺激征(+)。该病人可能患下列哪种疾病

A. 急性弥漫性腹膜炎
B. 急性单纯水肿型胰腺炎
C. 急性麻痹性肠梗阻
D. 急性出血坏死型胰腺炎
E. 急性化脓性梗阻性胆管炎

4-278 病人，男性，43岁。昨天因怀疑急性出血坏死型胰腺炎急诊住院，今天上午出现面色苍白、脉搏细速、血压下降。该病人出现的休克属于下列哪种休克

A. 低血容量性休克 B. 创伤性休克
C. 神经源性休克　D. 过敏性休克
E. 心源性休克

4-279 某胆石症病人进食后出现上腹部绞痛，剧烈而持续，疑发生急性胰腺炎。下列最有价值的检查是

A. 尿淀粉酶测定
B. 血清淀粉酶测定
C. 血糖测定
D. 血清钙测定
E. 血白细胞计数

4-280* 病人，男性，42岁。6小时前开始上腹剧烈疼痛。体格检查上腹部有压痛。下列哪项可作为胰腺炎的X线间接征象

A. 肠麻痹
B. 胰腺增大
C. 哨兵袢
D. 胰腺模糊不清
E. 肠梗阻

4-281* 病人，男性，28岁。8小时前因暴饮暴食后出现上腹部绞痛，向肩背部放射，送到医院急诊。怀疑为急性胰腺炎，经治疗病情稳定。5天后最具诊断意义的实验室检查为

A. 空腹血糖＞10 mmol/L
B. 血清钙严重降低
C. 血白细胞增多核左移
D. 血清脂肪酶测定
E. C反应蛋白测定

4-282 病人，男性，52岁。饱餐1小时后突然出现中上腹剧烈的刀割样疼痛，且向腰背部放射，继而呕出胆汁，伴高热、面色苍白，急诊入院。体格检查：全腹疼痛，腹肌强直。下列紧急处理措施不妥的是

A. 解痉止痛　　B. 暂时禁食
C. 静脉补液　　D. 应用抗生素
E. 鼻饲流质

4-283 病人，男性，34岁。宴会后突然出现中上腹持续剧烈疼痛2小时，伴反复恶心、呕吐，并呕出胆汁。体格检查：上腹部压痛，腹壁紧张。测血清淀粉酶明显增高。下列正确的护理措施是

A. 疼痛时平卧位，头偏向一侧
B. 禁食1～3天
C. 口渴时每天饮水500 ml
D. 症状消失后即可进软食
E. 疼痛剧烈时口服阿托品

4-284 某病人吃自助餐，3小时后腹痛剧烈，难以忍受，赴医院检查，诊断为急性水肿型胰腺炎。给予完全禁食，目的在于

A. 减轻呕吐
B. 减轻腹水
C. 减少胰液分泌
D. 减少胃黏膜的刺激
E. 避免胃扩张

4-285* 某男性病人今天上午因重症胰腺炎急诊入院。医生怀疑是早期,为抑制胰酶活性,常可选用
A. 生长抑素 B. 哌替啶
C. 奥曲肽 D. 抑肽酶
E. 兰瑞肽

4-286* 某病人1965年因胆囊炎而行胆囊切除术,1982年发现胆总管下段结石住院手术,长期以来非常注意饮食,今年9月与同事聚会喝酒后突发急性胰腺炎。医生给病人应用解痉止痛药宜选用
A. 阿托品 B. 吲哚美辛
C. 氯丙嗪 D. 吗啡
E. 地西泮

4-287 病人,女性,29岁。宴会后2小时突然上腹部剧痛,伴恶心、呕吐,即来院。体格检查:体温37.9℃,脉率94次/分,呼吸21次/分,血压129/82 mmHg。血白细胞计数13.6×10^9/L,血清淀粉酶625 u/L(苏氏法)。该病人潜在的护理诊断是
A. 体温升高 B. 疼痛
C. 体液不足 D. 休克
E. 知识缺乏

4-288 病人,男性,39岁。昨晚参加婚宴后数小时突发上腹部剧痛,向腰背部反射,呕出胆汁,即来院急诊。体格检查:表情痛苦,体温39.8℃,脉率106次/分,呼吸24次/分,血压90/56 mmHg。血白细胞计数14.8×10^9/L,血清淀粉酶1 050 u/L(苏氏法)。下列哪项不属于护理诊断
A. 体液不足的可能 B. 体温升高
C. 急性胰腺炎 D. 焦虑
E. 疼痛:腹痛

4-289 病人,女性,35岁。中午吃了日本料理自助餐,晚上突然出现上腹部绞痛,伴恶心、呕吐,吐出胃内容物。该病人最突出的护理诊断是
A. 疼痛 B. 知识缺乏
C. 焦虑 D. 活动无耐力
E. 体液不足

4-290 某病人经常请客吃饭,本次饱餐后剧烈腹痛伴发热,疑为急性胰腺炎。住院后经有效治疗,目前病情已趋稳定待出院。针对该病人,最重要的保健指导是下列哪项
A. 注意饮食卫生
B. 避免暴饮暴食
C. 戒除烟酒
D. 适当休息
E. 教会病人减轻疼痛的方法

4-291 病人,女性,23岁。今天中午吃了自助餐,下午4点左右突感上腹部疼痛,向背部放射,伴束带感,随后恶心、呕吐,并吐出胆汁,即赴院急诊。医生诊断为急性胰腺炎。急诊护士对该病人应加强观察的项目不包括下列哪项
A. 腹痛部位、性质和程度
B. 解痉镇痛药的效果
C. 有无低钾、低钙表现
D. 生命体征与意识改变
E. 齿龈、鼻腔有无出血

4-292 病人,女性,36岁。患慢性萎缩性胃炎。为测定胃酸分泌功能,插入胃管时宜取的体位是
A. 站位
B. 坐位或半卧位
C. 左侧卧位
D. 俯卧位
E. 右侧卧位

4-293* 病人,男性,46岁。患十二指肠球部溃疡。下列胃液分析的结果哪项不会出现
A. 总酸度>60 u
B. 游离酸>40 u
C. 基础胃酸分泌量6~8 mmol/h

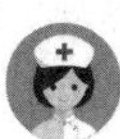

D. 最大胃酸分泌量 20～30 mmol/h
E. 高峰胃酸分泌量 0～6 mmol/h

4-294　病人，男性，53 岁。患肝硬化多年，近年腹胀明显，B 超检查证实有腹水，需要进行腹腔穿刺放液。下列哪项护理措施不妥
A. 术前嘱病人排尿
B. 术前向病人解释穿刺的目的
C. 术后观察腹水消长情况
D. 术后卧床休息 24～48 小时
E. 观察病人面色和生命体征

4-295　某男性病人经常出现腹胀、腹痛，拟诊肝、胆、胰疾病。为明确诊断，医生要为病人做十二指肠引流术。下列护理方法错误的是
A. 先用复方硼酸溶液漱口
B. 让病人取左侧卧位
C. 嘱病人放松、深呼吸
D. 留取 4 管引流液一并送检
E. 拔管后病人不适应暂禁食

4-296　病人，男性，45 岁。经常出现不明原因的胸痛和吞咽困难，为查明原因医生为病人做食管测压检查。术后护理措施正确的是
A. 有明显胸痛，抬高床头 60 cm
B. 胸骨后烧灼感取平卧位
C. 吞咽困难给予胃动力药物
D. 反流者睡前 1～2 小时必须进餐
E. 有反流者避免进餐后立即卧床休息

4-297* 某男性病人经常出现不明原因的上腹痛，为明确诊断医生建议病人做胃镜检查。操作前不宜采取的准备措施是
A. 取出义齿
B. 右侧卧位
C. 禁食 6～8 小时
D. 必要时先洗胃
E. 幽门梗阻者抽尽胃内容物

4-298　某病人出现不明原因的贫血、消瘦和发热，怀疑小肠有恶性肿瘤。为明确诊断，医生建议病人做小肠镜检查。下列护理注意事项正确的是
A. 口腔进镜者取右侧卧位
B. 检查结束后可立即活动
C. 肛门进镜者取仰卧位
D. 术后观察肠出血并发症
E. 术后 1～3 天需禁食

4-299* 某病人经常出现原因不明的腹泻、便血和下腹疼痛，疑有结肠、直肠、末端回肠病变。为明确诊断，医生建议病人做纤维结肠镜检查。检查后下列护理要求不妥的是
A. 多渣饮食 3 天
B. 做好肛门清洁护理
C. 口服抗生素预防感染
D. 连做 3 次大便隐血试验
E. 腹痛未缓解需留院观察

4-300* 病人，女性，40 岁。有肝大、肝功能异常及门静脉高压，但原因不明。为明确诊断，医生建议病人做肝穿刺活组织检查。出现以下哪种情况应禁忌穿刺
A. 时而黄疸
B. 轻度贫血
C. 少量腹水
D. 有出血倾向
E. 阿米巴肝脓肿

A3 型单项选择题(4-301～4-366)

(4-301～4-302 共用题干)

病人，男性，63 岁。上腹痛 2 小时，伴恶心，呕吐胃内容物 2 次。

4-301　下列疾病诊断中，可能性最大的是
A. 心肌梗死　　B. 急性胰腺炎
C. 急性胃炎　　D. 急性阑尾炎
E. 梅尼埃综合征

4-302* 下列疾病诊断中，可能性最小的是
A. 心肌梗死

B. 急性胰腺炎
C. 急性阑尾炎
D. 梅尼埃综合征
E. 急性胃炎

(4-303～4-305 共用题干)

病人,女性,45 岁。上班途中买了一个油煎饼吃,几个小时后出现腹痛、呕吐,呕出胃内容物,继后腹泻,排水样便 12 次,即赴院就诊。血常规正常,大便常规见少量白细胞。

4-303 初步可诊断为
A. 急性细菌性痢疾 B. 病毒性肠炎
C. 霍乱或副霍乱 D. 急性胃肠炎
E. 伤寒或副伤寒

4-304 护理评估时的主观资料收集除外下列哪项
A. 大便常规见少量白细胞
B. 呕吐出胃内容物
C. 上班途中吃了一个油煎饼
D. 排水样便 12 次
E. 几个小时后出现腹痛

4-305* 一般不会出现下列哪项护理诊断
A. 疼痛
B. 潜在并发症:中毒性休克
C. 腹泻
D. 潜在并发症:急性胃穿孔
E. 体液不足

(4-306～4-308 共用题干)

病人,男性,47 岁。进餐后上腹部饱胀不适 7 年,经常服用胃舒平和中药治疗,服药期间症状减轻,但停药后症状又现,治疗效果不理想。胃镜检查示:胃黏膜轻度炎症和充血。

4-306 该病人的医疗诊断是
A. 慢性肥厚性胃炎
B. 胆汁反流性胃炎
C. 慢性浅表性胃炎
D. 自体免疫性胃炎
E. 慢性萎缩性胃炎

4-307* 对该病人进行用药指导时,下列哪种药物可以应用
A. 阿司匹林
B. 胶体次橼酸铋
C. 地塞米松
D. 吲哚美辛
E. 咖啡因

4-308 应用胶体次橼酸铋时,一般不会出现的不良反应是
A. 神经性水肿 B. 恶心
C. 急性肾衰竭 D. 黑便
E. 一过性 ALT 升高

(4-309～4-311 共用题干)

病人,男性,54 岁。6 年前胃镜检查证实患慢性萎缩性胃炎,曾服复方铝酸铋、西咪替丁、多潘立酮和三九胃泰等治疗,效果不佳。

4-309 建议病人做下列哪项检查最为妥当
A. 血清学检查
B. Hp 检测
C. 胃液分析
D. 粪便隐血试验
E. 纤维胃镜

4-310 配合医生进行胃镜插管时一般不会出现
A. 恶心 B. 咽喉不适
C. 呛咳 D. 咽喉疼痛
E. 窒息

4-311* 为病人进行保健指导的重点是
A. 生活规律 B. 饮食卫生
C. 心情舒畅 D. 定期随访
E. 劳逸结合

(4-312～4-313 共用题干)

病人,男性,65 岁。10 年前因上腹部隐痛不适 2 个月,进食后明显,伴饱胀感,当地医院按"慢性胃炎"进行治疗,时好时坏。近来食欲逐渐下降,自觉乏力,体重较 2 个月前下降 3 kg,来上海就诊,吸烟 20 年余。

4-312 估计该病人得了下列哪种疾病
A. 慢性浅表性胃炎
B. 慢性肥厚性胃炎
C. 慢性活动性胃炎

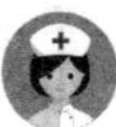

D. 自身免疫性胃炎
E. 慢性腐蚀性胃炎

4-313* 血清学检查和胃液分析结果可发现下列哪项异常
A. 胃酸分泌增高
B. 自身抗体阴性
C. 抗壁细胞抗体阴性
D. 血清促胃泌素水平明显升高
E. 抗内因子抗体阴性

(4-314～4-315 共用题干)

病人，女性，50岁。10年前因进餐后上腹饱胀不适，伴恶心、呕吐，胃镜检查证实为慢性胃窦炎，今天来院复诊。护士对其做健康教育。

4-314 饮食原则是
A. 高蛋白、高糖、高维生素、少量多餐
B. 低脂、高蛋白、高维生素、少量多餐
C. 低盐、高糖、高蛋白、高维生素、少量多餐
D. 清淡、富营养、易消化、少量多餐
E. 高蛋白、高脂肪、高糖、少量多餐

4-315* 下列用药指导正确的是
A. 抗酸药在餐前1小时服用以中和胃酸
B. 促进胃动力药在餐后1小时与睡前服用
C. 铋制剂在餐前半小时服，可使大便和舌苔呈灰黑色，口干并有氨味
D. 甲硝唑可致恶心、呕吐等胃肠道反应，应在餐前半小时服用
E. 治疗Hp采用三联用药，疗程大多为2周

(4-316～4-318 共用题干)

病人，男性，37岁。消化性溃疡病史5年余。昨晚吃肉骨头后不久出现呕血3次，之后黑便呈糊状，一过性眩晕，感口渴来院急诊。体格检查：心率118次/分，血压80/40 mmHg，烦躁、皮肤苍白。

4-316* 评估该病人出血量为
A. 250～300 ml
B. 300～500 ml
C. 500～1 000 ml
D. 1 000～1 500 ml
E. ＞1 500 ml

4-317 该病人已出现
A. 失血性休克
B. 溃疡癌变
C. 急性穿孔
D. 胃底静脉曲张破裂
E. 幽门梗阻

4-318 此时首先应采取的护理措施是
A. 准备肌内注射止血药物
B. 静脉补充血容量
C. 准备抗酸药物
D. 准备急查B超
E. 嘱病人严格卧床休息

(4-319～4-321 共用题干)

病人，女性，48岁。反复发作性上腹部疼痛3个月余，大多于进餐后0.5～1小时疼痛，进食后不能缓解，医生诊断为胃溃疡。昨晚突然呕血2次，由家属陪同来院急诊。

4-319* 采集病史时应特别注意询问
A. 近期饮酒情况
B. 近期胃镜检查情况
C. 呕血的量、颜色和性状
D. 近期食欲与睡眠情况
E. 腹痛部位、性质和伴随症状

4-320 目前出现了下列哪个并发症
A. 上消化道出血　B. 幽门梗阻
C. 急性穿孔　D. 溃疡癌变
E. 慢性穿孔

4-321 住院过程中尤其要观察下列哪项
A. 规律性腹痛
B. 休克征象
C. 情绪变化
D. 出血量、色与性状
E. 有无黑便

(4-322～4-324 共用题干)

病人，男性，39岁。上腹部规律性疼痛已

有数年，胃镜证实为十二指肠球部溃疡。今天中午酗酒后不久突然出现剧烈全腹痛，急诊入院。体格检查：腹肌强直，有压痛和反跳痛；肝浊音区消失；肠鸣音减弱。

4-322 该病人最有可能并发

A. 急性穿孔　B. 亚急性穿孔
C. 幽门梗阻　D. 慢性穿孔
E. 急性出血

4-323* 不属于身体评估的体征是

A. 腹肌强直
B. 肠鸣音减弱
C. 节律性腹痛
D. 肝浊音区消失
E. 腹部压痛和反跳痛

4-324 该病人发生急性穿孔的主要诱因是

A. 食用坚硬食物　B. 酗酒
C. 过度劳累　D. 吸烟
E. 不良情绪

(4-325～4-327 共用题干)

某病人近日常感上腹正中或偏左疼痛不适，多发生在进食后0.5～1小时，至下次进餐前消失，无夜间痛和饥饿痛，来院诊治。入院后第2天，病人突感全腹剧烈而持续的疼痛，面色苍白、皮肤湿冷、脉搏细速、血压下降。

4-325 该病人的初步诊断为

A. 胃溃疡并发穿孔
B. 十二指肠溃疡并发穿孔
C. 胃溃疡并发出血
D. 十二指肠溃疡并发出血
E. 急性坏死型胰腺炎

4-326* 对该病人应立即采取的护理措施为

A. 立即禁食，行胃肠减压
B. 床头抬高35°～45°
C. 按医嘱应用抗生素
D. 迅速给予止痛剂
E. 做好各种术前准备

4-327 该病人的护理诊断，应除外下列哪项

A. 疼痛
B. 组织灌注量不足
C. 有感染的可能
D. 自我形象紊乱
E. 营养失调：低于机体需要量

(4-328～4-330 共用题干)

病人，男性，42岁。有十二指肠球部溃疡病史9年，今天上午起床后全身不舒服，上腹饱胀疼痛不适，早餐后症状加重，伴有呕吐，呕出宿食。

4-328 估计病人发生了哪项并发症

A. 上消化道出血　B. 溃疡癌变
C. 幽门梗阻　D. 消化不良
E. 急性穿孔

4-329* 较好的治疗方法是

A. 积极洗胃　B. 中医中药
C. 手术治疗　D. 胃肠减压
E. 营养疗法

4-330 做身体评估，估计病人会出现下列哪项阳性体征

A. 胃型和胃蠕动波
B. 墨菲征(+)
C. 腹膜刺激征(+)
D. 脾浊音区消失
E. 移动性浊音(+)

(4-331～4-333 共用题干)

病人，男性，67岁。有胃小弯溃疡病史15年。近年来常感全身无力，低热；上腹痛和往常不一样，日夜均痛，难以忍受。今天胃镜检查提示溃疡癌变。

4-331 首选的治疗措施是

A. 镇痛治疗　B. 手术治疗
C. 化学治疗　D. 静脉营养
E. 内镜下治疗

4-332 该病人最突出的护理诊断是

A. 疼痛　B. 体温升高
C. 绝望　D. 知识缺乏
E. 疲惫

4-333* 护理诊断疼痛的相关因素是

A. 与病人机体消耗有关
B. 与病人担心预后有关

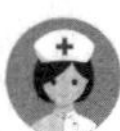

C. 与致热源刺激有关
D. 与消化功能紊乱有关
E. 与癌细胞浸润有关

(4-334～4-335 共用题干)

病人，女性，39岁。有肝炎病史4年，近半年来有腹胀不适、牙龈出血、月经失调，面色灰暗黝黑，移动性浊音(+)。

4-334　目前病人的医疗诊断是
A. 肝炎后肝硬化
B. 免疫性肝硬化
C. 隐源性肝硬化
D. 代谢性肝硬化
E. 乙醇性肝硬化

4-335* 该病人可呈现下列哪项面容
A. 慢性病面容　B. 肝病面容
C. 危重病面容　D. 贫血面容
E. 满月面容

(4-336～4-337 共用题干)

病人，男性，67岁。11年前患急性乙型肝炎，2年后经常出现食欲缺乏、恶心、呕吐及腹泻。5年前经常出现鼻出血和贫血，有肝掌和蜘蛛痣，但无腹水和脾功能亢进。

4-336　说明该病人目前已出现
A. 肝功能减退　B. 肺功能减退
C. 肾功能减退　D. 心功能减退
E. 门静脉高压

4-337* 出现贫血的主要原因是
A. 脾功能亢进
B. 凝血因子合成减少
C. 胃肠道失血
D. 毛细血管脆性增加
E. 营养不良

(4-338～4-339 共用题干)

病人，男性，48岁。有肝炎后肝硬化病史9年。近年来已出现腹水和脾功能亢进，今天起床后因呕血急诊入院。

4-338* 该病人目前最突出的护理诊断是
A. 体液过多
B. 组织灌注量改变
C. 知识缺乏
D. 活动无耐力
E. 恐惧

4-339　护士重点应观察下列哪项并发症的出现
A. 感染
B. 功能性肾衰竭
C. 肝性脑病
D. 原发性肝癌
E. 肝肺综合征

(4-340～4-341 共用题干)

某肝硬化腹水病人平时进食少，伴呕吐、腹泻，由于腹水严重长期应用利尿剂。

4-340* 病人会出现下列哪种电解质的改变
A. 高钾低钠低氯血症
B. 低钾低钠高氯血症
C. 低钾高钠低氯血症
D. 高钾高钠高氯血症
E. 低钾低钠低氯血症

4-341　病人会出现下列哪种酸碱平衡紊乱
A. 呼吸性酸中毒
B. 代谢性酸中毒
C. 呼吸性碱中毒
D. 代谢性碱中毒
E. 混合型酸碱平衡紊乱

(4-342～4-344 共用题干)

病人，男性，48岁。有肝硬化食管下段静脉曲张破裂出血史。今天上午起床呕血4次，量约1 200 ml，黑便2次，伴头晕、心悸。体格检查：血压60/45 mmHg，心率180次/分，巩膜黄染，腹部膨隆，移动性浊音(+)。

4-342　护理评估时主观资料的收集见于下列哪项
A. 巩膜黄染
B. 血压60/45 mmHg
C. 腹部膨隆
D. 移动性浊音(+)
E. 呕血与黑便

4-343　该病人目前最主要的护理诊断为

A. 组织灌注量改变
B. 知识缺乏
C. 有感染的危险
D. 皮肤完整性受损
E. 恐惧

4-344* 对该病人应采取的护理措施不包括
A. 立即补液
B. 高流量吸氧
C. 给予止血药
D. 准备输库存血
E. 给予双气囊三腔管压迫止血

(4-345～4-347 共用题干)

病人,男性,40 岁。9 年前曾患急性乙型肝炎,肝功能一直不稳定,继后出现腹水。最近 3 周来,右上腹胀痛明显,巩膜黄染,肝肋下 3 cm,未处理。今天上午突然全腹痛而急诊来院。

4-345 此时护士应重点观察
A. 肝性脑病的先兆表现
B. 癌结节破裂出血状况
C. 黄疸有否进行性加重
D. 肝脏功能进展如何
E. 有无血行转移征象

4-346* 对该病人剧烈腹痛和腹腔出血不止,应做何处理
A. 肌内注射哌替啶
B. 应用大剂量止血剂
C. 立即补液和输血
D. 手术结扎肝动脉
E. 双气囊三腔管压迫止血

4-347 下列哪项不属于该病人目前存在的护理诊断
A. 感知改变
B. 体液过多
C. 疼痛
D. 活动无耐力
E. 皮肤、黏膜完整性受损

(4-348～4-350 共用题干)

病人,女性,54 岁。原有急性乙型肝炎病史 9 年余,近半月出现持续性肝区疼痛、贫血、消瘦。经医生检查诊断为原发性肝癌。

4-348* 致癌机制可能与下列哪项因素有关
A. 黄曲霉毒素
B. 结节性肝硬化
C. 亚硝胺类
D. 病毒性肝炎
E. 藻类毒素

4-349 目前可以发现直径 1 cm 以下肝癌的检测项目是
A. CT　　B. B超
C. MRI　　D. 肝血管造影
E. AFP

4-350 肝癌最早、最常见的转移途径是
A. 种植　　B. 扩散
C. 淋巴转移　　D. 直接转移
E. 血行转移

(4-351～4-352 共用题干)

病人,男性,46 岁。患原发性肝癌,单个肿瘤最大直径≤3 cm,无癌栓、腹腔淋巴结及远处转移,肝功能分级 Child-Pugh A。

4-351* 根据 2001 年全国肝癌会议制定的肝癌分期标准,该病人属于下列哪项
A. Ⅰa　　B. Ⅱa
C. Ⅰb　　D. Ⅱb
E. Ⅲa

4-352* 根据原发性肝癌大体形态分型,该病人属于下列哪项
A. 块状型　　B. 小癌型
C. 结节型　　D. 巨块型
E. 弥漫型

(4-353～4-355 共用题干)

病人,男性,49 岁。因肝硬化大量腹水入院治疗。多次放腹水后出现精神错乱、幻觉、神志不清、肌张力增高、锥体束征(+),有扑翼样震颤。该病人已发生肝性脑病。

4-353 此时病人处于肝性脑病的哪一期
A. 前驱期　　B. 昏迷前期
C. 昏睡期　　D. 浅昏迷期
E. 深昏迷期

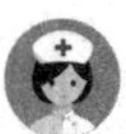

4－354* 该病人并发肝性脑病的诱发因素是
A. 高蛋白饮食
B. 多次放腹水
C. 长期便秘
D. 服用肝损药物
E. 肠道感染

4－355* 目前给病人安排哪种饮食为宜
A. 给予低蛋白饮食
B. 保证总热量和糖类摄入
C. 高热量、高脂肪、高胆固醇
D. 给予富含维生素饮食
E. 限制含钾食物的摄入

(4－356～4－358 共用题干)

病人，女性，53 岁。有肝硬化腹水病史 8 年，因脾功能亢进多次住院治疗。最近因儿子办喜事，十分高兴，连续多食，昨晚出现昏迷，伴有扑翼样震颤。

4－356 估计该病人出现了哪项并发症
A. 肝性脑病　B. 肝肺综合征
C. 肠道感染　D. 肝肾综合征
E. 原发性肝癌

4－357 该病人并发肝性脑病的诱发因素是
A. 大量放腹水　B. 麻醉镇静药
C. 上消化道出血　D. 高蛋白饮食
E. 便秘

4－358* 下列哪项检查可以证实肝性脑病
A. 头颅超声
B. 脑血管造影
C. 头颅平片
D. 心理智能测试
E. 脑电图

(4－359～4－361 共用题干)

某青年暴饮暴食、酗酒后突感上腹部剧烈而持续的疼痛，疼痛向腰背部呈带状放射。自测体温 38.2℃，赴院后查血清淀粉酶为 950 u/L。诊断为急性胰腺炎。

4－359* 除胰腺疾病外，下列哪种疾病也会引起血清淀粉酶升高
A. 急性胰腺炎　B. 胰腺囊肿
C. 胰腺癌　D. 胰管阻塞
E. 流行性腮腺炎

4－360 该病人最重要的护理诊断为
A. 紧张　B. 疼痛
C. 疲惫　D. 知识缺乏
E. 体温升高

4－361 以下哪项护理措施是错误的
A. 绝对卧床休息
B. 遵医嘱使用止痛剂
C. 持续胃肠减压
D. 准确记录每天出入液量
E. 协助腹腔放液或腹水浓缩回输

(4－362～4－364 共用题干)

病人，女性，54 岁。胆石症病史 10 年，2 天前饮酒后出现上腹痛，进行性加重，并向腰背部放射，曾呕吐 2 次，均为胃内容物，呕吐后腹痛未减轻，水样腹泻 2 次，无高血压病、糖尿病病史。体格检查：体温 37.8℃，脉搏 88 次/分，呼吸 22 次/分，血压 120/80 mmHg；巩膜无黄染；心肺未见异常；腹平软，上腹部轻压痛，肝、脾肋下未扪及。

4－362 该病人最可能的护理诊断是
A. 体温升高　B. 腹泻
C. 体液过多　D. 焦虑
E. 疼痛

4－363 为明确诊断，应首先进行的检查是
A. 血、尿淀粉酶　B. 三大常规
C. 大便隐血试验　D. 纤维胃镜
E. 腹部 CT

4－364* 对该病人最基本的治疗是
A. 解痉止痛
B. 禁食，补液
C. 抑制胃酸分泌
D. 静脉注射抗生素
E. 静脉滴注抑肽酶

(4－365～4－366 共用题干)

病人，女性，42 岁。胆石症病史多年，经常胆道感染。昨天晚上聚餐 2 小时后突然腹痛、恶心、呕吐，伴高热，今天出现黄疸。体格检查：

体温 39.9℃,脉搏 120 次/分,呼吸 26 次/分,血压 80/50 mmHg;痛苦表情,巩膜和全身皮肤黄染;腹膜刺激征(+)。

4-365 潜在的护理诊断是
A. 体温过高 B. 恐惧
C. 皮肤完整性受损 D. 疼痛:腹痛
E. 低血容量性休克

4-366* 对该病人关键的观察措施是
A. 电解质变化 B. 神志改变
C. 血氧饱和度 D. 生命体征
E. 皮肤、黏膜色泽

A4 型单项选择题(4-367~4-440)

(4-367~4-371 共用题干)

病人,男性,31 岁。近来因工作不顺,心情不佳,昨晚突发呕血 2 次,每次约 300 ml,家人陪同急诊。询问病史,原无任何疾病或不适。

4-367* 该病人的初步诊断是
A. 急性化脓性胃炎
B. 急性单纯性胃炎
C. 急性腐蚀性胃炎
D. 急性胃肠炎
E. 急性糜烂出血性胃炎

4-368* 胃镜检查一般应在何时进行
A. 出血后即可进行
B. 出血后 18~24 小时内
C. 出血后 6~12 小时内
D. 出血后 24~48 小时内
E. 出血后 12~18 小时内

4-369 估计该病人胃镜检查所见为
A. 胃黏膜充血
B. 胃黏膜糜烂和出血
C. 胃黏膜水肿
D. 胃黏膜变薄伴化生
E. 胃黏膜萎缩

4-370 该病人的发病可能与下列哪项因素有关
A. 过度劳累 B. 长期吸烟
C. 心理因素 D. 药物因素
E. 幽门螺杆菌感染

4-371* 胃腺主细胞分泌的是下列哪种物质
A. 盐酸 B. 胃泌素
C. 碱性溶液 D. 胃蛋白酶
E. 抗贫血因子

(4-372~4-377 共用题干)

病人,女性,38 岁。上腹部疼痛不适反复发作 5 年余,每次发作多因劳累或持重而诱发,曾多次服药,效果不佳。半年前和今天的胃镜检查结果均是:胃黏膜红白相间,局部以白为主,并有充血、水肿。病理组织检查:胃黏膜萎缩伴轻度肠化生。

4-372 该病人的医疗诊断是
A. 慢性浅表性胃炎
B. 感染性胃炎
C. 慢性萎缩性胃炎
D. 化学性胃炎
E. 慢性肥厚性胃炎

4-373 护士进行身体评估时一般不会出现
A. 腹膜刺激征 B. 慢性病面容
C. 上腹轻压痛 D. 体重减轻
E. 轻度贫血

4-374* 下列哪项检查常作为根除治疗 Hp 感染后复查的首选方法
A. 快速尿素酶测定
B. Hp 培养
C. 组织学检查
D. 大便 Hp 抗原检测
E. 尿素呼气试验

4-375 病程迁延,长期演变可发展为
A. 胃溃疡 B. 胃癌
C. 胃息肉 D. 胃泌素瘤
E. 残胃炎

4-376* 自身免疫性胃炎所致恶性贫血的有效治疗方法是
A. 输新鲜血
B. 肌内注射维生素 B_{12}
C. 静脉给予高营养
D. 口服维生素 B_{12}

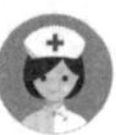

E. 肌内注射促红细胞生成素

4-377* 护士对其进行保健指导，下列叙述不正确的是

A. 保持乐观情绪
B. 注意饮食卫生
C. 生活规律
D. 指导自我护理
E. 常规应用抗生素

(4-378～4-384 共用题干)

病人，女性，39 岁。夜间发作性腹部烧灼样痛数月余，进食后能迅速缓解，昨天起排柏油样便 3 次。今天起床突然呕血 500 ml，随即晕倒，来院急诊。体格检查：体温 37.5℃，脉搏 124 次/分，呼吸 24 次/分，血压 80/50 mmHg；神志恍惚、面色苍白、四肢厥冷、尿量减少。

4-378 该病人的基本病因是

A. 胃小弯溃疡
B. 浸润性胃癌
C. 食管-胃底静脉曲张
D. 十二指肠球部溃疡
E. 急性出血性胃炎

4-379 目前发生了什么情况

A. 感染性休克
B. 失血性休克
C. 急性穿孔
D. 肠系膜动脉栓塞
E. 肝性脑病

4-380 该病人的病情观察重点是

A. 生命体征
B. 意识障碍程度
C. 尿量多少
D. 瞳孔大小变化
E. 出血的量、色、性状

4-381* 住院过程中病人出现下列哪种情况提示急性穿孔

A. 脑膜刺激征(+)
B. Grey-Turner 征(+)
C. 腹膜刺激征(+)
D. Cullen 征(+)
E. 墨菲征(+)

4-382 该病人最突出的护理诊断是

A. 疼痛　　B. 体液不足
C. 焦虑　　D. 体温升高
E. 知识缺乏

4-383 对该病人进行护理时，首选的是

A. 心理疏导　　B. 生活护理
C. 病情观察　　D. 健康指导
E. 建立静脉通路

4-384* 下列食用汤类中对十二指肠球部溃疡病人较适宜的是

A. 咖喱牛肉汤　　B. 菜末蛋花汤
C. 榨菜肉丝汤　　D. 老母鸡汤
E. 竹笋羊肉汤

(4-385～4-391 共用题干)

病人，男性，46 岁。有风湿性关节炎病史 16 年余，长期服用阿司匹林。近几个月来反复发作性上腹偏左疼痛，进食后不能缓解，赴院检查。体格检查：体温 37.0℃，脉搏 80 次/分，呼吸 18 次/分，血压 110/70 mmHg；中上腹部轻度压痛，余无特殊。

4-385 该病人拟诊为

A. 胃溃疡　　B. 早期胃癌
C. 残胃炎　　D. 慢性胃炎
E. 十二指肠球部溃疡

4-386* 各种胃病中发病率占首位的是

A. 胃癌　　B. 胃溃疡
C. 慢性胃炎　　D. 急性胃炎
E. 十二指肠溃疡

4-387* 纤维胃镜检查可无下列哪项改变

A. 溃疡边缘光滑
B. 溃疡周围黏膜充血
C. 溃疡呈圆形
D. 底部有灰黄色渗出物
E. 龛影

4-388 导致该病人发病的主要原因是

A. 遗传因素　　B. 情绪紧张
C. 经常吸烟　　D. 过度劳累
E. 非类固醇抗炎药

4-389 胃溃疡的好发部位应除外
A. 胃小弯　B. 胃窦
C. 贲门　D. 球后
E. 胃角

4-390* 常会有下列哪类细菌感染
A. 沙门氏菌属　B. 葡萄球菌
C. Hp　D. 大肠埃希菌
E. 变形杆菌

4-391 对该病人进行健康指导的重点是
A. 休息指导　B. 用药指导
C. 心理指导　D. 运动指导
E. 饮食指导

(4-392～4-397 共用题干)

病人,女性,57岁。有胃窦炎病史16年,经常出现上腹部疼痛,3年前胃镜检查发现胃黏膜有异型增生。近年来服用西咪替丁疗效不明显,无论何时均会疼痛,有时半夜也会痛醒。昨日赴院胃镜检查证实发生了癌变。

4-392 大便隐血试验会有下列哪种结果
A. 阴性　B. 假阳性
C. 弱阳性　D. 无反应
E. 持续阳性

4-393 护士进行护理评估时的主观资料收集,除外下列哪项
A. 胃小弯溃疡史16年
B. 疼痛规律性有改变
C. 西咪替丁疗效不明显
D. 胃镜检查证实癌变
E. 病人年龄大于40岁

4-394* 该病人目前存在的护理诊断,应除外
A. 疼痛
B. 活动无耐力
C. 焦虑
D. 有体液不足的危险
E. 营养失调:低于机体需要量

4-395* 该病人的癌前病变是
A. 胃溃疡
B. 胃窦炎异型增生
C. 残胃炎
D. 慢性萎缩性胃炎
E. 胃息肉

4-396 胃癌的扩散方式,一般不包括下列哪项
A. 直接蔓延　B. 上行转移
C. 种植转移　D. 淋巴结转移
E. 血行转移

4-397 对该病人进行饮食指导,下列哪项不妥
A. 少吃咸菜
B. 食品储存要科学
C. 多吃水果
D. 多吃高盐饮食
E. 不吃霉变食物

(4-398～4-403 共用题干)

病人,男性,50岁。肝硬化腹水9年余,常有上腹部不适,食欲减退、乏力,牙龈出血,皮肤色素沉着。今天早餐后突然呕褐色血液和胃内容物1次,量约600 ml,来院急诊。

4-398 引起该病人出血的主要原因是
A. 胃溃疡并发出血
B. 急性糜烂出血性胃炎
C. 胃癌并发出血
D. 十二指肠溃疡并发出血
E. 食管下段和胃底静脉曲张破裂出血

4-399 引起该病人皮肤色素沉着的主要原因是
A. 雌激素增多
B. 肾上腺皮质激素增多
C. 雄激素减少
D. 肾上腺皮质激素减少
E. 性激素减少

4-400* 对该病人没有必要采取下列哪项治疗措施
A. 补充血容量或输新鲜血
B. 静脉滴注垂体后叶素
C. 双气囊三腔管压迫止血
D. 静脉滴注生长抑素

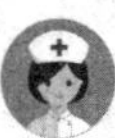

E. 内镜直视下止血

4-401 病人2天后突然意识不清，估计出现的并发症是
A. 肝性脑病　B. 肝肾综合征
C. 胰性脑病　D. 肝肺综合征
E. 肺性脑病

4-402* 为促进体内氨的代谢，可采取的治疗药物不包括
A. 利福昔明
B. 苯甲酸钠
C. 鸟氨酸-α-酮戊二酸
D. 谷氨酸钾和谷氨酸钠
E. *L*-鸟氨酸-*L*-门冬氨酸

4-403 下列病情稳定后的健康指导，错误的是
A. 保持大便通畅
B. 积极预防感染
C. 注意充分休息
D. 选择合理膳食
E. 尽量多吃产气多的食物

(4-404～4-410 共用题干)

病人，男性，43岁。曾有乙型肝炎病史，2个月前去北京出差，因过度劳累，全身乏力，有牙龈出血、鼻出血。近几天腹胀明显，经医生诊断为肝硬化腹水。

4-404 该病人发生肝炎后肝硬化的主要诱发因素是
A. 长期利尿　B. 吸烟酗酒
C. 过度劳累　D. 经常便秘
E. 情绪紧张

4-405 该病人牙龈出血、鼻出血的主要原因是
A. 凝血因子合成减少
B. 营养不良
C. 胃肠道淤血
D. 胰岛素增多
E. 内分泌失调

4-406 做身体评估前估计会出现的体征是
A. 舟状腹
B. 移动性浊音(+)
C. 板状复
D. 肠鸣音亢进
E. 反跳痛

4-407* 如果腹部移动性浊音阳性，标志腹水量为
A. 1 000 ml以上
B. 200 ml以上
C. 2 000 ml以上
D. 500 ml以上
E. 3 000 ml以上

4-408* 下列哪项不是肝硬化肝功能失代偿期时肝功能减退的临床表现
A. 食欲明显减退
B. 面色灰暗黝黑
C. 痔静脉扩张
D. 出血倾向
E. 性欲减退

4-409 针对该病人的病情，可先选用下列哪种药物
A. 甘露醇　B. 镇静剂
C. 利尿剂　D. 止血剂
E. 干扰素

4-410* 用利尿剂治疗时，护士应密切观察病人体重变化，每天体重减少不宜超过
A. 0.3 kg　B. 0.5 kg
C. 0.8 kg　D. 1 kg
E. 1.5 kg

(4-411～4-417 共用题干)

病人，男性，50岁。因晚餐后2小时突然呕吐大量暗红色血液1次，伴头晕、心悸、乏力急诊入院，既往有乙型肝炎肝硬化病史12年。

4-411 估计病人出现了哪项并发症
A. 上消化道出血
B. 门静脉血栓形成
C. 自发性腹膜炎
D. 电解质和酸碱平衡紊乱
E. 功能性肾衰竭

4-412 护士观察病人是否出现氮质血症，可

检测下列哪项指标

A. 血肌酐　　B. 血尿素氮
C. 血肌酸　　D. 血糖
E. 血氨

4-413* 下列哪项检测指标提示有再度出血

A. 红细胞计数持续上升
B. 血红蛋白浓度持续上升
C. 血细胞比容持续上升
D. 血尿素氮持续或再次下降
E. 网织红细胞计数持续上升

4-414* 该病人应先用0.9%氯化钠溶液快速静脉输入,其作用为

A. 维持胶体渗透压
B. 扩充血容量
C. 纠正酸中毒
D. 补充热量
E. 为输血做准备

4-415 该病人最突出的护理诊断是

A. 体温升高
B. 恐惧
C. 知识缺乏
D. 组织灌注量改变
E. 活动无耐力

4-416* 下列针对该病人的饮食指导错误的是

A. 避免过饥　　B. 戒除烟酒
C. 多食坚果　　D. 不吃辣食
E. 少吃萝卜

4-417 护士观察肠性氮质血症时,血尿素氮一般不超过

A. 2.9 mmol/L　　B. 5.0 mmol/L
C. 7.5 mmol/L　　D. 12.5 mmol/L
E. 14.3 mmol/L

(4-418～4-422 共用题干)

病人,男性,63岁。肝硬化近20年。数月来右上腹持续胀痛,伴发热1月余。体格检查:体温38℃,肝肋下4 cm,质硬,表面有大小不等的结节,有压痛。A/G倒置,AFP持续增高。

4-418 A/G倒置,说明病人已有

A. 黄疸　　B. 发绀
C. 腹水　　D. 抽搐
E. 脾功能亢进

4-419 该病人的初步诊断是

A. 肝囊肿　　B. 肝性脑病
C. 肝脓肿　　D. 肝吸虫病
E. 原发性肝癌

4-420 该病人发病的主要因素是

A. 遗传　　B. 肝硬化
C. 寄生虫　　D. 黄曲霉毒素
E. 饮用水污染

4-421 做下列哪项检查可以明确诊断

A. CT　　B. 肝穿刺活检
C. DSA　　D. B超
E. MRI

4-422* 倘若病人只能采取肝动脉栓塞治疗,护士在观察病情时病人大多不会出现的症状是

A. 发热　　B. 呕吐
C. 腹泻　　D. 局部出血
E. 右上腹疼痛

(4-423～4-428 共用题干)

病人,男性,68岁。肝硬化腹水病史13年,因大量腹水多次住院治疗。1周前因感冒发高热,自测体温39.6℃,口服退热片,体温降至37.8℃。昨天出现言语不清、举止反常、昼睡夜醒,甚至于有定向力障碍。

4-423 该病人发生肝性脑病的基本病因是

A. 老年男性　　B. 原发性肝癌
C. 肺部感染　　D. 急性脂肪肝
E. 肝硬化腹水

4-424 病人出现言语不清、举止反常、昼睡夜醒等症状,属于肝性脑病哪一期

A. 前驱期　　B. 昏睡期
C. 昏迷前期　　D. 深昏迷期
E. 浅昏迷期

4-425 这位病人出现并发症的主要诱因是

A. 便秘　　B. 呼吸道感染
C. 尿毒症　　D. 高蛋白饮食
E. 低血糖

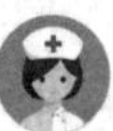

4－426　根据该病人的表现，首先应做哪项实验室检查

A. 血氨　B. ALT

C. 血肌酐　D. 血气分析

E. 血清电解质

4－427* 倘若病人血氨正常，一般不必应用下列哪种药物

A. 氟马西尼　B. 荷包牡丹碱

C. 谷氨酸钾　D. 支链氨基酸

E. 左旋咪唑

4－428　下列哪项不是该病人目前存在的护理诊断

A. 感知改变

B. 体温过高

C. 体液过多

D. 营养失调：低于机体需要量

E. 潜在并发症：功能性肾衰竭

(4－429～4－434 共用题干)

病人，男性，38 岁。于饱餐、饮酒后突然发生中上腹持久剧烈疼痛，阵发性加剧，向腰背部呈带状放射，伴恶心、呕吐，呕出胆汁。体格检查：上腹部压痛，腹壁轻度紧张。测血清淀粉酶明显增高。

4－429　该病人的初步医疗诊断是

A. 急性胰腺炎　B. 急性肠梗阻

C. 急性胆囊炎　D. 急性腹膜炎

E. 急性胃肠炎

4－430　该病人的主要病因是

A. 胆道疾病

B. 内分泌与代谢障碍

C. 胰管阻塞

D. 暴饮暴食和酗酒

E. 手术与创伤

4－431　对该病人的首选处理措施是

A. 禁食、胃肠减压

B. 适当补钾、补钙

C. 外科手术

D. 按医嘱用抑肽酶

E. 应用抗生素

4－432　经治疗后病人腹痛、呕吐基本缓解，宜给予的饮食是

A. 高脂、高糖　B. 高脂、低糖

C. 低脂、高糖　D. 低脂、低蛋白

E. 低脂、低糖

4－433* 若考虑为单纯水肿型胰腺炎，其病理改变不应有的表现是

A. 胰大

B. 高度充血水肿

C. 分叶模糊

D. 炎症细胞浸润

E. 间质水肿

4－434　给该病人应用减少胰液分泌的药物，下列哪项除外

A. 阿托品　B. 抑肽酶

C. 奥曲肽　D. 山莨菪碱

E. 生长抑素(施他宁)

(4－435～4－440 共用题干)

病人，男性，42 岁。晚间赴宴归来后突然上腹部持续剧烈疼痛，伴恶心、呕吐，并吐出胆汁，1 小时后就诊。体格检查：体温 39.3℃，脉搏 112 次/分，呼吸 24 次/分，血压 80/50 mmHg；心肺(一)；脐周皮肤青紫；上腹部压痛及反跳痛，肠鸣音消失。实验室检查：血淀粉酶增高，血白细胞计数 15×10^9/L，中性粒细胞百分比 0.90，血钙下降。

4－435　该病人最可能的诊断为

A. 急性化脓性阑尾炎

B. 急性梗阻性化脓性胆管炎

C. 急性坏死型胰腺炎

D. 急性单纯型胰腺炎

E. 急性弥漫性腹膜炎

4－436* 急性坏死型胰腺炎和急性单纯型胰腺炎的主要区别在于前者可出现

A. 发热　B. 休克

C. 呕吐　D. 腹痛

E. 腹胀

4－437　该病人除了血钙下降外，还可以出现下列哪项电解质改变

A. 高血钾　　B. 低血磷
C. 低血钾　　D. 高血钠
E. 高血镁

4-438* 该病人出现下列哪种情况不需手术治疗
A. 胰腺脓肿
B. 假性囊肿
C. 腹腔间隔室综合征
D. 胰腺炎并发肠麻痹
E. 急性出血坏死型胰腺炎经内科治疗无效

4-439* 护士在巡视时，发现病人上腹部可扪及一肿块，估计该病人出现了什么并发症
A. 胰腺脓肿　　B. 糖尿病
C. 心力衰竭　　D. 败血症
E. 胰性脑病

4-440 护理诊断疼痛的相关因素是
A. 与有效循环血容量减少有关
B. 与胰腺产生化学性炎症因素有关
C. 与胰液分泌减少、消化不良有关
D. 与胰腺功能减退、营养不良有关
E. 与胰腺及其周围组织的出血坏死有关

名词解释题(4-441～4-462)

4-441 癔球症
4-442 幽门螺杆菌(Hp)
4-443 胃黏膜屏障
4-444 抗酸剂
4-445 H_2 受体拮抗剂
4-446 Virchow 淋巴结
4-447 溃疡型肠结核
4-448 吸收不良综合征
4-449 克罗恩病
4-450 脂肪性肝病
4-451 脾功能亢进症
4-452 门静脉高压症
4-453 功能性肾衰竭
4-454 难治性腹水
4-455 假小叶
4-456 肝动脉栓塞术
4-457 肝性脑病
4-458 假性神经递质
4-459 扑翼样震颤
4-460 Cullen 征
4-461 肠性氮质血症
4-462 上消化道出血

简述问答题(4-463～4-490)

4-463 简述中枢性呕吐、幽门梗阻引起的呕吐、前庭功能紊乱所致的呕吐、神经官能性呕吐的特点。
4-464 简述观察大便的性状与气味的重要性。
4-465 何谓胃窦炎?
4-466 简述多潘立酮治疗慢性胃炎的机制和给药时间。
4-467 简述消化性溃疡病人的腹痛表现。
4-468 简述消化性溃疡病人药物治疗护理的注意事项。
4-469 简述消化性溃疡病人的饮食护理措施。
4-470 简述消化性溃疡病人的心理护理要求。
4-471 怎样指导病人预防消化性溃疡的发生?
4-472 简述溃疡病和肝硬化引起的上消化道出血在处理方面的区别。
4-473 简述胃癌的早期典型症状。
4-474 简述肠结核病人的 X 线征象。
4-475 简述溃疡性结肠炎病人的饮食护理要求。
4-476 简述代偿期肝硬化的概念。
4-477 简述肝硬化腹水病人的阳性体征。
4-478 肝硬化并发上消化道出血后为什么一

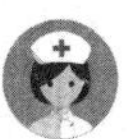

定要清洁灌肠?

4-479　肝硬化腹水病人为什么不能大量放腹水,且速度也不宜过快?

4-480　简述肝硬化腹水病人的饮食治疗原则。护士如何教病人根据自己的病情来安排每天的食物?

4-481　简述原发性肝癌的预防措施。

4-482　如何加强对原发性肝癌病人的病情观察?

4-483　如何评估并协助医生迅速去除和避免诱发肝性脑病的因素?

4-484　简述肝性脑病病人的饮食护理。

4-485　怎样加强对肝性脑病病人的临床观察?

4-486　为什么胆道感染所致的胰腺炎腹痛时不能应用吗啡?

4-487　为什么上消化道出血病人会发热?

4-488　简述上消化道出血和下消化道出血的鉴别。

4-489　护士如何配合医生抢救上消化道出血和再出血病人?

4-490　简述X线钡餐检查的适应证和术前准备。

综合应用题(4-491～4-497)

4-491　病人,男性,46岁。因反复上腹部疼痛半年余来院就诊。病人半年来常于餐后3小时左右出现上腹烧灼样疼痛,伴嗳气、反酸,进食可缓解,口服氢氧化铝和西咪替丁治疗,效果不理想。从事大学科研工作,家庭负担较重,精神压力较大,吸烟21年,每天1包。

请解答:

(1) 初步拟诊为什么病?需首选哪项检查方法以进一步证实?

(2) 列出该病人的护理诊断。

(3) 应建议该病人如何改变生活方式?

4-492　病人,男性,52岁。11年前无明显诱因出现柏油样便,伴头晕、乏力,但无腹痛、呕吐、呕血等,当地胃镜检查示胃窦炎,给予硫糖铝等药物治疗,大便颜色转黄。以后间歇发作过多次,用奥美拉唑(洛赛克)、枸橼酸铋钾(得乐冲剂)等治疗,时好时坏。每次发作均有上腹部胀痛,多数在进餐后30分钟内疼痛更甚,进餐后不能缓解。最近2个月来食欲缺乏,上腹痛时间较前长,有时半夜,有时餐前,并逐渐加剧,体重明显下降。

体格检查:体温37.8℃,脉搏88次/分,呼吸20次/分,血压120/87 mmHg;神志清,贫血貌,焦虑;皮肤、黏膜无黄染、出血点、蜘蛛痣,无肝掌,浅表淋巴结未及;心肺(-);腹软,剑突下有轻度压痛,肝、脾未及;下肢无水肿;神经系统检查无异常。

实验室及其他检查:血红细胞计数$3.0\times10^{12}/L$,血红蛋白92 g/L,白细胞计数$4.7\times10^{9}/L$,中性粒细胞百分比0.62,淋巴细胞百分比0.31;尿常规(-);大便隐血试验(++)。胃肠钡剂造影检查示幽门前区钡剂充盈缺损,蠕动波消失。

请解答:

(1) 该病人的医疗诊断是什么?

(2) 列出护理诊断。

(3) 怎样做好饮食护理?

(4) 需对病人做哪些保健指导?

4-493　病人,男性,48岁。12年前开始中上腹隐痛,呈间歇性,常于饭后3小时左右发生,有时半夜痛醒,进食后疼痛好转。以后几乎每年冬春季发作,在劳累、饮食不当、情绪忧郁时更易发作,自服山莨菪碱(654-2)等药物,疼痛基本缓解。5天前上腹部疼痛较前加重,服阿托品无效,进食也不能缓解,昨天起解柏油样大便2次,每次约600 g,由家属送院急诊。

体格检查:体温37.9℃,脉搏102次/分,呼吸22次/分,血压110/70 mmHg;神清,面色稍黄,口唇无苍白及发绀,全身皮肤、黏膜无黄染与出血点;心肺(-);肝、脾未触及,腹软,中上腹有轻度压痛;两下肢及神经系统检查无异常。

实验室及其他检查：血红细胞计数 $4.7\times10^{12}/L$，血红蛋白 140 g/L，白细胞计数 $6.3\times10^{9}/L$，中性粒细胞百分比 0.76，淋巴细胞比例 0.23；尿常规(－)；大便隐血试验(＋＋＋)。

请解答：

(1) 该病人的医疗诊断是什么？

(2) 怎样按科学的护理方法为病人进行整体护理？

4－494 病人，男性，56 岁。8 年前曾患急性肝炎，经住院 1 个月保肝治疗，3 次复查肝功能正常后出院。近半年来常感全身乏力，食欲缺乏，右上腹不适。3 周前出差劳累后食欲缺乏更明显，并有腹胀和失眠。1 周前无明显诱因出现腹泻、水样便，每天 7～8 次，自服小檗碱(黄连素)未见好转。最近 2 天畏寒、发热，家属发现病人巩膜黄染，尿色加深。今天清晨呕出咖啡样液体约 800 ml，来院急诊。

体格检查：体温 38.5℃，脉搏 104 次/分，呼吸 26 次/分，血压 96/50 mmHg；神清，面色略苍白，巩膜黄染，右侧颈部有一蜘蛛痣，两手肝掌明显；心肺(－)；肝肋下未及，脾肋下 4 cm，质硬无压痛；腹部轻度膨隆，腹壁静脉曲张，移动性浊音(＋)；下肢凹陷性水肿；神经系统检查未见异常。

实验室及其他检查：血红细胞计数 $2.7\times10^{12}/L$，血红蛋白 90 g/L，白细胞计数 $2.6\times10^{9}/L$，血小板计数 $2.6\times10^{9}/L$；尿常规(－)；大便隐血试验(＋＋)。

请解答：

(1) 列出医疗诊断、目前存在的和潜在的护理诊断。

(2) 如何配合医生进行抢救？

(3) 分析病情，说出治疗原则和护理措施。

4－495 病人，女性，64 岁。6 年前患乙型肝炎，住院 3 个月后肝功能正常而出院。4 年前又因全身乏力、食欲减退、皮肤黄染、肝功能异常再次入院，经保肝、支持治疗后，黄疸基本消退，症状消失，但 ALT 反复波动在 56～80 u/L。1 年前又因腹胀、乏力、下肢水肿而第 3 次入院，经 B 超检查诊断为肝硬化腹水，通过保肝、利尿等治疗而出院。今晨因高热、咳嗽、胸痛入院，晚上 7 点值班护士发现病人精神欣快、烦躁不安、言语不清、双上肢有扑翼样震颤。

请解答：

(1) 估计病人发生了什么情况？为什么？

(2) 此时值班护士应做何处理？

(3) 列出护理诊断和预期目标。

4－496 病人，男性，50 岁。12 年前因乏力、食欲缺乏、右上腹隐痛，查肝功能 ALT 59 u/L，经口服葡醛内酯(肝泰乐)等药物后肝功能转为正常。8 年前又出现类似情况，予以间断休息、服药，ALT 时高时低，但未经医院明确诊断与正规治疗。2 年前出现腹水、下肢水肿、牙龈和鼻出血而住院诊治，经 B 超检查明确诊断为肝硬化腹水，3 个月后出院。最近 2 个月来食欲极差，全身乏力，右上腹持续性胀痛，情绪不佳，今天上午 10 点左右，突然呕血，色红，量约 900 ml，急诊入院。

体格检查：体温 37.8℃，脉搏 118 次/分，呼吸 25 次/分，血压 68/40 mmHg；神志清，面色苍白，面部与左侧颈部各有一蜘蛛痣，两手肝掌明显，口唇发白，四肢湿冷；双肺无异常，心率 118 次/分，律齐，无病理性杂音；腹软，肝肋下 4.5 cm，质硬，表面不太光滑；脾肋下 3 cm，移动性浊音(＋)；下肢水肿；神经系统检查未见异常。

实验室及其他检查：血红细胞计数 $2.4\times10^{12}/L$，血红蛋白 86 g/L；白细胞计数 $3.1\times10^{9}/L$，中性粒细胞百分比 0.62，淋巴细胞百分比 0.27，血小板计数 $62\times10^{9}/L$。尿常规(－)。HBsAg(＋)、ALT 65 u/L，AFP 800 μg/L。

请解答：

(1) 该病人目前发生了什么情况？

(2) 怎样进行对症护理？

(3) 如何进一步了解病人的心理状况，应询问哪些内容？

4－497 病人，男性，43 岁。今天中午参加宴会，饮酒后 1 小时突然感到中上腹部疼痛，难以忍受，并逐步向腰背部放射，伴发热和呕吐，来

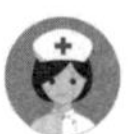

院急诊，途中又呕吐2次，混有胆汁。

请解答：

(1) 初步认为该病人患何病？需做哪些检查以进一步证实？

(2) 从护理诊断的角度分析病情，列出预期护理目标。

(3) 治疗措施有哪些？

(4) 病情稳定后怎样为病人做保健指导？

答案与解析

选择题

A1 型单项选择题

4-1	B	4-2	D	4-3	B	4-4	C
4-5	E	4-6	B	4-7	D	4-8	A
4-9	D	4-10	C	4-11	E	4-12	C
4-13	D	4-14	D	4-15	D	4-16	C
4-17	C	4-18	B	4-19	C	4-20	E
4-21	A	4-22	B	4-23	C	4-24	E
4-25	B	4-26	D	4-27	C	4-28	B
4-29	A	4-30	E	4-31	A	4-32	D
4-33	C	4-34	B	4-35	C	4-36	B
4-37	C	4-38	E	4-39	D	4-40	E
4-41	E	4-42	A	4-43	E	4-44	A
4-45	B	4-46	A	4-47	D	4-48	B
4-49	B	4-50	A	4-51	B	4-52	B
4-53	A	4-54	D	4-55	D	4-56	B
4-57	D	4-58	E	4-59	B	4-60	B
4-61	D	4-62	B	4-63	B	4-64	A
4-65	D	4-66	C	4-67	C	4-68	D
4-69	B	4-70	A	4-71	B	4-72	E
4-73	B	4-74	B	4-75	A	4-76	D
4-77	D	4-78	C	4-79	B	4-80	E
4-81	A	4-82	A	4-83	A	4-84	D
4-85	B	4-86	C	4-87	D	4-88	A
4-89	C	4-90	D	4-91	A	4-92	D
4-93	C	4-94	C	4-95	D	4-96	A
4-97	D	4-98	D	4-99	E	4-100	D
4-101	C	4-102	A	4-103	B	4-104	E
4-105	B	4-106	E	4-107	E	4-108	D
4-109	A	4-110	D	4-111	C	4-112	B
4-113	D	4-114	E	4-115	E	4-116	D
4-117	A	4-118	C	4-119	C	4-120	E
4-121	C	4-122	A	4-123	E	4-124	D
4-125	E	4-126	C	4-127	B	4-128	A
4-129	E	4-130	C	4-131	A	4-132	B
4-133	C	4-134	B	4-135	D		

A2 型单项选择题

4-136	A	4-137	D	4-138	C	4-139	B
4-140	D	4-141	A	4-142	E	4-143	C
4-144	D	4-145	E	4-146	E	4-147	A
4-148	D	4-149	D	4-150	B	4-151	B
4-152	A	4-153	A	4-154	C	4-155	E
4-156	B	4-157	C	4-158	A	4-159	C
4-160	B	4-161	C	4-162	A	4-163	D
4-164	E	4-165	C	4-166	B	4-167	D
4-168	B	4-169	C	4-170	A	4-171	D
4-172	E	4-173	D	4-174	D	4-175	C
4-176	B	4-177	A	4-178	E	4-179	C
4-180	D	4-181	E	4-182	A	4-183	E
4-184	C	4-185	B	4-186	C	4-187	E
4-188	C	4-189	C	4-190	B	4-191	E
4-192	D	4-193	A	4-194	B	4-195	A
4-196	C	4-197	E	4-198	B	4-199	E
4-200	B	4-201	A	4-202	E	4-203	A
4-204	C	4-205	E	4-206	B	4-207	D
4-208	B	4-209	D	4-210	A	4-211	D
4-212	A	4-213	B	4-214	E	4-215	D
4-216	B	4-217	A	4-218	D	4-219	E
4-220	B	4-221	E	4-222	D	4-223	A
4-224	D	4-225	A	4-226	C	4-227	A

4-228 E　4-229 D　4-230 C　4-231 C
4-232 A　4-233 B　4-234 C　4-235 D
4-236 A　4-237 E　4-238 E　4-239 D
4-240 D　4-241 C　4-242 C　4-243 B
4-244 E　4-245 D　4-246 A　4-247 E
4-248 E　4-249 D　4-250 B　4-251 E
4-252 C　4-253 C　4-254 D　4-255 B
4-256 D　4-257 B　4-258 C　4-259 E
4-260 A　4-261 B　4-262 C　4-263 A
4-264 A　4-265 B　4-266 D　4-267 B
4-268 C　4-269 A　4-270 E　4-271 B
4-272 D　4-273 A　4-274 C　4-275 D
4-276 C　4-277 D　4-278 A　4-279 B
4-280 C　4-281 D　4-282 E　4-283 B
4-284 C　4-285 D　4-286 A　4-287 D
4-288 C　4-289 A　4-290 B　4-291 E
4-292 B　4-293 E　4-294 D　4-295 B
4-296 E　4-297 B　4-298 D　4-299 A
4-300 D

A3 型单项选择题

4-301 C　4-302 D　4-303 D　4-304 A
4-305 D　4-306 C　4-307 B　4-308 A
4-309 E　4-310 E　4-311 D　4-312 D
4-313 D　4-314 D　4-315 C　4-316 E
4-317 A　4-318 B　4-319 C　4-320 A
4-321 B　4-322 A　4-323 C　4-324 B
4-325 A　4-326 E　4-327 D　4-328 C
4-329 D　4-330 A　4-331 B　4-332 A
4-333 E　4-334 A　4-335 B　4-336 A
4-337 E　4-338 B　4-339 C　4-340 E
4-341 D　4-342 E　4-343 A　4-344 D
4-345 B　4-346 D　4-347 A　4-348 D
4-349 A　4-350 E　4-351 A　4-352 B
4-353 C　4-354 B　4-355 B　4-356 A
4-357 D　4-358 E　4-359 E　4-360 B
4-361 E　4-362 E　4-363 A　4-364 B
4-365 E　4-366 D

A4 型单项选择题

4-367 E　4-368 D　4-369 B　4-370 C
4-371 D　4-372 C　4-373 A　4-374 E
4-375 B　4-376 B　4-377 E　4-378 D
4-379 B　4-380 A　4-381 C　4-382 B
4-383 E　4-384 B　4-385 A　4-386 C
4-387 E　4-388 E　4-389 D　4-390 C
4-391 B　4-392 E　4-393 D　4-394 D
4-395 B　4-396 B　4-397 D　4-398 E
4-399 D　4-400 C　4-401 A　4-402 A
4-403 E　4-404 C　4-405 A　4-406 B
4-407 A　4-408 C　4-409 C　4-410 B
4-411 A　4-412 B　4-413 E　4-414 B
4-415 D　4-416 C　4-417 E　4-418 C
4-419 E　4-420 B　4-421 B　4-422 C
4-423 E　4-424 C　4-425 B　4-426 A
4-427 C　4-428 E　4-429 A　4-430 D
4-431 A　4-432 E　4-433 B　4-434 B
4-435 C　4-436 B　4-437 C　4-438 C
4-439 A　4-440 E

部分选择题解析

4-2 **解析:**考核胃肠道中消化液的作用。唾液可湿润和溶解食物,唾液淀粉酶使食物中的淀粉分解为麦芽糖;胃液内的盐酸可杀灭细菌,胃蛋白酶参与蛋白质的消化,黏液和 HCO_3^- 能润滑、中和胃酸,保护胃黏膜;胆汁有助于脂肪的消化和吸收;内因子与食物中的维生素 B_{12} 结合,使维生素 B_{12} 被回肠黏膜吸收;胰液中含有糖、脂肪、蛋白质的 3 种消化酶,是消化液中最主要的成分,即使其他消化液分泌正常,但胰液缺乏时,食物中的脂肪和蛋白质仍不能完全被消化和吸收。

4-10 **解析:**考核临床上 3 种黄疸的实验室检查鉴别。肝细胞性黄疸,血清总胆红素、直接胆红素、间接胆红素均增高,尿胆原和尿胆红素均阳性。阻塞性黄疸血清总胆红素、直接胆红素升高,而间接胆红素正常,尿胆原阴性,尿胆红素强阳性。溶血性黄疸血清总胆红素、间接胆

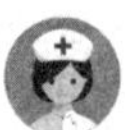

红素升高，而直接胆红素正常，尿胆原强阳性，尿胆红素阴性。

4-23 解析：考核胃十二指肠黏膜的防御/修复因素和侵袭因素。溃疡病的发生是因为胃肠黏膜防御保护因素和侵袭因素（损害因素）失去平衡。保护因素包括胃黏液、碳酸氢盐、黏膜屏障、黏膜的血液循环和上皮细胞的更新、前列腺素和表皮生长因子等。侵袭因素（损害因素）包括吸烟、酗酒、非类固醇抗炎药、精神紧张、过度劳累、胃和十二指肠运动异常等。

4-38 解析：考核腹水漏出液和渗出液的区别。漏出液非炎症所致，淡黄色、草绿色，浆液性，质清、微浑，不易凝固，比重＜1.018，黏蛋白试验阴性，蛋白质定量＜25 g/L，葡萄糖定量与血糖相似，LDH＜200 u/L。细胞总数＜0.1×10^9/L，以淋巴细胞为主，偶见间皮细胞，无细菌和肿瘤细胞。渗出液见于感染、恶性肿瘤、变态反应性疾病，红色、黄色，脓性或乳糜性，浑浊，容易凝固，比重＞1.018，黏蛋白试验阳性，蛋白质定量＞30 g/L，葡萄糖定量低于血糖，LDH＞200 u/L。细胞总数＞0.5×10^9/L，炎症早期以中性粒细胞为主，慢性期和恶性积液期以淋巴细胞为主，有致病菌和肿瘤细胞。因结核性腹膜炎是由结核杆菌引起的，故腹水为渗出液。

4-39 解析：考核溃疡性结肠炎的病因。其病因尚未完全清楚，多数研究认为与免疫因素关系最大。因为溃疡性结肠炎病人的肠黏膜存在异常的上皮细胞，分泌异常黏液糖蛋白，正常防御功能被削弱，影响肠黏膜屏障的完整性，使一般不易通过正常肠黏膜及对人体无害菌群、食物等抗原，可以进入肠黏膜，激发一系列免疫反应和炎性变化。

4-46 解析：考核肝硬化的临床表现。肝硬化病人的腹水主要是由于门静脉高压和低蛋白血症导致血浆中的大量液体进入组织间隙后，漏入腹腔所致。其性质为漏出液。

4-47 解析：考核肝硬化病人肝功能失代偿期内分泌失调的表现。肝功能失代偿期时，肝脏对雌激素、醛固酮、血管升压素（抗利尿激素）的灭活能力减退，使雌激素增多，此时，通过负反馈抑制腺垂体分泌促性腺激素及促肾上腺糖皮质激素，致雄激素和肾上腺糖皮质激素减少。雌激素和雄激素比例失调，男性病人常有性欲减退、睾丸萎缩、毛发脱落、乳房发育；女性病人可有月经失调、闭经和不孕等。部分病人还可出现肝掌和蜘蛛痣。肾上腺皮质功能减退，表现为面部和其他暴露部位皮肤色素沉着。

4-57 解析：考核腹水浓缩回输疗法。此方法是放出病人腹水 5 000 ml，经超滤或透析浓缩成 500 ml，回输至病人静脉内，来减轻水钠潴留，减少腹水；并可提高血浆清蛋白浓度，从而提高血浆胶体渗透压，增加有效血容量，改善肾血液循环，治疗难治性腹水。

4-68 解析：考核 AFP 与肝癌的关系。它是一种糖蛋白，属于白蛋白家族，主要由胎儿肝细胞及卵黄囊合成，在胎儿血液循环中具有较高的浓度，出生后则下降，至生后 2～3 个月 AFP 基本被白蛋白替代，血液中较难检出，故在成人血清中含量极低。AFP 与肝癌及多种肿瘤的发生、发展密切相关，在多种肿瘤中均可表现出较高浓度，可作为多种肿瘤的阳性检测指标。目前临床上主要作为原发性肝癌的血清标志物，用于原发性肝癌的诊断及疗效监测。

4-102 解析：考核阿托品的作用机制。阿托品能与乙酰胆碱竞争 M 受体，阻断乙酰胆碱的 M 样作用，从而解除节后胆碱能神经所支配的效应器官的生理功能。用阿托品治疗急性胰腺炎的目的是通过阻断 M 受体，抑制胃液、胰液分泌；解除平滑肌痉挛，缓解痉挛性疼痛。

4-137 解析：考核各类呕吐的区别。脑出血、脑栓塞、脑血栓引起的呕吐属于中枢性呕吐，由于血压升高、血栓形成，脑血液循环急剧障碍，导致脑水肿与颅内压升高，出现剧烈头痛、眩晕、恶心、呕吐，甚至惊厥、昏迷等症状。精神心理障碍引起精神性呕吐，好发于年轻女性，包括神经性呕吐、神经性厌食和神经性多食，呕吐发作和精神紧张、忧虑或精神受刺激密切相关，呕吐常发生于进食开始或进食结束时，无恶心，呕吐不费力，呕吐物不多，常为食物或黏液，呕毕又可进食。前庭功能紊乱呕吐的特点是呕吐突然发作，较剧烈，有时呈喷射状，多伴眩晕、头痛、耳鸣、听力下降等。后者与该病人的表现比较符合。

4-139 **解析：**考核急性细菌性痢疾和其他疾病大便颜色和性状的区别。阿米巴痢疾病人可排出果酱样大便，胆道梗阻性病变病人可排出陶土样大便，上消化道出血病人可排出柏油样大便，下消化道出血病人可排出鲜血样大便，急性细菌性痢疾病人可排出黏液脓血便。

4-141 **解析：**考核胃食管反流病的治疗用药。乳酶生和多酶片是助消化药，甲氧氯普胺（胃复安）是止吐药，硫糖铝是胃黏膜保护剂，而兰索拉唑属于质子泵抑制剂，抑酸作用强，是治疗胃食管反流病的良药。

4-142 **解析：**考核反流性食管炎的典型症状。贲门失弛缓症表现为吞咽困难、胸骨后疼痛、食物反流，以及因食物反流误吸入气管所致咳嗽、肺部感染等症状。食管裂孔疝多见于女性，症状轻微或无症状，也可有食管反流症状。化脓性食管炎可无症状或仅有颈部疼痛或咽痛，病变范围较大的病人除颈部疼痛或吞咽痛外，还可出现吞咽困难、胸骨后疼痛、寒战、发热等症状；反应性较高者常可出现高热；少数病人可发生败血症并出现相应的表现。食管癌典型的症状为进行性吞咽困难。反流性食管炎的典型症状为餐后胸骨后烧灼感（烧心）、反流和胸痛，多发生于中老年人。

4-144 **解析：**考核胃食管反流病抗反流手术的指征。由于该病人胃食管反流病病史较长，症状加重，又出现肺间质纤维化等食管外症状，故符合抗反流手术指征。

4-146 **解析：**考核胃食管反流病的发病机制。长期口服左旋氨氯地平片和地西泮，喜食巧克力和油腻食物以及平时劳动强度大均属于食管抗反流防御机制减弱的因素。而胆汁反流是属于反流物对食管黏膜的攻击作用。

4-150 **解析：**考核各种胃病的胃酸分泌量。十二指肠球部溃疡和胃泌素瘤胃酸分泌可增加；慢性浅表性胃炎和胃溃疡胃酸分泌可正常，也可略微升高或略微降低；慢性萎缩性胃炎胃酸分泌可降低。正常人最大胃酸分泌量为 15～20 mmol/h。此病人为 3.5 mmol/h，提示降低。

4-151 **解析：**考核各种慢性胃炎的胃镜检查所见。慢性浅表性胃炎胃镜检查所见：胃黏膜红、白相间，以红为主，轻度充血、水肿。糜烂性胃炎胃镜检查所见：胃黏膜充血、水肿较明显，伴有点、片状糜烂。胆汁反流性胃炎胃镜检查所见：胃膜明显水肿、充血、粗糙、脆弱，表面较污浊，附有黄绿色的胆汁，黏液湖内含有大量胆汁。疣状胃炎（又称慢性糜烂性胃炎）胃镜检查所见：胃黏膜主要为痘疹样或天花疹样改变，直径约 0.5 cm，多散在分布，数目多少不一。慢性萎缩性胃炎胃镜检查所见：胃黏膜红、白相间，以白为主，范围可大可小，也可呈片状分布，胃黏膜皱襞变细变薄，黏膜下血管网清晰可见。故该病人提示慢性萎缩性胃炎。

4-153 **解析：**考核甲氧氯普胺（胃复安）的药理作用。本药为多巴胺受体阻断药，有强大的中枢性镇吐作用。本药亦可抑制胃平滑肌松弛，使胃肠平滑肌对胆碱能的反应增加，胃排空加快，增加胃窦部时相活性。还可促使上段小肠松弛，使胃窦、胃体与上段小肠间的功能协调，对胃黏膜有肠化和不典型增生者有一定的疗效。

4-155 **解析：**考核慢性胃炎的有效治疗措施。该病人诊断已明确，一旦出现疼痛时可热敷，达到缓解痉挛、减轻疼痛的目的。急性发作时需适当休息，不必绝对卧床休息，烟酒都要禁忌，非类固醇抗炎药对胃黏膜有损害作用。

4-157 **解析：**考核特殊类型消化性溃疡的鉴别。①无症状性溃疡：老年人多见，临床上无症状，当发生并发症时，甚至于尸体解剖时才被发现，也可能患其他疾病做胃镜检查时偶然发现。②老年人消化性溃疡：溃疡较大，症状不典型，疼痛无规律，但食欲缺乏、恶心、呕吐、消瘦、贫血等症状较为突出。③幽门管溃疡：伴胃酸分

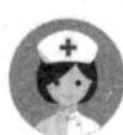

泌过高，主要表现为餐后立即出现较为剧烈而无节律性的中上腹疼痛，对抗酸药反应差，易出现并发症。④球后溃疡：指发生在十二指肠球部以下的溃疡，多位于十二指肠乳头的近端，夜间痛和背部痛较为多见。⑤复合型溃疡：指胃与十二指肠溃疡同时存在，多数十二指肠溃疡发病在先。

4-159 **解析**：考核各类胃病、胆囊炎和胰腺炎的区别。慢性胃炎大多无明显症状，部分有上腹隐痛、饱胀不适。慢性胆囊炎无特异的症状和体征，有时出现餐后上腹饱胀、嗳气；隐痛性胆囊炎可长期右上腹隐痛。胃溃疡疼痛部位大多在中上腹或偏左，餐后 0.5～1 小时出现，至下次餐前消失，呈进餐-疼痛-缓解的规律。十二指肠溃疡疼痛部位大多在中上腹或偏右，空腹痛，餐后 3～4 小时出现，持续至下次进餐后才缓解，呈疼痛-进餐-缓解的规律。该病人符合十二指肠溃疡表现。由于病程已达 2 年，不符合急性胰腺炎的诊断。

4-160 **解析**：考核幽门管溃疡的诊断标准。幽门管溃疡病人胃酸分泌过多，餐后即刻发生无节律性的中上腹疼痛，使用抗酸药反应很差，容易出现出血、穿孔、幽门溃疡等并发症。

4-163 **解析**：考核奥美拉唑和地西泮联用的注意事项。两药联用时需慎重，主要原因是奥美拉唑可延缓地西泮的代谢和排泄。

4-164 **解析**：考核西咪替丁用药护理注意事项。该药会出现全身乏力、皮疹、腹泻、一过性的血白细胞计数下降、肝损害等不良反应，应根据病人实际情况进行处理，先采用加服抗过敏药，若不良反应有减轻，不必立即停药。

4-166 **解析**：考核急性穿孔的特征。因病人原有消化性溃疡病史。

4-169 **解析**：考核急性胃穿孔的护理措施。本病是胃穿孔，胃内容物已从穿孔处进入腹腔，应立即进行手术，术前准备最重要的是禁食，以避免再有食物进入腹腔，同时采用胃肠减压尽可能地抽吸出胃内容物，避免胃内容物再进入腹腔，也有利于胃的手术。

4-171 **解析**：考核消化性溃疡的辅助检查。X线钡餐检查适用于胃镜检查有禁忌或者不接受胃镜检查者，发现龛影是诊断溃疡的直接证据，对溃疡有确诊价值。X线检查见膈下游离气体提示溃疡病穿孔。

4-172 **解析**：考核颠茄合剂用药禁忌证。因为该病人胃溃疡已出现幽门梗阻并发症，应用颠茄合剂可使胃肠排空迟缓，加重梗阻。

4-173 **解析**：考核幽门梗阻洗胃时间。该病人患十二指肠溃疡病，疼痛节律性消失，餐后腹痛伴呕吐，呕吐物为宿食，说明已发生幽门梗阻，要用 0.9%氯化钠溶液洗胃。一般洗胃时间是在饭后 4～6 小时。

4-176 **解析**：考核消化性溃疡并发幽门梗阻的治疗方法。病人患十二指肠球部溃疡多年，近 3 个月来，进餐后上腹胀满，呕吐宿食。体格检查消瘦，脱水征，上腹稍膨隆，偶见胃型，有振水声，说明已并发幽门梗阻。最好的治疗方法是胃肠减压，保持水、电解质平衡及全身支持治疗。经短期内科治疗无效，可考虑手术疗法。

4-177 **解析**：考核幽门梗阻洗胃的量。每次洗胃的灌入量为 300～500 ml，需反复多次灌洗。如灌入量过多，液体可从鼻腔内涌出引起窒息；同时还易产生急性胃扩张，使胃内压上升。

4-185 **解析**：考核护理诊断与医疗诊断的区别。溃疡病属于医疗诊断。

4-188 **解析**：考核枸橼酸铋钾的用药须知。应在每天早餐前 30 分钟及睡前 30 分钟服用，因该药在酸性环境中才能起作用。一般 4～8 周为 1 个疗程。由于抗酸剂可干扰枸橼酸铋钾的作用，故不宜同时服用。

4-190 **解析**：考核消化性溃疡的饮食护理。因病人患十二指肠球部溃疡，胃酸分泌较高，为预防反酸，应避免吃刺激性及促进胃液分泌的食物，如芹菜、韭菜、黄豆芽、海带、浓缩果汁、辣椒、芥末、烈性酒、草莓、红果、甜食、红薯等。但可吃碱性的苏打饼干，以达到中和胃酸的目的。

4-191 **解析**：考核护理评估时健康资料的收集。健康资料包括主观资料和客观资料。主观资料是指护理对象对目前和既往自我健康状况的描述，多为其对经历、感觉、思考等方面的诉说。客观资料是指他人通过观察、体格检查、借助医疗仪器及实验室检查得到的关于护理对象的健康状况的资料，是客观存在的，能够被观察到的，是可被测量的。

4－196 **解析：**考核伴癌综合征的概念。部分胃癌可出现伴癌综合征，包括皮肌炎、膜性肾病、血栓性静脉炎、神经-肌肉病变和黑棘皮病。由于该病人近来皮肤皱褶处有色素沉着，尤其在两腋，说明病人患了黑棘皮病。

4－199 **解析：**考核胃癌的 TNM 分期法和治疗原则。初期、Ⅰ期：做根治性手术。Ⅱ期、Ⅲ期：做根治性手术，术后辅助化疗，或做术前、术中化疗。Ⅳ期：主要做化疗，必要时做姑息性手术或放疗。该病人胰腺正常，故采用根治性胃大部切除术＋左肝外侧叶切除术。

4－202 **解析：**考核胃癌病人的饮食护理。胃癌病人的饮食应忌烟、酒；忌辛辣刺激性食物，如葱、蒜、姜、花椒、辣椒、桂皮等；忌霉变、污染、坚硬、粗糙、多纤维、油腻、不易消化食物；忌煎、炸、烟熏、腌制、生拌食物；忌暴饮暴食。

4－211 **解析：**考核溃疡性结肠炎的临床表现。消化系统表现：腹泻，粪便呈糊状，伴黏液和脓血，并有里急后重感；轻度、中度腹痛。大便有大量脓细胞及红细胞，多次细菌培养阴性。乙状结肠镜检查见直肠及乙状结肠黏膜呈弥漫性充血、出血、水肿，血管纹消失，有多个散在表浅小溃疡。

4－215 **解析：**考核柳氮磺吡啶的用药指导。为了减少不良反，应嘱病人餐时或餐后服用；症状减轻不可自行停药，要根据医嘱；该药可抑制造血系统，引起血小板和白细胞计数减少，故服药期间应定期复查血象；尿液呈橘红色为正常现象，应多饮水以防结晶形成。

4－216 **解析：**考核克罗恩病、急性细菌性和阿米巴痢疾、溃疡性结肠炎和结核性腹膜炎的鉴别。克罗恩病好发于 15～30 岁病人，最常见的症状是脐周或右下腹疼痛，呈间歇性发作，进餐后加重，排便后减轻，时有腹泻，伴发热，肛检发现肛门直肠周围瘘管。该病人符合上述表现。急性细菌性痢疾以左下腹疼痛为主，有里急后重，排出黏液脓血便。阿米巴痢疾可排出果酱样大便。溃疡性结肠炎以腹泻和黏液脓血便为主，腹痛常位于左下腹或全腹。结核性腹膜炎虽然疼痛部位也在脐周或右下腹，但有结核毒性症状和腹壁柔韧感的体征，没有肛门直肠周围瘘管。

4－223 **解析：**考核脾功能亢进的概念。由于肝合成凝血因子减少、脾功能亢进和毛细血管脆性增加，导致凝血功能障碍，常可引起鼻出血、牙龈出血、皮肤紫癜和胃肠道出血。该病人血红蛋白 80 g/L，白细胞计数 3.0×10^9/L，血小板计数 60×10^9/L，脾大，说明已有脾功能亢进。

4－224 **解析：**考核引起黄疸的主要原因。按照黄疸的发生机制及病因分为溶血性黄疸、肝细胞性黄疸、胆汁淤积性黄疸、先天性黄疸和多因性黄疸(病因有两种并存)。该病人是肝炎后肝硬化，故造成黄疸的主要原因是肝细胞进行性广泛性坏死。

4－226 **解析：**考核腹水形成的机制。①门静脉压力增高：门静脉系统的毛细血管内液体静水压增高，血管通透性也增加，血管中水、电解质和一部分蛋白质进入腹腔内形成腹水。②低白蛋白血症：血浆白蛋白由肝细胞合成，肝硬化时白蛋白的合成显著减少，当白蛋白＜30 g/L 时使血浆胶体渗透压降低，导致血浆外渗。③肝淋巴液失衡：门静脉高压时，肝窦内压力随之增高，导致液体漏出，形成大量淋巴液，超过胸导管所能引流的容量时就从肝包膜及肝门淋巴管渗出进入腹腔。④醛固酮和抗利尿激素增多：引起远端肾小管重吸收水、钠增加。⑤有效循环血容量减少：大量腹水形成使肾血流量减少，肾小球滤过率降低，并可引起第 3 因子的活力降低，从而使钠的重吸收增加。

4－229 **解析：**考核肝脏疾病的检查方法。B超是一种无创伤性的检查方法，操作简便，图像显

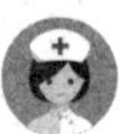

示分辨率强，又能进行动态观察，故对肝脏疾病的诊断具有很高的价值。X线平片对肝脏疾病的诊断价值较低。甲胎蛋白对原发性肝癌的诊断价值较高。肝功能异常不能明确该病人的肝病种类。放射性核素肝脏显像虽能诊断肝硬化，但和B超检查相比后者既快又准。

4-231 解析：考核自发性腹膜炎的病因和临床表现。肝硬化病人由于脾功能亢进使机体免疫功能减退而抵抗力降低，门体静脉间侧支循环的建立增加了病原微生物进入人体的机会，故容易并发各种感染。自发性腹膜炎是指肝硬化病人在无腹腔内邻近器官直接细菌感染来源（如肠穿孔、肠脓肿）的情况下发生于腹腔的急性细菌性感染。病人可表现为发热、腹痛、白细胞计数增高、腹水浑浊，呈渗出液。腹水培养可有细菌生长。

4-235 解析：考核肝硬化的各种并发症。自发性腹膜炎是肝硬化腹水病人的常见并发症，肠道内细菌在机体抵抗力低下的情况下繁殖并引起腹膜的感染和炎症，表现为发热、腹痛、腹水或者腹水近期大量增加，严重的可以出现感染性休克、血压下降而危及生命。肝肾综合征是指在肝硬化失代偿期或重症肝炎出现大量腹腔积液时，由于有效循环血容量不足，反射性激活肾素-血管紧张素和交感系统产生肾内血管收缩，造成肾内血供降低，又称功能性肾衰竭。其特征为自发性少尿或无尿、氮质血症、稀释性低钠血症和低尿钠，但肾却无重要病理改变。肝肺综合征是在慢性肝病和(或)门脉高压的基础上出现肺内血管异常扩张、气体交换障碍、动脉血氧合作用异常导致的低氧血症及一系列病理生理变化和临床表现，是终末期肝病的严重肺部并发症。上消化道出血是因肝硬化门静脉高压症时，门静脉系的胃冠静脉和腔静脉系的食管静脉、奇静脉等沟通开放，曲张的静脉破裂出血。门静脉血栓形成是指发生于门静脉主干、肠系膜上静脉、肠系膜下静脉或脾静脉的血栓，与门静脉梗阻时门静脉内血流缓慢等因素有关，如血栓局限可无临床症状，如发生门静脉血栓急性完全性梗阻，可出现剧烈腹痛、腹胀、呕吐、腹泻、血便、休克、脾脏迅速增大、腹水加速形成，易诱发肝性脑病。

4-237 解析：考核检测免疫球蛋白的临床意义。IgA增高见于IgA型多发性骨髓瘤、IgA型系统性红斑狼疮、类风湿关节炎、肝硬化、湿疹、肾脏疾病等。IgD增高见于IgD型骨髓瘤、慢性骨髓炎、皮肤感染、流行性出血热、结缔组织疾病和吸烟者。IgM增高见于初期病毒性肝炎、肝硬化、系统性红斑狼疮、类风湿关节炎等。IgE增高见于IgE型多发性骨髓瘤、类风湿关节炎、重链病、肝脏病、结节病和各种过敏性疾病。IgG增高常见于各种慢性感染、淋巴瘤、肺结核、系统性红斑狼疮、分泌型多发性骨髓瘤和肝硬化。肝硬化病人所有免疫球蛋白中IgG增高最为显著。

4-240 解析：考核肝硬化腹水如何应用利尿剂。氢氯噻嗪和呋塞米都是排钾利尿剂，单独使用需补钾。乙酰唑胺主要用于降低眼压和治疗心源性水肿。氨苯蝶啶属低效能利尿药，其留钾作用弱于螺内酯。螺内酯治疗与醛固酮升高有关的顽固性水肿，故对肝硬化腹水较有效。

4-248 解析：考核双气囊三腔管的护理。要做好插管前、插管中和插管后护理。出血停止后，放松牵引，放气过程中严密观察病人的精神、神志、血压、脉搏、呼吸、面色、皮肤及黏膜有无湿冷等，防止再出血的发生。气囊充气加压12～24小时应放松牵引，放气15～30分钟，防止食管黏膜损伤。若未再出血，气囊不再充气，保留胃管在胃内24小时，仍未再出血可拔除胃管。拔管前口服液状石蜡20～30 ml，抽尽囊内气体，轻巧拔管。严密观察：有无憋气、发绀及再出血。如胃囊破裂食管囊上移造成窒息，应立即放出食管囊内气体，拔管；对昏迷病人尤其要观察有无呼吸困难或窒息表现，必要时应用约束具，防止发生意外。

4-255 解析：考核AFP检测的临床意义。病人有发热、右上腹胀痛、蜘蛛痣，肝肋下4指，质硬，肝表面可闻及血管杂音，脾肋下3指，

AFP 1 200 μg/L，ALT60 u/L，HBsAg(+)，最可能的诊断是肝硬化后肝癌。尤其是 AFP1 200 μg/L，是肝癌的特异性诊断标志物。急、慢性肝炎，肝硬化等良性肝病病人血清 AFP 水平有不同程度升高，但大多低于 100 μg/L。脂肪性肝病、肝豆状核变性 AFP 大多无变化。

4－259 解析：考核病人自控镇痛方法的概念和优点。它是一种经医护人员根据病人疼痛程度和身体情况，预先设置镇痛药物的剂量，再交由病人“自我管理”的一种疼痛处理技术，是现代疼痛治疗的较好方法，是术后疼痛治疗的重要手段。与传统的肌内注射镇痛药相比，它具有明显的优点：①在镇痛治疗期间，镇痛药物的血药峰浓度较低，血药浓度波动小，呼吸抑制发生率低，减少镇痛治疗时过度镇静的不良反应；②镇痛效果好；③能克服镇痛药的药代动力学和药效动力学的个体差异，做到按需给药；④减少病人疼痛时等待医护人员处理的时间；⑤减少术后并发症的发生率；⑥提高病人及其家属对医疗品质的满意率；⑦减轻医护人员的工作负担。

4－267 解析：考核肝性脑病的发病机制。目前未完全阐明，但主要可能是由于血氨升高，门体静脉间有分流或侧支循环形成，也有可能是肝衰竭时产生一种类似神经递质的物质替代了正常神经递质。备选答案中有 4 种药是降血氨的，而左旋多巴则是合成神经递质的原料，因为病人连续多次复查血氨正常，说明发生肝性脑病的原理不是血氨增高，故试用左旋多巴，也许可获得较好效果。

4－270 解析：考核急性门体分流性脑病昏迷的治疗方法。该病的治疗清除肠源性毒素是相当重要的，包括清洁肠道、进非蛋白饮食、口服乳果糖和新霉素。以乳果糖为首选灌肠药物，因为这种合成的双糖可改变结肠内的 pH 值，并有渗透性导泻作用。通过灌肠来减少肠内氮源性毒素的生成和吸收，作用迅速而有效。0.9%氯化钠溶液、温开水、稀醋酸液对一般的肝性脑病均可作为灌肠液。硫酸镁可用于导泻。

4－280 解析：考核诊断胰腺炎间接指征的检测方法。腹部 B 超、CT 和 MRI 显像可见胰腺增大、胰腺模糊不清；腹部 X 线可见肠麻痹和肠梗阻征象为直接指征；腹部 X 线可见哨兵袢和结肠切割征为胰腺炎的间接指征。

4－281 解析：考核急性胰腺炎病人实验室检测的临床意义。当胰腺坏死时可出现一过性的空腹血糖升高(>10 mmol/L)及 C 反应蛋白增高；血白细胞计数增多、核左移在急性炎症阶段均可出现，无特异型；血清钙严重降低为急性出血坏死型胰腺炎的表现；血清脂肪酶于起病后 24 小时内升高，持续时间较长(7～10 天)，因此对病后就诊较晚的急性胰腺炎病人有诊断价值，且特异性也较高。

4－285 解析：考核抑肽酶的用药指征。哌替啶为强镇痛药，可与阿托品同用，达到缓解疼痛作用。生长抑素、兰瑞肽和奥曲肽抑制胰液和胰酶的分泌。奥曲肽还有抑制胰酶的合成作用。抑肽酶可直接抑制胰酶活性，但仅用于重症胰腺炎的早期。

4－286 解析：考核急性胰腺炎的用药指南。吗啡是阿片受体激动剂，有强大的镇痛、镇静、镇咳作用，能促使胆道括约肌收缩，引起胆管内压力上升，使血浆淀粉酶和脂肪酶均升高，故不能用于急性胰腺炎病人。地西泮为苯二氮䓬类抗焦虑药，具有抗焦虑、镇静、催眠、抗惊厥、抗癫痫及中枢性肌肉松弛作用。氯丙嗪为中枢多巴胺受体的拮抗药，具有镇静安定、镇吐、降温、催眠、麻醉的作用。吲哚美辛是非类固醇抗炎药。阿托品的作用是能与乙酰胆碱竞争 M 受体，阻断乙酰胆碱的 M 样作用，从而解除节后胆碱能神经所支配的效应器官的生理功能，用阿托品治疗急性胰腺炎的目的是通过阻断 M 受体，抑制胃、胰液分泌，解除平滑肌痉挛，缓解痉挛性疼痛。

4－293 解析：考核胃液分析的胃酸测定结果。正常人胃液分析总酸度为 10～50 u，游离酸 0～30 u，基础胃酸分泌量 3.0～4.0 mmol/h，最大胃酸分泌量 16～18 mmol/h，高峰胃酸分泌

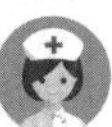

量 18～21 mmol/h。该病人是十二指肠球部溃疡，胃酸分泌量是高的，故高峰胃酸分泌量 0～6 mmol/h 是不会出现的。

4－297 解析：考核护士如何配合医生进行胃镜检查。操作前病人需取出义齿，禁食 6～8 小时，必要时先洗胃，幽门梗阻者抽尽胃内容物等，但必须取左侧卧位。

4－299 解析：考核纤维结肠镜检查术后护理。病人必须在 3 天内进少渣饮食，以免胀气造成肠穿孔。

4－300 解析：考核肝穿刺的禁忌证。由于凝血因子是由肝脏合成的，而肝穿刺对肝脏创伤性较大，会加重出血；另外，该病人已有门静脉高压，很有可能会有脾功能亢进，造成血小板降低，加上有出血倾向，血小板计数也会降低，若行肝穿刺会引起出血不止。

4－302 解析：考核梅尼埃综合征和心梗及急腹痛的区别。梅尼埃综合征是以突发性眩晕、视物旋转、剧烈呕吐、不敢活动，耳鸣、耳聋或眼球震颤为主要临床表现，故又称内耳眩晕症，具有发作性和复发性的特点，即眩晕有明显的发作期和间歇期，并没有腹痛伴恶心的症状。而心肌梗死、急性胰腺炎、急性阑尾炎、急性胃炎均可有腹痛症状。

4－305 解析：考核急性胃肠炎的临床表现。急性胃肠炎主要表现为上腹饱胀、隐痛、食欲缺乏、嗳气、恶心、呕吐，严重者呕吐物略带血性。由沙门菌或金黄色葡萄球菌及其毒素致病，常于进食数小时或 24 小时内发病，多伴有腹泻、发热，严重者有脱水、酸中毒或休克等，但一般不会出现胃穿孔。

4－307 解析：考核胶体次橼酸铋治疗胃炎和溃疡的作用机制。在胃液 pH 值条件下，可在溃疡表面或溃疡基底肉芽组织形成一种坚固的氧化铋胶体沉淀，成为保护性薄膜，从而隔绝胃酸、酶及食物对溃疡黏膜的侵蚀作用，促进溃疡组织的修复和愈合；有抗胃蛋白酶的作用，能与胃蛋白酶发生络合作用而使其失活；可改变胃黏液成分，促进碳酸氢盐和黏液分泌，防止黏液糖蛋白被分解，增加胃黏膜屏障能力；可防止氢离子逆弥散；可刺激内源性前列腺素的释放，提高胃及十二指肠黏膜中前列腺素 E_2 浓度，并使涎腺分泌的上皮生长因子富集于溃疡部位并保护其不受胃酸灭活，从而起到保护胃黏膜，以及促进溃疡组织修复和愈合的作用；还可改善胃黏膜血流，杀灭 Hp，延缓 Hp 对抗菌药耐药性的产生，这对治疗消化性溃疡和胃炎均有益。枸橼酸铋钾与阿莫西林或甲硝唑或奥美拉唑联合应用时，还可增加对 Hp 的根除率。阿司匹林、地塞米松、吲哚美辛、咖啡因均可损伤胃黏膜。

4－311 解析：考核胃炎定期随访的指征。因病人 6 年前胃镜检查证实患慢性萎缩性胃炎，曾服复方铝酸铋、西咪替丁、多潘立酮和三九胃泰等治疗，效果不佳。要考虑胃黏膜有否异常增生或癌变等情况发生，故需定期随访。

4－313 解析：考核慢性萎缩性胃炎两型的区别。慢性萎缩性胃炎分为 A 型和 B 型。A 型萎缩性胃炎又称为自身免疫性胃炎，由自身免疫功能紊乱引起，病变主要见于胃体部，腺体萎缩，多弥漫性分布，胃窦黏膜一般正常，血清壁细胞抗体阳性，血清胃泌素增高，胃酸和内因子分泌减少或缺少，易发生恶性贫血。B 型萎缩性胃炎又称为多灶萎缩性胃炎，大多由慢性浅表性胃炎发展而来，病变主要见于胃窦部，呈多灶性分布，血清壁细胞抗体阴性，血清胃泌素多正常，胃酸分泌正常或轻度减低，无恶性贫血，由于长期的慢性炎症刺激导致胃黏膜腺体萎缩，并在此基础上，经常发生胃黏膜肠化生。

4－315 解析：考核抗酸药和抗 Hp 三联治疗的护理注意点。抗酸药在餐后 1 小时和睡前服用以中和胃酸；促进胃动力药应在餐前 15～30 分钟服用；甲硝唑可引起恶心、呕吐等胃肠道反应，应在餐后半小时服用；治疗 Hp 采用三联用药，疗程大多为 2 周。

4－316 解析：考核上消化道出血病人出血程度的估计。轻度出血：估计每天出血量＜500 ml，占全身总血量 10%～15%；黑便成形，偶有头晕、心悸，尿量减少，脉搏、血压、血红蛋白等正常。中度出血：估计每天出血量为500～1 000 ml，占全身总血量20%；大便稀烂，呈柏油样，可有呕血、心悸、口干、眩晕，脉搏约100次/分，血红蛋白70～100 g/L，尿量明显减少，血压轻度下降。重度出血：估计每天出血量>1 000 ml，占全身总血量25%～30%；呕血、便血、眩晕、心悸、烦躁、口干尿少、出冷汗、四肢冰凉、神志恍惚，甚至昏迷，脉搏>120次/分，血压显著下降，血红蛋白<70 g/L。

4-319 解析：考核上消化道出血观察征象的重要性。由于病人已诊断为胃溃疡，昨晚突然呕血2次，说明已出现上消化道出血并发症，故此时应特别注意询问呕血量、颜色和形状，以便随时了解病情的演变，及时进行抢救。

4-323 解析：考核身体评估的方法。它是护士运用自己的感觉器官或借助检查器具通过视诊、触诊、叩诊、听诊和嗅诊来评估病人健康状况的重要方法之一，是每个护士必须掌握的基本方法和技巧。护士所做的身体评估是以护理问题为重点，故又称护理体格检查。腹肌强直、腹部压痛和反跳痛可通过触诊来检查；叩诊可发现肝浊音区消失；听诊肠鸣音减弱。

4-326 解析：考核消化性溃疡发生急性穿孔的首要处理方法。病人近日常感上腹正中或偏左疼痛不适，多发生在进食后0.5～1小时，至下次进餐前消失，无夜间痛和饥饿痛，基本符合胃溃疡诊断。入院后第2天，病人突感全腹剧烈而持续的疼痛，面色苍白、皮肤湿冷、脉搏细速、血压下降，说明已出现急性穿孔，此时应立即手术。护士必须做好各种术前准备。

4-329 解析：考核幽门梗阻的治疗方法。一般幽门梗阻的病人，不宜施行紧急手术，经过3～5天胃肠减压，病人能恢复饮食，病情逐渐好转，说明痉挛和水肿的因素得到消除，可继续观察，必要时重复钡餐检查。反之，如减压无效则说明为瘢痕性狭窄，必须采取手术治疗。积极洗胃、营养疗法、中医中药只是辅助治疗。

4-333 解析：考核护理诊断的相关因素。病人是胃小弯溃疡发生恶变，出现日夜难以忍受的上腹痛，引起疼痛的相关因素是与癌细胞浸润至胃壁有关。病人机体消耗大、消化功能紊乱常可引起营养失调；致热源刺激可出现体温升高；病人担心预后可出现悲伤等情绪。

4-335 解析：考核临床上常见的异常面容。①急性病面容：表情痛苦、躁动不安、面色潮红、鼻翼扇动、口唇疱疹，见于急性发热性疾病，如肺炎链球菌肺炎等。②慢性病面容：憔悴、面色灰暗或苍白、目光暗淡，见于慢性消耗性疾病、恶性肿瘤。③病危面容：面瘦、面色铅灰或苍白、双目无神、表情淡漠、眼窝凹陷，见于大出血、严重休克及脱水、腹膜炎等。④贫血面容：面色苍白、唇舌色淡、表情疲惫，见于各类贫血。⑤肝病面容：面色晦暗、双颊有色素沉着，有时可见蜘蛛痣，见于慢性肝脏疾病。⑥肾病面容：面色苍白，眼睑、颜面水肿，见于慢性肾脏疾病。⑦满月面容：面圆如满月、皮肤发红，常伴痤疮和胡须生长，见于库欣综合征及长期应用肾上腺糖皮质激素者。⑧面具面容：面部呆板无表情，似面具样，见于震颤性麻痹、脑炎等。⑨甲亢面容：表情惊愕、眼裂增大、眼球突出、目光闪烁、兴奋不安，见于甲亢。⑩二尖瓣面容：面色晦暗、双颊紫红、口唇发绀，见于风心病二尖瓣狭窄。⑪肢端肥大症面容：头颅、耳、鼻增大，面部变长，下颌增大前突，眉弓及两颧隆起，唇舌肥厚，见于肢端肥大症。⑫黏液性水肿面容：面色苍白、颜面水肿、睑厚面宽、目光呆滞、反应迟钝、眉毛和头发稀疏，见于甲减。

4-337 解析：考核肝硬化病人出现贫血的原因。肝硬化出现贫血的主要原因是缺乏铁、叶酸和维生素B_{12}等所致的营养不良，肠道吸收障碍，胃肠道失血和脾功能亢进。该病人11年前患急性乙肝，5年前出现鼻出血和贫血、肝掌和蜘蛛痣，说明已发生肝硬化，肝功能明显减退，产生鼻出血的主要原因是凝血因子合成减少和毛细血管脆性增加所导致的凝血功能障碍。因病人无腹水和脾功能亢进，而9年来经常出现恶心、呕吐、腹泻，故产生贫血的主要原

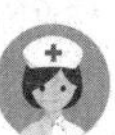

因是营养不良和肠道吸收障碍。

4-338 解析:考核护理诊断的概述。该病人是肝硬化腹水并发上消化道出血。由于腹水护理诊断为体液过多;出血也可列为体液过少。因此最为恰当的应该列为组织灌注量改变。

4-340 解析:考核肝硬化失代偿期并发电解质的变化。因该病人患肝硬化腹水,长期应用利尿剂,造成钠丢失,抗利尿激素增多使水钠潴留,水潴留超过钠潴留引起稀释性低钠。另外,病人平时进食少,又有呕吐、腹泻,加上由于腹水严重长期应用利尿剂,继发性醛固酮增多可引起低钾低氯血症。

4-344 解析:考核肝脏疾病病人不能输注库存血的原因。在血浆里存在很多凝血因子和蛋白类物质,它们都有很重要的生理功能,且都是由肝脏合成的,新鲜血液可以保证这一系列物质的高活性,所以肝脏疾病病人需要输注新鲜血。库存血中含有氨,有诱发肝性脑病的可能;再则,库存血大量输入容易引起高钾血症,使心脏停搏。

4-346 解析:考核肝癌结节破裂出血病人的积极处理方法。由于病人 9 年前曾患急性肝炎,肝功能一直不稳定,继后出现腹水,说明已进入肝硬化阶段。最近 3 周来,右上腹胀痛明显,巩膜黄染,肝肋下 3 cm。今上午突然全腹痛,估计并发了癌结节破裂出血。肝癌结节破裂时,往往因病人凝血功能障碍,一旦病人剧烈腹痛和腹腔出血不止,非手术治疗难以止血,应积极争取手术探查,进行肝动脉结扎术、局部填塞缝合术、肝动脉栓塞术等。

4-348 解析:考核与原发性肝癌发病的有关因素。①病毒性肝炎:乙型肝炎病毒和丙型肝炎病毒为促癌因素;②肝硬化:多为大结节性肝细胞再生,激活细胞致癌基因;③黄曲霉毒素:黄曲霉素的代谢产物黄曲霉毒素 B_1,有强烈的致癌作用;④化学致癌物:亚硝胺类、偶氮芥类、乙醇、有机氯等均是可疑的致癌物,藻类毒素污染水源;⑤遗传因素:可能由于病毒性肝炎的母婴垂直传播引起;⑥微量元素:铜、锌较高与肝癌的发生有一定的关系;⑦营养不良:高脂饮食、低蛋白血症、蛋氨酸及胆碱缺乏,可引起肝细胞坏死、脂肪性变、肝硬化和肝癌;⑧寄生虫:华支睾吸虫感染可刺激胆管上皮增生。该病人原有急性乙型肝炎史 9 年余,因此其致癌机制可能与乙型肝炎病毒有关。

4-351 解析:考核 2001 年全国肝癌会议制定的肝癌分期标准。Ⅰa:单个肿瘤最大直径≤3 cm,无癌栓、腹腔淋巴结及远处转移;肝功能分级 Child A。Ⅰb:单个或两个肿瘤最大直径之和≤5 cm,在半肝,无癌栓、腹腔淋巴结及远处转移;肝功能分级 Child A。Ⅱa:单个或两个肿瘤最大直径之和≤10 cm,在半肝;两个肿瘤最大直径之和≤5 cm,在左、右两半肝;无癌栓、腹腔淋巴结及远处转移;肝功能分级 Child A。Ⅱb:单个或两个肿瘤最大直径之和>10 cm,在半肝;两个肿瘤最大直径之和>5 cm,在左、右两半肝;或多个肿瘤;无癌栓、腹腔淋巴结及远处转移;肝功能分级 Child A。或肿瘤情况不论,有门静脉分支、肝静脉或胆管癌栓,肝功能分级 Child B。Ⅲa:肿瘤情况不论,有门静脉主干或下腔静脉癌栓、腹腔淋巴结或远处转移之一;肝功能分级 Child A 或 B。Ⅲb:肿瘤情况不论,癌栓、转移情况不论;肝功能分级 Child C。

4-352 解析:考核原发型肝癌按肉眼大体形态分类。一般分为 5 类。①弥漫型:最少见,小癌结节弥漫分布于全肝,与肝硬化不易区别;②块状型:最多见,癌块直径在 5～10 cm 之间,根据数量和形态,又分为单块、多块和融合块状 3 个亚型;③巨块型:瘤体直径>10 cm;④结节型:结节直径在 3～5 cm 之间,可分为单结节、多结节和融合结节 3 个亚型;⑤小癌型:结节直径小于 3 cm 或相邻两个癌结节直径之和<3 cm,边界清楚。

4-354 解析:考核肝性脑病的诱发因素。包括上消化道出血、摄入过多的含氮物质、水及电解质紊乱、酸碱平衡失调、大量放腹水、长期应用利尿剂、缺氧与感染、低血糖、便秘、安眠药、镇静剂、手术、麻醉等。而该病人出现肝性脑病的主要诱因是多次放腹水。

4-355 解析：考核肝性脑病病人的饮食护理要求。高蛋白饮食是引起肝性脑病的诱因之一，因此，发病初期数天内应禁食蛋白质，避免氨基酸在肠道内分解产生氨而加重肝性脑病。病情好转或清醒后，每隔2～3天增加10 g蛋白质，逐渐增加至30～60 g/d，以植物性蛋白为主，因其含支链氨基酸较多，甲硫氨酸、芳香氨基酸较少，且含有非吸收性纤维而不易被肠道菌群酵解产酸，有助于氨的排除和通便。并要保证以碳水化合物为主的食物，如蜂蜜、葡萄糖，既可以减少组织蛋白质分解产氨，又可促进氨与谷氨酸结合形成谷氨酰胺而降低血氨。另外，也要保证热量在6 300～8 400 kJ/d。昏迷者可用鼻胃管供食，鼻饲液最好用25%的蔗糖或葡萄糖液，或静脉滴注10%葡萄糖溶液，需长期补液者可深静脉或锁骨下插管滴注25%葡萄糖溶液和维持营养。

4-358 解析：考核肝性脑病病人的检查方法。正常人的脑电图呈α波，每秒8～13次。肝性脑病病人的脑电图表现为节律变慢。Ⅱ～Ⅲ期病人表现为δ波或三相波，每秒4～7次；昏迷时表现为高波幅的δ波，每秒少于4次。心理智能测试仅用于肝性脑病早期和轻微肝性脑病。头颅超声、头颅平片、脑血管造影检查对肝性脑病诊断无效。

4-359 解析：考核哪些疾病会引起血清淀粉酶升高。淀粉酶是一种水解淀粉、糊精和糖原的水解酶，对食物中的多糖类化合物的消化起重要作用。血清中的淀粉酶为淀粉内切酶，主要来自胰腺和腮腺。因此，流行性腮腺炎等也可引起淀粉酶升高，其增高程度往往与腮腺肿胀程度成正比。

4-364 解析：考核急性胰腺炎的治疗方法。根据该病人的症状和体征可诊断为急性水肿型胰腺炎，其治疗原则应采用内科治疗，包括禁食、胃肠减压、静脉补液、解痉止痛、应用抗生素等。最基本的治疗应是禁食和补液。禁食是让胰腺很好休息，减少负荷，若进食则刺激胃肠分泌大量液体，胃肠液体刺激胰腺，使其分泌胰液，这样必然会加重胰腺的负担，加重病情。补液可使病人所需要的热量、水、电解质等通过静脉来补充。急性出血坏死型胰腺炎需内、外科协同治疗，应用阿托品、哌替啶等既解痉止痛，又可降低胰液、胃肠腺体的分泌，有利于消除炎症。由于急性胰腺炎常由胆结石合并感染后引起，因此抗生素控制感染是不可缺少的措施。静脉滴注抑肽酶仅用于急性重症胰腺炎的早期。

4-366 解析：考核急性重症胰腺炎观察的重点。由于该病人患急性重症胰腺炎，根据病人体温39.9℃，脉搏120次/分，呼吸26次/分，血压80/50 mmHg，已提示有低血容量性休克，故观察生命体征非常重要。因为生命体征是体温、脉搏、呼吸、血压的总称，它们是维持机体正常活动的支柱，也是判断病人的病情轻重和危急程度的指征。通过对生命体征的观察可以了解疾病的发生、发展和转归的情况，为诊断、治疗提供准确的依据。

4-367 解析：考核急性胃炎的鉴别。急性腐蚀性胃炎有自服或误服强酸、强碱等病史。急性胃肠炎、急性单纯性胃炎、急性化脓性胃炎一般无呕血。急性糜烂出血性胃炎是以胃黏膜多发性糜烂为特征的急性胃炎，又称急性胃黏膜病变或急性糜烂性胃炎，临床症状多为呕血和(或)柏油样便，上腹部隐痛或剧痛，伴恶心等症状。部分病人表现为急性大量出血，病情较重，可出现失血性休克。由于该病人主诉原无任何疾病或不适史，近来因工作不顺，心情不佳，昨晚突发呕血2次，每次约300 ml，基本符合急性糜烂出血性胃炎的诊断。

4-368 解析：考核急性糜烂出血性胃炎胃镜检查的最佳时间。一般应在出血后24～48小时内，因为此段时间内镜下可见胃黏膜充血水肿，点片状糜烂，大小不等的多发性溃疡，溃疡面有新鲜出血块比较清晰可见。

4-371 解析：考核胃壁黏膜不同细胞的作用。主细胞：分泌胃蛋白酶和凝乳酶原；壁细胞：分

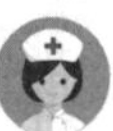

泌盐酸和抗贫血因子；黏液细胞：分泌碱性黏液，有保护黏膜、对抗胃酸腐蚀的作用。胃底和胃体腺由主细胞、壁细胞和黏液细胞组成。胃窦含黏液细胞，并有 G 细胞分泌促胃液素。胃底部尚有功能不明的嗜银细胞。

4－374 解析：考核 Hp 检测的方法。分为侵入性和非侵入性两大类。前者包括快速尿素酶测定、组织学检查和 Hp 培养等；后者包括^{13}碳或^{14}碳尿素呼气试验、粪便 Hp 抗原检测等。尿素呼气试验常作为根除治疗后复查的首选方法。该方法检测 Hp 感染的敏感性及特异性均较高，且无损伤性，病人愿意接受。

4－376 解析：考核自身免疫性胃炎所致恶性贫血的治疗原则。维生素 B_{12} 与壁细胞分泌的内因子结合后才能被肠黏膜细胞吸收，自身免疫性胃炎因存在抗内因子抗体，其内因子量少，肠黏膜对维生素 B_{12} 吸收障碍，故口服维生素 B_{12} 无效，必须选择肌内注射补充维生素 B_{12}。

4－377 解析：考核慢性胃炎的健康教育。慢性胃炎的保健指导措施：应注意协助医生进行病因治疗，按医嘱准确给予灭菌药物，并注意观察药物的不良反应，不宜常规应用抗生素。

4－381 解析：考核腹膜、脑膜刺激征、墨菲征、Grey-Turner 征和 Cullen 征的临床意义。住院过程中病人出现了腹膜刺激征提示急性穿孔；脑膜刺激征是脑膜炎、蛛网膜下隙出血和颅内压增高的特异性体征；墨菲征是急性胆囊炎的突出体征；Grey-Turner 征和 Cullen 征是急性出血坏死型胰腺炎的重要体征。

4－384 解析：考核消化性溃疡的饮食指导。目前认为肉汤、鸡汤可刺激胃酸分泌，因此对于消化性溃疡病人不适宜。

4－386 解析：考核胃炎的类型及其发病率。慢性胃炎是由不同病因引起的各种胃黏膜慢性炎症，是胃部最常见的疾病之一，发病率在各种胃病中居于首位，其发病率随年龄的增长而增加。

4－387 解析：考核龛影的临床价值。龛影是胃肠钡餐 X 线检查诊断消化性溃疡的直接征象。

4－390 解析：考核消化性溃疡的发病原因。目前认为多由 Hp 感染引起。

4－394 解析：考核护理诊断的分类。NADNA 将护理诊断分为现存性护理诊断、危险性护理诊断、健康促进护理诊断和综合征。疼痛、活动无耐力、焦虑、营养失调，属于目前存在的护理诊断。有体液不足的风险属于风险性护理诊断。

4－395 解析：考核胃癌的癌前状态。大致分为癌前疾病和癌前病变。癌前疾病是指与胃癌相关的良性病变，如慢性萎缩性胃炎、残胃炎、胃息肉、胃溃疡。癌前病变是指较易转变为癌组织的病理学变化，如肠化生和异型增生。

4－400 解析：考核双气囊三腔管压迫止血的适应证。由于病人患肝硬化腹水，今天早餐后突然呕褐色血液和胃内容物一次，量约 600 ml，说明已并发上消化道出血。可采用补充血容量或输新鲜血、静脉滴注垂体后叶素、静脉滴注生长抑素和内镜直视下止血。由于出血量不多可以不用双气囊三腔管压迫止血。

4－402 解析：考核肝性脑病病人促进体内氨的代谢药物。有 *L*－鸟氨酸－*L*－门冬氨酸、鸟氨酸－α－酮戊二酸、苯甲酸钠、谷氨酸钾和谷氨酸钠、精氨酸。利福昔明是抗生素，能抑制肠道细菌生长。

4－407 解析：考核移动性浊音。腹水量在 200 ml、300 ml 和 500 ml 以下，由于腹水量少，腹部叩不出移动性浊音；要在 1 000 ml 以上才能叩出。3 000 ml 以上意味着有大量腹水。

4－408 解析：考核肝硬化的临床表现。食欲明显减退、面色灰暗黝黑、出血倾向和性欲减退是肝硬化肝功能失代偿期时肝功能减退的临床表现。痔静脉扩张是肝硬化肝功能失代偿期时门静脉高压的临床表现。临床上重要的侧支循环还有食管下段和胃底静脉曲张、腹壁和脐周静脉曲张。

4－410 解析：考核肝硬化的治疗原则。利尿治疗以每天体重减轻不超过 0.5 kg 为宜，利尿剂使用不宜过猛，避免诱发肝性脑病、肝肾综合征等。

4-413 解析:考核继续或再度出血的征象。当出现红细胞计数、血红蛋白浓度、血细胞比容测定不断下降,网织红细胞计数持续升高,或在尿量正常的情况下,血尿素氮持续升高或再次升高,提示继续或再度出血。

4-414 解析:考核上消化道出血的治疗原则。大量失血可引起血容量降低,导致休克,需要迅速补足,所以扩充血容量是基本疗法,先用0.9%氯化钠溶液可起到扩充血容量的作用。

4-416 解析:考核肝硬化并发上消化道出血的饮食护理要求。食管下段静脉曲张破裂出血或严重呕血者必须禁食,24 小时后如不继续出血,可给少量温凉易消化的流质;病情稳定后,指导病人要定时定量,少食多餐,避免过饥,避免进食生冷、辛辣、油煎、坚果等粗糙和刺激性食物,同时要禁烟、酒、浓茶和咖啡;少吃胀气的食物,如萝卜、豆制品等。

4-422 解析:考核肝动脉栓塞治疗时病人出现的症状。有发热、恶心、呕吐、腰酸、腹胀、尿潴留、穿刺部位出血或形成血肿、上腹痛等,但不会出现腹泻。

4-427 解析:考核肝性脑病病人血氨正常时的治疗方法。支链氨基酸和氟马西尼及荷包牡丹碱有调节神经递质的作用,支链氨基酸可减少或拮抗假性神经递质的形成;氟马西尼和荷包牡丹碱为 GABA/BZ 复合受体拮抗剂,通过抑制 GABA/BZ 复合受体发挥催醒作用。左旋多巴是正常神经递质多巴胺的前体,它通过血脑屏障进入脑组织,经酶促作用产生多巴胺和去甲肾上腺素,从而取代假性神经递质使神经功能恢复正常。谷氨酸钾为降血氨药,因该病人血氨正常,故不必使用。

4-433 解析:考核急性胰腺炎的病理改变。单纯水肿型胰腺炎:胰腺肿大变硬,表面充血,腺泡、间质水肿,炎性细胞浸润等;急性出血坏死型(重型)胰腺炎:胰腺高度充血、水肿,呈深红、紫黑色,组织结构破坏,有大片出血坏死灶,大量炎性细胞浸润。

4-436 解析:考核两型胰腺炎的区别。急性单纯型胰腺炎腹痛一般经 3～5 天即可缓解;多数病人有中度以上发热,一般持续 3～5 天;有频繁剧烈的恶心、呕吐,甚至吐出食物和胆汁,吐后腹痛不能缓解,且伴腹胀;大多有不同程度的脱水,呕吐频繁剧烈者可有代谢性碱中毒;腹部体征较轻,可有上腹压痛,但无腹肌紧张和反跳痛,可有肠鸣音减弱。急性坏死型胰腺炎腹部剧痛持续时间较长,并发腹膜炎时可出现全腹痛;持续发热,体温高而时间长;多有明显的脱水和代谢性酸中毒,常伴血钾、血镁、血钙降低;少数病人可突然出现低血容量性休克,甚至发生猝死;体征:血压下降,腹膜刺激征,肠鸣音减弱或消失,移动性浊音阳性,有 Grey-Turner 征和 Cullen 征,黄疸和手足抽搐,也可出现并发症。

4-438 解析:考核急性胰腺炎的治疗原则。由于该病人是急性坏死型胰腺炎,经内科治疗无效,或者一旦出现胰腺脓肿、假性囊肿、肠麻痹时必须进行手术。腹腔间隔室综合征是腹腔压力出现稳定升高,同时合并有新的器官功能障碍和衰竭,其器官功能不全的根本原因在于腹内压升高,因此腹腔减压是唯一有效的治疗,也是进一步确定其诊断的依据。

4-439 解析:考核胰腺脓肿的阳性体征。急性单纯型胰腺炎病人一般不出现并发症;急性出血坏死型胰腺炎病人有局部并发症(如胰腺脓肿、假性囊肿)和全身并发症(如急性肾衰竭、急性呼吸窘迫综合征、心律失常、心力衰竭、消化道出血、败血症、肺炎、胰性脑病、糖尿病、DIC等)。当护士在巡视时,在病人上腹部扪及一肿块,估计该病人出现了胰腺脓肿。

名词解释题

4-441 癔球症是指胃食管反流病食管外表现的一种症状,主要有咽部不适、异物感、棉团感或堵塞感,但无真正吞咽困难。

4-442 幽门螺杆菌(Hp)是一端有鞭毛的螺旋状菌,虽在形态和培养特性上与弯曲菌属细菌有相似之处,但也有许多特性与弯曲菌属细菌

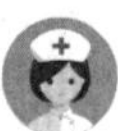

明显不同，故被称作螺杆菌属。目前，螺杆菌属的细菌已有10余种，如幽门螺杆菌(Hp)、雪貂螺杆菌(Hm)、猫螺杆菌(Hf)等。Hp在胃窦部多见，是引起慢性胃炎和消化性溃疡的主要致病菌。

4-443 胃黏膜屏障是指胃黏膜表面存在的黏液，全称碳酸氢盐屏障，由胃黏膜表面黏液不断分泌的不可溶性黏液凝胶构成，其中含有表面黏液细胞产生的大量碳酸氢根离子，凝胶将上皮与胃蛋白酶隔离，使黏膜免受盐酸的腐蚀和胃蛋白酶的消化。

4-444 抗酸剂是能中和胃酸，使胃、十二指肠内酸度降低，缓解疼痛，并兼有一定的细胞保护作用的制剂。常用的制剂有氢氧化铝镁乳合剂、复方氢氧化铝(胃舒平)、甲溴阿托品(胃疡平)、钙铋镁(胃得乐)、铝碳酸镁(胃达喜)等。

4-445 H_2受体拮抗剂是一类能阻止组胺与H_2受体结合，使壁细胞分泌胃酸减少，从而降低对胃黏膜的侵袭力。常用的药物有西咪替丁、雷尼替丁、法莫替丁等。

4-446 胃癌病人远处淋巴结转移时可在左锁骨上内侧触到质硬而固定的淋巴结，称为Virchow淋巴结。

4-447 溃疡型肠结核是由量多而毒力大的结核杆菌侵犯肠道引起干酪样坏死，形成溃疡的慢性非特异性感染。

4-448 由于各种原因引起的营养物(尤其是脂肪)不能被小肠充分吸收，从而导致腹泻、营养不良、体重减轻等症状，称为吸收不良综合征。老年人容易发生吸收不良综合征，主要原因与老年人消化系统退行性变化有关。

4-449 克罗恩病是一种原因不明的胃肠道慢性炎性肉芽肿性疾病，在胃肠道的任何部位均可发生，但好发于回肠末段和右半结肠。本病和慢性非特异性溃疡性结肠炎统称为炎症性肠病。临床表现以腹痛、腹泻、腹块、瘘管形成和肠梗阻为特点，伴有发热、营养障碍等肠外表现。病程多迁延，反复发作，不易根治。又称局限性肠炎、局限性回肠炎、节段性肠炎和肉芽肿性肠炎。

4-450 脂肪性肝病是指脂肪(主要是三酰甘油)在肝脏过度沉积的临床病理综合征。它严重威胁人们的健康，成为仅次于病毒性肝炎的第二大肝病。脂肪性肝病是一种常见的临床现象，而非一种独立的疾病。其临床表现轻者无症状，重者病情凶猛。一般而言，它属可逆性疾病，早期诊断并及时治疗常可恢复正常。包括非乙醇性脂肪性肝病和乙醇性脂肪性肝病。

4-451 脾功能亢进症是指肝硬化门静脉高压时，由于脾淤血增大，脾组织增生，而致白细胞、红细胞及血小板计数减少。

4-452 门静脉高压症是指在肝硬化发展过程中，肝细胞坏死、再生结节形成、结缔组织增生和肝组织结构改建，使门静脉和肝静脉小支闭塞、扭曲、改道，门静脉血流障碍，还由于肝动脉、门静脉之间形成短路，肝动脉压力通过短路向门静脉传导，使门静脉压力升高。主要临床表现为脾大、侧支循环的建立与开放、腹水形成等。

4-453 功能性肾衰竭又称肝肾综合征，主要是由于有效循环血量下降，肾血管收缩和肾内血液重新分布，导致肾皮质缺血和肾小球滤过率下降，髓质血流量增加、髓襻重吸收增加，引起少尿或无尿、氮质血症、稀释性低钠血症和低尿钠，但肾脏无明显器质性损害。常在难治性腹水、进食减少、呕吐、腹泻、利尿剂应用不当、自发性腹膜炎和肝功能衰竭时诱发，是肝硬化终末期最常见的严重并发症之一。

4-454 难治性腹水亦称顽固性腹水，即应用严格钠、水控制及充分使用利尿剂后，经过一定时间无明显疗效的腹水。

4-455 假小叶是肝硬化时镜下可见正常肝小叶结构被破坏，由广泛增生的纤维组织将肝细胞再生结节分割包绕成大小不等的圆形或椭圆形的肝细胞团，是肝硬化重要的形态学标志。

4-456 肝动脉栓塞术是在肝动脉内灌注抗癌药物及栓塞剂，是治疗中、晚期肝癌的重要方法，它能缩小癌性肿块，减轻癌性疼痛，争取二期手术，并能延长病人的生存期。

4－457 肝性脑病又称肝性昏迷，是指肝脏严重损伤后引起肝衰竭而导致代谢紊乱和中枢神经系统功能失调的综合征，临床上出现以意识障碍和昏迷为主的一系列精神神经症状。

4－458 神经冲动的传导是通过神经递质来完成的，正常神经递质包括兴奋性和抑制性两类，兴奋性神经递质有去甲肾上腺素、多巴胺等，抑制性神经递质只在脑内形成。肝衰竭时，食物中的芳香族氨基酸，如苯丙氨酸和酪氨酸等生物胺，不能被肝脏充分清除而进入脑组织形成羟苯乙醇胺和苯乙醇胺，它们的化学结构与正常神经递质结构相似，但不能传递神经冲动或作用很弱，而被称为假性神经递质。

4－459 扑翼样震颤为早期肝性脑病的特征性表现之一。检查病人时嘱其将上肢伸直，可见手指及手腕呈反复快落慢抬的动作，其状颇似鸟类的扑翼运动。

4－460 急性出血坏死型胰腺炎病人因胰酶和坏死组织液穿过筋膜和肌层进入腹壁皮下，出现脐周皮肤青紫，称 Cullen 征。

4－461 上消化道大量出血后，肠道中血液里的蛋白质消化产物被吸收，引起血中尿素氮浓度增高，称为肠性氮质血症。

4－462 上消化道出血是指十二指肠悬韧带[又称曲氏(Treitz)韧带]以上的消化道，包括食管、胃、十二指肠或胰、胆等病变引起的出血；胃空肠吻合术后的空肠病变出血亦属此范围。

简述问答题

4－463 中枢性呕吐的特点：无恶心先兆，呕吐呈喷射状和顽固性，呕吐后不感轻松，伴剧烈头痛。幽门梗阻引起的呕吐特点：一般于进食后6～12小时发生，量多伴宿食，呕吐后感轻松。前庭功能紊乱所致的呕吐特点：有恶心先兆，伴眩晕和眼球震颤，闭目平卧后呕吐可缓解，与头部位置改变有关。神经官能性呕吐的特点：发作与精神因素有关，进食后即刻发生，量不多，呕吐后可再进食。

4－464 粪便的性状与气味可提示各种原因所致的腹泻，通过观察来协助诊断。如大便次数不多而量多，烂或稀薄，黏液少，含油质和不消化食物，恶臭，大多为小肠性腹泻；大便次数多而量少，多黏液或带脓血，大多为结肠性腹泻；粪便呈深褐色，糊状而带泡沫和不完全消化的物质，有恶臭，大多为胃消化功能障碍；粪便含大量黏液常见于肠易激惹综合征；粪便量多，呈糊状，灰色且有油光色彩，常见于胰源性脂肪泻。

4－465 胃窦炎是指局限于胃窦部的一种慢性炎症，主要病变多局限于黏膜层，但也可漫延至肌层或浆膜层。在病变部位出现水肿、炎症细胞浸润和纤维组织增生，使局部变厚，甚至狭窄；部分病例可有黏膜表面糜烂、肠化生。

4－466 多潘立酮治疗慢性胃炎的机制是刺激胃窦蠕动，促进胃排空，减少胆汁反流，故主要用于因胆汁反流而致的慢性胃炎。饭前15～30分钟口服。

4－467 消化性溃疡病人特征性的主要表现是慢性、反复发作、节律性上腹部疼痛，其性质可为饥饿感、钝痛、胀痛、灼痛或剧痛。胃溃疡疼痛多位于剑突下正中或偏左，十二指肠溃疡疼痛位于上腹正中或稍偏右；胃溃疡的疼痛多在餐后0.5～1小时出现，至下餐前缓解，十二指肠溃疡疼痛多在餐后3～4小时出现，进食后可减轻或缓解，有时可出现夜间痛。疼痛发作有周期性，多在初秋至次年早春。

4－468 消化性溃疡病人药物治疗护理的注意事项：①抗酸药，应在饭后1小时和临睡前服用。乳剂要充分摇匀，片剂应嚼服。避免和奶制品、酸性食物及饮料同服。氢氧化铝凝胶能阻止磷的吸收，老年人长期服用应警惕引起骨质疏松。②H_2受体拮抗剂，应在餐中或餐后即刻服用，也可把一天剂量放在睡前服用。不能和抗酸药同服。长期且大量服用者，不可突然停药，以免反跳。静脉滴注速度要慢。用药期间要注意检测肝、肾功能和血象。③质子泵抑制剂，应在早餐前服用，可引起头晕，用药初期

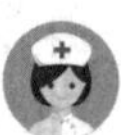

需特别注意避免开车等。④胃黏膜保护剂，硫糖铝应在饭前1小时给药，不能与多酶片同服，以免降低两者效价，同时因本药含糖量较高，故糖尿病病人要慎用。⑤胶体铋剂，餐前30分钟服用，睡前加服1次。向病人说明在服药前1小时至服药后30分钟内不应进食，尤禁食牛奶。不宜与抗酸剂同服，疗程一般不超过8周。也向病人解释服用此药后粪便可呈黑色及可能引起便秘。⑥抗胆碱能药物，主要用于十二指肠球部溃疡，宜在饭前30分钟和临睡前服用，注意观察有否口干、视物模糊、心动过速、汗闭、尿潴留等反应。⑦根治Hp感染的药物，奥美拉唑和胶体铋剂同上，抗菌药物甲硝唑和阿莫西林应观察其不良反应。

4-469 消化性溃疡病人的饮食护理措施：①少量多餐，每天4～5次定时进餐，量少；②以面食为主，宜低脂与适量蛋白质的面食；③忌刺激性食物，如酒类、咖啡、酸辣和油煎食物以及豆类等产气食物。

4-470 目前认为长期心理应激可引起胃黏膜损害因素的增强或黏膜保护因素的削弱，因此对溃疡病病人进行心理护理十分重要。应向病人说明本病规律及治疗效果，使其消除顾虑，减轻症状，积极配合治疗，以取得良好疗效。

4-471 预防消化性溃疡发生的指导内容有：①对疾病必须持有正确的态度，保持乐观情绪，避免精神紧张；②合理安排生活、工作、学习，劳逸结合，避免过度劳累；③适当体育锻炼，增强体质，保证足够的休息和睡眠；④加强饮食调节，避免酸、辣刺激性食物；⑤避免受凉，戒烟、酒；⑥避免应用对胃有损害的药物。

4-472 两者均需要绝对卧床休息、输血、止血，必要时行紧急手术。肝硬化引起的出血需禁食，止血药可用垂体后叶素，禁用对肝脏有损害的镇静剂如巴比妥类等，并可用双气囊三腔管压迫止血。

4-473 胃癌早期五大典型症状：①进食后胃部不适，尤其是会胃胀气伴轻度胃痛，随着肿瘤的侵犯症状会越来越明显；②上腹正中与左腹部心窝处隐痛；③突然消瘦，1个月内体重减轻5～10 kg，甚至更多；③食欲明显下降，特别是爱食肉类者对平时喜爱吃的肉类出现厌食，甚至恶心、呕吐；⑤黑便，由于肿瘤侵犯胃黏膜引起出血，病人会出现黑便症状，外观呈柏油样发亮的黑便。

4-474 溃疡型肠结核病人的X线征象：X线钡餐造影呈跳跃征象，即钡剂在病变段排空快，充盈不佳，呈激惹状态，病变的上、下两端充盈良好。增生型肠结核病人的X线征象：肠管狭窄收缩畸形，肠管充盈缺损，黏膜皱襞紊乱。

4-475 溃疡性结肠炎病人的饮食护理要求：高热量、高蛋白、少渣、易消化的饮食，避免食用刺激性食物；急性发作期应进流质或半流质饮食，禁食冷饮、水果等，减轻黏膜水肿，防止肠出血等并发症；病情严重者应禁食，按医嘱给予静脉高营养，以利于炎症减轻。

4-476 代偿期肝硬化又称为早期肝硬化。由于肝脏的代偿能力很强，只要有30%的肝细胞工作，就可以维持人的正常生活。肝硬化早期，肝脏的基本功能尚可以由肝细胞中的“残兵败将”完成，维持白蛋白的正常供应，产生凝血因子，保证肝脏的代谢功能，故代偿期肝硬化除慢性肝炎的表现外，可以没有其他特殊症状，常常需要依靠影像学检查或肝脏穿刺组织病理学检查才能被发现。

4-477 肝硬化腹水病人阳性体征：肝病面容，皮肤和巩膜黄染、皮肤粗糙无华、皮肤色素沉着、鼻出血和牙龈出血、消瘦，舌炎、口角炎，蜘蛛痣、肝掌，腹壁静脉曲张；肝脏缩小、质地变硬、表面不光滑；脾大，腹部膨隆，移动性浊音阳性，下肢水肿等。

4-478 肝硬化并发上消化道出血后一定要清洁灌肠是因为：①肝硬化病人并发上消化道出血是诱发肝性脑病的常见原因之一。由于出血后肠内积血，积血被肠道细菌分泌的氨基酸氧化酶分解而产生氨，氨被吸收后，血氨升高。同时，肠内积血助长细菌繁殖，使肠道产氨能力大增。②由于肝硬化合并上消化道出血后，出血量较大，同时常伴有腹水，或出血后精神神经功能异常，抑制呕吐及排便动作，不能使积血迅速排出体外，使血氨大增。

4-479 腹水病人不能大量放腹水是由于①大量腹水造成腹腔内压力增高，压迫脏器的血管，使血管的紧张度增高，当放腹水速度过快或一次量过大时，腹腔内的压力突然下降，脏器内的血管紧张度也就突然下降，血管扩张，使原来循环在腹腔脏器内的血液流速减慢或淤积起来，这样由静脉返回心脏的血液减少，心输出量随之减少，可出现暂时性晕厥或休克。②若放出的量过大、过快，由于肝缺血，可导致肝细胞坏死，诱发肝性脑病。③可丢失大量蛋白质及电解质。

4-480 肝硬化腹水病人的饮食治疗原则：高热量、高蛋白、高维生素、低盐(1.2～2 g)、易消化饮食，进水量限制在每天 1 000 ml 左右。护士应教病人：①适量添加柠檬汁、食醋等，以改膳食品的味道。②有食管胃底静脉曲张者应食用菜泥、肉末、软食，并细嚼慢咽，药物要磨成粉末。③蛋白质要选择豆制品、鸡蛋、牛奶、鱼、鸡肉、瘦猪肉等。但血氨增高时要禁蛋白质摄入。④日常要食用新鲜蔬菜和水果，尤其是富含维生素 C 的西红柿和柑橘等。⑤介绍含钠较低的食物，如粮谷类、瓜茄类、水果等；和含钾多的食物，如水果、硬壳果、马铃薯、干豆、肉类等。

4-481 原发性肝癌的预防措施：①注意饮食卫生；②做好粮食保管，防霉去毒，保护水源，防止污染；③积极防治肝炎和肝硬化，可应用乙型肝炎疫苗预防肝炎。

4-482 加强对原发性肝癌病人的病情观察：①观察抗肿瘤治疗的疗效及病情的进展。如肝区疼痛，肝脏大小、质地，黄疸，发热和腹水的进展。②有无肝性脑病征兆、食管与胃底静脉曲张破裂出血、癌结节破裂引起的急腹痛、失血性休克等。③有无转移症状、体征，如咳嗽、咯血、锁骨上淋巴结肿大等。

4-483 评估并协助医生迅速去除和避免诱发肝性脑病的因素：避免应用镇静催眠药、麻醉药等；不要大量补液；禁忌快速利尿和大量放腹水；防止感染；保持大便通畅；上消化道出血者待出血停止后应灌肠和导泻，以清除肠道内积血；禁食或限食者要避免低血糖，以防氨毒性增加。

4-484 肝性脑病病人的饮食护理包括：①热量，一般采用鼻饲或静脉滴注葡萄糖，每天保持 6 276～8 368 kJ；②禁止供给蛋白质；③低盐饮食，盐摄入量每天<2 g；④限制水的摄入量，每天应<2 000 ml；⑤给予多种维生素饮食。

4-485 肝性脑病病人的临床观察：①早期发现肝性脑病，如性格和行为改变以及扑翼样震颤；②各种反射，如角膜、吞咽、咳嗽、压眶反射，判断昏迷程度；③原发性肝脏疾病的症状与体征；④降氨药物的不良反应与配伍禁忌。

4-486 因为胆道感染胰腺炎常有胆总管括约肌痉挛及胰管阻塞，如肌内注射吗啡，可使胆总管括约肌痉挛加重，促使胰液排泄更为不畅，使激活的胰酶外逸至间质，加重对胰腺的消化作用，使原有的胰腺炎进一步加剧。

4-487 出血导致循环血容量减少，使周围循环衰竭，引起体温调节中枢的功能障碍；出血也可引起出血性贫血，使体表循环不良，皮肤散热能力降低或使病人基础代谢率增高；出血后，肠道内积血的分解产物被吸收也可引起发热；另外，出血后诱发细菌感染机会较多，如呼吸道及肠道感染。所以，上消化道出血病人常有发热。

4-488 上消化道出血和下消化道出血的鉴别。①上消化道出血：病变部位在食管、胃、十二指肠、上段空肠以及胰管和胆管等器官。出血常是溃疡病、胃炎、肝病等引起。大多有消化性溃疡、应激史、肝胆疾病或呕血史。出血前往往有急性上腹痛或原有节律性上腹痛加剧等先兆表现。特征性的临床表现是呕血和便血。便血常呈柏油样便、黑便、黏稠或成形、血与粪便均匀混合，无血块，大便隐血试验可阳性。②下消化道出血：病变部位是在十二指肠悬韧带以下的肠道。出血常是肛肠疾病引起。大多有腹部疼痛、腹部包块、排便异常或便血史。出血前往往

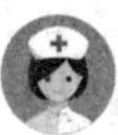

有中、下腹痛或里急后重等先兆表现。特征性的临床表现是血便，呈暗红或鲜红色，也可排黏液脓血便，多不成形，也可血液黏附在粪便表面，或大便后滴血，大量出血时可有血块，但不伴呕血。

4-489 护士的配合是：①立即通知医生并备齐抢救用物及药品；②迅速建立静脉通路，配血、备血、定血型，做好补液、输血的一切准备；③按医嘱给予止血：根据病情需要应用止血剂，冰盐水洗胃，注入硬化剂，内镜直视下止血，插三腔管压迫止血等；④密切观察病情，包括生命体征、神志、尿量、呕血和便血量以及性状，有否继续或再出血等，及时记录；⑤需外科手术者做好术前准备。

4-490 X线钡餐检查的适应证：疑有食管、胃、小肠、结肠病变和胰腺癌的病人。术前准备：①X线钡餐检查前12小时禁食；②X线钡剂灌肠者检查前2天开始半流质低渣饮食，白天多喝水；③检查前一天晚上服缓泻剂，例如蓖麻油30 ml，并分次饮水1 500 ml；④检查当天早晨禁食，并用0.9%氯化钠溶液1 000～1 500 ml清洁灌肠。

综合应用题答

4-491 (1)初步拟诊：十二指肠球部溃疡。首选胃镜和胃黏膜活组织检查。

(2) 护理诊断。①疼痛：上腹痛，与胃酸刺激溃疡面，引起化学性炎症反应有关；②紧张：与工作和家庭负担重，造成精神压力大有关；③知识缺乏：病人缺乏消化性溃疡疾病的有关知识；④潜在并发症：上消化道出血等。

(3) 建议病人：避免过度紧张与劳累，选择合适的锻炼方式，建立合理的饮食习惯和结构，注意有规律的生活，戒除烟、酒，避免摄入刺激性的食物。

解析：诊断消化性溃疡的检查方法有多种，确诊的首选方法应该是胃镜和胃黏膜活组织检查。胃镜检查可直接观察溃疡部位、大小和性质，并可在直视下取活组织做病理检查和Hp检测。如对胃镜检查有禁忌或不愿接受胃镜检查者可采用X线钡餐检查，直接征象为龛影，对诊断溃疡也有确诊价值。同时也可常规检测Hp，具体方法分为侵入性（快速尿素酶测定、组织学检查和Hp培养等）和非侵入性（^{13}碳或^{14}碳尿素呼气试验、粪便Hp抗原检测等）。另外，粪便隐血试验阳性提示溃疡有活动，如胃溃疡病人持续阳性，则怀疑有癌变的可能。

4-492 (1) 医疗诊断：消化性溃疡，上消化道出血，胃溃疡恶变可能。

(2) 护理诊断。①疼痛：上腹痛-与胃酸刺激溃疡面，引起化学性炎症反应有关；②营养失调：低于机体需要量，与疼痛进食过少和厌食等因素有关；③体温升高：与溃疡恶变因素有关；④焦虑：与溃疡并发多次出血和担心癌变有关；⑤知识缺乏：病人缺乏疾病本身知识；⑥潜在并发症：失血性休克。

(3) 饮食护理：目前给予少量温凉流质，以牛奶、豆浆、米汤等为主。忌食肉汤、鸡汤、浓茶等。要少量多餐。出血停止后给予半流质饮食逐步再转为少渣饮食，以面食为主。忌刺激性食物。

(4) 保健指导：①注意劳逸结合，保持乐观情绪；②按疗程坚持用药；③注意饮食卫生，给予溃疡病饮食，忌烟、酒；④避免应用加重溃疡病的药物，如阿司匹林、泼尼松、吲哚美辛、利舍平、咖啡因等；⑤定期门诊随访。

4-493 (1) 医疗诊断：十二指肠球部溃疡并发上消化道出血。

(2) 科学的护理工作方法

1) 护理评估

主观资料收集：病人，男性，48岁。12年前中上腹隐痛，呈间歇性，常于饭后3小时左右发生，有时半夜痛醒，进食后疼痛好转。以后几乎每年冬春季发作，在劳累、饮食不当、情绪忧郁时更易发作，自服山莨菪碱(654-等药物，疼痛基本缓解。5天前上腹部疼痛较前加重，服阿托品无效，进食或吃点心也不能缓解，昨天起解柏油样大便2次，每次约600 g。

客观资料收集：①体格检查，体温37.9℃，脉搏102次/分，呼吸22次/分，面色稍黄，中上腹有轻度压痛。②实验室检查，大便隐血试验(+++)。

2）护理诊断、预期目标、护理措施

A. 体液不足：与十二指肠球部溃疡并发上消化道出血有关。

预期目标：病人无继续出血，血容量不足得到纠正。

护理措施：①备齐抢救用物，配血、备血、定血型；②迅速建立静脉通路，补充血容量，必要时输血；③绝对卧床休息，平卧位，头偏向一侧，进温凉流质饮食，保持呼吸道通畅，给予吸氧；④按医嘱用药：西咪替丁等，并观察药物的不良反应；⑤严密观察病情：生命体征，心率和心律，神志，面色，四肢温湿度，尿量，呕血和便血的量、颜色及性状等；⑥准确及时记录特别护理记录单。

护理评价：病人出血已止，血容量不足已纠正，生命体征稳定。

B. 疼痛：上腹痛，与溃疡刺激胃和十二指肠球部黏膜有关。

预期目标：病人疼痛减轻或消失。

护理措施：①卧床休息；②进温凉流质饮食；③按医嘱用药：抗酸药、H_2受体拮抗剂、质子泵抑制剂等，并观察药物的不良反应；④心理护理；⑤严密观察疼痛的部位、性质、有无穿孔并发症发生等；⑥指导病人采用放松技术：放松全身、听轻音乐、转移注意力、保持乐观精神等。

护理评价：病人疼痛完全缓解。

C. 知识缺乏：缺乏消化性溃疡的相关知识。

预期目标：病人能基本了解溃疡病的防治知识。

护理措施：①生活指导，规律生活、情绪乐观、避免劳累、适当锻炼、合理饮食、戒除烟酒、禁忌食用刺激性食物；②用药指导，按医嘱用药，慎用或禁用致溃疡的药物(阿司匹林、泼尼松、保泰松、吲哚美辛(消炎痛)、咖啡因、利舍平等)，学会观察药物的不良反应、不擅自停药或减量；③疾病知识指导，介绍疾病有关的治疗和自我保健知识，嘱病人定期复诊，一旦出现呕血、黑便、疼痛节律性改变时即来院就诊。

护理评价：病人能描述溃疡病的有关防治知识。

4-494 (1) 医疗诊断：肝硬化腹水，并发上消化道出血、感染。

目前存在的和潜在的护理诊断：

1）营养失调：低于机体需要量-与肝功能减退、门静脉高压引起的食欲减退、消化和吸收障碍，以及并发肠道感染导致腹泻等有关。

2）腹泻：与肝硬化使病人抵抗力下降、门静脉侧支循环开放等因素导致肠道感染有关。

3）有体液不足的可能：与肝硬化并发上消化道出血、肠道感染引起腹泻有关。

4）体温升高：与肝功能减退、门静脉高压引起的白蛋白和全血细胞计数减少，使病人抵抗力下降，导致感染有关。

5）体液过多：与肝功能减退、门静脉高压引起的水钠潴留有关。

6）疲乏：与肝硬化腹水，并发上消化道出血和感染等有关。

7）知识缺乏：缺乏肝硬化病变的有关知识。

潜在的护理诊断：潜在并发症-肝性脑病。

(2) 配合医生进行抢救

1）备齐一切抢救用品，配血、备血、定血型。

2）补充血容量，必要时按医嘱输血。

3）根据医嘱进行处理：①止血药物，血管加压素或生长抑素；②双气囊三腔管压迫止血；③内镜直视下止血，注射硬化剂至曲张的食管静脉，可用无水乙醇、鱼肝油酸钠、乙氧硬化醇等硬化剂，亦可用圈套结扎曲张静脉，或同时使用两种方法；④经颈静脉肝内门体静脉分流术。

4）临床观察：①估计出血量；②有无继续或再次出血；③失血性休克的观察：生命体征、神志、尿量、面色、皮肤和肢体温湿度、心率和心

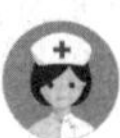

律等；④静脉补液的量和速度；⑤药物不良反应和效果；⑥中心静脉压和心电监护状况。

5）一般处理：绝对卧床休息，取平卧位并将下肢略抬高，头偏向一侧；保持呼吸道通畅，给予吸氧；暂时禁食；注意保暖；避免使用对肝脏有损害的药物。

6）准确、详细、及时记录好特别护理记录单。

（3）分析病情：由于病人有肝炎病史，半年前肝功能已处于失代偿期，既有肝功能减退，又有门静脉高压。目前又出现了并发症。

治疗原则：处理并发症、改善肝功能、对症治疗。

护理措施：

1）一般护理：充分休息，出血停止后适量活动。出血时禁食，出血停止后给予高热量、高蛋白、高维生素的易消化饮食，并根据病情随时调整蛋白质；限制水、钠摄入，经常评估病人的饮食和营养状况。做好皮肤护理。

2）病情观察：生命体征、意识、腹水和下肢水肿的消长、腹围、体重、出入液量、血清电解质和酸碱度的变化等。

3）用药护理：按医嘱用药，并观察药物的不良反应。

4）心理护理：观察病人有无消极、悲观、焦虑、绝望等不良心理反应，有针对性地给予病人真诚的安慰和支持，和病人多沟通、多交流，从而减轻病人的心理压力。

5）健康指导：注意身体、心理的调理指导，饮食、用药、家庭的指导。

4－495（1）估计病人发生了肝性脑病（前驱期）和肺部感染。因为肝硬化是肝性脑病的基本病因，感染可诱发肝硬化发生肝性脑病。

（2）值班护士应做好以下几项处理：①立即通知医生，备齐抢救用品；②迅速建立静脉通路；③按医嘱使用抗生素、降血氨药物、地西泮；④用弱酸性溶液、0.9％氯化钠溶液灌肠，用50％硫酸镁溶液导泻；⑤严密观察病人的生命体征，意识和瞳孔，角膜、吞咽、咳嗽、压眶等反射的变化，以及有无黄疸、出血倾向、上消化道出血等并发症；⑥正确记录特别护理记录单。

（3）护理诊断和预期目标

1）体温过高：与肺部感染有关。预期目标：病人体温降至正常。

2）疼痛：胸痛，与肺部炎症累及胸膜有关。预期目标：病人胸痛有所缓解。

3）急性意识障碍：与血氨升高，脑细胞能量代谢和神经传导异常等有关。预期目标：病人意识恢复正常。

4）体液过多：与肝功能减退和门静脉高压引起腹水有关。预期目标：病人腹水和下肢水肿有所减轻。

5）生活自理能力缺陷：与病人意识障碍有关。预期目标：病人生活逐步能自理。

6）营养失调：低于机体需要量-与肝功能失代偿期，消化吸收障碍，以及控制蛋白质摄入有关。预期目标：病人能描述营养不良的原因，能遵循饮食计划，保证各种营养物质的摄入。

7）知识缺乏：缺乏肝性脑病的有关知识。预期目标：病人出院前对肝性脑病的有关知识有一定的认识和了解。

8）潜在并发症：上消化道出血、功能性肾衰竭、电解质紊乱、门静脉血栓形成等。预期目标：病人住院期间内不发生上消化道出血、功能性肾衰竭、电解质紊乱、门静脉血栓形成等并发症。

4－496（1）该病人发生了：上消化道出血，失血性休克，肝炎后肝硬化并发原发性肝癌。

（2）对症护理：①呕血，禁食，补充血容量，按医嘱应用止血药，三腔管压迫止血，密切观察，注意保暖，镇静、休息，及时记录；②疼痛，按医嘱给予镇痛剂，心理护理，变换体位，局部按摩，欣赏音乐，中医镇痛疗法，避免噪声；③悲观失望，心理护理；④食欲减退，饮食指导；⑤休克，护理措施同呕血的护理措施。

（3）询问内容：①您对自己的疾病有些什么想法？现在您最担心的是什么？②您生病以

后家属和朋友对此病有哪些看法？③您认为现在所处的病室环境怎么样？有什么要求？④如有家属和朋友陪在身边，您的感觉是否好一些？⑤您希望护士做些什么来帮助您？⑥为了使您早日恢复健康，您有何希望与要求？⑦如果要进行手术的话，您有哪些想法？

5-497 (1) 初步认为该病人患急性胰腺炎。需做的检查：①白细胞计数＋白细胞分类计数；②血清淀粉酶、尿淀粉酶；③3天后查血清脂肪酶；④C反应蛋白。

(2) 从护理诊断的角度分析病情，列出预期护理目标。

1) 疼痛：中上腹痛-与胰腺及其周围组织炎症、水肿等有关。预期目标：病人疼痛缓解。

2) 体温升高：与胰腺炎症有关。预期目标：病人体温降至正常。

3) 有体液不足的危险：与呕吐、禁食、胃肠减压等有关。预期目标：病人呕吐停止，已进流质或半流质。

4) 知识缺乏：缺乏急性胰腺炎疾病的相关知识。预期目标：病人出院前对该疾病有一定的认识和了解。

(3) 治疗措施

1) 减少胰液分泌：①禁食及胃肠减压；②抗胆碱能药物：阿托品、山莨菪碱(654-2)等肌内注射；③生长抑素类药物(奥曲肽)。

2) 解痉镇痛：阿托品、山莨菪碱等肌内注射；必要时使用哌替啶。

3) 抗感染：选用氧氟沙星、环丙沙星、克林霉素及头孢菌素等。

4) 抑酸治疗：H_2受体拮抗剂或质子泵抑制剂，减少胃酸分泌，以抑制胰液分泌。

(4) 保健指导：①疾病知识指导，积极治疗胆道疾病，注意防治胆道蛔虫，向病人和家属介绍疾病有关知识；②生活指导，注意饮食卫生，养成规律进食习惯，避免暴饮、暴食、吸烟及酗酒等。

(王亚华　朱玉玲　陈淑英)

第五章

泌尿系统疾病病人的护理

选择题(5-1～5-202)

A1 型单项选择题(5-1～5-78)

5-1 下列哪项不是肾脏的主要生理功能
A. 排泄代谢产物
B. 内分泌功能
C. 调节体液及酸碱平衡
D. 调节免疫功能
E. 维持机体内环境的稳态

5-2 下列提示肾浓缩功能可能减退的是
A. 少尿　　B. 低比重尿
C. 蛋白尿　　D. 无尿
E. 血尿

5-3 下列关于泌尿系统疾病的症状描述错误的是
A. 肾性水肿一般先发生在眼睑及颜面部
B. 夜尿量超过白天尿量称为夜尿增多
C. 肾性高血压对心脑血管会造成不利影响,但对肾脏无损害
D. 尿路刺激征常为膀胱三角区及膀胱颈受刺激所致,多见于尿路感染
E. 肾区疼痛多由于肾包膜被牵拉所致

5-4 肾小管功能受损早期表现以下列哪项为主
A. 日尿量增多
B. 夜尿增多为主
C. 日、夜尿增多为主
D. 高比重尿
E. 夜尿量减少

5-5 肾小球滤过功能损害早期可见
A. 血肌酐升高
B. 血尿素氮升高
C. 尿比重低而固定
D. 尿比重增高
E. 内生肌酐清除率下降

5-6 少尿是指成人 24 小时尿量少于
A. 50 ml　　B. 100 ml
C. 150 ml　　D. 300 ml
E. 400 ml

5-7 多尿是指成人 24 小时尿量大于
A. 1 000 ml　　B. 2 500 ml
C. 2 000 ml　　D. 1 500 ml
E. 3 000 ml

5-8 蛋白尿是指每天尿蛋白量持续超过
A. 50 mg　　B. 200 mg
C. 100 mg　　D. 150 mg
E. 250 mg

5-9 肾素具有调节血压及肾局部血流量的作用,它是由肾脏哪个部位分泌的
A. 肾小球基底膜　　B. 肾髓质
C. 肾小球旁器　　D. 肾小管
E. 肾小球系膜

5-10 肾素依赖型高血压以下列哪项改变为主
A. 水钠潴留
B. 血容量扩张
C. 肾素分泌增加
D. 继发性醛固酮增多症
E. 肾素-血管紧张素-醛固酮系统被

激活

5-11 镜下血尿为新鲜尿离心沉淀后每高倍视野红细胞大于

A. 1个 B. 3个
C. 2个 D. 4个
E. 5个

5-12 肾性水肿早期常发生于

A. 下肢 B. 髋部
C. 背部 D. 眼睑与颜面
E. 骶尾部

5-13 全身血流灌注量最多的是肾脏,占心输出量的

A. 10% B. 15%
C. 5% D. 20%
E. 25%

5-14 肾脏产生的生物活性物质不包括

A. 前列腺素
B. 肾素
C. 促红细胞生成素
D. 1,25-二羟维生素 D_3
E. 降钙素

5-15* 关于肾性水肿,下列叙述哪项不正确

A. 对于肾性水肿病人应记录出入液量,尤应准确记录尿量
B. 一律给予低盐、低蛋白饮食
C. 定时测量体重
D. 密切观察病人的生命体征的变化,尤其是血压的变化
E. 向病人及家属解释限制水、钠对水肿消退的重要性

5-16 护理少尿与无尿病人,下列措施中最重要的是

A. 卧床休息
B. 预防感染
C. 保证饮食总热量
D. 严格控制水、钾摄入
E. 限制蛋白质摄入

5-17 各型慢性肾小球肾炎的肾功能损害均首先表现为

A. 血肌酐升高
B. 血尿素氮升高
C. 内生肌酐清除率降低
D. 酚红排泄率降低
E. 肾脏CT扫描异常

5-18 肾病综合征用肾上腺皮质激素治疗时,下列方法中错误的是

A. 用药1个月无效,可加用环磷酰胺
B. 用药后尿蛋白减少时即减量
C. 可联合应用抗凝药物
D. 可适当应用利尿剂
E. 应注意激素所致的高血糖

5-19 肾病综合征易并发冠心病的原因是

A. 高血压 B. 高度水肿
C. 高脂血症 D. 高蛋白饮食
E. 高凝状态

5-20 慢性肾炎病人给予低蛋白低磷饮食治疗的目的是

A. 减轻肾性水肿
B. 控制高血压
C. 预防低钾血症
D. 减轻肾小球内高压、高灌注及高滤过状态
E. 预防高钠血症

5-21 慢性肾小球肾炎发病的起始因素是

A. 遗传因素
B. 免疫介导的炎症
C. 病毒感染
D. 细菌感染
E. 急性肾炎迁延不愈

5-22 下列慢性肾炎的保健指导哪项是错误的

A. 不宜妊娠
B. 防止受凉
C. 避免过度劳累
D. 长期低蛋白饮食
E. 避免应用对肾有害的药物

5-23 关于慢性肾小球肾炎,下列叙述哪项正确

A. 病程短,有蛋白尿、血尿及管型尿,

肾功能损害不明显
B. 原发于肾小球的一组免疫性炎症性疾病
C. 是一种化脓性炎症
D. 女性多于男性，大多发生于20～40岁青壮年
E. 与急进性肾小球肾炎的发病机制相同

5-24　慢性肾炎病人应给予下列哪种饮食
A. 高维生素、高蛋白、低磷、低盐
B. 高维生素、低蛋白、低磷、低盐
C. 高维生素、高蛋白、高磷、低盐
D. 高维生素、低蛋白、高磷、低盐
E. 高维生素、低蛋白、高钾

5-25　肾病综合征病人水肿特点为
A. 先从双下肢开始
B. 因尿少而发生
C. 非可逆性
D. 易出现在组织疏松处且随体位而移动
E. 不发生胸腔积液、腹水

5-26　肾病综合征最常见的临床症状是
A. 水肿　B. 高血压
C. 乏力、头晕　D. 低蛋白血症
E. 晕厥

5-27　慢性肾炎的临床表现一般不包括
A. 高血压
B. 膀胱刺激症状
C. 肾功能减退
D. 蛋白尿、血尿
E. 水肿

5-28　慢性肾炎肾病型的水肿主要是由于
A. 继发性醛固酮增多
B. 肾小管重吸收功能增强
C. 肾小球滤过率降低
D. 大量蛋白尿致低蛋白血症
E. 抗利尿激素分泌增多

5-29　急性肾小球肾炎的发病机制是
A. 病毒直接感染
B. 感染所致的中毒反应
C. 细菌直接感染
D. 感染后所致免疫反应
E. 代谢紊乱

5-30　肾病综合征的主要特征不包括
A. 高度水肿　B. 高脂血症
C. 大量蛋白尿　D. 高血压
E. 低蛋白血症

5-31　引起尿路感染最常见的病原微生物是
A. 铜绿假单胞菌　B. 大肠埃希菌
C. 金黄色葡萄球菌　D. 变形杆菌
E. 溶血性链球菌

5-32　引起尿路刺激征的主要原因是
A. 肾病综合征　B. 前列腺肥大
C. 泌尿系结石　D. 泌尿系结核
E. 尿路感染

5-33　急性肾盂肾炎的疗程通常是
A. 1周　B. 2周
C. 3周　D. 4周
E. 5周

5-34　急性尿路感染护理措施中，下列哪项是错误的
A. 卧床休息
B. 观察药物不良反应
C. 保持外阴清洁
D. 限制水的摄入量
E. 做尿培养时收集清晨第1次尿

5-35　诊断急性肾盂肾炎最重要的依据是
A. 尿频、尿急、尿痛
B. 高热、寒战、腰痛
C. 肉眼血尿
D. 肾区叩击痛和肋脊点压痛
E. 脓尿和菌尿

5-36　尿路感染有确诊意义的辅助检查是
A. 尿常规
B. 尿涂片找细菌
C. 尿培养和菌落计数
D. 肾盂造影
E. B超

5-37 正常尿中偶见下列哪种管型
A. 蜡样管型
B. 白细胞管型
C. 红细胞管型
D. 上皮细胞管型
E. 透明管型

5-38* 有助于确诊肾盂肾炎的尿液改变是清洁中段尿中出现
A. 红细胞 B. 白细胞
C. 白细胞管型 D. 透明管型
E. 蜡样管型

5-39 静脉肾盂造影对下列哪种疾病最有诊断价值
A. 急性间质性肾炎
B. 急性肾衰竭
C. 急性肾盂肾炎
D. 慢性肾盂肾炎
E. 慢性肾小球肾炎

5-40 尿浓缩稀释试验主要是检查
A. 肾小管重吸收功能
B. 肾小管分泌功能
C. 肾远曲小管分泌功能
D. 肾小球滤过功能
E. 肾脏调节功能

5-41 关于尿路感染的治疗，下列不正确的是
A. 碱化尿液的目的在于增强抗生素疗效，减轻尿路的刺激症状
B. 无症状菌尿必须治疗
C. 重新感染所致的再发性尿路感染，应采取长疗程低剂量抑菌疗法
D. 复发性尿路感染应积极寻找并去除易感因素
E. 妊娠妇女应选用肾毒性较小的抗菌药物

5-42 肾盂肾炎最常见的感染途径是
A. 外伤
B. 邻近器官炎症的蔓延
C. 上行感染
D. 血行感染
E. 淋巴管蔓延

5-43* 发生尿路感染最常见的诱因是
A. 长期卧床 B. 留置导尿管
C. 膀胱内注药 D. 膀胱冲洗
E. 膀胱镜检查

5-44 膀胱刺激征是指
A. 尿频、尿多、尿痛
B. 尿频、尿急、尿痛
C. 尿急、尿多、尿痛
D. 腰痛、尿频、尿多
E. 肾素分泌增多

5-45* 关于肾盂肾炎治疗错误的是
A. 应用磺胺、氨基糖苷类抗生素需碱化尿液
B. 应用呋喃类抗生素需酸化尿液
C. 选用敏感抗生素
D. 应用解痉药物以减轻排尿不适
E. 药物应用至症状消失即停药

5-46 氨基糖苷类抗生素最常见的不良反应是
A. 恶心、呕吐 B. 眩晕、耳鸣
C. 皮肤瘙痒 D. 四肢麻木
E. 尿痛、血尿

5-47 肾盂肾炎好发于
A. 少年人 B. 老年人
C. 育龄期妇女 D. 婴儿
E. 久病卧床者

5-48 血肌酐升高说明
A. 输尿管损伤 B. 肾盂扩张
C. 肾小管远端损伤 D. 肾小球损伤
E. 肾小管近端损伤

5-49 慢性肾炎治疗的主要目的是
A. 消除蛋白尿 B. 消除血尿
C. 控制感染 D. 控制高血压
E. 防止或延缓肾衰竭

5-50 尿毒症贫血的主要原因是
A. 肾脏产生促红细胞生成素减少
B. 造血原料缺乏
C. 血液透析过程中失血

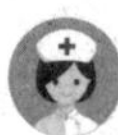

D. 红细胞寿命缩短
E. 骨髓抑制

5-51 下列哪项有助于急、慢性肾衰竭的鉴别
A. 蛋白尿程度　B. 血尿程度
C. 高血压程度　D. 酸中毒程度
E. 肾脏大小

5-52 尿毒症少尿期病人忌输库存血，主要是为防止引起
A. 出血倾向　B. 输血反应
C. 血尿素氮升高　D. 血钙降低
E. 血钾升高

5-53 慢性肾衰竭病人心血管表现最常见的是
A. 急性左心衰　B. 冠心病
C. 高血压　D. 心肌炎
E. 心包炎

5-54 慢性肾衰竭病人的饮食原则，下列不妥的一项是
A. 高热量　B. 优质低蛋白
C. 高钙　D. 高磷
E. 高维生素

5-55 腹膜透析最主要的并发症是
A. 心力衰竭　B. 肺部感染
C. 腹膜炎　D. 高血压
E. 高脂血症

5-56 血液透析时，动静脉瘘口的管理下列哪项是错误的
A. 保持局部伤口无菌
B. 造瘘肢体不能过度弯曲
C. 严禁在造瘘侧抽血、输液，但可以测量血压
D. 造瘘肢体不能受压
E. 避免包扎过紧

5-57 急性肾衰竭常见于
A. 大量激素应用
B. 严重颅脑外伤
C. 大面积烧伤
D. 急性阑尾炎
E. 肾挫伤

5-58 少尿期病人高钾血症的紧急处理方法不包括
A. 静脉滴注10%葡萄糖酸钙溶液
B. 血液透析
C. 静脉注射5%碳酸氢钠溶液
D. 应用抗生素
E. 静脉注射葡萄糖胰岛素溶液

5-59 诱发慢性肾炎肾功能恶化的因素不包括
A. 感染
B. 劳累
C. 肾毒性药物的应用
D. 血压升高
E. 偶发性室性期前收缩

5-60 急性肾衰竭少尿期应采取的治疗措施不包括
A. 严格控制入水量
B. 纠正电解质紊乱及酸中毒
C. 防止感染
D. 手术
E. 人工肾

5-61 慢性肾衰竭手足抽搐发生于下列哪种情况下
A. 并发高血压
B. 并发严重感染
C. 补充优质蛋白质
D. 纠正电解质紊乱
E. 纠正酸中毒发生低血钙

5-62 下列哪项措施不能降低血尿素氮
A. 必需氨基酸疗法
B. 应用利尿剂
C. 透析疗法
D. 胃肠吸附疗法
E. 肾移植

5-63 尿毒症病人酸碱平衡紊乱最常见的类型是
A. 呼吸性酸中毒
B. 呼吸性碱中毒
C. 代谢性酸中毒

D. 代谢性碱中毒
E. 混合型酸中毒

5-64 慢性肾衰竭尿毒症期一般不出现
A. 高钠血症 B. 高钾血症
C. 高钙血症 D. 高磷血症
E. 水肿

5-65 我国慢性肾衰竭最常见的病因是
A. 肾结核
B. 肾小动脉硬化
C. 糖尿病肾病
D. 慢性肾小球肾炎
E. 慢性肾盂肾炎

5-66* 尿毒症最早出现的症状是
A. 厌食、恶心、呕吐
B. 嗜睡、定向力障碍
C. 咳嗽、胸痛
D. 贫血
E. 高血压

5-67 腹膜透析的主要并发症为腹膜炎，其致病菌大部分为
A. 大肠埃希菌
B. 革兰阳性球菌
C. 铜绿假单胞菌
D. 变形杆菌
E. 肺炎杆菌

5-68 导致长期透析病人死亡的最常见原因是
A. 感染 B. 酸中毒
C. 低血钾 D. 高血钾
E. 心血管并发症

5-69 尿毒症后期在心前区能闻及心包摩擦音，提示病人可能发生了
A. 心包积液 B. 胸腔积气
C. 肋骨炎 D. 脑膜炎
E. 心包炎

5-70 尿毒症病人肌酐清除率为 10 ml/min，以下最理想的治疗方法是
A. 利尿 B. 纠正酸中毒
C. 纠正贫血 D. 透析
E. 肾移植

5-71 慢性肾衰竭后期病人，一旦出现下列哪种情况提示病情严重
A. 少尿、高血钾
B. 贫血
C. 乏力、食欲缺乏
D. 水肿、低钠血症
E. 呼气有尿臭味

5-72 肾脏疾病治疗过程中注意药物不良反应的原因是
A. 有些药物能损害肾
B. 有些药物经肾排出保肾
C. 可降低免疫力而感染
D. 可增加食欲，增强营养
E. 可减轻心脏负荷

5-73 慢性肾炎出现下列哪项指标增高为肾功能损害早期指征
A. 尿素氮 B. β_2 微球蛋白
C. 尿酸 D. 转氨酶
E. 脱氢酶

5-74 确定肾小球疾病病理类型和病变程度的必要检查是
A. 血尿素氮、肌酐 B. 肾图
C. 尿常规 D. 肾活检
E. B超

5-75 下列哪项检查主要反映肾小球滤过功能
A. 酚红排泄试验
B. 尿常规
C. 尿浓缩稀释试验
D. 内生肌酐清除率
E. 1 小时尿细胞排泄率

5-76 尿液显微镜检查内容不包括
A. 红细胞 B. 上皮细胞
C. 尿糖 D. 脓细胞
E. 管型

5-77 下列哪项检查容易引起泌尿系统感染
A. 酚红排泄试验
B. 逆行肾盂造影

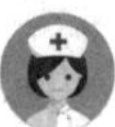

C. 膀胱B超
D. 静脉肾盂造影
E. 放射性核素

5-78 经皮肾穿刺活组织检查术后，病人需卧床休息
A. 4小时　　B. 6小时
C. 8小时　　D. 12小时
E. 24小时

A2型单项选择题(5-79～5-148)

5-79 病人，男性，70岁。有糖尿病病史16年，高血压病病史4年，近2周来下肢水肿，尿蛋白3 g/24 h，尿红细胞(－)，血肌酐155 μmol/L，最可能的诊断是
A. 高血压肾病
B. 骨髓瘤肾病
C. 慢性肾小球肾炎
D. 急进性肾小球肾炎
E. 糖尿病肾病

5-80 某普通型慢性肾炎病人，中度水肿，血压170/95 mmHg，尿蛋白(＋＋)，血尿素氮18 mmol/L，应给予下列哪种饮食
A. 低盐、低糖、高蛋白
B. 低盐、高生物效价低蛋白
C. 低盐、高维生素、禁蛋白
D. 低盐、高蛋白
E. 高糖、高蛋白

5-81* 某病人既往有肾小球肾炎史，病情稳定后上班工作。近日参加单位体检时发现血压升高，来医院复查，证实为慢性肾小球肾炎急性发作。为迅速而有效地缓解症状，下列哪项处理措施最佳
A. 利尿降压　　B. 低盐饮食
C. 卧床休息　　D. 激素疗法
E. 中医中药疗法

5-82 某男性病人有慢性肾炎史9年，近日出现厌食、恶心、呕吐、尿少、失眠，呼吸深而稍快，血压170/100 mmHg。应首先考虑以下哪种情况
A. 急性肝炎　　B. 心力衰竭
C. 尿毒症　　D. 高血压脑病
E. 呼吸衰竭

5-83 某慢性肾小球肾炎病人近几天血尿明显，水肿加重，血压185/105 mmHg。根据该病人病情，其休息原则应是
A. 劳逸结合　　B. 适当休息
C. 保证睡眠　　D. 增加休息
E. 卧床休息

5-84* 病人，女性，30岁。患慢性肾炎3年。下列健康教育内容中错误的是
A. 避免劳累，受凉
B. 高蛋白饮食
C. 按时测量血压，调整降压药量
D. 禁用肾毒性药物
E. 育龄期妇女注意避孕

5-85 病人，女性，28岁。近来出现大量蛋白尿，伴有水肿，以肾病综合征收入院。应用肾上腺糖皮质激素治疗肾病综合征时，下列描述错误的是
A. 用药1个月无效，可加用环磷酰胺
B. 可适当应用利尿剂
C. 可联合应用抗凝药物
D. 应注意激素所致的高血糖
E. 用药后尿蛋白减少时即减量或停药

5-86 某普通型慢性肾炎病人，中度水肿，血压160/94 mmHg，尿中出现颗粒管型。最常见于下列哪种情况
A. 急性肾炎初期
B. 慢性肾炎后期
C. 急性肾盂肾炎
D. 高热、心力衰竭
E. 慢性肾炎肾病

5-87* 病人，男性，30岁。急性肾炎发作后未及时医治，迁延不愈，近来明显水肿，伴有血尿，尿素氮显著升高。下列关于慢性肾炎的病因和预后叙述错误的是
A. 绝大多数慢性肾炎的病因尚不明确
B. 最终发展为慢性肾衰竭

C. 如果血压控制不好，肾功能恶化较快，预后较差
D. 由急性肾炎迁延不愈发展而来
E. 非免疫性因素在慢性肾炎的发生与发展中也可能起重要作用

5-88* 病人，女性，22岁。3周前突发上呼吸道感染，近几天出现不明原因血压升高、血尿、颜面部明显水肿、内生肌酐清除率明显下降，以急性肾炎收入院。急性肾炎起病2周内应
A. 绝对卧床休息
B. 卧床休息
C. 室内轻度活动
D. 可以正常活动
E. 可以就近上学，免体育活动

5-89* 病人，男性，18岁。患慢性肾小球肾炎，入院治疗。对慢性肾小球肾炎病人病情观察应注意的内容不包括
A. 有无尿毒症早期征象，如头痛、嗜睡等
B. 补充大量蛋白质，供给足够热量
C. 血压的变化
D. 有无电解质紊乱和高、低血钾等
E. 准确记录尿量

5-90* 某女性病人患慢性肾小球肾炎3年余，近1个月出现双下肢水肿、尿少，查尿蛋白(+++)。对该病人护理，下列哪项不妥
A. 立即给予抗生素静脉滴注
B. 给予优质低蛋白、低磷、低钠饮食
C. 减少人员探视，防止交叉感染
D. 记录出入液量
E. 定时测量血压并注意观察有无发热

5-91* 某慢性肾小球肾炎病人血压正常，全身明显水肿，医生建议应限制蛋白质的摄入，一般要求为
A. 0.4～0.6 g/(kg・d)
B. 0.6～0.8 g/(kg・d)
C. 0.2～0.4 g/(kg・d)
D. 0.3～0.6 g/(kg・d)
E. 0.8～1.0 g/(kg・d)

5-92* 某慢性肾小球肾炎病人血压140/95 mmHg，全身明显水肿，尿蛋白(+++)，血肌酐明显升高。下列慢性肾炎健康教育内容描述中错误的是
A. 高蛋白饮食、高维生素、低磷饮食
B. 避免劳累，受凉
C. 按时测量血压，调整降压药量
D. 禁用肾毒性药物
E. 如为育龄期妇女应注意避孕

5-93* 病人，男性，15岁。2周前突发化脓性扁桃体炎。近3天出现血尿，晨起颜面部明显水肿，内生肌酐清除率明显下降，以急性肾炎收入院。下列与急性肾炎发病有关的细菌是
A. 金黄色葡萄球菌　B. 大肠埃希菌
C. 流感嗜血杆菌　D. 肺炎双球菌
E. 链球菌

5-94* 病人，女性，40岁。因头晕、血压升高入院。体格检查：颜面水肿明显。尿蛋白(++++)，尿素氮及肌酐均显著升高，诊断为慢性肾小球肾炎。入院后护士指导病人卧床休息，主要是为了
A. 解除焦虑情绪
B. 减少蛋白分解代谢
C. 减轻心脏负荷
D. 降低血压
E. 增加肾血流量

5-95* 护士指导肾性水肿病人低盐饮食，即每天食盐量不超过
A. 1 g　B. 6 g
C. 5 g　D. 3 g
E. 8 g

5-96 病人，女性，41岁。有慢性肾小球肾炎史10余年，近日感头晕，测血压150/100 mmHg，赴院检查，证实为慢性肾炎急性发作，住院治疗。在观察病情中应重点关注下列哪项变化
A. 精神状态　B. 血压变化

C. 水肿情况　　D. 心率变化
E. 营养状况

5-97* 病人,男性,37 岁。患急性肾炎,目前处于急性期,症状明显。该病人食盐摄入量应限制在
A. <0.5 g/d　　B. <1 g/d
C. <2 g/d　　D. <3 g/d
E. <5 g/d

5-98* 患儿,8 岁。因急性肾小球肾炎入院,入院 1 天后出现头晕、眼花、恶心、呕吐,血压为 160/120 mmHg。该患儿可能出现了
A. 心力衰竭　　B. 高血压脑病
C. 循环充血　　D. 急性肾衰竭
E. 电解质紊乱

5-99* 病人,男性,37 岁。因双下肢水肿入院,诊断为慢性肾小球肾炎。该病人尿液检查结果中必然出现
A. 蛋白　　B. 白细胞
C. 管型　　D. 脂肪
E. 红细胞

5-100* 病人,男性。不明原因水肿,伴有大量蛋白尿。诊断为肾病综合征。该病人肾性水肿早期发生于下列哪个部位
A. 下肢　　B. 背部
C. 髋部　　D. 眼睑与颜面
E. 骶尾部

5-101 病人,男性。肾病综合征病史 2 年。肾病综合征最常见的临床症状是
A. 乏力、头晕　　B. 高血压
C. 水肿　　D. 低蛋白血症
E. 晕厥

5-102* 病人,男性,51 岁。4 个月来出现大量蛋白尿,伴有全身水肿,以原发性肾病综合征入院治疗。该病人首选的治疗药物是
A. 糖皮质激素　　B. 环磷酰胺
C. 环孢素　　D. 霉酚酸酯
E. 苯丁酸氮芥

5-103* 某糖尿病晚期病人并发肾病综合征。下列对该病人健康教育指导的描述不妥的是
A. 合理休息,避免感冒
B. 适度活动,防止血栓形成
C. 树立治疗疾病的信心
D. 有水肿时注意限盐
E. 自我检测尿蛋白,自行增减药物

5-104* 大量蛋白尿是指每天尿蛋白定量大于
A. 3.5 g　　B. 3.0 g
C. 4.0 g　　D. 4.5 g
E. 5.0 g

5-105* 病人,女性,26 岁。患肾病综合征入院治疗。病人情绪焦虑,询问护士肾病综合征的常见并发症。下列哪项不是肾病综合征的并发症
A. 反复感染
B. 多部位血栓及栓塞
C. 慢性肾衰竭
D. 动脉粥样硬化
E. 急性肾衰竭

5-106* 病人,女性,28 岁。患肾病综合征,出现大量蛋白尿,低蛋白血症。肾病综合征低蛋白血症是指血浆白蛋白低于
A. 10 g/L　　B. 30 g/L
C. 20 g/L　　D. 35 g/L
E. 40 g/L

5-107* 病人,男性,50 岁。半个月前出现明显的全身水肿,晨起面部最明显,去医院就诊后收入院治疗。护士给病人做健康指导时,指出下列不妥的是
A. 抬高下肢
B. 保持肢体适度活动
C. 绝对卧床休息
D. 防止受凉及感染
E. 要动作缓慢,防止直立性低血压

5-108* 病人,女性,42 岁。1 个月前出现明显的全身水肿,晨起面部最明显,尿蛋白(++++),入院后应用利尿剂治疗,

效果不明显。护士给病人做健康指导时，对该病人进行饮食指导，下列错误的是
A. 高蛋白饮食
B. 正常蛋白饮食
C. 低胆固醇饮食
D. 低盐饮食
E. 低磷饮食

5-109* 病人，男性，49 岁。慢性肾小球肾炎病史 5 年。目前出现由于肾小球本身病变所致的肾病综合征，可以称为
A. 继发性肾病综合征
B. 原发性肾病综合征
C. 急进性肾病综合征
D. 隐匿肾病综合征
E. 遗传性肾病综合征

5-110* 病人，女性，26 岁。患原发性肾病综合征，尿蛋白(＋＋＋＋)，全身明显水肿。造成该病人水肿的主要原因是
A. 水钠潴留　B. 感染
C. 大量饮水　D. 低蛋白血症
E. 食盐摄入过多

5-111* 病人，女性，43 岁。高血压、下肢水肿，诊断为原发性肾病综合征。该病人实验室检查结果中最有可能出现降低的是
A. 尿蛋白　B. 血尿素氮
C. 血肌酐　D. 血清胆固醇
E. 肌酐清除率

5-112* 病人，男性，32 岁。全身高度水肿 4 周。血浆清蛋白 23 g/L，尿量 800 ml/d，尿蛋白 5 g/24 h，尿白细胞(＋＋)。该病人高度水肿的最主要原因是
A. 继发醛固酮增多
B. 抗利尿激素增多
C. 全身毛细血管扩张
D. 血浆胶体渗透压下降
E. 肾小球滤过率下降

5-113 病人，女性，25 岁。因疲倦、全身水肿入院。尿蛋白(＋＋＋＋)，血清三酰甘油 3 mmol/L，临床诊断肾病综合征。应用肾上腺糖皮质激素治疗该病人的不良反应不包括
A. 食欲缺乏
B. 水钠潴留
C. 多发性感染
D. 骨质疏松易骨折
E. 血糖升高

5-114 病人，女性，50 岁。肾病综合征病史 3 年，病情迁延不愈，治疗效果不明显。该病人若并发血栓和栓塞，最多见的部位是
A. 下肢深静脉　B. 上肢深静脉
C. 肾静脉　D. 肺血管
E. 脑血管

5-115 病人，男性，28 岁。患原发性肾病综合征，入院治疗。对该病人应用糖皮质激素过程中注意事项不包括
A. 口服激素应饭后服用，以减少对胃黏膜的损害
B. 长期用药应补充钙剂和维生素
C. 要按时、按量，不可随意加、减药量
D. 要多饮水，促进代谢废物的排泄
E. 长期服用营养神经药物

5-116 病人，男性，30 岁。1 个月前出现全身水肿，伴倦怠，门诊收入院进一步检查，疑为肾病综合征。下列不属于肾病综合征常见并发症的是
A. 感染　B. 血栓
C. 糖耐量异常　D. 栓塞
E. 动脉粥样硬化

5-117 病人，男性，40 岁。3 个月前出现全身水肿，遵医嘱服用利尿剂未见好转。近日出现咽痛、发热、腹部移动性浊音(＋)。全身水肿经过反复治疗效果不明显。下列哪项并发症是造成肾病综合征治疗效果不佳和复发的主要原因

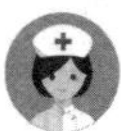

A. 反复感染　　B. 急性肾衰竭
C. 血栓、栓塞　　D. 动脉硬化
E. 急性心力衰竭

5-118 病人，男性。近来出现大量蛋白尿，伴有水肿，以肾病综合征收入院治疗。肾病综合征的主要护理诊断不包括
A. 体液过多：与低蛋白血症致血浆胶体渗透压下降有关
B. 有感染的危险：与抵抗力下降及使用激素和免疫抑制剂有关
C. 营养失调：低于机体需要量与大量蛋白质丢失有关
D. 水肿
E. 焦虑：与担心疾病预后有关

5-119 患儿，女性，5岁。1周来发热、寒战、尿频、腰痛，医嘱留尿培养。下列关于尿培养的描述不正确的是
A. 应留取中段尿做细菌培养
B. 若细菌培养菌落数＞10^5/ml可确诊
C. 留取尿标本前先将外阴清洗干净
D. 用抗生素后再留取标本
E. 留取尿标本时注意无菌操作

5-120 病人，女性，28岁。因尿频、尿急、尿痛、发热就医，遵医嘱做中段尿培养，检查报告未出前首选下列哪种抗生素
A. 抗革兰阴性杆菌药物
B. 抗革兰阳性球菌药物
C. 暂不用抗生素，待化验后决定
D. 大剂量广谱抗生素
E. 先用中药清热解毒

5-121 病人，女性，28岁。因畏寒、发热1天，腰痛伴尿路刺激征半天入院，诊断为急性肾盂肾炎。护士鼓励病人多饮水的主要目的是
A. 加速退热
B. 保持口腔清洁
C. 维持体液平衡
D. 减少药物不良反应
E. 促进细菌、毒素排出

5-122 病人，女性，30岁。反复尿频、尿急、尿痛10年。近日症状再发，尿培养有大肠埃希菌生长。可考虑为
A. 慢性肾小球肾炎
B. 慢性肾炎急性发作
C. 慢性肾盂肾炎
D. 肾结核
E. 输尿管结石

5-123 病人，女性，20岁。游泳后出现腰痛、发热，体温39℃，尿频、尿急、尿痛，查尿沉渣白细胞＞5个/HP。该病人可能的诊断是
A. 慢性肾小球肾炎
B. 急性肾小球肾炎
C. 慢性肾盂肾炎
D. 急性肾盂肾炎
E. 隐匿性肾炎

5-124* 病人，男性，40岁。患慢性肾炎尿毒症，因酸中毒给予碱性药物静脉滴注，将滴注完毕时突然出现手足抽搐。此时首要的护理措施是
A. 吸氧
B. 地西泮肌内注射
C. 苯妥英钠肌内注射
D. 压舌板置于上、下磨牙之间
E. 10%葡萄糖酸钙溶液静脉注射

5-125 病人，女性，45岁。自诉极度疲乏、心慌、胸闷、尿少。体格检查：心律不齐，期前收缩8次/分。测血钾7.8 mmol/L。如不处理，会突然发生
A. 昏迷　　B. 休克
C. 心搏骤停　　D. 呼吸衰竭
E. 心力衰竭

5-126* 病人，女性，48岁。患慢性肾衰竭，现有头晕、定向力障碍，内生肌酐清除率25 ml/min，伴有消化道等多个系统症状。该病人最适宜的饮食为
A. 高蛋白、高热量、高维生素

B. 高热量、高钾、高维生素
C. 高热量、高糖、高蛋白
D. 高热量、优质低蛋白、高糖、
E. 高热量、优质低蛋白、高维生素

5-127 病人，女性，65岁。诊断为尿毒症，精神萎靡，下腹无胀满，24小时尿量为80 ml。护士判断该病人的排尿情况属于
A. 蛋白尿 B. 无尿
C. 少尿 D. 尿量偏多
E. 尿量偏少

5-128* 病人，男性，46岁。患尿毒症2年。血常规：红细胞计数 2.35×10^{12}/L，血红蛋白70 g/L。导致该病人贫血的最主要原因是
A. 出血
B. 低蛋白
C. 促红细胞生成素缺乏
D. 铁缺乏
E. 叶酸缺乏

5-129 病人，女性，38岁。维持性血液透析治疗2年，血液透析过程中出冷汗、头晕、心悸。病人最有可能发生了
A. 低血糖 B. 低血压
C. 感染 D. 心力衰竭
E. 透析器反应

5-130 病人，女性，34岁。1周前被诊断患有慢性肾小球肾炎，其血尿素氮和血肌酐均明显高于正常。目前该病人的蛋白质摄入量应为
A. >1.5 g/d优质蛋白
B. 1.0 g/(kg·d)植物蛋白
C. 1.0 g/(kg·d)优质蛋白
D. 0.6～0.8 g/(kg·d)植物蛋白
E. 0.6～0.8 g/(kg·d)优质蛋白

5-131 病人，男性，56岁。诊断为糖尿病肾病，慢性肾衰竭(尿毒症期)。病人此时的尿液检查最有可能出现的结果是
A. 尿比重固定在1.010左右
B. 尿中红细胞明显增多
C. 尿中白细胞明显增多
D. 尿中细胞管型明显增多
E. 24小时尿蛋白>3.5 g

5-132 病人，男性，57岁。慢性肾衰竭病史5年，腹膜透析置管术后3天。护士在指导病人腹膜透析过程中如出现透析液引流不畅时，不宜采用的方法是
A. 改变体位 B. 服用导泻剂
C. 腹部加压 D. 排空膀胱
E. 增加活动

5-133 病人，女性，46岁。慢性肾小球肾炎9年，近1个月来食欲下降，疲乏，常出现鼻出血，拟诊为慢性肾小球肾炎、慢性肾衰竭(尿毒症期)收住入院。次晨病人发现大便颜色黑亮似柏油样。护士对该病人大便颜色改变的原因，正确的解释是
A. 红细胞寿命缩短
B. 胃肠道黏膜糜烂导致上消化道出血
C. 铁、叶酸缺乏
D. 某些代谢产物抑制骨髓造血功能
E. 肠道菌群失调

5-134 病人，女性，70岁。慢性肾衰竭病史8年，腹膜透析2个月，3天前出现发热、腹痛、腹膜透出液浑浊。该病人腹痛最可能的原因是
A. 透析液的温度过低
B. 腹透管置入位置过深
C. 透析液的渗透压过高
D. 透析液流入速度过快
E. 腹膜炎

5-135 病人，男性，50岁。5天前服用自行煎制的中药后出现头晕、恶心、呕吐、尿量100 ml/d，诊断为急性中毒、急性肾衰竭。该病人此时最重要的护理措施是
A. 控制水、钾的摄入

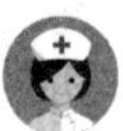

B. 卧床休息
C. 保证总热量的摄入
D. 限制蛋白质的摄入
E. 吸氧

5-136 病人，女性，29 岁。因急性肾盂肾炎收治入院。为了促进疾病康复，护士告知病人，每天摄水量应
A. <800 ml　　B. <1 000 ml
C. <1 500 ml　　D. ≥1 000 ml
E. ≥2 000 ml

5-137 病人，女性，65 岁。因输尿管结石准备手术，2 天前行静脉肾盂造影后出现尿量明显减少，24 小时尿量少于 400 ml，同时出现食欲缺乏、腹胀、呃逆的症状。该病人此时的饮食指导正确的是
A. 限制蛋白质摄入
B. 多吃香蕉等水果以保持大便通畅
C. 多饮水以增加尿量
D. 饭菜中加一些咸菜以增进食欲
E. 清晨饮一杯淡盐水以改善肠胃的消化吸收功能

5-138 病人，男性，63 岁。诊断为慢性肾衰竭(尿毒症期)。护士在指导该病人避免摄入高钾食物时，应当让病人了解，尿毒症易发生高钾血症的原因主要是
A. 呕吐、腹泻
B. 使用保钾利尿剂
C. 输血治疗
D. 代谢性碱中毒
E. 肾脏排钾减少

5-139 病人，男性，40 岁。诊断为慢性肾小球肾炎、慢性肾衰竭(肾功能失代偿期)。护士指导病人低蛋白饮食，应当使病人了解限制蛋白质摄入的目的是
A. 减少含氮代谢产物的吸收
B. 控制病人的体重
C. 改善病人的膳食结构
D. 避免血糖升高
E. 避免血脂异常

5-140 病人，男性，50 岁。诊断为慢性肾衰竭，2 天前行自体动静脉内瘘成形术。护士在指导病人内瘘术后早期功能锻炼时，下列说法正确的是
A. 术后第 7 天开始，术侧手臂持握橡皮握力圈，每天 1 次，每次半小时
B. 术后第 3 天开始，术侧手臂做握拳运动，每天 1 次，每次半小时
C. 术后第 7 天开始，术侧上肢上举，每天 1 次，每次半小时
D. 术后第 3 天开始，术侧手臂按摩，每天 1 次，每次半小时
E. 术后第 7 天开始，术侧手臂抓举重物，每天 1 次，每次半小时

5-141* 病人，女性，54 岁。因急性溶血并发急性肾衰竭收治入院，24 小时尿量 150 ml，血钾 6.5 mmol/L，血尿素氮 27 mmol/L。下列治疗措施不正确的是
A. 予以 10%葡萄糖酸钙溶液 10～20 ml 稀释后缓慢静脉注射
B. 输同型库存血 400 ml
C. 50%葡萄糖溶液 50 ml 加普通胰岛素 10 u 静脉滴注
D. 钠型离子交换树脂 15 g 口服，每天 3 次
E. 11.2%乳酸钠溶液 100 ml 缓慢静脉滴注

5-142 病人，男性，35 岁。慢性肾衰竭病史 3 年，自体动静脉内瘘成形术后 2 个月，拟使用内瘘进行血液透析。护士指导病人对内瘘的自我护理，下列哪项是错误的
A. 如扪及内瘘吻合口处有震颤，应立即回医院治疗
B. 每次透析前清洁手臂
C. 勿穿紧袖衣服
D. 避免内瘘侧肢体暴露于过热环境

E. 避免内瘘侧肢体受压

5－143 病人，女性，26岁。突然发热，1天后出现肉眼血尿，无尿频、尿痛。尿常规：尿蛋白(＋)，红细胞30～40个/HP，白细胞10～20个/HP。为尽早明确诊断，下列检查应首选

A. 尿细菌培养　B. 血常规
C. 尿蛋白定性　D. 膀胱镜
E. 肾盂造影

5－144 病人，女性，28岁。因发热、腰痛、尿频、尿急、尿痛就医，收入院后诊断为急性肾盂肾炎。对其有特征性价值的尿检查结果是

A. 颗粒管型(＋＋)　B. 大量红细胞
C. 蜡样管型　D. 蛋白(＋＋)
E. 白细胞管型

5－145 病人，女性，32岁。发热伴腰痛、尿频、尿急、尿痛2天来院检查，以往无类似发作史。体格检查：体温39℃，肾区叩痛(＋)。尿常规：尿白细胞满视野，红细胞20～30个/HP。下列护理措施不正确的是

A. 冰袋降温
B. 卧床休息
C. 限制饮水量
D. 补充多种维生素
E. 清淡、营养丰富的饮食

5－146 病人，男性，45岁。因尿急、尿频、尿痛，遵医嘱做尿培养。体格检查：病人神志清楚，一般情况尚好。护士留尿标本的方法是

A. 随机留尿
B. 收集12小时尿
C. 留取中段尿
D. 收集24小时尿
E. 留晨起第1次尿

5－147 某慢性肾炎病人近2日尿少，24小时仅300～400 ml，血压180/110 mmHg，血钾6.4 mmol/L。该病人可进食下列哪种饮食

A. 鲜橘汁　B. 红枣汤
C. 香蕉　D. 牛肉汤
E. 鸡蛋汤

5－148* 病人，女性，38岁。慢性肾衰竭5年，2周前出现进餐后恶心、呕吐，加重2天入院。尿量500 ml/d，内生肌酐清除率20 ml/min。目前下列饮食方案错误的是

A. 低钠饮食　B. 低钾饮食
C. 高热量饮食　D. 高蛋白饮食
E. 高脂饮食

A3型单项选择题(5－149～5－176)

(5－149～5－151共同题干)

病人，男性，36岁。近1年来晨起双侧眼睑水肿，血压一直维持在150/90 mmHg。近1周工作较劳累，自觉眼睑水肿加重，就诊后查尿蛋白(＋＋)，尿红细胞偶见。

5－149* 考虑该病人可能诊断为

A. 急性肾小球肾炎
B. 肾病综合征
C. 慢性肾小球肾炎
D. 肾盂肾炎
E. 急进性肾炎

5－150* 本病的发病机制为

A. 细菌性炎症　B. 免疫性炎症
C. 病毒感染　D. 过敏性因素
E. 遗传因素

5－151* 病人本次病情加重的原因是

A. 高血压　B. 蛋白尿
C. 感染　D. 劳累
E. 营养不良

(5－152～5－154共同题干)

病人，女性，29岁。劳累受凉后，水肿4天，尿少(500 ml/d左右)，血压150/98 mmHg，胆固醇7.8 mmol/L，尿蛋白(＋＋)、红细胞(＋)、白细胞(＋)。

5－152* 该病人出现下列哪种情况提示有尿

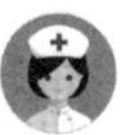

毒症早期征象
A. 黑矇，抽搐
B. 呼吸、脉搏增快
C. 夜间不能平卧
D. 血压升高，抽搐，昏迷
E. 食欲缺乏，恶心，呕吐

5-153* 下列哪项不符合该病人的膳食要求
A. 优质低蛋白饮食
B. 低热量饮食
C. 增加糖的摄入
D. 低磷饮食
E. 限制钠盐的摄入

5-154* 如何安排该病人的休息
A. 活动如常，不必限制
B. 卧床休息
C. 应增加活动量
D. 加强运动
E. 适当休息

(5-155～5-156 共同题干)

病人，男性，28岁。因过敏性紫癜来院门诊，诊断为紫癜性肾炎。

5-155 门诊给病人检查尿常规，其结果最可能是
A. 蛋白尿　　B. 血尿
C. 低比重尿　　D. 脓尿
E. 管型尿

5-156 下列休息指导中，正确的是
A. 正常活动　　B. 加强运动
C. 应增加活动量　　D. 卧床休息

(5-157～5-158 共用题干)

病人，女性，27岁。因急性上呼吸道感染后出现尿频、尿急、尿痛而入院。

5-157 下列哪项尿液检查有助于诊断
A. 尿量　　B. 尿蛋白
C. 尿比重　　D. 尿液酸碱度
E. 尿镜检细胞数

5-158 若尿液检查异常，考虑病人可能患了
A. 急性肾盂肾炎
B. 慢性肾盂肾炎
C. 急性肾小球肾炎
D. 慢性肾小球肾炎
E. 慢性肾功能不全

(5-159～5-161 共用题干)

病人，女性，28岁。近2周工作忙、加班多、睡眠少、就餐不规律，3天前来月经，昨天起出现尿频、尿急、尿痛症状，今晨症状加重，并出现血尿，来医院就诊。检查后医生诊断为尿路感染。

5-159 该病人存在尿路感染的易感因素是
A. 尿路梗阻
B. 睡眠不足
C. 血糖不稳定
D. 身体抵抗力降低
E. 尿道黏膜损伤

5-160 尿路感染最常见的致病菌是
A. 大肠埃希菌　　B. 大肠杆菌
C. 葡萄球菌　　D. 粪链球菌
E. 变形杆菌

5-161 尿路感染最常见的感染途径是
A. 直接感染　　B. 淋巴感染
C. 血行感染　　D. 上行感染
E. 间接感染

(5-162～5-164 共用题干)

病人，女性，29岁。劳累后高热39.8℃伴尿频、尿急、尿痛来院就诊。尿常规：红细胞(＋＋)，白细胞(＋＋＋)。镜下可见白细胞管型。

5-162 该病人最可能的诊断为
A. 急性膀胱炎
B. 急性肾盂肾炎
C. 急性尿道炎
D. 急性肾炎
E. 膀胱结石

5-163 为进一步明确诊断，医嘱留取清洁中段尿做细菌培养和菌落计数。确诊急性肾盂肾炎菌落计数需达到
A. 10^3/ml　　B. 10^5/ml
C. 10^7/ml　　D. 10^9/ml
E. 10^{11}/ml

5-164 对肾盂肾炎病人进行健康教育，不妥的做法是
A. 鼓励多饮水、勤排尿
B. 坚持锻炼，提高机体免疫力
C. 按医嘱服药，定期检查尿常规
D. 急性期治愈后用低剂量抑菌药物预防
E. 注意个人清洁卫生

(5-165～5-167 共用题干)

病人，女性，55 岁。有糖尿病病史 16 年，因食欲缺乏、乏力、胸闷、气促、尿少 2 周，呕吐 2 小时急诊入院。体格检查：血压 180/120 mmHg，呼吸 21 次/分；口中有尿臭味，贫血貌；双下肢水肿。实验室检查：血红细胞计数 3.1×10^{12}/L，血红蛋白 79 g/L，尿蛋白（＋＋＋）；空腹血糖 4.54 mmol/L，血钾 3.23 mmol/L。

5-165 该病人目前可能发生了
A. 呼吸衰竭
B. 肾病综合征
C. 慢性肾衰竭
D. 急性肾小球肾炎
E. 低血糖

5-166 若要进一步明确诊断，还需做下列哪项检查
A. 血肌酐
B. 24 小时尿蛋白定量
C. 血钙
D. 血磷
E. 凝血功能

5-167 下列对该病人的饮食指导不正确的是
A. 限制蛋白质的摄入
B. 鼓励病人多食植物蛋白，如花生、豆类及其制品
C. 进食富含维生素 C 和 B 族维生素的食物
D. 烹调时使用醋、番茄汁等调料刺激食欲
E. 少量多餐

(5-168～5-170 共用题干)

病人，男性，20 岁。上呼吸道感染后 2 周出现少尿、水肿入院。体格检查：血压 173/105 mmHg，眼睑水肿明显。给予利尿、降压处理后，未见好转。两肺底可闻及细小湿啰音。尿蛋白（＋＋），红细胞 25 个/HP，血肌酐 720 μmol/L，二氧化碳结合力 18 mmol/L，血钾 6.5 mmol/L。

5-168 该病人患了
A. 急性肾炎
B. 急进性肾炎
C. 急进性高血压
D. 急性肾炎伴急性肾衰竭
E. 慢性肾衰竭

5-169 此时最佳的排钾措施是
A. 血液透析
B. 使用碱剂
C. 使用利尿剂
D. 使用钙盐
E. 腹膜透析

5-170 下列紧急治疗高血钾的措施不包括
A. 静脉注射 10％葡萄糖酸钙溶液
B. 静脉注射 5％碳酸氢钠溶液
C. 静脉注射 50％葡萄糖溶液＋胰岛素
D. 血液透析或腹膜透析
E. 静脉注射甘露醇溶液

(5-171～5-173 共用题干)

病人，女性，27 岁。患慢性肾盂肾炎 4 年。因头痛、头晕、食欲缺乏、乏力、水肿来院就诊，经检查确诊为慢性肾衰竭。情绪低落，整日以泪洗面，不吃不睡。

5-171 目前最主要的护理诊断是
A. 营养失调：低于机体需求量
B. 体液过多
C. 焦虑
D. 活动无耐力
E. 有感染的危险

5-172 此时最主要的护理措施是
A. 增加营养
B. 控制水的摄入

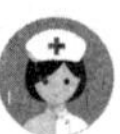

C. 注意休息
D. 心理护理
E. 遵医嘱给予抗菌药物治疗

5-173　健康教育中应说明当前的治疗关键是
A. 保持乐观情绪
B. 避免受凉受湿
C. 合理膳食
D. 防止或延缓肾功能进行性减退
E. 避孕

(5-174～5-176 共用题干)

病人，男性，28 岁。患高血压病，有蛋白尿、水肿多年。1 年前出现恶心、呕吐，查血肌酐 220 μmol/L。B 超检查示双肾缩小，近 2 周恶心、呕吐加重。测血压 190/105 mmHg。

5-174　该病人肾功损害最可能的原因是
A. 急性肾炎　B. 慢性肾炎
C. 急进性肾炎　D. 多囊肾
E. 慢性肾间质肾炎

5-175　其临床表现不包括
A. 水肿
B. 高血压
C. 蛋白尿、血尿
D. 膀胱刺激症状
E. 肾功能减退

5-176　减轻该病人水肿、维持体液平衡的主要护理措施是
A. 测量尿比重，观察浓缩稀释功能
B. 每天测腹围，检查水肿消退情况
C. 监测病人的血浆蛋白、血脂
D. 重视卧床休息，增加肾血流量和尿量
E. 应用利尿剂，注意电解质的补充

A4 型单项选择题(5-177～5-202)

(5-177～5-182 共同题干)

病人，女性，48 岁。患 1 型糖尿病 16 年，近半年来常感乏力、头晕、食欲下降，排尿时有泡沫，双下肢凹陷性水肿。尿蛋白(+++)，血浆白蛋白 27 g/L，血清胆固醇及三酰甘油升高，肌酐清除率正常，血压 172/112 mmHg。

5-177　该病人可能的诊断为
A. 慢性肾小球肾炎
B. 急性肾小球肾炎
C. 肾盂肾炎
D. 慢性肾衰竭
E. 肾病综合征

5-178　为明确诊断应查
A. 血尿素氮
B. 24 小时尿蛋白定量
C. 血常规
D. 尿常规
E. 尿细菌定量培养

5-179　护士提出以下护理诊断中不妥的是
A. 体液过多
B. 营养失调:低于机体需要量
C. 有感染的危险
D. 有皮肤完整性受损的危险
E. 水肿

5-180　护士给予病人的饮食指导中，不妥的是
A. 蛋白质摄入量应为正常入量即每天每千克体重 1.0 g
B. 应尽量摄入动物蛋白
C. 保证摄入的热量应为每天每千克体重不少于 126～147 kJ
D. 水肿时盐的摄入量＜3 g/d
E. 应多进食富含饱和脂肪酸的食物

5-181　护士对病人出院前的健康教育中对预防复发极为重要的一项指导是
A. 按时按量服药
B. 避免劳累和感染
C. 定期随访、复查
D. 增强抵抗力
E. 积极控制糖尿病

5-182　针对该病人的首选用药是
A. 硝苯地平　B. 糖皮质激素
C. 胰岛素　D. 卡托普利
E. 积极控制糖尿病

(5-183～5-186 共用题干)

病人，女性，32岁。因乏力、厌食2个月，剧烈呕吐1天入院，诊断为慢性肾衰竭(尿毒症期)，予以中心静脉置管行血液透析。

5-183 关于中心静脉留置导管的护理，下列措施不正确的是
A. 保持置管局部皮肤清洁
B. 观察置管部位的皮肤有无红、肿
C. 指导病人避免剧烈活动以免导管脱出
D. 指导病人避免导管出口处淋湿
E. 使用此中心静脉导管补液

5-184 病人在血液透析过程中，下列措施不正确的是
A. 透析开始时血流速度宜慢并逐渐加快
B. 每小时观察、记录生命体征
C. 询问病人是否口渴
D. 观察病人有无面色苍白、出冷汗
E. 观察有无出血现象

5-185 护士对该病人进行饮食指导，下列不正确的是
A. 多食鸡蛋、牛奶、鱼肉等优质蛋白
B. 每天饮水量约为前1天尿量加500 ml
C. 低盐饮食
D. 选择维生素C、B族维生素丰富的食物
E. 多吃香蕉

5-186 血液透析快结束时，病人出现左侧腓肠肌痉挛性疼痛，处理措施为
A. 降低超滤速度
B. 吸氧
C. 抬高疼痛肢体
D. 改用低钠透析
E. 立即终止透析

(5-187～5-190 共用题干)

病人，女性，28岁。近日来发热，腰痛伴尿急、尿频、尿痛。查尿白细胞25个/HP。

5-187 考虑可能是
A. 急性肾炎　B. 慢性肾炎
C. 泌尿系统感染　D. 急进性肾炎
E. 肾病综合征

5-188 本病的病因是
A. 免疫缺陷　B. 细菌感染
C. 遗传因素　D. 过敏
E. 营养过剩

5-189 多饮水的目的是
A. 降低体温　B. 缓解尿频
C. 营养需要　D. 冲洗尿路
E. 治疗腰痛

5-190* 如何预防
A. 保持会阴部清洁　B. 规律锻炼
C. 加强营养　D. 常服抗生素
E. 戒烟酒

(5-191～5-194 共用题干)

病人，女性，29岁。孕6个月余。今天晨起突发畏寒、发热，测体温39.5℃，伴疲乏无力，恶心、呕吐，下腹部不适，排尿时有烧灼感。门诊查血常规示白细胞和中性粒细胞计数均升高，尿常规见白细胞管型。体格检查肾区叩击痛(+)。

5-191 该病人可能的诊断为
A. 慢性肾炎　B. 下尿路梗阻
C. 肾盂肾炎　D. 肾小球肾炎
E. 肾病综合征

5-192 该病人发病的易感因素是
A. 感染使机体抵抗力降低
B. 可能有泌尿系统局部的损伤
C. 可能发生了尿路梗阻
D. 女性且处于妊娠期内分泌发生改变易发病
E. 年龄因素

5-193 该病人尿常规检查结果对诊断最有意义的是
A. 蛋白(+)
B. 红细胞>3个/HP
C. 尿液浑浊

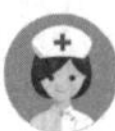

D. 白细胞管型
E. 白细胞＞5 个/HP

5－194　指导病人采集尿培养标本下列正确的是
A. 留取标本前用消毒剂清洗外阴
B. 留取中段尿于清洁容器内
C. 取清晨第 1 次尿可提高检验阳性率
D. 留取标本前要多饮水
E. 如使用抗生素要停药 2 天后留尿

(5－195～5－199 共用题干)

病人，女性，35 岁。尿频、尿急、尿痛 5 天。体格检查：体温 39.5℃，左肾区叩击痛(＋)。尿常规：尿蛋白(＋＋)，白细胞满视野，红细胞 5～10 个/HP。

5－195　首先应给予下列哪种处理
A. 做中段尿细菌培养后立即给予抗革兰阴性杆菌药物
B. 立即给予抗革兰阴性杆菌药物
C. 立即做中段尿细菌培养，待报告结果后再处理
D. 做肾脏 B 超和肾功能检查
E. 先给予抗革兰阳性球菌药物

5－196　最可能的诊断是
A. 尿道综合征
B. 急性膀胱炎
C. 急性间质性肾炎
D. 慢性间质性肾炎
E. 急性肾盂肾炎

5－197　此时抗生素治疗方案应是
A. 单剂疗法　　B. 3 日疗法
C. 低剂量抑菌疗法 D. 2 周治疗
E. 系统联合用药

5－198　假设病人在 20 天前有类似发作，中段尿细菌培养为变形杆菌，细菌计数＞10^5 个/ml。本次培养结果尚未报告，那么应考虑的诊断是
A. 重新感染
B. 复发
C. 慢性肾盂肾炎
D. 慢性间质性肾炎
E. 急性膀胱炎

5－199*　假设本次中段尿培养结果为大肠杆菌生长，细菌计数＞10^5 个/ml，此时应考虑
A. 慢性肾盂肾炎　B. 复发
C. 慢性间质性肾炎 D. 重新感染
E. 慢性膀胱炎

(5－200～5－202 共用题干)

病人，男性，27 岁。入院前 1 天突然出现全身抽搐 1 次，时间约 2 分钟，继之出现昏迷。体格检查：血压 180/108 mmHg；心率 62 次/分，心前区可闻及心包摩擦音；巴宾斯基征(－)。实验室检查：血红蛋白 52 g/L，尿蛋白(＋＋)，血钾 6.5 mmol/L，血钠 132 mmol/L，血钙 1.3 mmol/L，血磷 3.4 mmol/L，二氧化碳结合力 9 mmol/L。心电图检查示Ⅱ度一型房室传导阻滞。

5－200　根据上述临床表现，下列哪种诊断可能
A. 高血压脑病
B. 低钙血症抽搐
C. 脑卒中
D. 尿毒症脑病
E. Adams-Stokes 综合征

5－201　为确诊应立即做下列哪种检查
A. 头颅 CT
B. 骨髓穿刺
C. 脑脊液检查
D. 肾功能检查
E. 24 小时动态心电图

5－202　当病人再次出现抽搐时，应立即采取的治疗措施是
A. 静脉滴注硝普钠
B. 静脉推注 5%葡萄糖酸钙溶液
C. 静脉推注 25%甘露醇溶液
D. 静脉推注地西泮(安定)
E. 静脉推注肾上腺素

名词解释题(5-203～5-215)

5-203 尿路感染
5-204 夜尿增多
5-205 蛋白尿
5-206 肾病综合征
5-207 肾盂肾炎
5-208 无症状性菌尿
5-209 血液透析
5-210 优质蛋白质
5-211 肾性骨病
5-212 尿路刺激征
5-213 急性肾衰竭
5-214 慢性肾衰竭
5-215 腹膜透析

简述问答题(5-216～5-236)

5-216 简述肾脏的生理功能。

5-217 简述肾性水肿发生机制及写出两个主要护理诊断。

5-218 简述肾性高血压发生机制。

5-219 慢性肾炎病人"潜在感染"的相关因素有哪些？为预防感染应采取哪些护理措施？

5-220 对慢性肾炎病人应如何进行休息和饮食指导？

5-221 简述对肾病综合征病人进行皮肤护理的内容。

5-222 简述慢性肾衰竭时酸碱平衡失调的类型及临床特点，纠正方法以及纠正过程中可能出现的问题。

5-223 尿毒症病人为什么在纠正酸中毒后容易发生低钙性抽搐？

5-224 尿毒症病人有哪些心血管系统表现？

5-225 为什么尿毒症病人应避免高蛋白、高磷饮食？

5-226 慢性肾衰竭病人肾性贫血的原因是什么？

5-227 简述慢性肾衰竭病人肾性骨病的常见表现、形成原因和治疗措施。

5-228 何谓尿毒症性皮炎？如何进行皮肤护理？

5-229 简述慢性肾衰竭病人增进食欲的护理措施及健康教育。

5-230 尿路刺激征的护理措施有哪些？

5-231 简述慢性肾衰竭病人的健康指导。

5-232 简述尿细菌定量培养注意事项。

5-233 血液透析的并发症是什么？

5-234 简述清洁中段尿培养标本采集注意事项。

5-235 简述肾盂肾炎病人的健康教育内容。

5-236 简述慢性肾衰竭病人的饮食指导。

综合应用题(5-237～5-240)

5-237 病人，女性，26 岁。面部水肿，镜下血尿和蛋白尿 2 年，1 个月来由于食欲下降，未按医生规定限盐，饮水又偏多，1 周来发现水肿加重，伴尿少，每天尿量 1 000 ml 左右。

体格检查：血压 140/100 mmHg；面色苍白，眼睑、颜面水肿；心、肺、腹未见异常，双下肢明显凹陷性水肿。

实验室及其他检查：尿蛋白(+++)，尿红细胞 20 个/HP，血红蛋白 70 g/L，肌酐清除率 15 ml/min，血尿素氮 21 mmol/L，血肌酐 450 μmol/L。

请解答：

(1) 最可能的医疗诊断是什么？

(2) 列出 1 个最主要的护理诊断、护理目标。

(3) 写出护理措施中饮食护理、病情观察及病因指导 3 项内容。

5-238 病人，女性，38 岁。突然寒战、高热，伴腰痛、尿频、尿急、尿痛。

体格检查：体温 40℃；肾区压痛及叩击痛(+)。

实验室检查：尿蛋白(+)，镜下白细胞成堆，白细胞管型可见；肾功能正常；中段尿培养

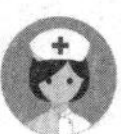

有大肠埃希菌，菌落计数>10^8/ml。

请解答：

(1) 列出医疗诊断。

(2) 列出2个主要护理诊断及护理措施。

5-239　病人，男性，22岁。近1个月头晕、乏力、腰痛不适。体格检查：双下肢凹陷性水肿。

实验室检查：尿蛋白(++++)，红细胞0～2个/HP，血浆白蛋白22 g/L，总胆固醇7.3 mmol/L，血尿素氮及肌酐正常。

请解答：

(1) 列出可能的医疗诊断。还需要做哪些检查以确诊？

(2) 该病人易发生哪些并发症？护士应如何帮助病人预防？

(3) 应用糖皮质激素有哪些作用？应告知病人哪些用药护理常识？

5-240　病人，女性，50岁。8年前体检时偶然发现蛋白尿，诊断为慢性肾小球肾炎，近2周食欲缺乏、恶心、呕吐，前来就诊。体格检查：体温36℃，血压142/92 mmHg；贫血貌；心肺(—)；双下肢轻度水肿。

实验室检查：血红蛋白70 g/L，尿蛋白(++)，尿比重1.010，内生肌酐清除率25 ml/min，血肌酐415 μmol/L，尿素氮21 mmol/L。

请解答：

(1) 可能的医疗诊断是什么？属哪一期？

(2) 请列举4个护理诊断。

(3) 如何进行饮食指导？

答案与解析

选择题

A1型单项选择题

5-1	D	5-2	B	5-3	C	5-4	B
5-5	E	5-6	E	5-7	B	5-8	D
5-9	C	5-10	E	5-11	B	5-12	D
5-13	E	5-14	E	5-15	B	5-16	D
5-17	C	5-18	B	5-19	C	5-20	D
5-21	B	5-22	D	5-23	B	5-24	B
5-25	D	5-26	A	5-27	B	5-28	D
5-29	D	5-30	D	5-31	B	5-32	E
5-33	B	5-34	D	5-35	E	5-36	C
5-37	E	5-38	C	5-39	D	5-40	A
5-41	B	5-42	C	5-43	B	5-44	B
5-45	E	5-46	B	5-47	C	5-48	D
5-49	E	5-50	A	5-51	E	5-52	E
5-53	C	5-54	D	5-55	C	5-56	C
5-57	C	5-58	D	5-59	E	5-60	D
5-61	E	5-62	B	5-63	C	5-64	C
5-65	D	5-66	A	5-67	B	5-68	E
5-69	E	5-70	D	5-71	A	5-72	A
5-73	B	5-74	D	5-75	D	5-76	C
5-77	B	5-78	E				

A2型单项选择题

5-79	E	5-80	B	5-81	A	5-82	C
5-83	E	5-84	B	5-85	E	5-86	B
5-87	D	5-88	B	5-89	B	5-90	A
5-91	B	5-92	A	5-93	E	5-94	E
5-95	D	5-96	B	5-97	C	5-98	B
5-99	A	5-100	A	5-101	C	5-102	A
5-103	E	5-104	A	5-105	C	5-106	B
5-107	C	5-108	A	5-109	B	5-110	D
5-111	E	5-112	D	5-113	A	5-114	C
5-115	E	5-116	C	5-117	A	5-118	D
5-119	D	5-120	A	5-121	E	5-122	C
5-123	D	5-124	E	5-125	C	5-126	E
5-127	B	5-128	C	5-129	B	5-130	E
5-131	A	5-132	C	5-133	B	5-134	E
5-135	A	5-136	E	5-137	A	5-138	E
5-139	A	5-140	B	5-141	B	5-142	A
5-143	A	5-144	E	5-145	C	5-146	C

5－147 E 5－148 D

A3 型单项选择题

5－149 C 5－150 B 5－151 D 5－152 E
5－153 B 5－154 B 5－155 A 5－156 D
5－157 E 5－158 A 5－159 D 5－160 B
5－161 D 5－162 B 5－163 B 5－164 D
5－165 C 5－166 A 5－167 B 5－168 D
5－169 A 5－170 E 5－171 C 5－172 D
5－173 D 5－174 B 5－175 D 5－176 E

A4 型单项选择题

5－177 E 5－178 B 5－179 E 5－180 E
5－181 B 5－182 B 5－183 E 5－184 C
5－185 E 5－186 A 5－187 C 5－188 B
5－178 D 5－190 A 5－191 C 5－192 D
5－193 D 5－194 C 5－195 A 5－196 E
5－197 D 5－198 B 5－199 D 5－200 D
5－201 D 5－202 D

部分选择题解析

5－15 **解析：**考核肾性水肿的护理要点。不正确原因是不分病情一律给低蛋白。因为如无氮质血症可给予高蛋白；如有氮质血症则应给高生物效价低蛋白。

5－38 **解析：**考核尿异常的判断。正常人尿中可以出现透明管型，肾小球肾炎可见红细胞管型，白细胞管型对肾盂肾炎诊断有重要价值，蜡样管型常见于肾小球肾炎，脂肪管型常见于肾病综合征。

5－43 **解析：**考核尿路感染的因素。尿道器械的使用，不但会将细菌带入尿道，而且会损伤尿道黏膜，引起尿路感染。一次导尿后，尿路感染的发生率为1%～3%，导尿管留置3天以上，尿路感染的发生率在90%以上。

5－45 **解析：**考核尿路感染的治疗原则。急性肾盂肾炎使用抗生素治疗至症状完全消失，尿检阴性后再用药3～5天。

5－66 **解析：**考核尿毒症的临床表现。食欲缺乏、腹部不适是最早、最常出现的症状。此外，病人多有恶心、呕吐、呃逆、腹泻、消化道出血、口腔尿臭味等。

5－81 **解析：**考核慢性肾小球肾炎的治疗原则。慢性肾小球肾炎急性发作的症状包括水肿和高血压，故最佳的措施为利尿剂消肿降压，利尿后高血压控制不佳时可加用降压药。

5－84 **解析：**考核慢性肾炎的健康教育内容。因高蛋白饮食使肾小球血流灌注量增加，促进肾小球硬化，引起肾小球功能逐渐恶化。

5－87 **解析：**考核慢性肾小球肾炎的病因。慢性肾炎的致病原因不明确，仅少数病人由急性肾炎迁延不愈转变而来，大多数病人隐匿起病，肝炎病毒感染可能与慢性肾炎的发病有一定的关系。发病的起始因素是免疫介导炎症，多数病例肾小球内有免疫复合物沉积。

5－88 **解析：**考核急性肾小球肾炎的护理措施。症状明显者起病4～6周内卧床休息，至水肿消退、血压正常、肉眼血尿消失，可在室内轻度活动。

5－89 **解析：**考核慢性肾小球肾炎的护理措施。观察尿液改变和肾功能减退程度：①注意有无尿毒症早期征象，如头痛、嗜睡、食欲缺乏、恶心、呕吐、尿少和出血倾向等；②注意有无心脏损害的征象；③观察尿量，水肿程度有无加重；④监测肾功能和水电解质、酸碱平衡有无异常；⑤给予优质低蛋白，低磷饮食，明显水肿和高血压者限制水、钠摄入。E选项不正确。

5－90 **解析：**考核慢性肾小球肾炎的护理措施。①尽量减少病区探访人次，指导病人少去公共场所等人多聚集的地方，防止交叉感染。②定期测量病人体重，注意其变化和水肿消长情况。观察并记录生命体征尤其是血压的变化。记录24小时出入液量，监测尿量变化。③定期测量血浆清蛋白、血红蛋白等指标反映机体营养状态。密切监测肾功能，监测生命体征，注意有无体温升高。④给予优质低蛋白、低磷饮食，明显水肿和高血压者限制水、钠摄入。病人未发生感染，不必立即给予抗生素静脉滴注。

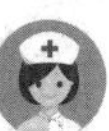

5-91 解析:考核慢性肾小球肾炎的饮食护理。蛋白质的摄入量每天每千克体重 0.6～0.8 g，其中 60%以上为优质蛋白质。

5-92 解析:考核慢性肾小球肾炎的健康教育。①降压:高血压是加速肾小球硬化,促使肾功能恶化的重要因素,因此应积极控制高血压。②限制食物中蛋白质及磷的摄入量:氮质血症病人应予优质低蛋白、低磷饮食,低蛋白、低磷饮食可减轻肾小球内高压、高灌注及高滤过状态,延缓肾小球的硬化。同时应限盐。③避免加重肾损害的因素,如感染、劳累、妊娠、血压增高、应用肾毒性药物(如氨基糖苷类抗生素等)。

5-93 解析:考核急性肾小球肾炎的病因。急性肾小球肾炎常简称急性肾炎,临床上绝大多数属急性链球菌感染后肾小球肾炎,是由 β 溶血性链球菌 A 组感染引起,在 β 溶血性链球菌 A 组中,由呼吸道感染所致肾炎的菌株以 12 型为主。

5-94 解析:考核慢性肾小球肾炎的护理措施。卧床可增加肾血流量,使尿量增加,延缓肾功能损害。

5-95 解析:考察肾性水肿病人的护理措施。肾性水肿病人钠盐限制在 3 g/d 以内,包括含钠食物及饮料。

5-97 解析:考核急性肾小球肾炎的护理措施。急性肾小球肾炎应给予高糖、高维生素、适量蛋白质和脂肪的低盐饮食。急性期 1～2 周内,应控制钠的摄入,每天 1～2 g,水肿消退后每天 3～5 g;水肿严重、尿少、氮质血症者,应限制水及蛋白质的摄入。水肿消退、血压恢复正常后,逐渐由低盐饮食过渡到普通饮食。

5-98 解析:考核急性肾小球肾炎的临床表现。高血压脑病表现为血压急剧升高,表现为剧烈头痛、呕吐、复视或一过性失明,可突发惊厥、昏迷。病人可能并发了高血压脑病。

5-99 解析:考核慢性肾小球肾炎的临床表现。慢性肾小球肾炎以水肿、高血压、蛋白尿、血尿及肾功能损害为基本表现。所以尿液检查结果中必然出现蛋白尿及尿蛋白(+～+++)。

5-100 解析:考核肾病综合征的临床表现。最常见的是水肿,多从下肢开始,呈凹陷性、对称性。严重时出现腹水及双侧胸腔积液,伴有尿量减少。

5-102 解析:考核肾病综合征的治疗原则。首选糖皮质激素。

5-103 解析:考核肾病综合征的健康教育。学会每天用浓缩晨尿自测尿蛋白,此为疾病活动的可靠指标。遵医嘱用药,勿自行减量或停用,了解药物的常见不良反应。

5-104 解析:考核肾病综合征的辅助检查。尿常规检查示大量蛋白尿,24 小时尿蛋白>3.5 g,尿沉渣常见颗粒管型及红细胞。

5-105 解析:考核肾病综合征的临床表现。肾病综合征常见并发症:①感染是主要并发症,常发生呼吸道、泌尿道、皮肤感染;②血栓及栓塞,多数肾病综合征病人血液呈高凝状态,常可自发形成血栓,多见于肾静脉、下肢静脉;③动脉粥样硬化,长期高脂血症易引起动脉粥样硬化、冠心病等心血管并发症;④急性肾衰竭。

5-106 解析:考核肾病综合征的辅助检查。肾病综合征病人由于肾小球滤过膜对血浆蛋白,尤其是白蛋白的通透性增加,致使大量白蛋白自尿中丢失,从而导致血浆白蛋白明显低于正常。低蛋白血症指血浆白蛋白低于 30 g/L。

5-107 解析:考核肾病综合征的护理措施。肾病综合征一般病人可适当的休息和活动,以减轻肾脏负担。严重水肿、体腔积液时需卧床休息。

5-108 解析:考核肾病综合征的护理措施。肾病综合征病人饮食:①蛋白质为正常量的高生物效价的优质蛋白;②供给的热量要充足;③水肿时低盐饮食,钠的摄入量不超过 3 g/d;④水的摄入量应根据病情而定,高度水肿而尿量少者应严格控制入量,准确记录出入量;⑤及时补充各种维生素及微量元素。

5-109 解析:考核肾病综合征的病因。原发性肾病综合征是指原发于肾小球本身的病变。如各种肾小球肾炎等。

5-110 **解析:**考核肾病综合征的临床表现。水肿往往是肾病综合征病人最明显的体征。严重水肿的病人还可出现胸腔、腹腔、心包腔积液。低蛋白血症导致血浆浆胶体渗透压下降,使水分从血管腔内进入组织间隙,是病人出现水肿的主要原因。

5-111 **解析:**考核肾病综合征的辅助检查。肾病综合征病人尿常规检查示大量蛋白尿,肌酐清除率可正常或降低,血尿素氮、肌酐可正常或升高。血清胆固醇及三酰甘油可升高。

5-112 **解析:**考核肾病综合征的病因和临床表现。病人可能为肾病综合征,低白蛋白血症使血浆胶体渗透压减低,水分外渗,导致水肿。

5-124 **解析:**考核慢性肾衰竭的治疗原则。慢性肾衰竭病人手足抽搐系低钙血症造成,在纠正酸中毒过程中同时补钙,防止低钙引起的手足抽搐。

5-126 **解析:**考核慢性肾衰竭的护理措施。慢性肾衰竭病人的饮食应给予高维生素、高热量、优质低蛋白、低磷、高钙饮食,主食最好用小麦淀粉制作。

5-128 **解析:**考核慢性肾衰竭导致贫血的原因。慢性肾衰竭导致贫血的原因有促红细胞生成素减少(最重要的原因)、骨髓受到抑制、红细胞寿命缩短等。重组人促红细胞生成素是治疗肾性贫血的特效药物。

5-141 **解析:**考核肾衰竭的护理措施。肾衰竭病人禁用库存血,因库存血中红细胞破坏过多,钾离子和血红蛋白释放,加重肾衰竭的少尿和高钾血症。

5-148 **解析:**考核慢性肾衰竭的治疗原则。优质低蛋白、低磷饮食可通过降低肾小球高压力、高灌注和高滤过,延缓肾小球硬化和肾功能减退。

5-149 **解析:**考核慢性肾小球肾炎的临床表现。慢性肾小球肾炎以水肿、高血压、蛋白尿、血尿及肾功能损害为基本表现。病人水肿、高血压、蛋白尿、血尿,考虑为慢性肾小球肾炎。

5-150 **解析:**考核慢性肾小球肾炎的病因。发病的起始因素是免疫介导炎症,多数病例肾小球内有免疫复合物沉积。

5-151 **解析:**考核慢性肾小球肾炎的病因。发病的起始因素是免疫介导炎症,多数病例肾小球内有免疫复合物沉积。

5-152 **解析:**考核肾病综合征的临床表现。尿毒症初期表现为食欲缺乏、腹部不适,以后出现恶心、呕吐、呃逆、腹泻、消化道出血及口腔尿臭味。

5-153 **解析:**考核肾病综合征的护理措施。肾病综合征病人供给的热量要充足,不少于126～146 kJ/(kg·d)。

5-154 **解析:**考核肾病综合征的护理措施。肾病综合征病人急性期应卧床休息,卧床可增加肾血流量,使尿量增加。当病情缓解后,可逐渐增加活动量,以利于减少并发症的发生。对有高血压的病人,应限制活动量。

5-190 **解析:**考核急性肾盂肾炎的健康教育。泌尿系统感染多为上行感染,由于女性尿路较男性宽而短,且尿道口离肛门近易被细菌污染导致上行感染。故会阴部卫生对预防尿路感染非常重要。

5-199 **解析:**考核再感染与复发的鉴别诊断。复发是指原先的致病菌再次引起尿路感染,通常在停药1个月发生。再感染则是另外一种新的致病菌侵入尿路引起的感染。是否为同一种致病菌,可由尿细菌的种类和菌株来确定,而菌株可由尿细菌的血清型来鉴别。

名词解释题

5-203 尿路感染可分为上尿路感染和下尿路感染。上尿路感染主要是肾盂肾炎,下尿路感染是膀胱炎。两者临床表现有时极为相似,统称为尿路感染,主要是细菌感染,以女性多见。

5-204 夜尿增多是指夜间尿量超过白天尿量或夜尿持续>750 ml。

5-205 蛋白尿是指每天尿蛋白量持续超过150 mg。

5-206 肾病综合征为一组临床综合征,临床表

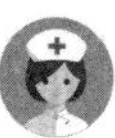

现为大量蛋白尿(24 小时尿蛋白＞3.5 g)、低蛋白血症(血浆白蛋白＜30 g/L)、常伴有高度水肿、高脂血症，是多种肾脏疾病的共同表现，不是一独立疾病。

5-207 肾盂肾炎是由细菌引起的肾盂肾盏和肾实质的感染性炎症，为尿路感染中重要临床类型。

5-208 无症状性菌尿是指有些慢性肾盂肾炎病人临床表现隐匿，仅有低热、倦怠，无尿路感染症状，但多次尿细菌培养均为阳性。

5-209 血液透析是利用半透膜的弥散作用，使两种不同浓度及性质的溶液发生物质交换，用来取代肾脏排泄废物的功能，故又称为人工肾脏。

5-210 优质蛋白质是指富含必需氨基酸的蛋白质，即高生物效价优质蛋白，如鸡蛋、牛奶和瘦肉等。

5-211 肾性骨病是指慢性肾衰竭引起肾性骨营养不良症，包括纤维性骨炎、尿毒症骨软化症(肾性佝偻病)、骨质疏松症及骨硬化症。

5-212 尿路刺激征表现为尿频、尿急、尿痛、排尿不尽感及下腹坠痛等。

5-213 急性肾衰竭是指由于各种原因引起的短期内(数小时或数天)肾功能急剧、进行性下降而出现的临床综合征。急性肾衰竭的临床表现为肾小球滤过率明显降低所致的氮质血症，以及肾小管吸收和排泄功能障碍引起的水、电解质和酸碱平衡失调。

5-214 慢性肾衰竭是各种慢性肾脏疾病的晚期，为各种原发性和继发性慢性肾脏疾病持续发展的共同转归。由于肾功能进行性缓慢减退，最终出现以代谢产物潴留，水、电解质紊乱，酸碱平衡失调和全身各系统症状为主要表现的临床综合征。

5-215 腹膜透析是向病人腹腔内输入透析液，利用腹膜作为半透膜，将适量透析液引入腹腔并停留一段时间，是腹膜毛细血管内血液和腹膜透析液之间进行水和溶质交换的过程。

简述问答题

5-216 肾脏的主要生理功能是生成尿液，排出代谢废物、毒素和药物，以及吸收有用的物质，并调节水、渗透压、电解质及酸碱平衡，是维持人体内环境稳定的重要脏器。肾脏还具有内分泌功能，它能分泌多种激素，调节血压及水、盐代谢，促进红细胞生成和钙磷代谢。

5-217 肾性水肿发生机制分 3 方面。①球管失衡：是指肾小球滤过率下降，肾小管重吸收功能尚好(即滤出少，回吸收还多)，导致水钠潴留；②低蛋白血症：由于大量蛋白尿导致血浆蛋白减低，胶体渗透压降低致血液中液体流入组织间隙；③神经内分泌因素参与：如肾素-血管紧张素-醛固酮系统被激活，引起水钠潴留。

主要护理诊断：①液体过多，与水钠潴留有关；②有皮肤完整性受损的危险，与肾性水肿有关。

5-218 肾性高血压是指由肾脏病变引起的高血压，发生机制分为两部分：①容量依赖型高血压，占大部分，由于水钠潴留而发生；②肾素依赖型高血压，由于肾素-血管紧张素-醛固酮系统被激活，导致全身血管收缩导致血压升高。

5-219 慢性肾炎病人易并发感染，其有关因素为：①机体免疫功能低下；②营养不良和低蛋白血症；③全身衰竭；④应用免疫抑制剂等。

预防感染的护理措施有：①加强环境防护，如保持室内清洁和通风，每天紫外线消毒或喷雾消毒；②加强个人卫生，包括保持皮肤清洁，勤换内衣，保持口腔清洁，注意保暖，在气候多变或感冒流行时，避免去人群密集场所，外出戴口罩；③加强体质锻炼，病情稳定者可参加打太极拳运动等；④穿刺、插管等操作注意无菌和消毒。

5-220 休息指导：有明显水肿、大量蛋白尿、血尿、高血压或急性发作期病人应卧床休息，并创造安静舒适的环境，帮助病人减轻思想负担和焦虑，安心休息；无明显水肿、高血压、血尿、尿蛋白及肾功能轻度减退者，亦应增加卧床时间，避免过劳、受凉、防止呼吸道感染。

饮食指导：尽早采用优质（富含必需氨基酸）低蛋白（每天 0.6 g/kg 体重）、低磷饮食，可减轻健存肾单位的滤过率，使肾功能变化处于相对稳定状态；饮食中增加糖的摄入，保证足够热量，以减少自体蛋白质分解；如有水肿或高血压则应限制钠盐摄入。

5－221 肾病综合征病人的皮肤护理措施包括：①使用便器应抬高臀部，不可拖拉，以防损伤皮肤；②高度水肿病人可用气垫床，床单要保持平整、干燥；③督促或帮助病人经常更换体位；④每天用温水擦洗皮肤，衣着宽大柔软；⑤勤换内衣裤，每天会阴冲洗 1 次；⑥有阴囊水肿时可用提睾带将阴囊提起，以免磨擦破溃。

5－222 慢性肾衰竭酸碱平衡失调的类型是临床代谢性酸中毒。特点是疲乏软弱、感觉迟钝、呼吸深大。纠正方法：应用碳酸氢钠，轻者口服，重者静脉补碱。可能出现问题：低血钙，手足抽搐，可给葡萄糖酸钙溶液缓慢静脉注射。

5－223 在通常情况下，尿毒症病人虽然血钙降低，但在酸中毒时，血浆中钙离子比例较高，游离钙的浓度尚可接近正常水平，故未出现低钙性抽搐。但在补碱纠正酸中毒后，游离钙减少，则出现低钙性抽搐。

5－224 尿毒症病人心血管系统主要表现：①高血压，头痛、乏力、恶心，长期高血压可出现左心扩大、动脉硬化、心肌损害、高血压脑病等表现；②充血性心力衰竭，气急，不能平卧，肺部啰音，水肿，颈静脉充盈，肝大和疼痛，肝颈静脉返流征阳性；③心肌炎，心前区疼痛，心包摩擦音，心包填塞等表现；④心律失常。

5－225 高蛋白、高磷饮食常可使慢性肾衰竭进展加快。①高蛋白饮食可加重蛋白质代谢失调和氮质血症，而大多数尿毒症症状与氮质血症有关；可使慢性肾衰竭病人肾小球滤过率增加，促进病人肾小球高滤过状况加重及肾小球硬化加快。②高磷血症是慢性肾衰竭的主要表现，是继发性甲状旁腺功能亢进的原因之一。

5－226 慢性肾衰竭病人肾性贫血的原因是：①肾功能不全使肾产生促红细胞生成素减少；②代谢产物抑制骨髓造血；③毒素使红细胞寿命缩短，破坏增加及溶血，铁、叶酸缺乏亦可引起贫血；④毒素使血小板功能异常，数量减少，常有出血现象。

5－227 慢性肾衰竭病人肾性骨病常见表现：纤维性骨炎、尿毒症骨软化症（肾性佝偻病）、骨质疏松症及骨硬化症，前两者易引起自发性骨折，病人可有骨酸痛、行走不便等。形成原因：由于缺乏活性维生素 D_3、继发性甲状旁腺功能亢进、营养不良等因素引起。治疗措施：可应用骨化三醇提高血钙，治疗骨软化症；甲状旁腺次全切除对纤维性骨炎、异位钙化有效。

5－228 病人尿素通过汗腺排出，在皮肤上凝成尿素霜，或因继发甲状旁腺功能亢进，钙沉积于皮肤刺激局部产生瘙痒，称之为尿毒症性皮炎。皮炎使病人瘙痒不适，并影响睡眠，且抓破皮肤后极易感染，故应勤用温水擦洗，保持皮肤清洁，忌用肥皂和乙醇。勤换衣裤、被单。对有严重水肿病人，尤其注意保护皮肤，经常更换卧姿，按摩受压部位，预防压疮。

5－229 慢性肾衰竭增进食欲的措施：①向病人及家属说明烹饪时可用醋、蒜、糖，以弥补低盐不足；②经常改变食品种类，可增加病人新鲜感；③向病人说明心情愉快有助进食；④注意少量多餐进食；⑤必要时按医嘱服用助消化药。

健康教育：①遵医护人员制定的饮食疗法；②定时用药或定期做透析；③慢性肾衰竭常见诱因是感染（肺部、泌尿道等）、劳累、应用肾毒性药物、外伤、手术等，应教育病人及家属避免诱因的重要性，若发生要及时治疗，以延缓肾衰竭。

5－230 尿路刺激征的护理措施：①保持身心两方面的休息，嘱病人于急性发作期间注意休息，心情尽量放松，指导病人从事一些感兴趣的活动，以分散病人对自身不适的注意力，减轻病人的焦虑。各项操作宜集中进行，尽量少干扰病

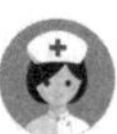

人。②水分的摄入，在无禁忌证的情形下，应嘱病人尽量多饮水、勤排尿。③皮肤黏膜的清洁，指导病人做好个人卫生，女病人月经期间增加外阴清洁次数，教会病人正确清洁外阴部的方法。④疼痛护理，指导病人进行膀胱区热敷或按摩，对高热、头痛及腰痛者给予退热镇痛剂。⑤用药护理，遵医嘱使用抗生素，注意观察药物的治疗反应及有无出现副作用，嘱病人按时按量、按疗程服药，勿随意停药。口服碳酸氢钠可碱化尿液。此外，尿路刺激征明显者可予以阿托品、溴丙胺太林(普鲁苯辛)等抗胆碱能药物对症治疗。

5-231 慢性肾衰竭病人的健康指导：①疾病知识指导，讲解疾病的基本知识，使其理解本病的预后虽然较差，但要坚持治疗，消除或避免加重病情的各种因素，可以延缓病情的发展，提高生活质量。指导家属参与护理，给病人以情感支持，保持稳定情绪。②合理饮食、维持营养，强调合理饮食的重要性，指导病人严格遵从饮食原则，尤其是蛋白质和水、钠的限制，保证足够的热量，有高钾血症时，应限制含钾高的食物。③维持出入液量的平衡，指导病人准确记录每天的尿量和体重，并根据病情合理控制水、钠的摄入，指导病人自我监测血压，每天定时测量。④预防感染，根据病情适当活动，以增强机体的抵抗力，但需避免过劳，做好防寒保暖，注意个人卫生，注意室内空气清新，指导病人监测体温的变化，及时发现感染征象并及时就诊。⑤治疗指导与定期随访，遵医嘱用药，避免使用肾毒性药物，不要自行用药，向病人解释有计划的保护前臂、肘等部位的大静脉，以备血透时使用。已有血透的注意保护动静脉瘘管，腹透病人要保护好腹透管道，定期复查肾功能、血清电解质等。

5-232 尿细菌定量培养注意事项：①在应用抗菌药之前或停用抗菌药5天之后，留取尿标本；②留取尿液时要严格无菌操作，充分清洁外阴包皮，消毒尿道口，再留取中段尿液，并在1小时内做细菌培养；③尿标本中勿混入消毒液，女性勿混入白带。

5-233 血液透析的并发症：①症状性低血压，是常见的并发症之一，病人可出现恶心、呕吐、胸闷、面色苍白、出汗、甚至一过性意识丧失；②失衡综合征，表现为头痛、恶心、呕吐、血压升高，重者抽搐、昏迷等；③致热原反应，表现为寒战、高热；④出血，表现为牙龈出血、鼻出血、消化道出血、甚至颅内出血；⑤其他，如过敏反应、心绞痛、心律失常、空气栓塞等。

5-234 清洁中段尿培养标本采集应注意：①尿标本应于抗菌药物使用前采集，如已用药，宜停药5天后采集；②采集尿标本前不宜饮水；③晨起时采集尿标本以保证尿液已在膀胱内停留6～8小时；④采集标本前清洁外阴部及尿道口，但不可用消毒剂；⑤标本采集好立即送检。

5-235 健康教育内容包括：①疾病知识，如病因、治疗护理措施等；②个人卫生防护方法，包括加强体质锻炼、按时服药、定期检查尿液，平时多饮水、勤排尿，搞好月经期、妊娠期卫生，提倡淋浴，避免劳累、便秘及不必要导尿；③如出现复发症状立即就医。

5-236 慢性肾衰竭病人的饮食指导：①宜进高热量，高维生素，高生物效价低蛋白(优质蛋白，如牛奶、鸡蛋、瘦肉、鱼等)，低磷饮食(不超过600 mg/d)；②控制水分和钠盐的摄入量，一般食盐摄入不超过6～8 g/d。有明显水肿、高血压者，食盐摄入2～4 g/d，重症病例更应严格限制；③主食采用小麦淀粉饮食(米、面中除去蛋白质)；④做透析疗法时食物中蛋白质和水分可适当增加；⑤低蛋白饮食时，注意补充钙、铁及维生素C、维生素B和维生素B_{12}等；⑥避免摄取含钾高的食物。

综合应用题

5-237 (1) 最可能的医疗诊断是慢性肾炎尿毒症。

(2) 护理诊断。体液过多：与水钠潴留有关。护理目标：①病人认识造成水肿原因和诱因，并会避免；②病人水肿减轻或消失。

（3）护理措施

1）饮食护理：限制水、盐及蛋白质的摄入。①水、盐摄入：病人尿量达 1 000 ml/d，适量限水，遵医嘱每天摄水量 1 000 ml，钠盐 1 g/d；②病人中度水肿，暂按每天每公斤体重 0.6 g 蛋白质，其中 60%以上为优质蛋白，同时保证充足的热量摄入，每天 126～147 kJ/kg。

2）病情观察：①询问病人有何不适，是否按规定进食，限水、盐；②观察眼睑、面部及下肢水肿程度及变化；③准确记录出入量，出量包括尿量、大便量、呕吐物的量；入量包括食物含水量、饮水量及输液量；④隔天测量体重，以观察水肿消长情况。

3）病因指导：向病人说明患慢性肾炎，肾功能受损，自动调节水、钠代谢的能力差，食水、盐过多可使病情加重，此次水肿加重与摄水、盐过多有关。嘱避免其他诱因，预防感染，避免过劳，坚持服降压药，用任何药物前一定经医生同意方可服用。

5-238（1）可能的医疗诊断是急性肾盂肾炎。

（2）护理诊断。①体温过高：与急性尿路感染有关；②疼痛：与尿路感染致尿痛、腰痛、肾区痛有关。

（3）护理措施：①高热护理，体温 40℃应进行物理降温，乙醇擦浴，冰袋放在大血管处，必要时可遵医嘱给予药物降温。②休息与饮食护理，卧床休息；多饮水，每天饮水量＞2 000 ml，尿量增多可冲刷尿路，减少炎性分泌物对膀胱刺激；食高蛋白、高维生素、清淡易消化饮食。③尿路刺激征、肾区痛护理，多饮水外，可分散病人注意力，如听音乐、做松弛术以助减轻症状，肾区痛多卧床休息，以减轻肾包膜牵拉。④药物护理，遵医嘱给予抗生素，注意观察药物不良反应，如口服喹诺酮类药物易发生胃肠道刺激症状（恶心、上腹不适），饭后服用可减轻。另外，嘱咐病人症状消失、尿检阴性后再服药 3～5 天，以防复发。

5-239（1）可能的医疗诊断是肾病综合征。尚需进行 24 小时尿蛋白定量测定，若其＞3.5 g，加上血浆白蛋白＜30 g/L 可确诊。

（2）易并发感染。常见呼吸道、泌尿系统及皮肤感染等。故应做好病人口腔、皮肤清洁，每天冲洗会阴一次，病室空气、地面要定期消毒；水肿处皮肤擦洗时要轻柔，以防破损。

（3）应用该药可通过抑制免疫和炎症，抑制醛固酮和抗利尿激素分泌，而达到减少蛋白尿和利尿消肿的作用。该药可引起库欣综合征，用药时应向病人解释，停药后可完全恢复原有体型；另外该药还易引起血糖、血压增高，消化道出血及感染，要定期监测血糖、血压、大便潜血、体温及白细胞计数等指标。

诊断肾病综合征的检查方法有多种，确诊主要依据应该是大量蛋白尿和低白蛋白血症。常见并发症是感染，因此要预防为主，其首选药是糖皮质激素，主要作用是抑制免疫和炎症反应。

5-240（1）可能的医疗诊断：慢性肾衰竭。属尿毒症期或慢性肾衰竭期。

（2）护理诊断。①体液过多：与水钠潴留、肾功能障碍、排泄减少有关；②营养失调：低于机体需要量，与长期食欲减退及胃肠道吸收不良有关；③有感染的危险：与免疫功能下降、贫血、营养失调等因素有关；④知识缺乏：缺乏相关的疾病知识。

（3）饮食指导：①高热量；②优质低蛋白质；③低钠；④低钾，当每天尿量大于 1 000 ml 时，无需限钾；⑤低磷；⑥维生素，补充水溶性维生素。

（万春华　孙　玮）

第六章

血液系统疾病病人的护理

选择题(6-1～6-228)

A1 型单项选择题(6-1～6-62)

6-1 成人的主要造血器官是
A. 肝　B. 脾
C. 淋巴结　D. 卵黄囊
E. 骨髓

6-2 红细胞进入血液循环后寿命为
A. 40 天　B. 60 天
C. 80 天　D. 100 天
E. 120 天

6-3 血液的组成不包括
A. 血浆
B. 白细胞
C. 红细胞
D. 造血干细胞
E. 血小板

6-4 下列有关血细胞功能的叙述不妥的是
A. 成熟红细胞可结合和输送氧气
B. 功能正常的中性粒细胞是人体的主要防御机制之一
C. 淋巴细胞经过胸腺作用后称为 T 淋巴细胞
D. B 淋巴细胞主要参与体液免疫
E. 功能正常的血小板是止血的重要基础

6-5 颅内出血的先兆症状是
A. 剧烈头痛、喷射性呕吐
B. 刷牙时经常牙龈出血
C. 鼻腔黏膜反复出血
D. 轻微外伤后出血不止
E. 大便潜血试验持续阳性

6-6 血液病预防感染的护理措施,下列哪项不妥
A. 病室定期紫外线消毒
B. 加强营养,提高机体抵抗力
C. 便后坐浴,以防肛周感染
D. 经常探视,给予心理支持
E. 定时洗澡、换衣、漱口

6-7 血液病病人的白细胞总数低于多少时需进行保护性隔离
A. $1.0\times10^9/L$
B. $1.5\times10^9/L$
C. $2.0\times10^9/L$
D. $2.5\times10^9/L$
E. $3.0\times10^9/L$

6-8* 对发热的血液系统疾病病人降温的护理措施,下列不妥的是
A. 给高蛋白、高热量、高维生素饮食
B. 体温超过 38.5℃可采用降温措施
C. 物理降温主要是乙醇擦浴
D. 每天液体入量在 3 000 ml 左右
E. 按医嘱小剂量药物降温

6-9 贫血的诊断标准是
A. 男性血红蛋白<160 g/L,女性血红蛋白<150 g/L
B. 男性血红蛋白<120 g/L,女性血红蛋白<110 g/L
C. 男性血红蛋白<90 g/L,女性血红蛋白<80 g/L

D. 男性血红蛋白<60 g/L,女性血红蛋白<50 g/L
E. 男性血红蛋白<30 g/L,女性血红蛋白<20 g/L

6-10 贫血按程度分,有轻、中、重、极重度4种,其中重度贫血是指
A. 血红蛋白<120 g/L
B. 血红蛋白<110 g/L
C. 血红蛋白<90 g/L
D. 血红蛋白<60 g/L
E. 血红蛋白<30 g/L

6-11 正常细胞性贫血临床上主要见于下列哪种贫血
A. 珠蛋白生成障碍性贫血
B. 缺铁性贫血
C. 巨幼细胞贫血
D. 再生障碍性贫血
E. 铁粒幼细胞性贫血

6-12 贫血时病人皮肤、黏膜苍白,较为可靠的检查部位是
A. 面颊皮肤及上腭黏膜
B. 手背皮肤及口腔黏膜
C. 耳郭皮肤及颈部皮肤
D. 胸部皮肤及腹部皮肤
E. 睑结膜、甲床、口唇

6-13 血液系统疾病最常见的症状是
A. 颅内出血　B. 贫血
C. 失眠　D. 感染
E. 口腔炎

6-14 贫血病人最突出的护理诊断是
A. 体温过高　B. 活动无耐力
C. 有感染的危险　D. 有损伤的危险
E. 皮肤黏膜完整性受损

6-15 成人缺铁性贫血最常见的病因是
A. 慢性胃炎　B. 慢性失血
C. 慢性感染　D. 妊娠、哺乳
E. 钩虫病

6-16 缺铁性贫血根据细胞形态学分类应属于
A. 大细胞高色素性贫血
B. 大细胞性贫血
C. 小细胞低色素性贫血
D. 小细胞高色素性贫血
E. 正常细胞性贫血

6-17 治疗缺铁性贫血的关键措施是
A. 营养疗法　B. 补充铁剂
C. 病因治疗　D. 中医中药治疗
E. 成分输血

6-18 下列口服铁剂的护理注意事项中正确的是
A. 宜大剂量长期服用
B. 可和牛奶或茶水同服
C. 饭前服用增加吸收
D. 告知病人粪便发黑即停药
E. 液体铁剂要用吸管

6-19 含铁量最少的食物是
A. 蛋黄　B. 牛奶
C. 豆类　D. 紫菜
E. 猪肝

6-20 缺乏叶酸和维生素 B_{12} 可引起
A. 缺铁性贫血
B. 溶血性贫血
C. 巨幼细胞贫血
D. 再生障碍性贫血
E. 急性失血性贫血

6-21 巨幼细胞贫血病人可出现
A. 毛舌　B. 牛肉舌
C. 草莓舌　D. 杨梅舌
E. 游走性舌炎(地图舌)

6-22 再生障碍性贫血的发病机制是
A. 红细胞数量和质量的改变
B. 脾功能亢进
C. 血细胞寿命缩短
D. 骨髓造血功能衰竭
E. 肝功能衰竭

6-23 急性再生障碍性贫血病人一般不出现
A. 进行性贫血　B. 继发感染
C. 出血倾向　D. 全血细胞减少

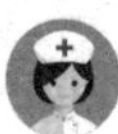

E. 肝、脾、淋巴结肿大

6-24 重型再生障碍性贫血病人的主要死亡原因

A. 肺部感染　　B. 颅内出血

C. 子宫出血　　D. 皮肤感染

E. 便血、血尿

6-25 慢性再生障碍性贫血病人首发和主要表现是

A. 感染　　B. 出血

C. 贫血　　D. 发热

E. 心悸

6-26 再生障碍性贫血病人需用丙酸睾酮注射治疗，正确的操作为

A. 深部缓慢分层注射

B. 抽药时避免振荡

C. 稀释后静脉注射

D. 每月注射1次

E. 注射局部冷敷

6-27 治疗慢性再生障碍性贫血病人的首选药物是

A. ATG　　B. ALG

C. 环孢素　　D. 雄激素

E. 酚磺乙胺

6-28 再生障碍性贫血病人出现高热，伴抽搐，最合适的降温措施是

A. 温水擦浴　　B. 乙醇擦浴

C. 冰水灌肠　　D. 口服退热剂

E. 头部及大血管处放置冰袋

6-29 急性溶血性贫血病人一般不会出现的临床表现是

A. 寒战、高热

B. 急性肝功能衰竭

C. 腰背及四肢酸痛

D. 头痛、呕吐、黄疸

E. 血红蛋白尿

6-30 不符合病理性血红蛋白减少的原因是

A. 造血原料不足

B. 造血功能障碍

C. 红细胞丢失过多

D. 各种原因导致的缺氧

E. 红细胞破坏过多

6-31 红细胞内部异常所致的溶血性贫血不包括

A. 遗传性球形细胞增多症

B. 自身免疫性溶血性贫血

C. 阵发性睡眠性血红蛋白尿

D. 异常血红蛋白病

E. 葡萄糖-6-磷酸脱氢酶(G6PD)缺乏症

6-32 特发性血小板减少性紫癜(ITP)最主要的发病机制是

A. 骨髓造血功能低下

B. 骨髓造血功能衰竭

C. 巨核细胞增多

D. 机体产生抗血小板抗体

E. 凝血和纤溶失衡

6-33 急性ITP的血小板计数常低于

A. $10\times10^9/L$

B. $20\times10^9/L$

C. $50\times10^9/L$

D. $60\times10^9/L$

E. $80\times10^9/L$

6-34 ITP的实验室检查正常的是

A. 凝血时间　　B. 血小板计数

C. 血块收缩时间　　D. 出血时间

E. 束臂试验

6-35 有关急性ITP的临床表现，正确的是

A. 多见于中老年人

B. 起病缓慢

C. 皮下出血多见于躯干

D. 痊愈后经常复发

E. 严重者可有内脏出血

6-36 慢性ITP女性病人的主要临床表现

A. 畏寒、发热　　B. 月经过多

C. 颅内出血　　D. 全血细胞减少

E. 轻度脾大

6-37 不符合急性ITP骨髓象表现的是

A. 骨髓巨核细胞数量轻度增加

B. 骨髓巨核细胞体积变小
C. 骨髓幼稚巨核细胞增加
D. 形成血小板的巨核细胞减少
E. 红系及粒-单核系异常

6-38 ITP病人最常用的护理诊断是
A. 组织完整性受损 B. 有感染的危险
C. 活动无耐力 D. 预感性悲哀
E. 潜在并发症-颅内出血

6-39 ITP护理体格检查主要可见
A. 贫血貌 B. 脾大
C. 皮肤发绀 D. 血压稍低
E. 皮肤黏膜出血点

6-40 慢性ITP病人不宜输血小板悬液的原因是为了避免
A. 引起溶血现象
B. 抑制血小板生成
C. 增加毛细血管脆性
D. 产生异种抗血小板抗体
E. 产生同种抗血小板抗体

6-41 治疗ITP的首选药物是
A. 止血剂
B. 免疫抑制剂
C. 血管保护剂
D. 大剂量丙种球蛋白
E. 肾上腺糖皮质激素

6-42 ITP病人应禁忌使用下列哪种药物
A. 环孢素 B. 长春新碱
C. 阿司匹林 D. 达那唑
E. 泼尼松

6-43 有关ITP的护理，下列哪项不妥
A. 眼底出血者警惕颅内出血
B. 避免粗硬食物，以免黏膜损伤
C. 不做易发生外伤的运动
D. 告知病人本病预后较差
E. 血小板计数在 50×10^9/L 以下，不要进行强体力活动

6-44 过敏性紫癜病人最常见的症状是
A. 血尿 B. 关节肿胀
C. 脐周腹痛 D. 蛋白尿
E. 皮肤紫癜

6-45 血友病主要可表现为
A. 感染 B. 出血
C. 贫血 D. 关节僵硬
E. 肌肉萎缩

6-46 防治血友病出血最重要的方法是
A. 应用抗纤溶剂
B. 压迫止血
C. 应用肾上腺糖皮质激素
D. 补充凝血因子
E. 1-去氨-8-D-精氨酸加压素(DDAVP)

6-47 诱发弥散性血管内凝血(DIC)最常见的病因是
A. 胎盘早剥 B. 恶性肿瘤
C. 严重创伤 D. 感染性疾病
E. 大面积烧伤

6-48 控制DIC最根本的治疗措施是
A. 抗凝疗法
B. 抗纤溶治疗
C. 抗血小板凝集药物
D. 去除诱因，治疗原发病
E. 补充凝血因子和血小板

6-49 可能引起白血病的药物是
A. 青霉素 B. 氯霉素
C. 红霉素 D. 头孢菌素
E. 阿奇霉素

6-50 下列有关白血病的描述不妥的是
A. 白血病是一类造血干细胞的恶性克隆性疾病
B. 白血病细胞分化停留在细胞发育的不同阶段
C. 正常造血功能受到抑制，部分病人有遗传倾向
D. 一般无肝、脾、淋巴结肿大
E. 骨髓象、外周血中均可见幼稚细胞

6-51 急性白血病的四大临床表现有
A. 贫血，出血，黄疸，白血病细胞浸润
B. 贫血，出血，感染，白血病细胞浸润

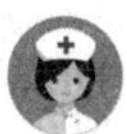

C. 贫血，发热，盗汗，白血病细胞浸润
D. 贫血，发热，血尿，白血病细胞浸润
E. 发热，出血，腹泻，白血病细胞浸润

6-52 急性白血病病人出现中枢神经系统白血病的主要原因是
A. 机体免疫功能低下
B. 多数化疗药不能通过血脑屏障
C. 化疗药毒性强，难以坚持治疗
D. 化疗药物剂量不足，疗程不够
E. 对化疗药产生耐药性

6-53 急性白血病引起感染的主要原因是
A. 人体免疫力降低
B. 成熟粒细胞缺乏
C. 病人免疫功能缺陷
D. 正常红细胞生成减少
E. 血小板功能异常

6-54 急性白血病引起出血的主要原因是
A. 血小板计数减少
B. 凝血因子减少
C. 无效红细胞生成
D. 白血病细胞浸润
E. 感染毒素对血管损伤

6-55 慢性淋巴细胞性白血病就诊的首发症状是
A. 疲乏　B. 消瘦
C. 低热　D. 食欲缺乏
E. 淋巴结肿大

6-56 区别急性与慢性白血病的主要依据是
A. 发病年龄
B. 病程长短
C. 症状程度
D. 白血病细胞的多少
E. 骨髓幼稚白细胞的成熟程度

6-57 急性白血病最常见的感染是
A. 肺炎　B. 肛周炎
C. 口腔炎　D. 败血症
E. 尿路感染

6-58 有关慢性白血病的叙述，下列哪项是错误的
A. 我国以慢性粒细胞白血病多见
B. 半数以上可急变
C. 由急性转化而来
D. 早期常无自觉症状
E. 多见于成人，起病缓慢

6-59 白血病的特异性体征为
A. 面色苍白　B. 肢体瘫痪
C. 皮肤淤点　D. 瞳孔大小不等
E. 胸骨下段压痛

6-60 急性白血病病人贫血的最重要原因是
A. 造血原料缺乏
B. 红细胞破坏增加
C. 皮肤黏膜出血增加
D. 产生红细胞抗体
E. 骨髓中红系增殖受白血病干扰

6-61 诊断急性白血病的最主要依据是
A. 发热
B. 白细胞计数总数升高
C. 胸骨压痛
D. 骨髓中原始细胞增多
E. 出血

6-62* 不会出现 Auer 小体的是
A. 急性淋巴细胞白血病
B. 急性早幼粒细胞白血病
C. 急性单核细胞白血病
D. 急性髓细胞白血病微分化型
E. 急性髓细胞白血病未分化型

A2 型单项选择题(6-63～6-164)

6-63* 病人，女性，24 岁。妊娠 24 周，近来头晕、乏力显著，面色苍白，来院就诊。实验室检查发现：血红蛋白 70 g/L，白细胞计数 5.6×10^9/L，血小板计数 120×10^9/L。其主要的护理诊断是
A. 有感染的危险
B. 营养失调：低于机体需要量
C. 有受伤的危险
D. 气体交换受损
E. 体液不足

6-64 病人,女性。头晕、乏力、面色苍白1年余。体格检查:贫血貌,余无特殊。实验室检查:血红蛋白75 g/L,红细胞计数2.5×10^{12}/L,白细胞计数4.0×10^{9}/L,血小板计数105×10^{9}/L,网织红细胞比例0.06,肝、肾功能正常,血清铁降低,总铁结合力增高。追问病史,病人常有月经过多。本病可诊断为

A. 再生障碍性贫血 B. 缺铁性贫血
C. 巨幼细胞贫血 D. 肾性贫血
E. 溶血性贫血

6-65* 病人,女性,28岁。有慢性萎缩性胃炎病史,经常腹泻,长期偏食,基本只吃素食。近1年来疲乏无力、食欲缺乏、头晕、心悸、气短、腹胀,人渐趋消瘦,易怒和健忘。体格检查:肝、脾轻度增大,全身轻度水肿。首先应拟诊为

A. 溶血性贫血
B. 缺铁性贫血
C. 珠蛋白生成障碍性贫血
D. 巨幼细胞贫血
E. 再生障碍性贫血

6-66 病人,女性,24岁。贫血1年。实验室检查:血红蛋白80 g/L,红细胞计数3×10^{12}/L,网织红细胞比例0.007,白细胞、血小板正常。经口服铁剂治疗7天后,血红蛋白不升,网织红细胞为0.043。最可能的诊断是

A. 溶血性贫血
B. 再生障碍性贫血
C. 巨幼细胞贫血
D. 缺铁性贫血
E. 脾功能亢进

6-67* 病人,女性。有子宫肌瘤病史,月经量特别多。最近经医生诊断为缺铁性贫血,让她口服硫酸亚铁。护士指导病人,服药时可与下列哪种食物或饮料同服

A. 谷类 B. 浓茶
C. 鱼类 D. 咖啡
E. 牛奶

6-68 某病人10年前因胃出血行胃大部切除术,近1年感头晕、乏力,结合实验室检查诊断为缺铁性贫血,给予铁剂治疗。护士在为其做健康指导时,下列正确的是

A. 避免含铁丰富的食物摄入
B. 及时治疗各种慢性失血性疾病
C. 服铁剂时出现黑便立即抢救
D. 服铁剂至血红蛋白正常后即可停药
E. 儿童每天常规口服铁剂预防

6-69* 营养室为血液病病人制定的菜谱中,有动物内脏(心、肝、肾)、鸡蛋黄、豆类、麦芽、海带、番茄、菠菜。你认为此菜谱最适合哪种血液病

A. 急性白血病
B. 再生障碍性贫血
C. 肾性贫血
D. 缺铁性贫血
E. ITP

6-70 病人,女性,24岁。患缺铁性贫血,去除病因及经口服铁剂治疗后,血红蛋白已恢复正常。为补足体内储存铁,需继续服用铁剂,正确的疗程是

A. 1个月 B. 3个月
C. 6个月 D. 3~6个月
E. 先服1个月,到6个月时再服1个月

6-71 病人,女性,22岁。患缺铁性贫血。下列口服铁剂治疗的方法错误的是

A. 饭后服用
B. 饮浓茶
C. 与维生素C同服
D. 不与牛奶同服
E. 用吸管吸服铁剂

6-72 患儿,男性,3岁。1个月来出现皮肤干燥、毛发干枯、易脱落,头晕,恶心,乏力,疑为缺铁性贫血。引起小儿营养性

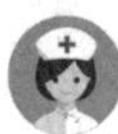

缺铁性贫血的主要原因是
A. 体内储存铁不足 B. 体内铁缺乏
C. 铁的丢失过多　D. 铁的消耗过多
E. 铁供应不足

6-73* 患儿，女性，6 岁。患缺铁性贫血并给予铁剂治疗。观察铁剂疗效早期最可靠的指标是
A. 面色　B. 食欲
C. 心率　D. 血红蛋白
E. 网织红细胞

6-74* 患儿，男性，2 岁。诊断为缺铁性贫血入院治疗。请问患儿的表现不包括
A. 心脏有收缩期杂音
B. 肝、脾轻度增大
C. 甲床苍白
D. 疲乏无力，食欲缺乏，呕吐，腹泻
E. 手、足、头不自主震颤

6-75 病人，男性，40 岁。消化性溃疡病史 3 年，贫血 1 年。实验室检查：血红蛋白 80 g/L，红细胞计数 3×10^{12}/L。口服铁剂治疗。为促进铁的吸收，病人服用铁剂时最好
A. 与咖啡同服，进食前服用
B. 与维生素 C 同服，两餐间服用
C. 与蛋类同服，进食后服用
D. 与牛乳同服，进食后服用
E. 与钙片同服，进食前服用

6-76* 患儿，男性，2 岁。近期出现面色苍白，食欲不佳门诊就诊。实验室检查：血红蛋白 70 g/L，红细胞计数 3×10^{12}/L。确诊为缺铁性贫血。预防缺铁性贫血的关键措施是
A. 预防腹泻
B. 及时补充含铁辅食
C. 预防早产
D. 经常口服铁剂
E. 定期少量输血

6-77* 患儿，1 岁。最近其母观察该患儿面色苍黄，与同龄儿比较，表情呆滞、反应迟钝、智力及动作发育落后，到医院检查后确诊为巨幼细胞贫血。下列不属于营养性巨幼细胞贫血诱发因素的是
A. 长期羊乳喂养
B. 长期使用广谱抗生素
C. 慢性腹泻
D. 生长发育迅速
E. 维生素 C 摄入增加

6-78* 患儿，女性，10 月龄。面色苍黄，毛发稀疏，少哭不笑，不能翻身，不能爬行，询问有长期羊乳喂养史。体格检查：肝、脾大。血常规：红细胞计数减少，大小不均，以大细胞为主。下列对该患儿实施的措施中正确的是
A. 给予铁剂
B. 给予镇静剂
C. 输注血液制品
D. 给予维生素 B_{12} 和叶酸
E. 补充维生素 D 和钙剂

6-79 患儿，10 个月。出生后母乳喂养未添加辅食，因上呼吸道感染就诊。经实验室检查发现同时患有巨幼红细胞性贫血，故收入院治疗。护理营养性巨幼红细胞性贫血患儿最重要的措施是
A. 保护性隔离
B. 监测生长发育
C. 防治感染
D. 补充叶酸和维生素 B_{12}
E. 加强智能训练

6-80* 患儿，18 个月。面色苍黄，毛发稀疏，诊断为营养性巨幼红细胞性贫血。该患儿应添加的主要食物是
A. 饼干　B. 蛋糕
C. 水果　D. 瘦肉
E. 乳类

6-81 患儿面色蜡黄，手有震颤。实验室检查：血红细胞计数 3×10^{12}/L，血红蛋白 80 g/L，血涂片红细胞形态大小不一，以大细胞为主。首先考虑

A. 营养性缺铁性贫血
B. 营养性巨幼红细胞性贫血
C. 营养性混合性贫血
D. 生理性贫血
E. 溶血性贫血

6-82 患儿,8 个月。面黄就诊,自幼母乳喂养,未加辅食,诊断为营养性巨幼红细胞性贫血。下列哪项处理最重要
A. 添加辅食
B. 使用维生素 B_{12}、叶酸
C. 口服铁剂
D. 口服维生素 C
E. 输血

6-83 患儿,10 个月。出生后羊奶喂养,未添加辅食,近 2 个月来少哭不笑,坐不稳,头和手有时震颤。体格检查:面色蜡黄;肝、脾大。实验室检查:血红蛋白 90 g/L,红细胞计数 2.5×10^{12}/L,血小板计数 80×10^{9}/L,白细胞计数 5×10^{9}/L。该患儿的护理诊断不包括
A. 营养失调　B. 活动无耐力
C. 生长发育改变　D. 有感染的风险
E. 舒适的改变

6-84 病人,女性,29 岁。患急性再生障碍性贫血,突然出现头痛、呕吐、瞳孔大小不等,一侧肢体瘫痪。出现以上症状可能是
A. 败血症　B. 颅内出血
C. 消化道出血　D. 脾出血
E. 脑栓塞

6-85[*] 某男性青年病人突然发热。体格检查:显著贫血貌,余无特殊阳性体征。实验室检查:外周血象示全血细胞减少,网织红细胞明显减少;骨髓象提示骨髓增生低下。该病人最可能的诊断是
A. 白血病
B. 缺铁性贫血
C. 再生障碍性贫血
D. 巨幼细胞性贫血
E. 脾功能亢进

6-86 某女性病人患再生障碍性贫血 1 年,其贫血的特点
A. 全血细胞计数减少
B. 红细胞及血小板计数正常
C. 红细胞增加,血红蛋白均减少
D. 血小板计数减少并有形态异常
E. 末梢血中有大量原始和幼稚白细胞

6-87 病人,男性,25 岁。突然发热。体格检查:显著贫血貌,余无特殊阳性体征。疑为再生障碍性贫血,为确诊进行血常规检查。下列不符合再生障碍性贫血病人血常规检测结果的是
A. 红细胞计数减少
B. 白细胞计数减少
C. 血小板计数减少
D. 白细胞以淋巴细胞减少为主
E. 网织红细胞减少

6-88 某男性病人发热,体温 38.5℃,全身皮肤有淤点,头晕、乏力。实验室检查:血红蛋白 80 g/L,红细胞计数 3×10^{12}/L,白细胞计数 3×10^{9}/L,血小板计数 70×10^{9}/L。确诊为再生障碍性贫血。其发热的主要原因是
A. 营养不良
B. 缺乏成熟中性粒细胞
C. 缺氧
D. 出血
E. 新陈代谢旺盛

6-89 某男性病人近期出现乏力、头晕,门诊检查后发现红细胞和血红蛋白下降而入院,疑为再生障碍性贫血。临床上再生障碍性贫血一般无下列哪种表现
A. 贫血
B. 出血
C. 感染
D. 全血细胞计数减少
E. 肝、脾、淋巴结肿大

6-90 病人，女性，30 岁。装修新房后即搬入新居，一段时间后发现皮肤有出血点，继后牙龈出血和鼻出血，近 2 天高热。赴医院经骨髓检查诊断为急性再生障碍性贫血。该病人目前最主要的护理诊断为

A. 恐惧　　B. 体温过高
C. 知识缺乏　　D. 活动无耐力
E. 有皮肤黏膜完整性受损的危险

6-91* 病人，女性，39 岁。近期体检发现面色苍白，皮肤淤点、淤斑。实验室检查：全血细胞计数减少，骨髓增生低下。临床诊断为再生障碍性贫血入院治疗。再生障碍性贫血的治疗中，下列属于促进造血的药物是

A. 抗淋巴细胞球蛋白
B. 环孢素
C. 环磷酰胺
D. 甲泼尼龙
E. 丙酸睾酮

6-92 病人，女性，27 岁。体温 38℃，全身有小出血点。实验室检查：血红蛋白 70 g/L，红细胞计数 3×10^{12}/L，白细胞计数 3×10^{9}/L，血小板计数 70×10^{9}/L。确诊为再生障碍性贫血。慢性再生障碍性贫血首选的治疗方法为

A. 造血干细胞移植
B. 脾切除术
C. 雄激素治疗
D. 免疫抑制剂治疗
E. 肾上腺糖皮质激素治疗

6-93* 病人，女性，41 岁。因皮肤、黏膜淤点和淤斑，月经量稍多赴医院检查。诊断为慢性再生障碍性贫血，给予丙酸睾酮治疗。应定期检查

A. 肝功能　　B. 血压
C. 尿常规　　D. 肾功能
E. X线

6-94 某急性再生障碍性贫血病人突然出现头痛、头晕、视物模糊、呕吐，疑为颅内出血。护士首先应给予病人

A. 头部置冰袋
B. 低流量吸氧
C. 平卧位、头偏向一侧
D. 保持口腔清洁
E. 鼻饲流质饮食

6-95 某再生障碍性贫血病人，贫血程度较重，给予丙酸睾酮治疗。该药的应用方法下列哪项不妥

A. 该药吸收慢，需要深部肌内注射
B. 如用药 1 个月见效，即可停药
C. 发现注射部位硬结，及时理疗
D. 长期用药可引起男性化的不良反应
E. 需经常更换注射部位，防止注射处发生肿块

6-96* 某再生障碍性贫血病人活动后突然出现头痛、呕吐、视物模糊、意识障碍。下列哪项护理措施不妥

A. 平卧位
B. 吸氧
C. 头部置冰帽
D. 迅速建立静脉通路
E. 头部略低，保证脑供氧

6-97 某女性青年病人反复出现皮肤淤点，并有鼻出血、月经过多，近来出现贫血、脾大。针对鼻出血，下列不必要的护理措施是

A. 适当限制活动
B. 预防各种创伤
C. 局部进行冷敷
D. 不要用手挖鼻痂
E. 碘仿纱条后鼻孔填塞

6-98* 病人，男性，35 岁。诊断为再生障碍性贫血，无明显诱因突然出现高热，伴抽搐。此时，最合适的降温措施是

A. 温水擦浴　　B. 乙醇擦浴
C. 冰水灌肠　　D. 口服退热剂
E. 头部及大血管处放置冰袋

6-99 病人，女性，47岁。因子宫肌瘤、卵巢多个囊肿手术，术后输入异型血后产生寒战、高热、腰背疼痛、心悸、胸闷、呼吸困难、心率加快、血压下降。该病人可能发生了

A. 缺铁性贫血

B. 恶性贫血

C. 溶血性贫血

D. 再生障碍性贫血

E. 巨幼细胞贫血

6-100* 某病人乏力、黄疸、脾大，末梢血网织红细胞为15%，血间接胆红素升高。该病人最可能的诊断是

A. 再生障碍性贫血

B. 缺铁性贫血

C. 溶血性贫血

D. 失血性贫血

E. 巨幼细胞贫血

6-101* 某女性病人Rh(−)，输入Rh(+)血后发生急性溶血。下列不大可能出现的情况是

A. 贫血　　B. 黄疸

C. 酱油色尿　　D. 腰痛

E. 尿色变浅

6-102* 病人，女性，32岁。进行一系列血液检查后诊断为溶血性贫血。下列不可能出现的检查结果是

A. 红细胞数下降

B. 网织红细胞数下降

C. 游离胆红素明显增高

D. 血红蛋白浓度下降

E. 结合胆红素轻度增高

6-103* 病人，男性，30岁。因面色苍白、乏力1个月就诊，入院后诊断为阵发性睡眠性血红蛋白尿。护士为其做饮食指导，强调应少吃的是

A. 面条　　B. 面包

C. 馒头　　D. 肉汤

E. 玉米

6-104 某黄疸病人尿胆原试验强阳性，尿胆红素试验阴性，酸化溶血试验阳性。应考虑为

A. 阵发性寒冷性血红蛋白尿

B. 阵发性睡眠性血红蛋白尿

C. 急性黄疸型肝炎

D. 慢性活动必肝炎

E. 自身免疫性溶血性贫血

6-105* 某患儿某天因吃蚕豆诱发溶血，诊断为葡萄糖-6-磷酸脱氢酶缺乏。该患儿不能吃的药物是

A. 碳酸氢钠　　B. 维生素C

C. 维生素K　　D. 青霉素

E. 维生素B

6-106* 某新生儿的母亲O型血，父亲A型血，出生后明显黄疸，诊断为溶血性黄疸。其尿液检查结果可能是

A. 尿胆原(+++)，尿胆素(−)

B. 尿胆原(+++)，尿胆素(+)

C. 尿隐血(−)，尿胆素(+)

D. 肉眼血尿，尿胆素(+)

E. 镜下血尿，尿胆素(−)

6-107 某病人因输异型血发生急性溶血，出现高热、黄疸、腰痛、头痛。其最主要的护理诊断是

A. 疼痛

B. 体温过高

C. 自身形象紊乱

D. 有皮肤完整性受损的危险

E. 舒适改变

6-108* 病人，女性。诊断为自身免疫性溶血性贫血，长期服用糖皮质激素。下列用药指导错误的是

A. 症状减轻后可自行减量

B. 按医嘱服药

C. 不自行停药

D. 用药期间注意预防感染

E. 长期用药可能导致肥胖

6-109* 患儿，男性，9岁。上呼吸道感染后不

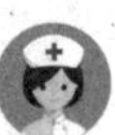

久发现臀部和下肢皮肤分批出现淤点、淤斑，大小不等，呈紫红色，高出皮面，1 周后又出现血尿、蛋白尿、管型尿。医院检查血小板计数和凝血时间均正常。该患儿可能患了

A. 血友病
B. 白血病
C. 过敏性紫癜
D. DIC
E. ITP

6-110 某病人因 ITP 入院，长期应用糖皮质激素治疗。护士在观察病人的不良反应时一般不会出现下列哪项

A. 感染　B. 糖尿病
C. 高血压　D. 多毛症
E. 末梢神经炎

6-111* 某女性青年病人患慢性 ITP，经常出血不止，经泼尼松治疗 6 个月后症状无好转，最近出血更为严重。应选择下列哪项治疗措施为妥

A. 改用地塞米松治疗
B. 大量血浆置换术
C. 输血小板悬液
D. 应用免疫抑制剂
E. 做脾切除术

6-112 病人，男性，20 岁。阵发性腹痛，黑便 2 天。体格检查：双下肢可见散在皮肤淤点，双膝关节肿胀、活动受限；腹软，右下腹压痛。实验室检查：血小板计数 142×10^9/L，尿蛋白(+)，红细胞 10～15 个/HP，透明管型 0～3 个/HP。其最可能患的疾病为

A. 急性肠胃炎　B. 上消化道出血
C. 急性肾炎　D. 过敏性紫癜
E. 急性阑尾炎

6-113 患儿，女性，11 岁。因体温 38.9℃伴皮肤、黏膜出血 1 天就诊。经医生了解健康史、全面体格检查以及实验室辅助检查，确诊为急性 ITP。有关急性 ITP 的临床表现描述，下列错误的是

A. 好发于儿童
B. 起病前有感染史
C. 病程多为自限性
D. 出血部位下肢最多
E. 痊愈后经常要复发

6-114 病人，女性，26 岁。出现发热、出血征象和血象异常，伴有肝、脾大，初步考虑为血液系统疾病。为明确诊断，最有鉴别价值的实验室检查方法是

A. 肝功能　B. B超
C. CT　D. 骨髓穿刺活检
E. X线

6-115* 病人，女性，41 岁。近 3 个月反复出现皮肤、黏膜淤斑及月经量增多，初步诊断为慢性 ITP。下列符合该疾病诊断的实验室检查结果不包括

A. 出血时间延长
B. 凝血时间延长
C. 血小板计数减少
D. 骨髓巨核细胞增加
E. 毛细血管脆性试验阳性

6-116 患儿，13 岁。因体温 38.9℃伴皮肤、黏膜出血及大便带血 1 天就诊，结合该患儿 1 周前曾患流感，确诊为 ITP。ITP 的主要病因为

A. 细菌直接感染　B. 自身免疫缺陷
C. 变态反应　D. 病毒感染
E. 寄生虫病

6-117* 患儿，8 岁。因近 2 天走路感觉关节不适而就诊，医生检查发现关节功能异常且下肢皮肤有紫癜，考虑为过敏性紫癜关节型。下列过敏性紫癜关节型的临床特点应除外

A. 呈游走性
B. 多有积液，不遗留畸形
C. 关节疼痛肿胀常固定
D. 多累及膝、踝关节

E. 偶尔关节炎出现在紫癜前1～2天

6－118 患儿,男性,12岁。1周前曾患流感,今晨体温突然升至38.8℃,畏寒,全身皮肤、黏膜出血,个别部位大片淤斑。经检查,确诊为急性ITP。ITP的实验室检查中,下列哪项正常

A. 骨髓象　B. 血块退缩试验

C. 血小板计数　D. 凝血时间

E. BT

6－119 患儿,女性,8岁。因发热、畏寒、全身皮肤、黏膜出血就诊,确诊为急性ITP,给予激素治疗。ITP病人长期服用糖皮质激素治疗,一般不会引起

A. 库欣综合征　B. 高血压

C. 易发生感染　D. 血糖增高

E. 便秘

6－120* 患儿,10岁。1周前曾患流感,皮肤、黏膜出血,确诊为急性ITP,予激素治疗。下列激素治疗的机制不包括

A. 改善毛细血管脆性

B. 刺激骨髓造血

C. 抑制抗体产生及抗原抗体反应

D. 预防感染

E. 抑制单核-巨噬细胞系统对血小板的吞噬破坏

6－121 患儿,女性,11岁。因体温38.9℃伴皮肤、黏膜出血及眼结膜出血1天就诊,结合该患儿1周前曾患流感,确诊为急性ITP,予住院治疗。有关ITP护理中,下列不妥的是

A. 警惕颅内出血

B. 避免粗硬食物,以免黏膜损伤

C. 预防感染

D. 适当限制体力活动

E. 告知病人本病预后较差

6－122 病人,女性,38岁。1年多来反复出现下肢皮肤紫癜伴月经量多。首选的实验室检查是

A. 血小板计数　B. 血小板抗体

C. 凝血时间　D. 束臂实验

E. 血小板功能

6－123* 病人,女性,30岁。因月经量增多半年,1周来下肢皮肤淤斑,伴牙龈出血入院,无光过敏和口腔溃疡史。体格检查:脾肋下触及。实验室检查:血红蛋白120 g/L,白细胞计数5.2×10^9/L,血小板计数20×10^9/L;骨髓粒红比例正常,全片见巨核细胞135个,其中产板型5个。该病人最可能的诊断是

A. 急性白血病

B. 慢性白血病

C. ITP

D. 脾功能亢进

E. 巨幼细胞贫血

6－124* 患儿,8岁。近日下肢出现对称性皮疹,踝关节游走性疼痛,腹部有压痛,确诊为过敏性紫癜而入院。关于该患儿的治疗原则,下列哪项错误

A. 控制感染

B. 寻找过敏原,祛除病因

C. 禁用糖皮质激素

D. 止血

E. 脱敏

6－125 病人,女性,18岁。因腹部疼痛入院,诊断为过敏性紫癜,夜间突然出现剧烈腹痛。正确的处理是

A. 腹部热敷以止痛

B. 可用解痉止痛药物止痛

C. 应用吗啡止痛

D. 应用阿司匹林止痛

E. 腹部按摩促进肠蠕动

6－126 患儿,男性,14岁。自出生后不久经常扁桃体发炎,6岁以后发作次数减少,近2天发现双下肢及臀部皮肤有紫癜,对称分布,分批出现,大小不等,呈紫红色。今天上午起床时突感脐周和下腹阵发性疼痛,伴恶心、呕吐。经医

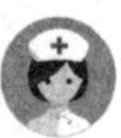

生询问，2 周前曾有上呼吸道感染史，并检查证实为过敏性紫癜。根据该患儿病变累及部位的表现，应属于下列哪种临床类型

A. 肾型　　B. 腹型
C. 关节型　　D. 皮肤型
E. 混合型

6-127 患儿，男性，8 岁。上呼吸道感染后不久发现臀部和下肢皮肤分批出现淤点，1 周后又出现血尿、蛋白尿、管型尿。医院检查血小板计数、BT 和 CT 均正常。初步诊断为过敏性紫癜。下列哪项不是常见的致敏因素

A. 水杨酸类　　B. 青霉素
C. 糖皮质激素　　D. 头孢菌素类
E. 磺胺类

6-128 病人，女性，20 岁。诊断为过敏性紫癜。下列哪项不是过敏性紫癜的临床表现

A. 反复发作性皮肤紫癜，高于皮面，对称性分批出现，多位于下肢及臀部
B. 腹型表现为阵发性腹绞痛或持续性钝痛，多位于脐周或下腹部
C. 关节型多见四肢大关节游走性疼痛，常伴有关节肿胀、发热
D. 关节型治愈后有后遗症
E. 紫癜发生 1 周后若出现蛋白尿、血尿或管型尿为肾型

6-129* 病人，女性，25 岁。因 ITP 入院。体格检查：体温 38.8℃；牙龈渗血，四肢皮肤多处淤斑。实验室检查：红细胞计数 3.0×10^{12}/L，血红蛋白 80 g/L，白细胞计数 6.0×10^{9}/L，血小板计数 18×10^{9}/L。目前对该病人最需要关注的护理诊断/问题是

A. 体温过高
B. 活动无耐力
D. 潜在并发症：颅内出血
C. 有感染的风险
E. 营养失调：低于机体需要

6-130* 大面积烧伤病人，治疗过程中出现伤口广泛渗血，发绀，血压 80/60 mmHg。实验室检查：白细胞计数 12.6×10^{9}/L，血小板计数 50×10^{9}/L，凝血酶原时间(PT)、活化部分凝血酶原时间(APTT)延长，纤维蛋白降解产物(FDP)升高，3P 试验(+)。不应采用的药物是

A. 肝素
B. 低分子右旋糖酐
C. 糖皮质激素
D. 输注新鲜血浆
E. 肠溶阿司匹林

6-131 病人，男性，18 岁。自幼反复关节腔出血，关节肿胀变形。实验室检查：血常规三系正常，凝血酶原消耗时间(PCT)缩短，APTT、CT 延长。有家族史。该病人患病是因为缺乏

A. 纤维蛋白原　　B. 凝血因子Ⅶ
C. 凝血因子Ⅷ　　D. 维生素 K
E. 凝血因子Ⅲ

6-132 病人，女性，22 岁。中央性前置胎盘大出血致 DIC。其早期高凝状态的表现主要是

A. 出血
B. 抽血时血液不易抽出
C. 皮肤淤点、淤斑
D. BT 延长
E. CT 延长

6-133 病人，男性，18 岁。临床诊断血友病，入院治疗。请问下列对血友病的治疗哪项不正确

A. 鼻出血时用填塞法
B. 补充凝血因子
C. 出血后局部冷敷
D. 试用基因治疗
E. 尽量多用穿刺法

6-134* 病人，女性，25 岁。羊水栓塞诱发

DIC。早期高凝期应及时应用的抗凝药物是
A. 肝素
B. 氨甲苯酸(止血芳酸)
C. 6-氨基己酸
D. 鱼精蛋白
E. 维生素 K

6-135* 某女性病人因绒毛膜上皮癌引起 DIC。其最根本的治疗措施是
A. 抗凝疗法
B. 抗纤溶治疗
C. 抗血小板凝集药物
D. 去除诱因,治疗原发病
E. 补充凝血因子和血小板

6-136 某败血症病人突发全身皮肤淤点、淤斑,肢端青紫,牙龈渗血。血压 80/60 mmHg。实验室检查:白细胞计数 10.6×10^9/L,血小板计数 80×10^9/L,PT、APTT 延长,纤维蛋白原(FIB)进行性下降。应考虑为
A. 急性白血病　B. 急性关节炎
C. 急腹症　D. ITP
E. DIC

6-137* 病人,男性。因缺乏凝血因子而出现皮肤、内脏出血。下列关于血友病的出血特点不妥的是
A. 广泛持久的渗血
B. 出血多为自发性
C. 常表现为眼底出血
D. 负重关节因反复出血可致畸形
E. 伴随终身

6-138 病人,女性,26 岁。血友病携带者,怀孕 6 个月,问护士她的孩子会不会也同样患血友病。下列护士对血友病的遗传规律叙述正确的是
A. 血友病基因位于 Y 染色体上
B. 男病人和健康女性的儿子是携带者
C. 血友病男病人和女携带者的儿子均是病人
D. 血友病男病人和健康女性的女儿均是携带者
E. 健康男性和女携带者的儿子均是病人

6-139 患儿,男性,8 岁。因反复关节腔出血,诊断为血友病。血友病应属于
A. 原发性血小板异常
B. 继发性血小板异常
C. 获得性血管壁功能异常
D. 遗传性凝血异常
E. 获得性凝血异常

6-140 患儿,男性。因自幼缺乏凝血因子Ⅷ,常出现皮肤、黏膜淤点、淤斑,诊断为血友病。下列叙述不正确的是
A. X 连锁隐性遗传
B. 临床上最少见
C. 男性发病较多
D. 主要表现为出血
E. 凝血因子缺乏

6-141 病人,男性,45 岁。大面积烧伤合并严重感染致 DIC。其早期的临床表现是
A. 贫血　B. 低血压
C. 休克　D. 出血
E. 发热

6-142 病人,男性,16 岁。自幼有出血倾向,伴关节肿痛。实验室检查:血小板计数 150×10^9/L,APTT 延长,凝血酶原消耗不良。有家族史。考虑的诊断是
A. 血友病　B. 慢性白血病
C. 过敏性紫癜　D. 维生素 K 缺乏
E. 遗传性出血性毛细血管扩张症

6-143* 病人,女性,32 岁。确诊为 ITP 1 年,全身多处淤斑 3 天入院。遵医嘱输入血小板悬液 15 u,静脉滴注。以下输注浓缩血小板悬液的做法错误的是
A. 输注速度始终低于 10 滴/分
B. 输注前需 2 位护士进行“三查十对”

 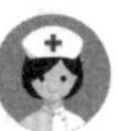

C. 输注前后均需输入少量0.9%氯化钠溶液
D. 从血库取血回来后应尽早输注
E. 输注过程中应加强巡视病人

6-144* 病人,男性,20岁。有血友病病史10年,行阑尾炎术后2小时出现烦躁不安,敷料渗血。值班护士首先应采取的措施是
A. 查看四肢活动情况
B. 监测血糖变化
C. 监测生命体征
D. 观察皮肤受压情况
E. 查看病人病历

6-145 病人,女性,48岁。因大面积烧伤2周,伴发感染性休克,护士在观察病情时发现其皮肤上有淤点、淤斑。体格检查:血压70/50 mmHg;神志不清、脉搏细速、呼吸浅促、无尿。立即抽血进行实验室检查,结果:血小板计数40×10^9/L,FIB1.0 g/L,PT延长,3P试验(+)。该病人最主要的护理诊断是
A. 组织完整性受损
B. 排尿异常
C. 组织灌注量改变
D. 有窒息的风险
E. 营养失调:低于机体需要量

6-146 病人,男性,28岁。确诊为急性早幼粒细胞白血病(M_3),化疗时突发DIC。3P试验(+)。D-二聚体水平增高提示
A. 病人易形成微血栓
B. 病人开始进入低凝状态
C. 病人易发生高血压
D. 病情好转
E. 应该停止使用肝素

6-147* 某急性白血病病人经治疗后在缓解期出现头痛、恶心、呕吐、视物障碍、脑脊液压力增高。最可能发生的是
A. 颅内出血
B. 脑血栓形成
C. 中枢神经系统继发感染
D. 中枢神经系统白血病
E. 药物不良反应

6-148 某急性淋巴细胞性白血病病人采用VP方案治疗。在化疗过程中,为预防其不良反应,正确的护理措施不包括
A. 饮食宜清淡可口
B. 防末梢神经炎,给予维生素B_1
C. 防尿酸性肾病,多饮水
D. 睡前和餐后用碳酸氢钠漱口
E. 输注时发生外渗,局部热敷

6-149* 某急性白血病病人化疗期间,由于大量白血病细胞被杀灭,血液中尿酸浓度明显增高。一旦发生尿酸性结石梗阻尿路时,护理人员可直接观察到的征象是
A. 大量蛋白尿　B. 大量浑浊尿
C. 少尿或无尿　D. 酱油色尿
E. 金黄色尿

6-150* M_3型急性白血病病人突然出现呕吐、颈项强直、烦躁不安。此时应立即给予
A. 止吐药物
B. 静脉注射镇静剂
C. 乙醇湿化吸氧
D. 鞘内注射阿糖胞苷
E. 绝对安静平卧位

6-151 病人,女性,25岁。患白血病,四肢皮肤散在淤点,右颊口腔黏膜可见0.5 cm×0.5 cm的溃疡。为预防感染,目前对其采取的首要护理措施是
A. 加强营养　B. 定期洗浴
C. 保持皮肤干燥　D. 加强口腔护理
E. 避免到人群聚集的地方

6-152* 病人,男性,40岁。患慢性粒细胞白血病3年,近来出现原因不明的高热,

胸骨疼痛难忍，脾迅速增大。此情况需考虑

A. 类白血病反应

B. 脾功能亢进

C. 急性白血病

D. 慢性粒细胞白血病急性变

E. 白血病细胞浸润

6-153 病人，男性，40 岁。诊断为急性白血病，在治疗中，因血小板减少致严重出血。最有效的止血方法是采用

A. 酚磺乙胺

B. 维生素 K

C. 输抗血友病球蛋白

D. 糖皮质激素

E. 输注单采血小板悬液

6-154* 病人，男性，47 岁。确诊急性白血病，遵医嘱给予化疗。在化疗期间，以下护理措施最重要的是

A. 多吃蔬菜　B. 多吃水果

C. 少食多餐　D. 多饮水

E. 高蛋白饮食

6-155* 病人，女性，25 岁。近期家中装修及工作压力大，出现乏力，皮肤、黏膜出血，发热等症状，经医院检查确诊为白血病。下列因素中与白血病发病无关的是

A. 药物化学因素　B. 病毒感染

C. 放射因素　D. 免疫功能亢进

E. 遗传因素

6-156* 患儿，男性，5 岁。发热 2 周入院，最高体温达 39℃。体格检查：贫血貌，皮肤见散在出血点，颈部及腋下可触及肿大淋巴结。实验室检查：白细胞计数 12×10^9/L，血红蛋白 90 g/L，血小板计数 70×10^9/L，骨髓涂片见原始＋幼淋巴细胞占 34%。根据检查结果，该病人最可能的诊断是

A. 急性淋巴结炎

B. ITP

C. 上呼吸道感染

D. 急性淋巴细胞白血病

E. 慢性淋巴细胞白血病

6-157* 患儿，男性，8 岁。突发高热和出血症状。下列有助于急性白血病诊断的体征是

A. 肝、脾大　B. 四肢关节痛

C. 胸骨疼痛　D. 皮肤结节

E. 黏膜损害

6-158* 病人，女性，25 岁。白血病大剂量化疗后症状基本控制，考虑进行骨髓移植。急性白血病进行移植的最佳时间主要在

A. 第 1 次完全缓解期

B. 第 2 次急性发作期

C. 脑膜白血病的早期

D. 脑膜白血病恢复期

E. 未使用化疗药物前

6-159* 患儿，男性，7 岁。发热 2 周入院，诊断为急性白血病进行化疗。急性白血病诱导缓解治疗的目的不包括

A. 使体内白血病细胞减少到 1×10^6/L 以下

B. 血象和骨髓象基本恢复正常

C. 病人的症状和体征消失

D. 恢复机体正常造血

E. 迅速大量杀灭白血病细胞

6-160* 病人，男性，34 岁。周期性发热 4 个月，伴皮肤瘙痒、盗汗。体格检查：颈部、腋下、腹股沟淋巴结肿大，无触痛；肝肋下 2 cm，脾肋下 3.5 cm。血常规：血红蛋白 120 g/L，白细胞计数 80×10^9/L，血小板计数 105×10^9/L。如需明确诊断应做的进一步检查为

A. 腹部 CT

B. 胸部 CT

C. 免疫球蛋白测定

D. 腹部 B 超

E. 淋巴结活检

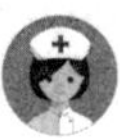

6-161　病人，男性，45 岁。颈部淋巴结肿大，皮肤瘙痒，间歇性发热 3 个月。体格检查：脾大，左肋下 3 cm。颈部淋巴结活检为霍奇金淋巴瘤（HL）。该病人最常见的自发症状为

A. 贫血
B. 脾大
C. 无痛性颈部淋巴结肿大
D. 间歇性发热
E. 皮肤瘙痒

6-162* 病人，男性，32 岁。无痛性淋巴结肿大，伴有间歇性发热 3 个月，盗汗消瘦，皮肤瘙痒，诊断为 HL。关于 HL 的临床表现，下列描述正确的是

A. 见于各年龄组，随年龄增长而发病增多
B. 脾大常见
C. 首见症状常是全身瘙痒
D. 饮酒后引起淋巴结疼痛，是 HL 特有的表现
E. 周期性发热见于绝大多数病人

6-163　病人，男性，43 岁。周期性发热 4 个月伴无痛性淋巴结肿大，经诊断为非霍奇金淋巴瘤（NHL）。对 NHL 的预后较为重要的是

A. 病理组织类型
B. 病人全身症状
C. 年龄
D. 性别
E. 化疗的强度

6-164* 病人，男性，34 岁。无痛性淋巴结肿大 3 个月，确诊为 HL。下列各型 HL 中预后最差的是

A. 淋巴细胞为主型
B. 结节硬化型（Ⅰ期）
C. 混合细胞型
D. 结节硬化型（Ⅱ期）
E. 淋巴细胞消减型

A3 型单项选择题（6-165～6-200）

（6-165～6-168 共用题干）

病人，男性，30 岁。2 年前因胃溃疡做过胃切除术，近半年经常头晕、心悸，体力逐渐下降。诊断为缺铁性贫血。

6-165* 贫血的原因可能是

A. 铁不能利用　　B. 铁损失过多
C. 铁吸收不足　　D. 铁摄入不足
E. 铁需要量增加

6-166　对缺铁性贫血诊断最有意义的是

A. 血清总铁结合力增加
B. 骨髓铁染色含铁血黄素减少
C. 骨髓巨核细胞数量增加
D. 血清铁蛋白减低
E. 血涂片红细胞大小不等

6-167* 右旋糖酐铁肌内注射，100 mg/d。下列铁剂治疗护理方法错误的是

A. 宜深部注射
B. 观察病人有无低血压及过敏性休克等
C. 注射剂量应准确
D. 铁剂治疗 48 小时后，病人可自觉症状好转
E. 1 周后如症状无缓解，可加量至 200 mg/d

6-168　如口服铁剂治疗，下列护理错误的是

A. 禁饮茶
B. 同时服用稀盐酸
C. 液体铁剂应用吸管服用
D. 宜餐后服用
E. 可与牛奶同服

（6-169～6-170 共用题干）

病人，女性，34 岁。血红蛋白 40 g/L，白细胞计数 2.5×10^9/L，血小板计数 20×10^9/L，无肝、脾大及淋巴结肿大。

6-169* 最可能的诊断是

A. 缺铁性贫血
B. 溶血性贫血
C. 再生障碍性贫血

D. 慢性失血
E. 急性白血病

6－170* 该病人贫血的程度是
A. 轻度 B. 中度
C. 重度 D. 极重度
E. 不确定

(6－171～6－172 共用题干)

某病人因鼻出血、高热赴医院检查。血常规:红细胞计数 $2.6\times10^{12}/L$,血红蛋白 40 g/L,白细胞计数 $2.5\times10^{9}/L$,血小板计数 $10\times10^{9}/L$。骨髓检查:骨髓增生重度减低。诊断为重型再生障碍性贫血。

6－171 如果为病人做身体评估,一般不可能出现的阳性体征是
A. 肝、脾大 B. 体温升高
C. 面色苍白 D. 牙龈出血
E. 皮肤淤点

6－172* 治疗该病人的主要药物是
A. 丙酸睾酮 B. 司坦唑醇
C. 环孢素 D. 雄激素
E. 抗胸腺球蛋白

(6－173～6－176 共用题干)

患儿,8 个月。未添加辅食,面色黄,毛发稀疏。血常规:红细胞计数 $3\times10^{12}/L$,血红蛋白 90 g/L,白细胞计数 $10\times10^{9}/L$,血小板计数 $60\times10^{9}/L$。血涂片显示红细胞以大细胞为主。

6－173 该患儿最可能的诊断是
A. 缺铁性贫血
B. 溶血性贫血
C. 再生障碍性贫血
D. 巨幼细胞性贫血
E. 急性白血病

6－174 该患儿目前最主要的处理是
A. 肌内注射维生素 B_{12}
B. 口服叶酸
C. 口服维生素 B_{12}
D. 添加辅食
E. 口服叶酸＋维生素 B_{12}

6－175* 该患儿不及时处理,不大可能出现的是
A. 牛肉舌 B. 手指震颤
C. 智力下降 D. 出血
E. 躁动

6－176 该患儿目前最主要的护理诊断是
A. 有感染的危险
B. 有皮肤完整性受损的风险
C. 睡眠形态紊乱
D. 活动无耐力
E. 营养失调:低于机体需要量

(6－177～6－180 共用题干)

病人,女性,30 岁。因产后失血过多输血,突发寒战、高热、腰背疼痛、心悸、胸闷、呼吸困难、心率加快及血压下降。

6－177 该病人可能发生了
A. 失血性休克 B. 感染性休克
C. 急性溶血 D. 慢性溶血
E. 失血性贫血

6－178 对该病人最主要的处理是
A. 继续输血 B. 立即停止输血
C. 加快补液 D. 吸氧
E. 降温止痛

6－179 该病人不可能出现
A. 溶血性贫血 B. 皮肤变黄
C. 少尿 D. 酱油色尿
E. 尿量增多

6－180 该病人存在或可能出现的护理问题不包括
A. 活动无耐力
B. 疼痛:腰背疼痛
C. 体温过高
D. 潜在并发症:过敏性休克
E. 体液过多

(6－181～6－182 共用题干)

患儿,女性,5 岁。2 周前有上呼吸道感染病史,最近 2 天皮肤有淤点,压之不褪色,并出现发热、鼻出血,全身乏力,伴心悸、气促。去医院检查诊断为急性 ITP。

6－181 护士做身体评估时一般不会出现的阳

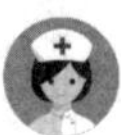

性体征是

A. 贫血貌　　B. 脾大

C. 黄疸　　D. 皮肤紫癜

E. 体温升高

6－182　该患儿发病的原因估计与下列哪项因素有关

A. 过敏因素　　B. 遗传因素

C. 药物因素　　D. 物理因素

E. 感染因素

(6－183～6－185 共用题干)

病人，女性，28 岁。反复下肢紫癜 1 年，病前无服药史。体格检查：肝、脾未及。实验室检查：血红蛋白 100 g/L，白细胞计数 5.2×10^9/L，血小板计数 25×10^9/L，骨髓增生活跃，巨核细胞 200 个，产板型巨核细胞比例明显减少。

6－183* 本病出血症状的特点为

A. 分批出现大小不等，高出皮面的淤点

B. 牙龈出血，鼻出血，皮肤淤点、淤斑多见

C. 损伤后迟发出血

D. 常见有深部血肿

E. 常见有关节出血

6－184* 对病人治疗首选

A. 输浓缩血小板　B. 免疫抑制剂

C. 糖皮质激素　　D. 脾切除

E. 静脉注射大量免疫球蛋白

6－185* 以下治疗方法不适宜的是

A. 如病人用激素无效，可加用长春新碱

B. 反复输浓缩血小板

C. 激素使用 6 个月无效可行脾切除

D. 如病人用激素无效，也可换用其他免疫抑制剂

E. 如病人妊娠，可采用大剂量免疫球蛋白

(6－186～6－188 共用题干)

病人，女性，28 岁。皮肤、黏膜反复出血伴月经量增多半年，近 3 天因呼吸道感染伴发热，鼻黏膜出血加重来医院就诊。

6－186* 病人突然出现头痛、呕吐、视物模糊、意识不清。下列护理措施不妥的是

A. 平卧位

B. 吸氧

C. 头部冰袋

D. 迅速开放静脉通路

E. 头部略低，保证脑部供氧

6－187* 病人因高热出现抽搐，此时最合适的降温措施是

A. 温水擦浴

B. 乙醇擦浴

C. 头部及大血管放置冰袋

D. 鼓励多饮水

E. 遵医嘱应用退热药物

6－188* 护士对病人做饮食指导，可以建议病人多食用下列哪种食物

A. 鱼类

B. 肉类

C. 豆制品

D. 富含维生素 C 的食物

E. 蔬菜

(6－189～6－190 共用题干)

病人，男性，70 岁。高热、咳嗽、咳痰 3 周，治疗期间出现皮肤淤点、发绀、咯血、呼吸困难、意识模糊、肢端湿冷、少尿。血压 70/40 mmHg。血培养：阴性杆菌生长。血常规：白细胞计数 13.6×10^9/L，血小板计数 50×10^9/L。尿隐血(＋)。APTT 延长，FDP 升高。

6－189* 终止其病理过程，重建凝血-抗凝平衡的治疗措施是

A. 低分子右旋糖酐治疗

B. 升压药维持治疗

C. 大量输注新鲜血浆

D. 肝素治疗

E. 尿激酶溶栓治疗

6－190* 在治疗过程中，给予病人升压治疗，升压药效果不佳的原因是

A. 原发性耐药

B. 血阴性杆菌生长
C. 广泛微血管血栓形成
D. 失血不止
E. 老年人免疫力下降

(6－191～6－192 共用题干)

病人，男性，10 岁。自幼有出血倾向，常发生关节出血、肿痛。血小板计数 150×10^9/L，PCT 缩短、APTT 延长。诊断为血友病。

6－191* 血友病病人不可
A. 输注新鲜血浆　B. 替代疗法
C. 输注凝血因子　D. 使用冷沉淀物
E. 输注阿托品

6－192 重型血友病的好发年龄是
A. 新生儿　B. 6 个月
C. 1 岁　D. 2 岁
E. 5 岁

(6－193～6－194 共用题干)

病人，女性，43 岁。全身感疲乏 3 个月，食欲缺乏、体重有所下降，而且经常发热，最近 3 天高热持续不退，来院急症。查血白分发现有异常白血病细胞，经骨髓检查证实为急性早幼粒细胞性白血病。

6－193 根据 FAB 白血病协会的分型，急性早幼粒细胞性白血病属于下列哪一亚型
A. M_0　B. M_3
C. M_1　D. M_4
E. M_2

6－194 引起该病人发热的主要原因是
A. 贫血
B. 脑膜白血病
C. 出血
D. 白血病细胞浸润至体温中枢
E. 感染

(6－195～6－196 共用题干)

患儿，7 岁。1 周前骨髓检查诊断为急性淋巴细胞白血病，住院进行化学治疗。护士夜间发现患儿突然出现烦躁不安、呕吐、颈项强直。

6－195* 估计该患儿发生了什么情况
A. 肺性脑病
B. 肝性脑病
C. 脑血管意外
D. 中枢神经系统白血病
E. 高血压脑病

6－196 此时，护士首先应做何处理
A. 立即通知医生，按医嘱处理
B. 备皮，做术前准备
C. 即刻鞘内注射甲氨蝶呤
D. 立即让患儿进入高压氧舱
E. 即刻为患儿行心肺复苏

(6－197～6－198 共用题干)

病人，男性，37 岁。近几个月来间歇性发热，几乎每个月 1 次，且高热，全身乏力，盗汗、体重有所减轻，左侧胸部疼痛。体格检查：左侧颈部和锁骨上均有淋巴结肿大，胸部有带状疱疹。淋巴结活检证实为 HLⅡ期。

6－197* 该病人宜首选下列哪项治疗
A. 化疗　B. 放疗
C. 免疫治疗　D. 中医中药治疗
E. 手术治疗

6－198 该病人最突出的护理诊断是
A. 疲乏
B. 疼痛：左侧胸部疼痛
C. 体液不足
D. 体温过高
E. 皮肤、黏膜完整性受损

(6－199～6－200 共用题干)

病人，女性，36 岁。无明显诱因出现发热。体格检查：显著贫血貌，余无特殊阳性体征。实验室检查：外周血全血细胞计数减少，网织红细胞明显减少。给病人做口腔护理时，发现其口腔内有一无痛性血泡。

6－199* 提示该病人血小板计数至少已低于
A. 10×10^9/L　B. 20×10^9/L
C. 30×10^9/L　D. 40×10^9/L
E. 50×10^9/L

6－200* 为明确诊断应进行的检查是
A. 骨髓穿刺　B. 淋巴结活检
C. 血小板抗体　D. 血清铁蛋白

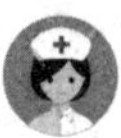

E. Coombs 试验

A4 型单项选择题(6-201～6-228)

(6-201～6-204 共用题干)

病人,男性,37 岁。多年前曾做过胃大部分切除术,近半年来经常乏力、头晕、心悸、气急、耳鸣,体力逐渐下降。

6-201* 入院后怀疑缺铁性贫血,下列哪种情况提示病人有组织缺铁表现

A. 面色苍白　B. 牛肉舌
C. 口唇发绀　D. 异食癖
E. 黑便

6-202* 经检查该病人确诊为缺铁性贫血,下列哪项与病人病情不符

A. 血象呈小细胞低色素性贫血
B. 网织红细胞明显减少
C. 血红蛋白浓度下降
D. 血清铁蛋白减少
E. 骨髓检查呈核老质幼

6-203* 指导该病人口服铁剂,下列不妥的是

A. 宜于进餐后服用
B. 可与维生素 C 同服
C. 餐后不要立即饮茶
D. 如有消化道反应,可与牛奶同服
E. 血红蛋白正常后,应继续治疗数月

6-204 病人回家后口服硫酸亚铁,发现粪便变黑,原因可能是

A. 硫酸亚铁形成硫化氢
B. 硫酸亚铁形成硫化铁
C. 硫酸亚铁形成氧化铁
D. 硫酸亚铁形成硫酸铁
E. 铁依赖酶增多

(6-205～6-208 共用题干)

病人,女性,20 岁。高热、鼻出血 1 周。体格检查:扁桃体肿大、表面脓苔覆盖;肝、脾不大。实验室检查:外周血全血细胞计数减少。

6-205 根据目前检查情况,该病人医疗诊断最可能是

A. 化脓性扁桃体炎
B. 缺铁性贫血
C. 血小板减少性紫癜
D. 再生障碍性贫血
E. 白血病

6-206 为了确诊,该病人需进一步检查

A. 血象　B. 骨髓象
C. 血涂片　D. 筛选试验
E. 凝血指标

6-207 之后病人鼻出血次数增多,分析其原因最可能是

A. DIC
B. 血小板计数减少
C. 血小板功能异常
D. 凝血因子减少
E. 血管损伤

6-208 住院期间病人情绪低落,经常在父母面前哭泣,存在的主要心理问题是

A. 焦虑　B. 预感性悲哀
C. 孤独　D. 绝望
E. 无能为力

(6-209～6-212 共用题干)

病人,女性,28 岁。近 1 年月经不调,量多、经期长,最近面色苍白,总觉头晕、心慌、气促,遂就医。实验室检查:红细胞计数 1.5×10^{12}/L,血红蛋白 29 g/L,其余正常。

6-209 根据检查结果,该病人可能发生了

A. 轻度贫血　B. 中度贫血
C. 重度贫血　D. 极重度贫血
E. 急性贫血

6-210 病人目前最主要的护理问题是

A. 活动无耐力
B. 贫血
C. 失血过多
D. 潜在并发症:休克
E. 有感染的危险

6-211* 护士遵医嘱为其输血时未遵循“三查八对”,病人发生急性溶血,最可能出现

A. 急性肾衰竭　B. 肝功能损害

C. 肝、脾大　D. 休克
E. 急性感染

6－212　检查该病人的尿液，最可能出现
A. 血红蛋白尿　B. 胆红素尿
C. 镜下血尿　D. 肉眼血尿
E. 尿量增多

(6－213～6－215 共用题干)

某急性粒细胞白血病病人，出现高热，体温40℃，有咳嗽、咳痰，口唇有疱疹，抽搐1次，面色苍白。

6－213　该病人出现高热的主要原因
A. 机体免疫力降低
B. 化疗不良反应
C. 白血病细胞浸润
D. 全血细胞计数减少
E. 成熟粒细胞缺乏

6－214　下列哪一部位最易感染
A. 口腔　B. 肺部
C. 皮肤　D. 尿路
E. 肛周

6－215　首选的化疗方案应是
A. VP　B. DA
C. VLP　D. DVLP
E. VDP

(6－216～6－220 共用题干)

某白血病病人因体力减退，骨痛难忍入院，化疗后出现脱发、恶心，病人感到悲观、失望，拒绝治疗。

6－216* 目前病人最突出的护理诊断是
A. 疲惫　B. 焦虑
C. 紧张　D. 自我形象紊乱
E. 恐惧

6－217* 下列哪项护理措施不合适
A. 建议家属陪伴
B. 协助做好生活护理
C. 满足病人各种要求
D. 耐心解释病情
E. 倾听病人诉求

6－218　化疗过程中护士发现病人下列哪种情况提示有中枢神经系统白血病的存在
A. 恶心、呕吐　B. 食欲缺乏
C. 颈项强直　D. 脱发
E. 头痛、头晕

6－219* 根据中枢神经系统白血病的化疗原则，可鞘内注射的是
A. 长春新碱　B. 三尖杉碱
C. 环磷酰胺　D. 阿糖胞苷
E. 柔红霉素

6－220* 鞘内注射完毕可去枕平卧
A. 1～2小时　B. 12小时
C. 2～4小时　D. 24小时
E. 4～6小时

(6－221～6－225 共用题干)

病人，女性，62岁。因全血细胞计数减少入院，护士遵医嘱为病人建立静脉通路并行输血治疗。因时间紧，护士从血库取血后将血袋放入热水中加温，5分钟后给病人输入，输血10分钟后，病人感到头部胀痛，出现恶心、呕吐、腰背部剧痛。

6－221* 病人最可能出现的反应是
A. 高钾血症　B. 过敏反应
C. 溶血反应　D. 酸中毒
E. 低血钙

6－222* 此反应产生的最大可能原因是
A. 输入了致敏物质
B. 输入了库存血
C. 输入了异型血液
D. 枸橼酸浓度过高
E. 加温破坏了红细胞

6－223* 此病人将出现的特征性表现是
A. 四肢麻木　B. 血压下降
C. 面部潮红　D. 心前区压迫感
E. 黄疸、血红蛋白尿

6－224* 发生此反应，护士应首选的护理措施是
A. 吸氧
B. 观察血压
C. 停止输血

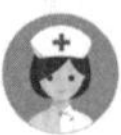

D. 遵医嘱静脉注射碳酸氢钠溶液

E. 送检剩余血，重做交叉配血试验

6-225* 如果病人死亡，常见原因是

A. 心力衰竭 B. 呼吸衰竭

C. 过敏性休克 D. 肾衰竭

E. 感染性休克

(6-226～6-228 共用题干)

病人，女性，30岁。反复紫癜3年，感冒后加重。实验室检查：血红蛋白102 g/L，白细胞计数 5.2×10^9/L，血小板计数 25×10^9/L。血小板抗体 IgG(PAIgG)升高。脾无增大。

6-226* 最可能的诊断是

A. 过敏性紫癜 B. ITP

C. 血友病 D. 慢性DIC

E. 缺铁性贫血

6-227* 该病的发病原因与下列哪项无关

A. 化学因素特别是(如苯及其衍生物)

B. 病毒感染(如风疹)

C. 电离辐射(如放射线照射等)

D. 自体免疫性疾病(如SLE)

E. 大量出血(如月经过多、痔疮出血等)

6-228 护士对其进行健康指导，下列错误的是

A. 不要做较强体力活动

B. 坚持饭后服药

C. 避免到人多聚集的地方

D. 注意自我病情监测

E. 若无新发出血可自行停药

名词解释题(6-229～6-240)

6-229 贫血

6-230 缺铁性贫血

6-231 异食癖

6-232 再生障碍性贫血

6-233 急性溶血

6-234 ITP

6-235 过敏性紫癜

6-236 血友病

6-237 DIC

6-238 尿酸性肾病

6-239 白血病

6-240 骨髓移植

简述问答题(6-241～6-253)

6-241 简述颅内出血的护理措施。

6-242 简述血液系统疾病病人的皮肤和肛周护理要点。

6-243 简述缺铁性贫血病人的饮食护理要点。

6-244 简述巨幼细胞贫血的用药护理措施。

6-245 列表说明重型再生障碍性贫血与非重型再生障碍性贫血的区别。

6-246 简述溶血的原因。

6-247 列表说明ITP与过敏性紫癜的区别。

6-248 简述出血性疾病病人的保健指导。

6-249 简述血友病的遗传规律。

6-250 简述DIC抗凝治疗的适应证和禁忌证。

6-251 简述毛细血管脆性试验的方法和临床意义。

6-252 简述急性白血病病人白血病细胞浸润增殖的部位和表现。

6-253 简述急性白血病化疗过程的两个阶段及特点。

综合应用题(6-254～6-256)

6-254 病人，女性，20岁。学生。因乏力、头晕，伴皮肤、黏膜出血6个月入院。近6个月来常感乏力，动则心慌、气急，有时头晕眼花伴记忆力减退，四肢皮肤经常出现“乌青块”，晨起刷牙时常有牙龈出血，月经量多，故来院求治。6个月前因腹泻曾自服氯霉素治疗。

体格检查：体温37℃，脉搏88次/分，呼吸18次/分，血压90/56 mmHg；神清，重度贫血

貌，巩膜无黄染，四肢内侧皮肤可见块状淤斑，浅表淋巴结未触及；颈软，气管居中；两肺呼吸音清，未闻及干、湿啰音；心律齐，无杂音，心界无明显增大；腹平坦，无压痛，肝、脾肋下未触及；生理反射存在，未引出病理反射。

实验室及其他检查：红细胞计数 2.8×10^{12}/L，血红蛋白 50 g/L，白细胞计数 2.8×10^{9}/L 血小板计数 23×10^{9}/L，网织红细胞比例 0.002。

请解答：

(1) 本病例应诊断什么？如何做进一步检查？

(2) 治疗原则如何？

(3) 在护理评估的基础上列出护理诊断(4个)和预期目标，制订相应的护理措施，1 周后进行护理评价。

6-255 病人，女性，32 岁。皮肤、黏膜淤斑 3 年，近 1 年来早晨刷牙时常出现牙龈出血，并有月经过多现象，曾去妇科检查未发现异常，近 6 个月来常感头晕、乏力。

体格检查：贫血貌，四肢皮下见多处淤斑；心肺(一)；腹软，肝未及；脾肋下 2 cm，质软，无压痛。

实验室及其他检查：红细胞计数 3.65×10^{9}/L，血红蛋白 90 g/L，白细胞计数 5×10^{9}/L，血小板计数 35×10^{9}/L；骨髓检查：以颗粒型巨核细胞为主，缺乏血小板及成熟巨核细胞。

请解答：

(1) 该病人应诊断为何种疾病？

(2) 请列出 3 个护理诊断和护理目标。

(3) 如何做好保健指导？

6-256 病人，男性，44 岁。因反复发热 1 月余而入院。病人 1 年来逐渐出现乏力、消瘦、低热、多汗，并有头晕，但未去医院诊治。最近 1 个月来，先有咳嗽、鼻塞、打喷嚏等上呼吸道感染症状，而后出现高热，体温达 39.8℃。曾用青霉素、链霉素等药物治疗，体温下降后又回升，曾高达 40.5℃，伴乏力、食欲缺乏。

体格检查：体温 39℃，脉率 100 次/分，呼吸 25 次/分，血压 120/75 mmHg；精神萎靡，中度贫血貌，皮肤、巩膜无黄染，无淤点；全身浅表淋巴结未触及，胸骨下端明显压痛；心肺(一)；肝肋下 2 cm，质中，脾肋下 6 cm，质中，有明显压痛；其他无异常。

实验室及其他检查：血白细胞计数 44.6×10^{9}/L，红细胞计数 2.6×10^{12}/L，血红蛋白 65 g/L，血小板计数 76×10^{9}/L，见到幼稚白细胞(以中幼及晚幼粒为主)。

请解答：

(1) 该病人的诊断是什么？如何做进一步检查？

(2) 本病常用化疗药物有哪些，首选化疗药物是什么？

(3) 请列出目前存在的护理诊断，并制订预期目标。

(4) 请列出化疗过程中常见不良反应及护理措施。

答案与解析

选择题

A1 型单项选择题

6-1 E　6-2 E　6-3 D　6-4 D
6-5 A　6-6 D　6-7 A　6-8 C
6-9 B　6-10 D　6-11 D　6-12 E
6-13 B　6-14 B　6-15 B　6-16 C
6-17 C　6-18 E　6-19 B　6-20 C
6-21 B　6-22 D　6-23 E　6-24 B
6-25 C　6-26 A　6-27 D　6-28 E
6-29 B　6-30 D　6-31 B　6-32 D
6-33 B　6-34 A　6-35 E　6-36 B

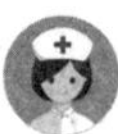

6-37 E　6-38 A　6-39 E　6-40 E
6-41 E　6-42 C　6-43 D　6-44 E
6-45 B　6-46 D　6-47 D　6-48 D
6-49 B　6-50 D　6-51 B　6-52 B
6-53 B　6-54 A　6-55 E　6-56 E
6-57 C　6-58 C　6-59 E　6-60 E
6-61 D　6-62 A

A2 型单项选择题

6-63 C　6-64 B　6-65 B　6-66 D
6-67 C　6-68 B　6-69 D　6-70 D
6-71 B　6-72 E　6-73 E　6-74 E
6-75 B　6-76 B　6-77 E　6-78 D
6-79 D　6-80 D　6-81 B　6-82 A
6-83 D　6-84 B　6-85 C　6-86 A
6-87 D　6-88 B　6-89 E　6-90 B
6-91 E　6-92 C　6-93 A　6-94 C
6-95 B　6-96 E　6-97 E　6-98 E
6-99 C　6-100 C　6-101 E　6-102 B
6-103 D　6-104 B　6-105 C　6-106 A
6-107 B　6-108 A　6-109 C　6-110 E
6-111 E　6-112 D　6-113 E　6-114 D
6-115 B　6-116 B　6-117 C　6-118 D
6-119 E　6-120 D　6-121 E　6-122 A
6-123 C　6-124 C　6-125 B　6-126 E
6-127 C　6-128 D　6-129 D　6-130 E
6-131 C　6-132 B　6-133 E　6-134 A
6-135 D　6-136 E　6-137 C　6-138 D
6-139 D　6-140 B　6-141 D　6-142 A
6-143 A　6-144 C　6-145 C　6-146 A
6-147 D　6-148 E　6-149 C　6-150 E
6-151 D　6-152 D　6-153 E　6-154 D
6-155 D　6-156 D　6-157 C　6-158 A
6-159 A　6-160 E　6-161 C　6-162 D
6-163 A　6-164 E

A3 型单项选择题

6-165 C　6-166 D　6-167 E　6-168 E
6-169 C　6-170 C　6-171 A　6-172 E
6-173 D　6-174 D　6-175 D　6-176 E
6-177 C　6-178 B　6-179 E　6-180 E
6-181 C　6-182 E　6-183 B　6-184 C
6-185 B　6-186 E　6-187 C　6-188 D
6-189 D　6-190 C　6-191 E　6-192 A
6-193 B　6-194 E　6-195 D　6-196 A
6-197 B　6-198 B　6-199 B　6-200 A

A4 型单项选择题

6-201 D　6-202 B　6-203 D　6-204 B
6-205 D　6-206 B　6-207 B　6-208 B
6-209 D　6-210 A　6-211 A　6-212 A
6-213 E　6-214 A　6-215 B　6-216 E
6-217 C　6-218 C　6-219 D　6-220 E
6-221 C　6-222 E　6-223 E　6-224 C
6-225 D　6-226 B　6-227 E　6-228 E

部分选择题解析

6-8 **解析:**考核血液病人禁用乙醇擦浴的原因。因大多数病人有出血倾向,乙醇擦浴会扩张外周血管,加重出血,故禁用乙醇擦浴。

6-62 **解析:**考核出现 Auer 小体的临床意义。Auer 小体仅见于急性髓细胞白血病(AML),有独立诊断意义。

6-63 **解析:**考核病人的护理诊断。该病人妊娠 24 周,且检查结果中血红蛋白 70 g/L,属中度贫血,可见病人头晕、乏力明显,故最主要的问题就是有受伤的危险。

6-65 **解析:**考核缺铁性贫血的常见病因。缺铁性贫血的主要病因是铁摄入不足和丢失过多,该病人慢性胃炎、长期腹泻且只吃素食,故病因符合。

6-67 **解析:**考核缺铁性贫血口服铁剂的用药指导。口服铁剂应避免与牛奶、茶、咖啡同服,因为会影响铁的吸收。

6-69 **解析:**考核贫血病人的饮食指导。此菜谱含铁丰富,因此最适合于缺铁性贫血病人。而急性白血病、再生障碍性贫血、肾性贫血以及 ITP 病人,无论从病因、发病机制来看均与缺铁无关。

6-73 **解析:**考核缺铁性贫血铁剂治疗疗效观察。一般铁剂治疗后1周左右外周血网织红细胞上升,5～10天达高峰,2周后血红蛋白浓度上升,2个月恢复正常。

6-74 **解析:**考核缺铁性贫血临床表现。缺铁性贫血除头晕、乏力等一般贫血表现外,还有皮肤干燥、毛发干枯、指(趾)甲扁平等营养缺乏表现;口角炎、舌炎等黏膜损害;易激动、注意力不集中、异食癖等神经精神异常表现。选项中手足震颤是巨幼细胞性贫血表现。

6-76 **解析:**考核小儿缺铁性贫血的预防措施。小儿缺铁性贫血主要病因为铁摄入不足,故预防小儿缺铁性贫血主要措施是注意饮食中铁的摄入。

6-77 **解析:**考核小儿巨幼细胞性贫血的病因。小儿巨幼细胞性贫血的病因主要是叶酸和维生素 B_{12} 缺乏。偏食、饮食单一导致叶酸摄入减少;某些药物使叶酸吸收不足;因腹泻丢失过多以及因生长发育快,需求大于供应等。

6-78 **解析:**考核巨幼细胞性贫血的血象和治疗。病例中血象红细胞数量减少,且呈大细胞提示巨幼细胞贫血,故需补充叶酸和维生素 B_{12}。

6-80 **解析:**考核巨幼细胞性贫血的饮食指导。巨幼细胞性贫血病人缺乏叶酸和维生素 B_{12},应多食含叶酸和维生素 B_{12} 的食物,如绿叶蔬菜、水果、谷物、动物肉类以及肝、蛋、海产品等。

6-85 **解析:**考核常见血液病的血象和骨髓象。白血病血象白细胞增多,骨髓象增生活跃或极度活跃;缺铁性贫血血象主要是红细胞减少且呈大细胞,骨髓象红细胞系增生活跃;巨幼细胞贫血血象呈大细胞性贫血,骨髓象红细胞系增生显著;再生障碍性贫血血象呈正细胞性贫血,骨髓象增生低下或极度低下。

6-91 **解析:**考核再生障碍性贫血的治疗。雄激素是非重型再生障碍性贫血的首选药物,其机制是刺激肾脏产生促红细胞生成素,直接作用于骨髓促进红细胞生成。常用药物有丙酸睾酮、司坦唑醇、达那唑。

6-93 **解析:**考核再生障碍性贫血的用药护理。丙酸睾酮为油剂,不易吸收,可形成硬结,故宜深部缓慢分层肌内注射,并轮换部位,且该药对肝脏有损害,应定期检查肝功能。

6-96 **解析:**考核再生障碍性贫血的并发症的护理。病人的临床表现提示颅内出血,为防止病人发生喷射状呕吐,应将其头偏向一侧防止误吸或窒息。

6-98 **解析:**考核再生障碍性贫血病人的护理相关知识点。再生障碍性贫血病人出现高热、抽搐,应立即降温以防脑部受损;再生障碍性贫血病人有颅内出血的风险,故降温应降脑温为先,采取头部及大血管处放置冰袋最为合理。

6-100 **解析:**考核贫血的鉴别。病人出现黄疸、脾大、血间接胆红素增高均说明发生了溶血,而缺铁性贫血、巨幼细胞性贫血、再生障碍性贫血及失血性贫血不会出现黄疸。

6-101 **解析:**考核急性溶血的临床表现。急性溶血时,病人短时间内红细胞大量被破坏,释放出大量血红蛋白并随血液循环进入肾脏,从尿液排出,形成血红蛋白尿,呈酱油色。另外,出现肾损害引起腰痛,溶血引起贫血,血中游离胆红素增高引起黄疸。

6-102 **解析:**考核溶血性贫血的血液检查。溶血性贫血因正常红细胞被破坏,刺激骨髓代偿增生红细胞,而网织红细胞反映骨髓增生能力,故血中网织红细胞会增多。同时因溶血,红细胞计数和血红蛋白均减少,且破坏的红细胞被吞噬细胞吞噬释放出大量游离胆红素,所以血液中游离胆红素明显增高,从而肝脏合成结合胆红素相应增多,故血中结合胆红素也会轻度增高。

6-103 **解析:**考核溶血性贫血病人的饮食指导。阵发性睡眠性血红蛋白尿属溶血性贫血。溶血性贫血病人宜食碱性食物,少食或忌食酸性食物。肉汤属于酸性食物应少吃,而面条、馒头、面包属碱性食物,应多吃。

6-105 **解析:**考核蚕豆病的用药指导。蚕豆病

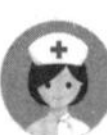

患儿大多体内缺乏葡萄糖-6-磷酸脱氢酶(G-6-PD)。G-6-PD缺乏的病人服用维生素K会引起缺氧、发绀、溶血性贫血等症状。故不能服用维生素K。

6-106 **解析:**考核溶血性贫血的尿液检查。溶血性贫血时正常红细胞被破坏,释放超出正常量的游离胆红素,由肝脏合成结合胆红素也增多,但主要随胆汁排入肠道,不从尿中排出,所以尿胆红素阴性,但肝肠循环中小部分胆红素进入肾脏转化为尿胆原随尿排出,故尿胆原阳性。

6-108 **解析:**考核糖皮质激素的用药指导。糖皮质激素属激素类药物,不可随意减量停药,且该药易导致肥胖,另外因其有免疫抑制作用故用药期间应注意预防感染。

6-109 **解析:**考核过敏性紫癜的临床表现和实验室检查。多数病人发病前1～3周有全身不适、低热、乏力及上呼吸道感染等前驱症状,随之出现典型临床表现。过敏性紫癜是一种免疫因素介导的全身血管炎症性疾病。除了BT可能延长之外,血小板计数、功能及凝血相关检查均正常。结合发病表现和实验室检查结果特点,综合考虑,该病人符合过敏性紫癜的特征。

6-111 **解析:**考核ITP的治疗。脾切除是治疗本病的有效方法之一。适应证为:①用肾上腺糖皮质激素常规治疗3～6个月无效者;②肾上腺糖皮质激素治疗虽有效,但停药或减量后复发,或需较大剂量泼尼松口服维持者;③对肾上腺糖皮质激素治疗有禁忌者。脾切除的近期有效率为90%,远期有效率40%～50%,如复发可再用肾上腺糖皮质激素治疗。

6-115 **解析:**考核ITP的实验室检查。ITP的实验室检查异常主要包括血小板异常、骨髓巨核细胞异常和血小板相关抗体及相关补体异常。

6-117 **解析:**考核过敏性紫癜的临床表现。关节型除皮肤紫癜外,因关节部位血管受累出现关节肿胀、压痛及功能障碍等表现,多发生于膝、踝、肘、腕等大关节,呈游走性、反复性发作,经数日而愈,不遗留关节畸形。

6-120 **解析:**考核肾上腺糖皮质激素治疗ITP的机制。肾上腺糖皮质激素为治疗ITP的首选药物,能抑制抗血小板抗体生成;抑制抗原反应;抑制单核-巨噬细胞系统吞噬和破坏血小板;降低毛细血管通透性;改善出血症状。

6-123 **解析:**考核慢性ITP的诊断。出血性疾病判断按照先常见病后少见病及罕见病、先易后难、先普通后特殊的原则。根据病例信息,病人以血小板减少为主,骨髓检查以产生血小板的巨核细胞明显减少为主要特征,符合慢性ITP的诊断。

6-124 **解析:**考核糖皮质激素治疗过敏性紫癜的机制。糖皮质激素有抑制抗原-抗体反应、减轻炎症渗出、改善血管通透性等作用。糖皮质激素疗程一般不超过30天,肾型者可酌情延长。

6-129 **解析:**考核ITP的护理诊断。根据病人目前血液检查结果显示病人有中度贫血,血小板计数低于20×10^9/L,警惕病人发生自发性出血,特别是颅内出血。

6-130 **解析:**考核DIC的治疗。根据病人目前情况,诊断为DIC。DIC治疗方案包括肝素抗凝治疗,血小板及凝血因子补充,纤溶抑制剂治疗。糖皮质激素不作为常规治疗用药,但该病人是烧伤,需要糖皮质激素抗休克治疗。肠溶阿司匹林为口服药,起效慢,有抑制血小板凝集的作用,故不适合该病人病情。

6-134 **解析:**考核肝素应用的适应证和禁忌证。肝素应用适应证:①DIC早期(高凝期);②血小板及凝血功能进行性下降,微血管栓塞表现(如器官功能衰竭)明显;③消耗性低凝期且病因短期内不能去除者,在补充凝血因子情况下应用。

6-135 **解析:**考核DIC的治疗关键。基础疾病治疗及消除诱因是终止DIC最为关键和根本的治疗措施,如控制感染,治疗肿瘤,病理产科及外伤处理,纠正缺氧、缺血及酸中毒等。

6-137 **解析:**考核血友病的临床特征。血友病具备以下特征：①与生俱来，伴随终身；②常表现为四肢关节、软组织和深部肌肉内血肿；③负重关节，如膝、踝关节等反复出血甚为突出，最终可致关节肿胀、僵硬、畸形，同时伴有骨质疏松、关节骨化及肌肉萎缩。

6-143 **解析：**考核输血和输血小板的注意事项。输血小板适用于危重出血者、血小板计数低于 20×10^9/L 者、脾切除术前准备或其他手术及重症病人。输新鲜血或浓缩血小板悬液有较好的止血效果。血小板要求保存在 22℃ 环境下，24 小时内有效。开始时慢，观察 10～15 分钟，如无不良反应，再根据病情需要调节滴速，成人一般 40～60 滴/分。

6-144 **解析：**考核血友病的并发症。血友病病人早期最常见并发症为出血，该病人出现烦躁不安、敷料渗血，且有血友病病史，首先考虑出现出血并发症，需要监测生命体征。

6-147 **解析：**考核中枢神经系统白血病(CNSL)的临床表现。CNSL 多见于急性淋巴细胞白血病(ALL)治疗后缓解期，这是由于化疗药物难以通过血脑屏障，隐藏在中枢神经系统的白血病细胞不能被有效杀灭，因而引起 CNSL。临床上轻者表现头痛、头晕，重者有呕吐、颈项强直，甚至抽搐、昏迷。

6-149 **解析：**考核尿酸性肾病的防治。由于白血病细胞大量被破坏，血清和尿中尿酸浓度增高，积聚在肾小管发生高尿酸血症肾病。尤其是在化疗时，应鼓励病人多饮水。如有结石梗阻时，可发生少尿、无尿等症状。

6-150 **解析：**考核急性白血病引起颅内出血的护理措施。M_3 型急性白血病病人突然出现呕吐、颈项强直、烦躁不安，考虑多为颅内出血，是急性常见死亡原因之一，护士应做好抢救配合。首先要安置病人绝对安静平卧位，给予止吐药物、静脉注射镇静剂、鞘内注射阿糖胞苷均是医疗措施，乙醇湿化吸氧是抢救急性肺水肿的一项重要护理措施。

6-152 **解析：**考核慢性粒细胞白血病的临床表现。慢性粒细胞白血病分为慢性期(一般 1～4 年)、加速期和急变期，常有发热、虚弱、进行性体重下降、骨骼疼痛，逐渐出现贫血和出血，脾持续性或进行性增大等表现。此病例中，病人表现符合上述特征。

6-154 **解析：**考核白血病化疗期间的注意事项。由于化疗药物的作用，大量白血病细胞被破坏，可产生尿酸肾结石，导致肾小管堵塞，严重者可以表现为少尿、无尿。应要求病人在化疗期间多饮水，给予别嘌醇抑制尿酸合成。

6-155 **解析：**考核白血病的发病有关因素。白血病病因目前尚不完全清楚，可能发病与病毒、电离辐射、化学因素(尤其是苯及其衍生物、氯霉素、保泰松、烷化剂等)，以及遗传因素有关。

6-156 **解析：**考核急性白血病特征。急性白血病起病快，骨髓和外周血中以原始细胞及早期幼稚细胞为主，原始细胞一般超过 30%。该病例中病人血红蛋白、血小板降低，淋巴结肿大，骨髓涂片见原始淋巴细胞＋幼淋巴细胞占 34%，符合急性白血病特征。

6-157 **解析：**考核急性白血病的突出体征。胸骨疼痛是急性白血病的特征性体征。

6-158 **解析：**考核骨髓移植。目前主张移植的时机是年龄 45 岁以下的急性白血病病人第 1 次完全缓解时。

6-159 **解析：**考核白血病化疗的诱导缓解治疗目的。目的是迅速杀灭大量白血病细胞，使白血病的症状、体征消失，血象、骨髓象达到基本正常。目前多采用联合化疗。

6-160 **解析：**考核淋巴瘤的诊断。病人出现慢性无痛性进行性淋巴结肿大，伴发热、盗汗等全身症状，对这类情况，应考虑发生淋巴瘤的可能。淋巴结病理切片是最可靠的确诊手段，淋巴结印片及穿刺细胞涂片也有一定参考价值。

6-162 **解析：**考核淋巴瘤的临床特点。HL 多见于青年，儿童少见。首发症状常是无痛性颈部或锁骨上淋巴结进行性肿大(占 60%～80%)，其次为腋下淋巴结肿大，肿大的淋巴结可以活动，也可互相粘连融合成块，淋巴结外器官受累。少数 HL 可浸润器官组织或因深部淋

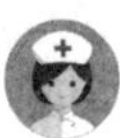

巴结肿大压迫引起各种相应症状。部分 HL 病人发生带状疱疹或饮酒后淋巴结疼痛。发热、盗汗、瘙痒及消瘦等全身症状较多见。30%～40%的 HL 病人以原因不明的持续发热为起病症状,这类病人一般年龄稍大,男性较多,常有腹膜后淋巴结累及。周期性发热约见于 1/6 的病人。

6-164 解析:考核 HL 的预后。淋巴细胞为主型预后最好,5 年生存率为 94.3%;其次是结节硬化型,混合细胞型较差;而淋巴细胞消减型最差,5 年生存率仅为 27.4%。

6-165 解析:考核缺铁性贫血的病因。体内的铁大部分来自衰老红细胞,但还有一部分来自食物中,而铁的主要吸收部位在十二指肠。该病例中病人患有胃溃疡,且做了胃切除术,可见影响了铁的吸收,所以其贫血的主要原因是铁吸收不足。

6-167 解析:考核注射铁剂的用药护理。右旋糖酐铁是常用注射铁剂,该药可引起过敏,故使用前需做皮试。如无过敏,第 1 次用 50～100 mg 深部肌内注射,之后每天或隔天注射 100 mg,直至完成总量,但不可单次加量。

6-169 解析:考核再生障碍性贫血的血象。正常女性血液中血红蛋白 110～150 g/L,白细胞计数 $4\sim10\times10^9$/L,血小板计数$(100\sim300)\times10^9$/L,而此病例中病人的相关值均低于正常值,可见全血细胞减少,常见于再生障碍性贫血。

6-170 解析:考核贫血的程度。成人轻度贫血血红蛋白 90～109 g/L,中度贫血 60～89 g/L,重度贫血 30～59/L,极重度少于 30 g/L。

6-172 解析:考核重型再生障碍性贫血的药物治疗。目前,治疗重型再生障碍性贫血的主要药物是抗胸腺细胞球蛋白(ATG)和抗淋巴细胞球蛋白(ALG),能够抑制 T 细胞或非特异性自身免疫反应。环孢素也可使用,仅选择性地作用于 T 细胞。司坦唑醇(康力龙)为蛋白合成激素。雄激素可以刺激骨髓造血,均用于治疗非重型再生障碍性贫血。

6-175 解析:考核小儿营养性巨幼细胞贫血的临床表现。小儿营养性巨幼细胞贫血临床表现除一般贫血表现外,还有消化道症状,如腹胀、腹泻及牛肉舌;神经精神症状,如肢体知觉、运动觉障碍(如肢体麻木、手足震颤)等。另外,叶酸缺乏者可出现易怒、妄想;维生素 B_{12} 缺乏导致脊髓后侧索联合变性或脑神经受损可出现失眠、记忆力下降及智力下降等。

6-183 解析:考核 ITP 的临床表现。主要是出血倾向,出血多数较轻而局限,但易反复发生,可表现为皮肤及黏膜出血、鼻出血、牙龈出血,女性月经增多。严重的内脏出血较少见,感染可加重病情,严重的出现广泛的皮肤及黏膜甚至内脏出血。

6-184 解析:考核肾上腺糖皮质激素治疗 ITP 的机制。肾上腺糖皮质激素为治疗 ITP 的首选药物,能抑制抗血小板抗体生成;抑制抗原反应;抑制单核-巨噬细胞系统吞噬和破坏血小板;降低毛细血管通透性;改善出血症状。

6-185 解析:考核 ITP 的治疗措施。血小板输注适用于血小板计数明显减低、严重出血危及生命或紧急手术时。由于病人体内有抗血小板抗体,输入的血小板在体内被迅速破坏,疗效短暂,且反复输注不同抗原的血小板后,易产生同种抗体而影响疗效。

6-186 解析:考核颅内出血的护理措施。病例中,病人有出血病史,目前病人出现头痛、呕吐、视物模糊、意识不清的情况,考虑可能发生颅内出血,根据颅内出血的护理措施,不应该放低头部,否则会加重脑水肿的风险。

6-187 解析:考核出血病人高热出现抽搐的降温措施。考虑病人存在出血和感染两种情况,并且有抽搐,使用冰袋进行物理降温是最合适的手段。温水擦浴的方法相对比较复杂,不适合抽搐情况,其他方式则会加重出血程度。

6-188 解析:考核出血的治疗措施。对于出血病人,维生素 C 的摄入可以改善血管脆性增加的情况,从而对出血情况起到辅助治疗的效果。

6-189 解析:考核 DIC 的治疗。从病例中可以发现病人目前的情况和实验室检查指标，FDP升高反映病人发生DIC。DIC早期高凝期治疗主要选择肝素抗凝。

6-190 **解析：**考核DIC的治疗。DIC发生过程中，病人会出现微血栓形成这一病理变化，是DIC基本和特异性的病理变化，导致各个脏器以及皮肤、黏膜部位循环不佳，组织灌注量明显不足，因此使用升压药物亦不能纠正低血压的情况。

6-191 **解析：**考核血友病的治疗。阿托品、双嘧达莫等抑制血小板聚集或使血小板减少，会加重出血。

6-195 **解析：**考核脑膜刺激征的特征性表现。化疗药物不易通过血脑屏障，隐藏在中枢神经系统的白血病细胞不能被有效杀伤，导致中枢神经系统白血病，出现脑膜或中枢神经系统症状，表现为头痛、呕吐、颈项强直，重者抽搐、昏迷。该题干中颈项强直是脑膜刺激征的特征性表现。

6-197 **解析：**考核淋巴瘤的治疗。淋巴瘤的主要治疗措施是放疗和化疗，应根据正确的病理分型、疾病分期、预后以及生理状况制订合理的治疗方案。ⅠB、ⅡB采用全淋巴结照射，也可采用联合化疗；ⅢA采用放、化疗联合的综合治疗；ⅢB、Ⅳ期单用联合化疗或加放疗。

6-199 **解析：**考核重型再生障碍性贫血的临床表现。血小板计数低于$20\times10^9/L$，病人会有自发性出血倾向，容易发生黏膜出血，如牙龈出血、皮肤及黏膜出血。

6-200 **解析：**考核贫血的鉴别诊断。病人血象示全血细胞减少，结合病人有贫血、出血、发热的表现，为明确疾病，应该做骨髓检查。

6-201 **解析：**考核缺铁性贫血的组织缺铁表现。铁元素不仅参与造血，还参与大脑海马的发育。当胎儿在母体发育时，若铁元素缺乏，就会对海马神经的发育造成影响。在出生后如果长期缺铁，会大大地影响脑部正常发育，导致出现异食癖等特殊表现。

6-202 **解析：**考核缺铁性贫血的血象。网织红细胞是反映骨髓造血增生的指标，缺铁性贫血时外周血中红细胞计数下降，血红蛋白减少刺激骨髓代偿性增生，故血液中网织红细胞会增多。

6-203 **解析：**考核口服铁剂的用药指导。牛奶中富含磷酸盐，会与铁剂中的铁成分发生化学反应，使铁发生沉淀而不利于吸收，故口服铁剂不能与牛奶同服。而维生素C可与亚铁离子配合使用，不仅可使亚铁络合酶处于活性状态，有效防止亚铁离子氧化，无需胃酸转化，直接在肠道中完全吸收，还能帮助生成更多血红蛋白。维生素C可促进铁剂的吸收，故可同服。

6-211 **解析：**考核急性溶血的并发症。急性溶血时大量的红细胞被破坏，释放出大量血红蛋白，从而随血液循环进入肾脏，血红蛋白过度在肾脏沉积，就会形成管型阻塞肾小管，导致急性肾衰竭。

6-216 **解析：**考核白血病病人的心理护理。该病人目前由于白血病化疗有悲观、失望情绪，拒绝治疗，这与对疾病的恐惧有关，担心害怕疾病的预后。

6-217 **解析：**考核白血病病人的心理护理措施。在疾病的护理过程中，解释病情、帮助生活照顾和寻求病人家人的支持都有助于病人心理的护理。

6-219 **解析：**考核预防中枢神经系统白血病可以进行鞘内注射的化疗药物。整个治疗过程中鞘内注药至少1次。常用鞘内注射化疗药物有阿糖胞苷、甲氨蝶呤、地塞米松。

6-220 **解析：**考核鞘内注射的护理措施。病人术后去枕平卧4～6小时，最好24小时内勿下床活动，以防发生头痛、恶心、呕吐、眩晕等不良反应。

6-221 **解析：**考核输血反应。通常输入10～15 ml血后，病人即可出现症状。由于病人血浆中的凝集素和所输血中红细胞的凝集原发生凝集反应，导致红细胞凝集成团，阻塞部分小血管，从而造成组织缺血、缺氧，病人表现为头胀痛、四肢麻木、胸闷、腰背部剧烈疼痛等。

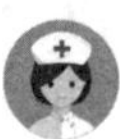

6-222 **解析:**考核输血加温的反应。如血液储存过久、血液保存时温度过高或过低、血液受到剧烈震荡、血液被污染等,输血前红细胞已被破坏,发生溶解变质。另外,血液中加入高渗或低渗溶液、加入对 pH 值有影响的药物等,均可致血液中红细胞被大量破坏。

6-223 **解析:**考核输血反应的特征性表现。由于凝集的红细胞发生溶解,大量血红蛋白散布到血浆中,病人出现黄疸和血红蛋白尿是中间阶段的典型表现。

6-224 **解析:**考核输血反应的护理措施。发现症状,立即停止输血,并通知医生,进行紧急处理,保留余血,并采集病人血标本,重新做血型鉴定及交叉配血试验。

6-225 **解析:**考核输血反应严重时的死亡原因。由于大量的血红蛋白进入肾小管,遇酸性物质而变成结晶体,从而阻塞肾小管,同时由于抗原抗体相互作用,使肾小管内皮细胞缺血、缺氧致坏死脱落,进一步使肾小管阻塞。病人出现急性肾衰竭症状,表现为少尿、无尿,严重者可致死亡。

6-226 **解析:**考核 ITP 的临床诊断。病人有反复皮肤、黏膜出血,血小板计数减少,脾不大,血小板相关抗体阳性,可诊断为 ITP。

6-227 **解析:**考核 ITP 病因和临床表现。大量出血,如月经过多、痔疮出血等是 ITP 可能出现的临床表现,不是发病原因。

名词解释题

6-229 外周血单位容积内的红细胞数、血红蛋白量和血细胞比容低于同性别、同年龄正常范围的最低值,称为贫血。

6-230 缺铁性贫血是指体内储存铁缺乏,影响血红蛋白合成所致的一种小细胞低色素性贫血,即血红蛋白的减少比红细胞减少更为明显,为临床上最常见的一种贫血。

6-231 异食癖是指缺铁性贫血病人因铁缺乏引起单胺氧化酶活性降低,导致病人神经系统、精神异常,从而使病人喜吃生米、泥土、石子、木屑等。

6-232 再生障碍性贫血是由多种因素导致的骨髓造血干细胞数量减少和(或)功能障碍引起的一类贫血。临床上以进行性贫血、出血、感染和全血细胞减少为主要表现。发病以青壮年居多,男性多于女性。

6-233 急性溶血是指因红细胞大量破坏,其分解产物对机体的毒性作用,使病人突然出现寒战、高热、头痛、腰背及四肢酸痛、呕吐、腹痛、血红蛋白尿、贫血、黄疸,甚至昏迷、休克、急性肾衰竭。

6-234 ITP 即特发性血小板减少性紫癜,亦称自体免疫性血小板减少性紫癜。临床特征为自发性皮肤、黏膜及内脏出血,血小板计数减少。可分为急性和慢性,是血小板减少性紫癜中最常见的一种。

6-235 过敏性紫癜是一种常见的血管变态反应性出血性疾病。主要表现为皮肤紫癜、黏膜出血、腹痛、皮疹、关节痛和血尿,多有自限性。好发于儿童及青少年。

6-236 血友病是一组最常见的遗传性凝血因子缺乏所致的出血性疾病。分为血友病甲、血友病乙和凝血因子Ⅺ缺乏症。其共同特点为凝血活酶生成障碍、凝血时间延长、终身轻微创伤后出血倾向。

6-237 DIC 即弥散性血管内凝血,是一组严重的出血性综合征。是许多疾病发展过程中可能出现的一种复杂的病理变化,其特点是微循环中形成广泛的微血栓,消耗大量血小板和凝血因子,继发纤溶亢进。临床表现为出血、栓塞、微循环障碍及溶血。

6-238 尿酸性肾病是指白血病病人由于白血病细胞被大量破坏,尤其是化疗时,血清和尿中尿酸浓度增高,聚集在肾小管引起阻塞而发生的高尿酸血症肾病。

6-239 白血病是造血系统中最常见的恶性疾病,其特征为体内白血病细胞恶性异常增生。这些细胞大多是未成熟和形态异常的白细胞,可浸润骨髓和全身各脏器组织,并可进入外周血液。

6-240 骨髓移植是指将供体正常骨髓中的造血干细胞移植到病人骨髓组织中，以取代病人病态的造血干细胞，重建正常造血功能和免疫功能。

简述问答题

6-241 颅内出血的护理措施：立即置病人去枕平卧位、头偏向一侧；保持呼吸道通畅、吸氧；头部置冰袋；迅速建立静脉通路；保持情绪稳定；密切观察并记录生命体征、瞳孔、意识等变化。

6-242 血液病病人的皮肤和肛周护理要求如下。①皮肤护理：保持皮肤清洁，定期洗澡更衣，勤剪指甲，避免抓伤皮肤；注射时要严格消毒皮肤；女病人尤其要注意会阴清洁，每天清洗会阴 2 次，月经期应增加清洗次数。②肛周护理：睡前、便后用 1∶5 000 高锰酸钾坐浴，每次 10～20 分钟；保持大便通畅，防肛裂；发现肛周脓肿，配合医生在必要时做切开引流，遵医嘱局部或全身应用抗生素；指导病人餐前、便后洗手，注意饮食卫生，以预防肠道感染。

6-243 缺铁性贫血病人的饮食护理：①宜进高蛋白、高热量、高维生素、含铁量丰富的易消化食物，强调均衡饮食；②指导病人吃含铁丰富的食品，如动物肝脏、瘦肉、蛋黄、鱼类、豆类、紫菜、海带及木耳等。

6-244 巨幼细胞贫血病人的用药护理：①肌内注射维生素 B_{12} 偶有变态反应，应注意观察，一旦发现异常立即停药，并给予抗过敏药物治疗；②用叶酸时可同服维生素 C；③一般用药后 1～2 天食欲好转，2～4 天网织红细胞增加，接着血红蛋白上升，治疗 1～2 个月后血象和骨髓象恢复正常；④严重者在补充叶酸和维生素 B_{12} 后，血钾可大量进入新生成的细胞，从而导致低血钾。因此，对老年人、心血管疾病病人和不能进食者，应注意观察有无低血钾表现，必要时遵医嘱补钾。

6-245 见表 6-1。

表 6-1 重型再生障碍性贫血与非重型再生障碍性贫血的区别

项目	重型再生障碍性贫血	非重型再生障碍性贫血
起病	急	缓
出血	严重，常发生在内脏	轻，以皮肤、黏膜多见
感染	严重，常发生内脏感染，败血症	轻，以上呼吸道为主
贫血	呈进行性	首发，以贫血为主
血象	中性粒细胞计数＜ 0.5×10^9/L 血小板计数＜ 20×10^9/L 网织红细胞绝对值＜ 15×10^9/L	中性粒细胞计数＞ 0.5×10^9/L 血小板计数＞ 20×10^9/L 网织红细胞绝对值＞ 15×10^9/L
骨髓象	多部位增生极度减低	增生减低或活跃，常有增生灶
预后	不良，多于 6～12 个月内死亡	较好，少数死亡

6-246 溶血的原因：红细胞膜的异常、红细胞酶和能量代谢异常、血红蛋白异常、物理和机械因素、某些化学毒物或生物毒素对红细胞的直接损害、单核-巨噬细胞系统功能亢进。

6-247 见表 6-2。

表 6-2 ITP 与过敏性紫癜的区别

项目	ITP	过敏性紫癜
定义	与自体免疫有关的出血性疾病	血管变态反应性出血性疾病
临床表现	皮肤、黏膜出血，严重时内脏出血	皮肤型：皮肤紫癜为主 腹型：腹痛为主 肾型：血尿、蛋白尿、管型尿为主 关节型：关节肿胀、疼痛为主
实验室检查	血小板计数减少、出血时间延长、血块收缩不良、毛细血管脆性试验阳性，凝血时间正常	部分病人毛细血管脆性试验阳性。血小板计数、出血时间、凝血时间正常

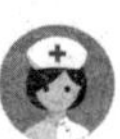

续　表

项目	ITP	过敏性紫癜
治疗要点	肾上腺糖皮质激素、脾切除、免疫抑制剂、输血及血小板悬液、对症处理	病因防治、抗组胺药、维生素C、芦丁（路丁）、肾上腺糖皮质激素、免疫抑制剂、对症处理

6－248 出血性疾病病人的健康指导内容：①指导病人或家属认识出血征象，预防各种感染；②避免粗硬食物，避免服用某些影响血小板功能的药物（如阿司匹林等）；③防止皮肤、黏膜损伤，衣着应宽松；④避免手术。

6－249 血友病的遗传规律：①男性血友病病人和正常女性结婚，所生的孩子不会患血友病。②正常男性和血友病基因携带女性结婚，所生的男孩有50%可能患血友病。③男性血友病病人和血友病基因携带女性结婚，所生的男孩有50%可能患血友病；所生的女孩有50%可能患血友病，还有50%成为血友病基因携带者。

6－250 DIC抗凝治疗的适应证：DIC高凝期，在补充凝血因子或纤溶抑制剂的情况下应用。禁忌证：DIC后期、继发纤溶亢进、颅内出血、溃疡病出血、原有严重的出血性疾病。

6－251 毛细血管脆性试验方法：先在病人一侧前臂屈侧肘窝下4 cm处画一个直径为2.5 cm的圆圈，将圈内陈旧出血点用钢笔标出；再将血压计袖带缚于此侧臂部，测出血压后使压力维持在收缩压与舒张压之间，并保持血压计袖带压力8分钟，然后松开袖带；2分钟后计数圆圈内新出血点数目。正常男性不超过5个，女性不超过10个，以此判断毛细血管的抵抗力和通透性。

6－252 急性白血病病人白血病细胞浸润增殖的部位和表现：①肝、脾、淋巴结肿大；②骨骼和关节疼痛，尤其是胸骨下端压痛较为明显；③眼部，眼球突出、复视或失明；④口腔，牙龈增生、肿胀；⑤皮肤，出现蓝灰色斑丘疹，局部皮肤隆起、变硬，呈蓝紫色结节；⑥脑膜，头痛、头晕、呕吐、颈项强直，甚至抽搐、昏迷；⑦睾丸，无痛性肿大。

6－253 急性白血病的化疗过程分为诱导缓解和巩固维持（缓解后治疗）两个治疗阶段。诱导缓解是指从化疗开始到完全缓解（CR）阶段，其目的是迅速大量地杀灭白血病细胞，恢复机体正常造血，使病人的症状和体征消失，血象和骨髓象基本恢复正常，达到完全缓解。巩固维持（缓解后治疗）是指达到完全缓解后体内尚有10^8以下的白血病细胞，且在髓外某些部位仍可有白血病细胞的浸润，作为白血病复发的根源，故必须完全缓解后继续进行化疗或造血干细胞移植。

综合应用题

6－254 （1）诊断：再生障碍性贫血（非重型）。进一步检查措施：骨髓穿刺检查，妇科会诊。

（2）治疗原则：去除病因、加强营养、改善症状及刺激骨髓造血。

（3）护理评估

1）主观资料收集：年轻女性病人，有乏力、头晕，动则心慌、气急，时有头晕眼花伴记忆力减退，晨起刷牙时常有牙龈出血，月经量多，伴皮肤、黏膜出血6个月。6个月前因腹泻曾自服氯霉素史。

2）客观资料收集。①体格检查：重度贫血貌，四肢内侧皮肤可见块状淤斑。②实验室及其他检查：红细胞计数2.8×10^{12}/L，血红蛋白50 g/L，白细胞计数2.8×10^9/L，血小板计数23×10^9/L，网织红细胞百分比0.002。

（4）护理诊断、预期目标、护理措施

1）皮肤、黏膜完整性受损：与血小板减少有关。

预期目标：病人1周内出血征象有所改善。

护理措施：①一般护理，卧床休息，充分营养，避免生、硬、刺激性食物，禁烟、酒；②严密观察，出血的部位、量、颜色，特别注意观察有无内脏及颅内出血；③预防出血护理，注意皮肤清洁、床单位平整，被褥轻软，衣着宽松，避免侵入性穿刺，防止牙龈、鼻、关节、内脏和颅内出血；④按医嘱处理，应用止血药，并观察药物的不良反应，输血等；⑤准确及时记录特别护理记录单。

护理评价：病人1周后出血征象消失。

2）活动无耐力：与再生障碍性贫血有关。

预期目标：病人1周内活动耐力有所增强。

护理措施：①卧床休息；②饮食护理，进高热量、高蛋白、高维生素、易消化的饮食；③按医嘱用药，如雄激素、免疫抑制剂、造血生长因子等，并观察药物的不良反应；④心理护理；⑤严密观察，生命体征、神志、视力、瞳孔、出血情况等。

护理评价：病人1周后能耐受一般活动，生活自理。

3）有感染的风险：与白细胞计数减少有关。

预期目标：病人1周内能说出预防感染的重要性。

护理措施：①一般护理，注意休息、营养、多饮水；②病室整洁、空气新鲜、加强消毒、限制探视等；③严格执行无菌操作，做好个人清洁（口鼻腔、皮肤、肛周等部位护理）；④严密观察，生命体征、感染征象等。

护理评价：病人1周后无感染发生。

4）知识缺乏：缺乏再生障碍性贫血的相关知识。

预期目标：病人1周内能基本了解再生障碍性贫血的防治知识。

护理措施：①疾病知识指导，规律生活、注意保暖、避免受凉和外伤、合理饮食、戒除烟、酒，禁忌应用对造血系统有损害的药物（如氯霉素、保泰松、安乃近、阿司匹林、磺胺类），少去公共场所，教会病人防止出血的方法。②用药指导，按医嘱用药，学会观察药物的不良反应、不擅自停药或减量；定期门诊复查血象。③自我防护，对因职业关系长期接触毒物、X线、放射性物质、农药、苯及衍生物等有害因素的人员，应让他们对工作环境的危害有所认识，提高自我防护意识及能力。④严格遵守操作规程，定期复诊。

护理评价：病人1周后能复述再生障碍性贫血的有关防治知识。

6-255 (1) 诊断：ITP(慢性)。慢性ITP指血小板计数减少持续超过12个月的ITP。该病人主要皮肤、黏膜经常见乌青块3年，近1年来牙龈出血，并有月经过多征象都表明有出血；血象提示血小板计数减少，骨髓检查特征以颗粒型巨核细胞为主，缺乏血小板及成熟巨核细胞，符合本病特点。

(2) 护理诊断和护理目标

1）组织完整性受损：皮肤、黏膜出血，与血小板减少有关。

预期目标：病人住院期间出血减少或停止。

2）焦虑：与随时有出血症状出现而致病人心情紧张有关。

预期目标：病人住院期间情绪稳定。

3）活动无耐力：与出血、贫血等有关。

预期目标：病人住院期间体力有所恢复。

(3) 保健指导：使病人认识到本病是由于自身免疫反应引起血小板计数减少为主，但与毛细血管壁功能障碍及脾功能异常均有关，应坚持服药，并了解药物可能引起的不良反应，避免一切外伤。充分休息及增加营养可增强体质，不要服用影响血小板功能的药物如阿司匹林、双嘧达莫、吲哚美辛、保泰松等。要定期复查血压、血小板，如血小板计数在50×10^9/L以下，不要做强体力活动，可以适当散步。指导病人预防损伤，不使用锐利工具，不做剧烈的、有对抗性的运动，注意生活中的细节，如常剪指甲，选用软毛牙刷。一旦发现出血，立即到医院复查及治疗。指导病人进行自我保护，服药期间不与感染病人接触，去公共场所及人多的地方时戴口罩，以免加重病情。

6-256 (1)诊断：慢性粒细胞白血病。进一步检查措施：做骨髓穿刺检查骨髓象。

诊断依据：逐渐出现乏力、消瘦、低热、多汗、头晕等症状。近1个月来先发生上呼吸道

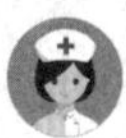

感染，然后出现高热，给予抗生素治疗，体温下降后又复升；血象提示白细胞显著升高，红细胞、血小板减少，尤其是在外周血象中有幼稚白细胞(以中幼、晚幼粒为主)。该病人由于成熟粒细胞缺乏，引起高热1个月不退，体格检查胸骨下端明显压痛，肝、脾大，尤以脾大明显，症状与实验室检查均支持慢性粒细胞白血病的诊断。

(2) 化疗药物有白消安、羟基脲、二溴甘露醇、氮芥类药物，首选的化疗药物为羟基脲。

(3) 目前存在的护理诊断和护理目标

1) 恐惧：与患慢性粒细胞白血病有关。

预期目标：病人能正确对待疾病，绝望情绪减轻或消除。

2) 活动无耐力：与消耗增多伴营养不良、贫血和发热有关。

预期目标：病人能认识到营养补充的重要性，体力恢复，生活自理。

3) 体温过高：与成熟白细胞减少、免疫功能低下有关。

预期目标：病人体温降至正常范围内。

4) 疼痛：胸骨痛-与白血病细胞浸润胸骨有关。

预期目标：病人疼痛有所缓解或消除。

5) 知识缺乏：缺乏白血病的相关知识。

预期目标：病人能说出主要化疗药物的不良反应，配合治疗。

(4) 白血病化疗的不良反应和护理措施如下。①局部反应：药液外漏会引起静脉周围组织炎症或坏死。应注意保护血管，不要注射在静脉外，注射时先用0.9%氯化钠溶液冲洗，有外渗即刻停止注射，局部冷敷或硫酸镁湿敷。②骨髓抑制：使血细胞减少。化疗中必须定期复查血象，加强预防感染和出血的措施。③胃肠道反应：恶心、呕吐、食欲缺乏等反应。化疗期间让病人进清淡饮食、少量多餐，进餐前后休息一段时间；病人有恶心、呕吐时不要让其进食，及时清除呕吐物，保持口腔清洁，必要时服用止吐药物。④口腔炎、口腔溃疡：避免食用刺激性食物，做好口腔护理，局部涂敷西瓜霜、锡类散或制霉菌素甘油。⑤皮疹、脱发：有皮疹者常用温水擦洗，扑粉，避免使用肥皂和搔抓；对脱发者说明治疗结束后可再生，暂用头巾和假发。⑥肝功能损害：ALT升高、黄疸等。定期检测肝功能。⑦其他：心肌损害和末梢神经炎，静脉注射速度要缓慢；出血性膀胱炎。

(王莉萍 汪牡丹)

第七章

内分泌及代谢性疾病病人的护理

选择题(7－1～7－250)

A1 型单项选择题(7－1～7－75)

7－1* 内分泌系统直接由下列哪个部位调控
A. 下丘脑 B. 小脑核
C. 脑垂体 D. 纹状体
E. 大脑皮质

7－2 尿 17－羟皮质类固醇检测的主要目的是测定
A. 胰岛功能 B. 腺垂体功能
C. 甲状腺功能 D. 甲状旁腺功能
E. 肾上腺皮质功能

7－3 神经垂体功能减退可致
A. 巨人症 B. 呆小症
C. 尿崩症 D. 侏儒症
E. 肢端肥大症

7－4 当迷走神经兴奋时，抑制胰岛 α 细胞分泌的激素有
A. 肾上腺素 B. 胰升糖素
C. 甲状腺素 D. 胰岛素
E. 加压素

7－5 1997 年 WHO 公布正常成人的体质指数(BMI)为
A. 15～18.5 kg/m^2
B. 18.5～24.9 kg/m^2
C. 25～29.9 kg/m^2
D. 30.0～34.9 kg/m^2
E. 35.0～39.9 kg/m^2

7－6 单纯性肥胖病人的主要病因
A. 活动过少 B. 摄入过多
C. 代谢因素 D. 遗传因素
E. 垂体病变

7－7 引起病人向心性肥胖的主要病因是
A. 单纯性肥胖
B. 糖尿病肥胖
C. 甲减
D. 库欣综合征
E. 下丘脑-垂体炎症

7－8 体重超过标准体重多少称为肥胖
A. 5% B. 10%
C. 15% D. 20%
E. 25%

7－9 某病人身高 160 cm，体重 75 kg，饮食应该选择
A. 低脂、低热量、低盐、高维生素
B. 低脂、高热量、高蛋白质
C. 高脂肪、高热量、高维生素
D. 低脂、低热量、低蛋白质
E. 高蛋白、高脂肪、高热量

7－10 消瘦是指目前实际体重低于标准体重的多少以上
A. 5% B. 10%
C. 15% D. 18%
E. 20%

7－11* 引起身材矮小的内分泌疾病不包括
A. 呆小病
B. 侏儒症
C. 库欣病
D. Turner 综合征

E. 甲亢

7－12 与病人体态改变最为密切相关的护理诊断是
A. 自我形象紊乱
B. 躯体移动障碍
C. 有孤独的危险
D. 预感性悲哀
E. 调节障碍

7－13 地方性甲状腺肿病人平时饮食中应多补充
A. 花生　B. 菠菜
C. 海带　D. 萝卜
E. 包心菜

7－14* 甲亢的发病以下列哪项为易感背景
A. 遗传因素　B. 饮食因素
C. 感染因素　D. 精神因素
E. 手术创伤

7－15 引起甲状腺危象的主要诱因是
A. 术前准备不充分　B. 反复感染
C. 精神刺激　D. 过度劳累
E. 治疗不当

7－16 符合甲亢代谢率增高的表现是
A. 神经过敏、失眠
B. 心动过速、收缩压增高
C. 肠蠕动增快、腹泻
D. 甲状腺弥漫性肿大
E. 怕热、多汗、食欲亢进

7－17 下列哪项不符合甲亢引起的心血管系统体征
A. 房性期前收缩
B. 心脏增大
C. 心动过速
D. 舒张期杂音Ⅱ级
E. 心尖部第一心音亢进

7－18 甲亢病人最具特征性的体征是
A. 双手震颤　B. 心动过速
C. 眼球突出　D. 腱反射亢进
E. 甲状腺肿大

7－19 甲亢病人出现怕热、多汗症状是由于
A. T_3、T_4 减少所致
B. T_3、T_4 增加所致
C. TSAb 增加所致
D. TSAb 减少所致
E. TSH 增加所致

7－20 甲亢浸润性突眼临床表现中下列哪项不妥
A. 眼内异物感
B. 视物模糊或复视
C. 流泪，甚至失明
D. 眼睑肿胀或肥厚
E. 突眼程度双侧对称

7－21* 能直接反映甲状腺功能状态的实验室检测项目是
A. FT_3、FT_4
B. TT_3、TT_4
C. 血清 rT_3
D. TRH 兴奋试验
E. TSAb 测定

7－22* 鉴别甲亢与单纯性甲状腺肿的检查是
A. 基础代谢率（BMR）
B. T_3 抑制试验
C. 甲状腺摄^{131}I 率
D. TT_3、TT_4 测定
E. FT_3、FT_4 测定

7－23 抗甲状腺药物的作用机制是
A. 激活甲状腺过氧化酶活性
B. 轻度促进免疫球蛋白生成
C. 抑制甲状腺对碘的吸聚作用
D. 帮助酪氨酰残基的碘化
E. 抑制甲状腺过氧化物酶，阻断甲状腺激素（TH）合成

7－24* 治疗甲亢病人时症状缓解而甲状腺肿大反而加重，其处理措施为
A. 增加抗甲亢药物
B. 增加甲状腺素
C. 减少抗甲亢药物
D. 暂停药物治疗
E. 改用放疗

7-25 某甲亢病人服用甲巯咪唑(他巴唑)后出现药物反应,下列哪项是停药观察的重要指征
A. 头晕、乏力
B. 突眼加重
C. 中性粒细胞计数<1.5×10^9/L
D. 咽痛、心悸
E. 胃肠道反应

7-26 碘化物治疗甲状腺危象的主要机制是
A. 破坏甲状腺组织
B. 促使肿大的甲状腺缩小
C. 抑制 TH 释放
D. 抑制 TH 的合成
E. 反馈性抑制垂体释放 TSH

7-27 严重病例或发生甲状腺危象的首选药物是
A. 卡比马唑(甲亢平)
B. 甲巯咪唑
C. 普萘洛尔(心得安)
D. 丙硫氧嘧啶
E. 甲硫氧嘧啶

7-28 甲亢病人对休息的环境要求不妥的是
A. 安静舒适 B. 光线明亮
C. 避免噪声 D. 室温宜低
E. 单人房间

7-29 甲减病人的临床表现,下列哪项不符
A. 少言懒动 B. 心动过缓
C. 性欲减退 D. 凹陷性水肿
E. 短暂性肌痛

7-30 下列哪项不是呆小病的临床表现
A. 表情呆钝 B. 四肢细长
C. 颜面苍白 D. 发音低哑
E. 鼻梁扁塌

7-31 所有类型的甲减均需补充
A. TH B. 维生素 B_{12}
C. 稀盐酸 D. 叶酸
E. 铁剂

7-32 甲减病人常见的护理诊断应除外
A. 便秘 B. 社交障碍
C. 体温过高 D. 潜在并发症
E. 有皮肤完整性受损的危险

7-33* 库欣综合征的典型临床表现不包括
A. 低血压
B. 向心性肥胖,皮肤紫纹
C. 情绪不稳定,失眠、烦躁
D. 皮肤变薄,多血质面容
E. 月经不规律

7-34* 库欣综合征是
A. 腺垂体分泌增强
B. 促肾上腺皮质激素(ACTH)分泌增多
C. TH 分泌增多
D. 甲状腺功能低下
E. 肾上腺髓质分泌增强

7-35 使皮肤色素明显加深的皮质醇增多症,主要见于下列哪项
A. 垂体分泌 ACTH 过多
B. 异位 ACTH 综合征
C. 肾上腺皮质腺癌
D. 肾上腺皮质癌
E. Meador 综合征

7-36 引起原发性慢性肾上腺皮质功能减退症最主要的病因是
A. 结核病 B. 淋巴瘤
C. 真菌感染 D. 免疫因素
E. 恶性肿瘤转移

7-37 诊断原发性慢性肾上腺皮质功能减退症的关键性试验是
A. 可的松水试验
B. ACTH 测定
C. 葡萄糖耐量试验
D. 血及尿皮质醇测定
E. 24 小时尿 17-羟皮质类固醇测定

7-38 阿狄森病(Addison 病)危象又称
A. 垂体危象 B. 甲状腺危象
C. 肾上腺危象 D. 高血糖危象
E. 超高热危象

7-39 引起腺垂体功能减退症最常见的原

因是
A. 垂体瘤　B. 感染和炎症
C. 蝶鞍区手术　D. 下丘脑病变
E. 垂体缺血性坏死

7－40　垂体危象病人不可能出现的是
A. 超高热　B. 低血压
C. 水中毒　D. 高血糖
E. 循环衰竭

7－41　替代治疗腺垂体功能减退症均应采用下列哪种给药法
A. 吸入法　B. 口服法
C. 皮下注射法　D. 肌内注射法
E. 静脉注射法

7－42　嗜铬细胞瘤最常见的发生部位是
A. 颈部　B. 肾上腺
C. 胸部　D. 腹部
E. 肾脏

7－43　嗜铬细胞瘤最主要的症状是
A. 高血压　B. 高血脂
C. 低血压　D. 高血糖
E. 心律失常

7－44　嗜铬细胞瘤最常见的潜在并发症是
A. 甲状腺危象　B. 酮症酸中毒
C. 肾上腺危象　D. 高血压危象
E. 超高热危险

7－45　糖尿病的基本病理生理改变是
A. 甲状腺素相对或绝对不足
B. 生长激素相对或绝对不足
C. 雄性激素相对或绝对不足
D. 皮质醇相对或绝对不足
E. 胰岛素相对或绝对不足

7－46　诱发 2 型糖尿病最重要的因素是
A. 冠心病　B. 高血压
C. 化学毒物　D. 肥胖
E. 应激反应

7－47　引起 1 型糖尿病的病因与下列哪项关系最为密切
A. 肥胖　B. 遗传因素
C. 多次妊娠　D. 自身免疫
E. 精神刺激

7－48*　目前认为 2 型糖尿病的发病与下列哪项关系最为密切
A. 遗传因素　B. 免疫异常
C. 病毒感染　D. 饮食改变
E. 精神刺激

7－49　关于 1 型糖尿病的描述下列错误的是
A. 起病较急
B. 症状明显
C. 多伴肥胖
D. 胰岛素绝对缺乏
E. 酮症酸中毒倾向

7－50　糖尿病急性并发症最常见的是
A. 皮肤感染　B. 冠心病
C. 心肌病　D. 视网膜剥离
E. 酮症酸中毒

7－51　造成糖尿病病人双目失明的主要原因是
A. 视网膜病变　B. 视盘水肿
C. 角膜感染　D. 视神经炎
E. 白内障

7－52　糖尿病慢性并发症不包括
A. 糖尿病心肌病　B. 糖尿病肾病
C. 视网膜病变　D. 周围神经炎
E. 高渗性非酮症糖尿病昏迷

7－53　糖尿病病人并发视网膜病变及肾衰竭的主要原因是
A. 微血管病变　B. 大动脉病变
C. 中动脉病变　D. 小动脉病变
E. 神经病变

7－54　糖尿病性心血管病多见于
A. 幼年病人　B. 青年病人
C. 少年病人　D. 中年病人
E. 老年病人

7－55　目前 1 型糖尿病的主要死亡原因是
A. 感染　B. 冠心病
C. 脑卒中　D. 酮症酸中毒
E. 肾小球硬化症

7－56　目前 2 型糖尿病的主要死亡原因是

A. 肾盂肾炎
B. 冠心病和脑梗死
C. 周围神经炎
D. 酮症酸中毒
E. 视网膜病变

7-57 糖尿病酮症酸中毒的特征性表现是
A. 呼吸深快,有烂苹果味
B. 食欲减退,恶心、呕吐
C. 伴头痛、嗜睡、烦躁
D. 皮肤干燥,弹性差
E. 眼球下陷,失水

7-58 有关高渗性非酮症糖尿病昏迷的叙述,下列哪项是正确的
A. 多见于年轻人
B. 多有糖尿病病史
C. "三多一少"症状明显
D. 血浆渗透压低于正常
E. 血糖高至 33.3 mmol/L

7-59 糖尿病最易并发的感染是
A. 皮肤化脓性感染
B. 皮肤真菌感染
C. 急性肾盂肾炎
D. 浸润性肺结核
E. 急性胆囊炎

7-60 糖尿病因末梢神经炎、下肢动脉供血不足及细菌感染可引起
A. 大骨节病　B. 下肢坏疽
C. 四肢麻木　D. 扁平足
E. X形腿

7-61 1型与2型糖尿病的主要区别点是
A. 对胰岛素依赖程度的不同
B. 发病年龄的不同
C. 发病诱因的不同
D. 血糖升高程度的不同
E. 起病情况的不同

7-62 诊断糖尿病的主要依据是
A. 尿糖阳性
B. 血糖升高
C. 糖耐量试验阳性
D. 糖化血红蛋白升高
E. 血浆胰岛素水平异常

7-63* 目前诊断糖尿病最可靠的指标为
A. 空腹血糖>7.0 mmol/L
B. 空腹血糖>11.1 mmol/L
C. 餐后2小时血糖>7.0 mmol/L
D. 餐后2小时血糖>11.1 mmol/L
E. 随机血糖>11.1 mmol/L

7-64 血浆胰岛素和C肽水平测定有助于了解
A. 胰腺有无炎症
B. 胰液分泌情况
C. 胰岛受体数量
D. 判断降糖疗效
E. 胰岛B细胞功能

7-65 第1代口服磺脲类降糖药是
A. 格列本脲(优降糖)
B. 格列齐特(达美康)
C. 甲苯磺丁脲(D860)
D. 苯乙双胍(降糖灵)
E. 格列喹酮(糖适平)

7-66 配制混合胰岛素时,必须先抽吸速效胰岛素是为了防止
A. 发生中和反应
B. 加速胰岛素降解
C. 丧失短效胰岛素的速效特性
D. 降低精蛋白锌胰岛素药效
E. 增加胰岛素的不良反应

7-67 糖尿病引起低血糖反应的主要原因是
A. 单用长效胰岛素
B. 胰岛素用量不足
C. 胰岛素用量过大
D. 空腹注射胰岛素
E. 从未使用胰岛素

7-68 胰岛素每支 10 ml,含 400 u,现需注射 16 u,应抽药液
A. 0.16 ml　B. 0.8 ml
C. 0.4 ml　D. 0.2 ml
E. 0.1 ml

7-69 肥胖症综合治疗的基础是

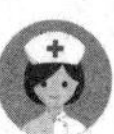

A. 行为治疗　　B. 药物治疗
C. 体育锻炼　　D. 手术治疗
E. 医学营养治疗

7-70 痛风发生的关键原因是血液中
A. 血脂长期增高
B. 尿酸长期增高
C. 血糖长期增高
D. 血胆固醇长期增高
E. 尿素氮长期增高

7-71 痛风的首发症状是
A. 痛风石　　B. 急性关节炎
C. 尿酸性肾石病　　D. 高尿酸血症
E. 痛风性肾病

7-72 痛风病人的饮食护理措施中下列不妥的是
A. 避免进食高嘌呤食物
B. 饮食要清淡、易消化
C. 多饮水,每天应饮水 2 000 ml 以上
D. 多进食酸性食物
E. 每天进食热量应限制

7-73 骨质疏松症可发生于不同性别和任何年龄,但多见于
A. 男性儿童和老年男性
B. 青年和男性成人
C. 女性儿童和老年女性
D. 儿童及成年妇女
E. 绝经后妇女和老年男性

7-74 骨质疏松症的主要临床表现是
A. 骨痛、椎体压缩和骨折
B. 肌痛、畸形、休克
C. 畸形、疼痛、反常活动
D. 高热、寒战、腹痛
E. 骨痛、驼背、梨形肥胖

7-75* 血液中含胆固醇最多的脂蛋白是
A. 乳糜微粒(CM)
B. 极低密度脂蛋白(VLDL)
C. 低密度脂蛋白(LDL)
D. 中间密度脂蛋白(IDL)
E. 高密度脂蛋白(HDL)

A2 型单项选择题(7-76～7-165)

7-76* 病人,女性,22 岁。患单纯性甲状腺肿。下列对其发病的叙述错误的是
A. 与生活地区关系不大
B. 与生理对碘的需求关系密切
C. 好发于青春期和妊娠期
D. 好发于哺乳期
E. 妊娠引起的肿大,分娩后不易复原

7-77* 病人,男性,19 岁。陕西省农民。因两侧甲状腺肿大就诊。体格检查:甲状腺肿大,余无特殊异常。经甲状腺扫描等检查证实为地方性甲状腺肿。引起该病人发病的主要原因是下列哪项
A. 碘缺乏　　B. 碘过多
C. 酶缺陷　　D. 药物因素
E. 先天性 TH 合成障碍

7-78* 病人,男性,27 岁。甲状腺肿大 3 年。体格检查:甲状腺结节感,质软,其他未见异常。诊断为单纯性甲状腺肿。下列叙述正确的是
A. 早期多有压痛
B. 男性显著多于女性
C. 常伴有心脏增大和心力衰竭
D. 严重缺碘可出现地方性呆小病
E. 从病变性质来说可以看成是良性肿瘤

7-79* 病人,女性,29 岁。颈部甲状腺弥漫性肿大,出现霍纳综合征,是由于肿大的甲状腺压迫了
A. 食管
B. 气管
C. 喉返神经
D. 颈交感神经丛
E. 颈部大静脉

7-80 病人,女性,30 岁。颈部甲状腺弥漫性肿大,出现声音嘶哑是由于下列哪个原因所致
A. 缺碘　　B. 压迫气管
C. 压迫喉返神经　　D. 转移

E. 甲减

7-81* 病人，女性，17 岁。发现甲状腺肿大 2 年，赴院诊断为单纯性甲状腺肿，没有其他症状。应指导病人

A. 口服碘剂
B. 口服小剂量甲状腺素
C. 口服硫氧嘧啶类抗甲状腺药物
D. 口服普萘洛尔
E. 手术治疗

7-82* 病人，女性，21 岁。因甲状腺肿大就诊。体格检查：甲状腺Ⅱ度肿大，无结节。TSH 在正常范围，甲状腺功能正常。可能的诊断是

A. 甲亢
B. 单纯性甲状腺肿
C. 慢性甲状腺炎
D. 甲减
E. 亚急性甲状腺炎

7-83* 病人，女性，18 岁。因双侧甲状腺肿大门诊检查。甲状腺扫描可见弥漫性甲状腺肿，均匀分布。医生拟诊为单纯性甲状腺肿，支持这一诊断的实验室检查结果是

A. 血清 T_3、T_4 升高，TSH 降低
B. 血清 T_3、T_4 降低，TSH 升高
C. 血清 T_3、T_4 升高，TSH 正常
D. 血清 T_3、T_4 降低，TSH 正常
E. 血清 T_3、T_4 正常，TSH 正常

7-84 患儿，男性。出生后不久被发现声音低哑、眶周水肿、眼距增宽、鼻梁扁塌、唇厚流涎、四肢粗短。足月后体检，医生拟诊为呆小病。为进一步证实，下列可做的检查中，不包括哪项

A. TSH
B. 骨髓检查
C. FT_3、FT_4
D. TRH 兴奋试验
E. 血清甲状腺球蛋白测定

7-85 病人，女性，15 岁。患有单纯性甲状腺肿，甲状腺肿大较明显。其主要的治疗措施为

A. 放射性^{131}I(碘-131)治疗
B. 多食含碘食物
C. 补充维生素 D_3
D. 甲状腺大部分切除
E. 口服甲状腺干粉片

7-86* 病人，男性，16 岁。患单纯性甲状腺肿。治疗中不能服用大剂量碘的目的是

A. 避免引起甲状腺充血
B. 避免诱发碘甲亢
C. 避免抑制甲状腺素合成
D. 避免引起智力障碍
E. 避免影响青少年发育

7-87* 病人，男性，17 岁。患单纯性甲状腺肿。为抑制 TH 合成，护士在做饮食指导时，下列哪种食物要少吃或不吃

A. 海带　　B. 紫菜
C. 带鱼　　D. 萝卜
E. 花菜

7-88* 某甲亢病人体温 39.5℃，心率 150 次/分，伴恶心、呕吐、大汗淋漓、嗜睡等。初步判断为

A. 抗甲状腺药物中毒
B. 甲状腺功能低下
C. 甲状腺危象
D. 恶性突眼
E. ^{131}I 治疗反应

7-89* 病人，女性，38 岁。患甲亢，测 BMR 明显高于正常。病人高代谢可能的表现有

A. 神经过敏、失眠
B. 心动过速、收缩压增高
C. 肠蠕动增快、腹泻
D. 甲状腺弥漫性肿大
E. 怕热、多汗、食欲亢进

7-90* 病人，女性，28 岁。患甲亢，清晨测血压 130/70 mmHg，脉率 95 次/分。判

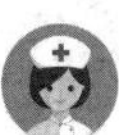

断其甲状腺功能属于

A. 正常以下　　B. 正常范围
C. 轻度甲亢　　D. 中度甲亢
E. 重度甲亢

7-91* 病人，女性，32岁。甲亢病史1年余，妊娠4个月后，甲亢症状加重。可指导病人选用的药物是

A. 甲巯咪唑　　B. 卡比马唑
C. 甲硫氧嘧啶　　D. 丙硫氧嘧啶
E. 普萘洛尔

7-92 某甲亢病人服甲硫氧嘧啶已有4个月，剂量为400 mg/d。目前心率76次/分，BMR正常，症状消失，体重增加。该药的服用方案应做何调整

A. 原剂量　　B. 加大减量
C. 减量一半　　D. 改维持量
E. 停药

7-93* 某甲亢孕妇，心率124次/分，白细胞计数4.6×10^9/L。下列哪种药物应慎重使用

A. 甲巯咪唑
B. 普萘洛尔
C. 卡比马唑
D. 甲硫氧嘧啶
E. 丙硫氧嘧啶

7-94 某甲亢病人，原有Ⅱ度房室传导阻滞，心动过速。在制订治疗方案时，应禁用哪种药物

A. 地西泮
B. 氯氮革(利眠宁)
C. 普萘洛尔
D. 甲巯咪唑
E. 卡比马唑

7-95 某甲亢病人既往有哮喘病史，近来怕热多汗、急躁易怒、心动过速症状明显。医生在制订治疗方案时，应禁用下列哪种药物

A. 普萘洛尔
B. 甲巯咪唑
C. 卡比马唑
D. 地西泮
E. 甲硫氧嘧啶

7-96 病人，女性，32岁。发现甲亢2个月。体格检查：甲状腺弥漫性肿大；心率120次/分，肝肋下2指。曾用硫氧嘧啶类药物，但出现变态反应。实验室检查：白细胞计数3.2×10^9/L，ALT 79 u/L。该病人最佳的治疗方案是

A. 手术治疗
B. 地西泮
C. 放射性^{131}I
D. 抗甲状腺药物
E. 碘化物

7-97* 病人，女性，35岁。因甲亢接受放射性^{131}I治疗。治疗后护士应嘱病人定期复查，以便及早发现下列哪种情况

A. 甲状腺癌变
B. 诱发甲状腺危象
C. 中性粒细胞计数减少
D. 突眼恶化
E. 永久性甲减

7-98* 病人，女性，46岁。患甲亢伴突眼1年。近几个月，突眼恶化，结膜充血、水肿明显。下列健康指导正确的是

A. 外出时戴茶色眼镜
B. 常用姜水湿润眼睛
C. 正常摄入水、盐
D. 睡眠时头部压低
E. 眼睛不能闭合时看看书等

7-99 病人，女性，40岁。因1个月来怕热、多汗、情绪激动，且经常腹泻、心悸来门诊检查。体格检查：甲状腺肿大，两手微抖，眼球稍突。实验室检查：T_3 254 ng/ml，T_4 6.2 μg/ml。诊断为甲亢收入院。下列哪项不属护理诊断

A. 焦虑
B. 营养失调：低于机体需要量
C. 自我形象紊乱

D. 缺乏知识

E. 甲状腺肿大

7-100 病人,女性,30 岁。因疲乏无力、多汗怕热、爱发脾气、食欲亢进、经常腹泻、体重减轻,诊断为甲亢。护士为其进行饮食指导时,应告诉病人避免食用

A. 高热量、高蛋白食物

B. 含碘量少的食物

C. 高纤维素食物

D. 富含钾、钙的食物

E. 豆腐、豆浆等豆制品

7-101 某病人患甲亢 3 年,短期服卡比马唑(甲亢平)后病情好转,自行停药后又复发。近 2 天出现高热、多汗、心动过速、频发期前收缩、血压升高、脉压增宽,诊断为甲亢危象。下列哪项护理措施是错误的

A. 停用抗甲状腺药物

B. 绝对卧床休息

C. 采取物理降温措施

D. 按医嘱用降压药物

E. 补充足够液体

7-102 病人,女性,42 岁。因近 1 个月怕热、多汗、情绪激动,且经常腹泻、心悸而门诊检查。体格检查:甲状腺肿大,两手微抖,眼球稍突。实验室检查:FT_3 16 pmol/L,FT_4 42 pmol/L。诊断为甲亢收入院,进一步诊治。护理诊断"自我形象紊乱"与下列哪一因素有关

A. 与情绪激动有关

B. 与肌无力有关

C. 与营养失调有关

D. 与多汗和腹泻有关

E. 与浸润性突眼有关

7-103* 病人,女性,33 岁。医嘱行 ^{131}I 甲状腺功能测定,护士指导该病人在试验期间应忌食的食物不包括

A. 虾皮　　B. 紫菜

C. 海带　　D. 海鱼

E. 土豆

7-104 病人,女性,49 岁。诊断为甲亢,近来出现明显突眼。指导病人休息时应采取哪种卧位

A. 去枕平卧　　B. 去枕侧卧

C. 降低头部　　D. 抬高头部

E. 俯卧位

7-105 病人,女性,40 岁。既往体健。近 3 个月来发现记忆力减退、反应迟钝、全身乏力、畏寒。体格检查:体温 35℃,心率 60 次/分,黏液水肿。血 TSH 升高,血 FT_4 降低。可能的诊断是

A. 呆小症

B. 甲减

C. 幼年型甲减

D. 甲亢

E. 阿尔茨海默病

7-106 病人,女性,37 岁。T_3 水平降低,诊断为甲减。该病人一般不会出现哪项内分泌症状

A. 性欲减退　　B. 女性不育

C. 溢乳　　D. 男性阳痿

E. 女性月经过少或闭经

7-107 病人,女性,32 岁。T_3、T_4 水平降低,诊断为甲减。该病人的体温可表现为

A. 正常　　B. 高热

C. 低热　　D. 超高热

E. 偏低

7-108* 病人,男性,43 岁。BMR 低于正常,诊断为甲状腺功能低下。为进一步区分是原发还是继发,可进一步检查下列哪项指标

A. TT_3、TT_4 测定

B. 甲状腺 ^{131}I 测定

C. FT_3、FT_4 测定

D. TSH 测定

E. rT_3 测定

7-109 病人,男性,47 岁。诊断为原发性甲

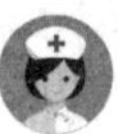

减。检测病人实验室指标可表现为

A. 血 TSH 增高

B. 小细胞低色素性贫血

C. 甲状腺自身抗体(TRAb)阳性

D. 血游离皮质醇升高

E. 生长激素及生长激素释放激素缺乏

7-110 病人,女性,25 岁。近 1 周来出现畏寒、乏力、少言、动作缓慢、食欲缺乏及记忆力减退、反应迟钝,入院检查后确诊甲减,使用激素替代治疗。甲减病人采用激素替代治疗时应首先使用

A. 性激素 B. 甲状腺素片

C. 肾上腺皮质激素 D. 促甲状腺素

E. 升压激素

7-111 某甲减病人患病 3 年,规律服药,近来出现严重便秘。下列护理措施不妥的是

A. 进食粗纤维食物,促进肠蠕动

B. 每天适度运动

C. 适当按摩腹部

D. 每天摄入足够水分

E. 严禁使用轻泻剂

7-112 病人,女性,37 岁。患桥本甲状腺炎所致甲减,经药物治疗病情稳定,即将出院。护士提供的健康指导措施不妥的是

A. 注意保暖

B. 多食粗纤维食物

C. 加强皮肤护理

D. 按时服用药物,不可随意更改

E. 应多食含碘丰富的食物和药物

7-113* 病人,女性,33 岁。出现满月脸、向心性肥胖,考虑库欣综合征。病人出现该症状的原因是

A. 蛋白质代谢障碍

B. 脂肪代谢障碍

C. 糖代谢障碍

D. 电解质紊乱

E. 性功能异常

7-114* 病人,男性,39 岁。怀疑患库欣综合征,经检查癌胚抗原明显阳性,考虑肿瘤引起。该异位 ACTH 综合征最常见于

A. 胸腺癌 B. 胰腺癌

C. 嗜铬细胞瘤 D. 支气管肺癌

E. 甲状腺髓样癌

7-115* 病人,男性,28 岁。怀疑患库欣综合征。为进一步定位诊断,可做下列哪项检查

A. 血皮质醇浓度

B. 血皮质醇节律

C. 小剂量地塞米松抑制试验

D. 大剂量地塞米松抑制试验

E. 24 小时尿 17-羟皮质类固醇

7-116* 某病人血皮质醇 400 μg/L,小剂量地塞米松抑制后尿游离皮质醇为 260 μg/L。为进一步确诊皮质醇增多症的病因,下列哪种检查无意义

A. 皮质醇昼夜节律测定

B. 大剂量地塞米松抑制试验

C. ACTH 兴奋试验

D. 蝶鞍区断层摄片

E. 尿游离皮质醇测定

7-117 病人,男性,38 岁。24 小时尿 17 羟皮质类固醇升高,诊断为库欣综合征。其治疗首选的方法是

A. 放射治疗 B. 化学治疗

C. 激素治疗 D. 肾上腺切除

E. 经蝶窦切除垂体微腺瘤

7-118 病人,男性,49 岁。2 个多月前无明显诱因出现右腰部痛,在当地市人民医院行 B 超及 CT 检查,提示“右肾上腺占位病变”,考虑嗜铬细胞瘤可能。为进一步明确诊断,可做下列哪项实验室检查

A. 胰高血糖素激发试验

B. 血、尿儿茶酚胺及其代谢产物测定

C. 血浆基础 ACTH 测定
D. 24 小时尿游离皮质醇测定
E. 地塞米松抑制试验

7-119 病人,女性,54 岁。近年来全身皮肤、黏膜色素沉着,食欲缺乏、消化不良,阴毛和腋毛减少,赴院检查,证实患 Addison 病。最有效的治疗方法是
A. 基础治疗　B. 中医治疗
C. 病因治疗　D. 对症处理
E. 手术治疗

7-120 病人,男性,18 岁。因多饮、多尿、多食、体重下降入院。入院后诊断为1型糖尿病。关于 1 型糖尿病的说法,错误的是
A. 与遗传、自身免疫和环境因素有关
B. 易发生酮症酸中毒
C. 多见于 50 岁以上的成年人
D. 可产生胰岛素抗体
E. 必须依赖胰岛素治疗

7-121 病人,女性,59 岁。患糖尿病 6 年,平常不规则服药,近日感尿频、尿痛,昨天起突然出现神志不清,查血糖 28 mmol/L,尿糖(+++),酮体(++)。诊断应考虑为
A. 低血糖昏迷
B. 糖尿病酮症酸中毒
C. 乳酸性酸中毒
D. 高渗性非酮症糖尿病昏迷
E. 急性脑血管病

7-122* 病人,男性,17 岁。患糖尿病,1 天前突然出现疲乏无力,食欲缺乏,极度口渴,呼气有烂苹果气味,嗜睡至昏迷。推测该病人为糖尿病酮症酸中毒。上述症状中最具特征性表现的是
A. 皮肤、黏膜干燥　B. 极度口渴
C. 食欲缺乏　D. 嗜睡至昏迷
E. 呼气有烂苹果味

7-123 某老年病人患 2 型糖尿病 21 年,社区护士体格检查时发现病人眼睑和下肢水肿,去医院检查发现尿蛋白(++),尿糖(+++),餐后 2 小时血糖 13.1 mmoL/L,血尿素氮和肌酐已增高。提示病人可能已合并
A. 肾小球硬化症
B. 冠状动脉粥样硬化
C. 肾盂肾炎
D. 周围神经病变
E. 视网膜病变

7-124 病人,女性,67 岁。糖尿病病史 20 余年,近来视物不清,双目失明。护士在接诊后立即对其进行护理评估,发现该病人出现了哪项并发症
A. 视网膜病变　B. 冠心病
C. 神经病变　D. 肢端坏疽
E. 脑血管病

7-125 病人,女性,55 岁。患糖尿病 20 余年,没有正规监测血糖,近 3 个月出现眼睑及下肢水肿来诊。尿常规检查:尿糖(++),白细胞计数 0～4 个/HP,尿蛋白(+++)。应首先考虑该病人已并发
A. 胰岛素性水肿　B. 慢性肾炎
C. 肾盂肾炎　D. 急性肾炎
E. 糖尿病肾病

7-126 病人,女性,27 岁。产前检查发现尿糖(++),血糖 9.4 mmol/L,糖耐量减退,胰岛素释放延迟,无“三多一少”症状,产后仍有持续性血糖偏高,糖耐量减退。近几个月来病人出现低热、盗汗、乏力、咳嗽、痰中带血。估计病人发生了什么并发症
A. 败血症　B. 肺结核
C. 肾盂肾炎　D. 支气管炎
E. 真菌性阴道炎

7-127* 病人,女性,54 岁。体检时发现空腹血糖 6.4 mmol/L,做口服葡萄糖耐量试验(OGTT),餐后 2 小时血糖(2hPG)为 8.6 mmol/L。下列正确的是

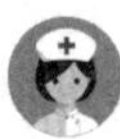

A. 可诊断糖尿病
B. 可排除糖尿病
C. 应重复葡萄糖耐量试验
D. 空腹血糖过高
E. 病人糖耐量减低

7－128* 病人，男性，46 岁。糖尿病病史 1 年，在家自行监测血糖。病人询问餐后 2 小时血糖的正常值是多少？护士应回答
A. <4.8 mmol/L
B. <5.8 mmol/L
C. <6.8 mmol/L
D. <7.8 mmol/l
E. <8.8 mmol/L

7－129 病人，男性，62 岁。诊断 2 型糖尿病 8 年，坚持口服降糖药治疗，血糖控制效果较好。病人制订计划出国旅游，他向护士咨询空腹血糖低于多少时应注意低血糖发生，护士应回答
A. 3.9 mmol/L　B. 4.9 mmol/L
C. 5.9 mmol/L　D. 6.9 mmol/L
E. 7.9 mmol/L

7－130 病人，男性，42 岁。近 1 年来感全身乏力，多饮明显，人较肥胖，被诊断 2 型糖尿病。其治疗的关键点是
A. 饮食治疗　B. 控制体重
C. 运动治疗　D. 胰岛素治疗
E. 口服降糖药

7－131 病人，女性，56 岁。有糖尿病病史，门诊医生给她服用阿卡波糖(拜糖平)。她向护士询问该药的服用方法，护士特别告诉她本药与进餐的关系是
A. 在餐前半小时服用
B. 吃第一口饭时与餐同服
C. 进餐时或进餐后服用
D. 餐后半小时服用
E. 空腹、餐前、餐后均可服用

7－132* 病人，男性，43 岁。确诊糖尿病酮症酸中毒，经治疗后意识恢复，今天不明原因突感心悸、饥饿、出汗，随即又意识不清。下列医嘱正确的是
A. 加大胰岛素剂量
B. 静脉滴注碳酸氢钠溶液
C. 加用格列本脲
D. 静脉注射 50%葡萄糖溶液
E. 应用呼吸兴奋剂

7－133* 病人，女性，53 岁。诊断为 2 型糖尿病，体态肥胖，“三多一少”症状不太明显，长期采用饮食控制、休息、口服降糖药等方法控制血糖，但血糖仍高。下列处理措施正确的是
A. 改用胰岛素治疗
B. 增加运动疗法
C. 加大降糖药剂量
D. 加强血糖自我监测
E. 住院进一步检查

7－134 病人，女性，19 岁。患 1 型糖尿病，此次注射胰岛素 1 小时后方进餐，病人出现头昏、心悸、多汗、饥饿感。该病人最可能的原因是
A. 胰岛素过敏
B. 低血糖反应
C. 急性胃肠炎
D. 酮症酸中毒早期
E. 高渗性昏迷先兆

7－135* 病人，男性，32 岁。原有 1 型糖尿病病史，近来发生糖尿病酮症酸中毒，注射胰岛素及静脉滴注 0.9%氯化钠溶液后，血糖降低，失水纠正，尿量增多。此时应注意防止的是
A. 低钠血症　B. 低钾血症
C. 低钙血症　D. 低血糖
E. 低血压

7－136* 病人，男性，49 岁。因糖尿病住院，经过治疗，血糖得以控制，病情稳定准备出院。护士对病人进行出院饮食指导时，应告诉病人其每天总热量在 3 餐中的比例为

A. 早餐1/2,剩下的中餐、晚餐各半
B. 早餐1/5,中餐、晚餐各2/5
C. 早餐1/4,剩下的中餐、晚餐各半
D. 早餐1/4,中餐1/2,晚餐为1/4
E. 早餐1/6,剩下的中餐、晚餐各半

7-137* 病人,男性,50岁。患2型糖尿病5年,近2年通过饮食控制和运动疗法血糖控制良好。护士在指导该病人进行有氧运动时,心率应控制在
A. 100次/分　　B. 110次/分
C. 120次/分　　D. 130次/分
E. 140次/分

7-138* 病人,女性,50岁。2型糖尿病病史半年,体态肥胖,运动治疗。护理不正确的是
A. 最好做有氧运动
B. 在餐前空腹进行运动
C. 运动时随身携带糖果,预防低血糖
D. 运动时携带糖尿病卡
E. 运动持续时间一般为15~30分钟

7-139 病人,男性,55岁。体型肥胖,平常少运动,诊断为2型糖尿病。护士在进行运动方面的指导时,可以建议病人选择最容易坚持的运动方法是
A. 打太极拳　　B. 游泳
C. 骑自行车　　D. 步行
E. 做瑜伽

7-140* 病人,男性,65岁。诊断为2型糖尿病10年。为病人进行糖尿病足预防的健康指导下列中不妥的是
A. 每天检查清洁足部
B. 选择透气、柔软的鞋袜
C. 每天坚持适度的运动
D. 足部出现破损可自擦药物
E. 外出不宜穿拖鞋

7-141* 病人,女性,68岁。患2型糖尿病。在糖尿病咨询门诊护士发现该病人比较胖,针对其肥胖采取的护理措施正确的是
A. 要求病人卧床休息
B. 强制病人进行饮食控制
C. 减少粗纤维食物的摄入
D. 给予低热量、低蛋白、低盐饮食
E. 遵医嘱给予食欲抑制剂,代谢刺激剂

7-142* 病人,女性,65岁。因糖尿病需注射胰岛素。出院时护士对其进行健康教育,下列对病人自行注射胰岛素的指导中不正确的是
A. 行皮下注射,进针角度90°
B. 不可在发炎、有瘢痕、硬结处注射
C. 进针后不能有回血
D. 应在上臂三角肌下缘处注射
E. 注射区皮肤要消毒

7-143 某糖尿病病人于某天餐前突然感到饥饿难忍、全身无力、心慌、出虚汗,继而神志恍惚。护士应立即采取哪项检测措施
A. 静脉取血测血糖
B. 检测三大常规
C. 进行血压监测
D. 检查葡萄糖耐量试验
E. 测定糖化血红蛋白

7-144 病人,女性,27岁。产前检查发现尿糖(++),空腹血糖8 mmol/L,糖耐量降低,“三多一少”症状不明显。该病人最主要的健康教育是
A. 学会饮食控制
B. 学会观察高渗性昏迷
C. 学会自己注射胰岛素
D. 保证充足睡眠
E. 每天坚持户外运动

7-145 病人,女性,45岁。关节疼痛1周,诊断为痛风。该病人体内主要出现哪种物质代谢异常
A. 糖代谢异常
B. 嘌呤代谢紊乱
C. 钙、磷代谢异常

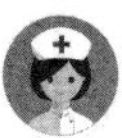

D. 脂肪代谢紊乱
E. 维生素代谢异常

7-146* 病人，男性，51 岁。昨天与朋友聚餐饮酒，午夜突然左脚第 1 跖趾关节剧痛，约 3 小时后局部出现红、肿、热、痛和活动困难，急诊入院。测血尿酸 750 μmol/L。X 线检查提示：非特征性软组织肿胀。最可能的诊断是
A. 痛风
B. 假性痛风
C. 风湿性关节炎
D. 类风湿关节炎
E. 化脓性关节炎

7-147 病人，男性，47 岁。右踝关节疼痛 20 天，病人 20 天前感冒后出现右踝关节剧烈疼痛，疼痛多在夜间发作，呈间歇性，影响睡眠。体格检查：右踝关节有红、肿、热、痛，其余关节无异常。病人有高血压病、糖尿病病史。实验室检查：血尿酸 82 μmol/L。提示该病人可能为
A. 反应性关节炎
B. 创伤性关节炎
C. 银屑病性关节炎
D. 痛风性关节炎
E. 退行性关节炎

7-148 病人，男性，56 岁。每次吃海鲜和喝啤酒后出现跗趾关节疼痛，昨晚再次和同事吃海鲜后，引发跗趾剧痛，并出现肾绞痛和血尿。提示病人可能为
A. 尿酸性尿路结石
B. 肾盂肾炎
C. 肾小球肾炎
D. 肾结核
E. 紫癜性肾炎

7-149* 某中年男性病人午夜突发左踝关节剧痛而惊醒，医生怀疑痛风性关节炎，给予 X 线检查。估计不会出现下列哪项表现
A. 急性期可见软组织肿胀
B. 慢性期可见骨质透亮缺损
C. 关节面不整齐，呈凿孔样
D. 可见骨质钙化
E. 慢性期可见软骨缘破坏，关节面不规整

7-150 病人，男性，66 岁。右侧跖骨、踝关节红肿疼痛，诊断为痛风性关节炎。首选的治疗药物是
A. 美洛昔康　　B. 布洛芬
C. 秋水仙碱　　D. 糖皮质激素
E. 吲哚美辛

7-151 病人，男性，40 岁。痛风首次发作，使用秋水仙碱治疗。一般不会出现下列哪项不良反应
A. 出血性膀胱炎
B. 腹泻
C. 恶心、呕吐
D. 白细胞计数减少
E. 脱发

7-152* 病人，男性，46 岁。右脚大踇趾第 2 趾关节疼痛半月余，伴有尿酸增高，诊断为痛风性关节炎。可能的诱因不包括
A. 过度疲劳　　B. 酗酒
C. 寒冷　　D. 牙龈出血
E. 摄入大量高嘌呤食物

7-153 病人，男性，38 岁。痛风首次发作，使用别嘌呤醇治疗。护士做健康指导时告诉病人该药物的毒副作用，其中描述不正确的是
A. 发热和皮疹　　B. 骨髓抑制
C. 胃肠道反应　　D. 肝功能损害
E. 肺部感染

7-154 病人，男性，58 岁。反复踝关节疼痛 12 年，近 2 周出现左踝关节剧烈疼痛。体格检查：左踝关节红、肿、热、痛。血尿酸 526 μmol/L。该病人应首选下列哪项治疗
A. 绝对卧床，夹板固定

B. 患肢热敷,局部注射链霉素
C. 加强左踝功能锻炼
D. 应用消炎止痛药物治疗
E. 饮酒及外擦乙醇止痛

7-155* 病人,男性,41岁。痛风病史7年。该病人不需要加以限制的食物是
A. 豆腐、蘑菇　B. 土豆、鸡汤
C. 红酒、牛排　D. 鸡肝、米饭
E. 水、菠菜

7-156* 病人,男性,39岁。尿酸增高,脚跟疼痛半月,诊断为痛风。下列对该病人的保健指导中正确的是
A. 可正常生活和工作
B. 每天饮水1 000 ml以内
C. 指导进食高嘌呤食物
D. 可饮酒,但要戒烟
E. 多食热量较高的食物

7-157 病人,女性,59岁。痛风病史7年,因担心疾病的预后,思想负担重,情绪十分低落。此时,护士给予最恰当的健康教育是向病人说明
A. 疼痛会影响进食
B. 疼痛会影响睡眠
C. 痛风是一种终身性疾病
D. 疾病反复发作会导致关节畸形
E. 积极坚持规范治疗可维持正常的生活

7-158 病人,女性,40岁。有肥胖症。她向护士询问肥胖症可能与下列哪种疾病并存,护士应回答
A. 2型糖尿病　B. 良性肿瘤
C. 1型糖尿病　D. 低尿酸血症
E. 低血压

7-159 病人,男性,12岁。身高150 cm,体重136斤。身体脂肪积聚以腹部、臀部最为显著,下肢肥胖,活动时气短腿痛。常有疲劳感,食欲旺盛,喜食淀粉类甜食。家长询问医生最佳的治疗方法是
A. 中医中药治疗
B. 使用降脂药物
C. 体力活动和锻炼
D. 保持乐观情绪
E. 控制饮食和体重

7-160 病人,女性,36岁。由于从小肥胖,形象不美,走在路上常被人嬉笑,心里很自卑。列出该病人目前最突出的护理诊断
A. 活动无耐力
B. 长期自尊低下
C. 紧张、焦虑
D. 知识缺乏
E. 营养失调:高于机体需要量

7-161 病人,女性,71岁。从40岁开始就发现个子逐渐变矮,由原来的1.65 m,缩到了现在的1.54 m,驼背。近来经常感觉脚底下没根,像踩了棉花样的感觉,周身疼痛。今天走在路上摔倒,摔倒后没有爬起来,被好心人送到医院,医生初步诊断为骨质疏松症。可以确诊的辅助检查,除外下列哪项
A. 血清碱性磷酸酶
B. 骨矿含量(BMC)
C. X线检查
D. 骨矿密度(BMD)
E. CT检查

7-162 病人,女性,63岁。不慎跌倒,不能起来行走,送到医院经X线片诊断为股骨颈骨折。引起该病人发生骨折最可能的原因是
A. 骨髓炎　B. 高血压
C. 骨肿瘤　D. 骨质疏松症
E. 骨软化症

7-163 病人,女性,82岁。稍肥胖。患骨质疏松症10余年,本次因骨折住院。护士列出护理诊断“有受伤的危险”,其相关因素正确的是
A. 与日常体力活动不足有关
B. 与骨骼变化引起活动受限有关

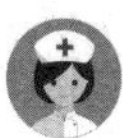

C. 与摄入不足营养失调有关
D. 与肥胖导致走路不便有关
E. 与骨质疏松导致骨骼脆性增加有关

7-164* 病人，男性，54岁。患高血压病10年，高脂血症半年，服用阿托伐他汀钙片10 mg，每晚1次。下列哪项用药指导不妥
A. 根据医嘱用药
B. 切忌随意停药
C. 血脂正常相应减少用量
D. 血脂正常后可即刻停药
E. 用药期间定期随访血脂

7-165 病人，女性，63岁。平时体检时血清胆固醇和三酰甘油均升高，近年来在左侧眼睑周围有橘黄色结节和斑块，质地柔软。估计病人出现了
A. 白内障
B. 早发性角膜环
C. 黄色瘤
D. 脂血症眼底病变
E. 青光眼

A3型单项选择题(7-166～7-213)

(7-166～7-167共用题干)

病人，女性，20岁。因颈部肿物2年就诊，平时无任何自觉症状。体格检查：体温36.7℃，脉搏88次/分，甲状腺双侧对称性肿大、质软，随吞咽活动。

7-166* 根据以上临床特点，可能性最大的诊断是
A. 甲状腺结节
B. 慢性甲状腺炎
C. 甲状舌管囊肿
D. 单纯性甲状腺肿
E. 甲状腺癌

7-167 目前适宜的诊治措施是
A. 立即手术
B. 服用抗甲状腺药物
C. 给予肾上腺皮质激素
D. 给予小剂量左甲状腺素
E. 给予抗生素

(7-168～7-169共用题干)

病人，男性，30岁。因多食、消瘦，诊断为甲亢，情绪特别紧张。

7-168 该病人的心理护理诊断是
A. 紧张　B. 焦虑
C. 恐惧　D. 悲观
E. 绝望

7-169 对于该病人的心理护理，错误的是
A. 耐心向病人家属解释病情
B. 鼓励病人表达内心的感受
C. 勿向病人提供刺激的消息
D. 限制病人参与团体活动
E. 理解并安慰病人，让其保持情绪乐观

(7-170～7-171共用题干)

病人，女性，24岁。因近1个月怕热、多汗、情绪激动，且经常腹泻、心悸而就诊。体格检查：甲状腺肿大，两手颤抖，眼球稍突。初步诊断为甲亢。

7-170 该病人实验室检查可能会出现
A. BMR降低
B. 甲状腺^{131}I摄取率减退
C. FT_3、FT_4升高
D. TSH下降
E. TSAb阴性

7-171 下列哪项属于该病人的护理诊断
A. 体液过多　B. 恐惧
C. 气体交换受损　D. 体温过高
E. 自我形象紊乱

(7-172～7-173共用题干)

病人，女性，54岁。甲状腺肿大多年，经医生诊断为甲亢，伴重症浸润性突眼2年，眼睑常不能闭合，有视物模糊与复视，结膜水肿。

7-172* 这位病人最突出的体征是
A. 突眼　B. 手震颤
C. 心动过速　D. 体重下降

E. 甲状腺肿大

7-173 下列哪项护理措施不妥

A. 戴眼罩或墨镜

B. 0.9%氯化钠溶液湿敷

C. 抗生素眼膏涂眼

D. 多饮水

E. 抬高头部

(7-174～7-175 共用题干)

病人，女性，24 岁。因近 1 个月脾气暴躁、怕热、多汗、多食、失眠去医院就诊。体格检查：甲状腺Ⅰ度肿大，两手微抖，眼球有轻度突出，心率 90 次/分。实验室检查：T_3 和 T_4 均高于正常水平。

7-174 该病人最可能的诊断是

A. 生理性甲状腺肿

B. 甲减

C. 甲亢

D. 地力性甲状腺肿

E. 甲状腺腺瘤

7-175 该病人最佳治疗方法是

A. 手术治疗

B. 放射性^{131}Ⅰ治疗

C. 普萘洛尔治疗

D. 甲硫氧嘧啶治疗

E. 复方碘口服溶液治疗

(7-176～7-178 共用题干)

病人，男性，27 岁。因患甲亢入院治疗，今晚和女朋友发生争执后不久便出现烦躁不安、高热、呕吐、大汗、心率加快、血压骤升。

7-176 该病人发生了以下哪种情况

A. 甲状腺危象

B. 甲状腺功能亢进性心脏病

C. 淡漠型甲状腺功能亢进

D. 黏液性水肿

E. T_3 型甲状腺功能亢进

7-177* 下列紧急处理措施中不妥当的是

A. 首选丙硫氧嘧啶

B. 用热水袋保暖

C. 口服复方碘溶液

D. 地塞米松静脉滴注

E. 必要时透析疗法

7-178* 对该病人采取的护理措施中下列哪项不妥

A. 立即置于光线较暗的抢救室

B. 物理降温、止吐，做好皮肤护理

C. 迅速建立静脉通路

D. 严密观察病情变化，并准确记录

E. 大量喝开水与浓茶

(7-179～7-181 共用题干)

病人，女性，26 岁。因多食、怕热多汗、月经过少就诊，确诊为甲亢。医生给予抗甲状腺药物治疗。

7-179 出现下列哪种情况时需要立即停药

A. 药疹　　B. 食欲缺乏

C. 乏力　　D. 中毒性肝炎

E. 咽痛

7-180* 应用抗甲状腺药物期间，应观察的不良反应是有无

A. 红细胞计数减少

B. 粒细胞计数减少

C. 血小板计数减少

D. 声音嘶哑

E. 骨质疏松

7-181* 当白细胞计数减少到多少时，应嘱病人停药

A. 2×10^9/L　　B. 3×10^9/L

C. 4×10^9/L　　D. 4.5×10^9/L

E. 5×10^9/L

(7-182～7-183 共用题干)

病人，男性，32 岁。双侧甲状腺肿大 2 年，突眼明显，食欲亢进、多汗、腹泻，伴消瘦。

7-182 判断单纯性突眼，除外下列哪项

A. 睑裂增宽

B. 眼神炯炯

C. 瞬目减少

D. 视力下降、失明

E. 上眼睑退缩

7-183 该病人目前最突出的护理诊断是

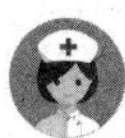

A. 知识缺乏　　B. 焦虑
C. 体液不足　　D. 腹泻
E. 自我形象紊乱

(7-184～7-185 共用题干)

病人，男性，42 岁。3 个月前因怕热多汗、食欲亢进、体重减轻、情绪易激动、心动过速去医院就诊。经 BMR 与放射性^{131}I 甲状腺摄取率测定，证实为甲亢，用抗甲状腺药物等治疗。目前症状消失，体重增加，心率<80 次/分，BMR 正常。

7-184 抗甲状腺药物的应用方法，应做何调整
A. 立即停药
B. 使用原量
C. 逐步加量
D. 维持量治疗 1.5～2 年
E. 调整用药

7-185 护士应告知病人正确的环境护理措施是
A. 安排热闹环境，防止寂寞
B. 室内不能通风
C. 夏天使用空调，室温宜低
D. 生活在清静无人处
E. 冬天使用空调，室温宜高

(7-186～7-187 共用题干)

病人，男性，68 岁。患有甲减 3 年，近来频繁发作心绞痛，在接受心脏介入治疗后，出现嗜睡，体温过低，脉搏 54 次/分，血压 85/45 mmHg，肌肉松弛，腱反射减弱。

7-186* 病人可能出现了
A. 甲状腺危象　　B. 垂体危象
C. 黏液性水肿昏迷　　D. 高血糖危象
E. 肾上腺危象

7-187 下列抢救黏液性水肿昏迷病人不当的措施是
A. 首选丙硫氧嘧啶静脉注射
B. 给予氢化可的松静脉滴注
C. 氧气疗法
D. 维持水、电解质及酸碱平衡
E. 必要时气管切开

(7-188～7-189 共用题干)

病人，女性，40 岁。既往体健，近 1 个月出现记忆减退、反应迟钝、乏力、畏寒。体格检查：体温 35℃，心率 60 次/分。血清 TSH 升高、FT_4 降低。

7-188 该病人可能的医疗诊断是
A. 甲亢
B. 甲减
C. 呆小症
D. 痴呆症
E. 幼年型甲减

7-189 该病人首先应补充的药物是
A. TH
B. 放射性碘
C. 氢化可的松
D. 甲硫氧嘧啶
E. 碘剂

(7-190～7-191 共用题干)

病人，女性，53 岁。患甲减 3 年，家属叙述病人记忆力严重减退、智力低下、反应迟钝，经常猜疑别人，家人也无法和其进行交流和相处。

7-190 该病人目前存在的主要心理问题是
A. 焦虑　　B. 恐惧
C. 社交障碍　　D. 角色紊乱
E. 自我形象紊乱

7-191 该病人应慎用的药物除外下列哪项
A. 氯丙嗪　　B. 苯巴比妥
C. 布洛芬　　D. 甲状腺素
E. 速眠新

(7-192～7-193 共用题干)

病人，女性，65 岁。原有高血压病和糖尿病病史，并逐渐出现肥胖，伴乏力。体格检查：满月脸、腹部膨隆、四肢瘦弱、水肿、皮肤紫纹，且经常发生真菌性阴道炎。

7-192 提示该病人为
A. 单纯性肥胖
B. Cushing 综合征
C. 甲减

D. Addison病
E. 高脂血症

7-193 入院后最主要的检查是
A. 24小时尿17羟皮质类固醇
B. 24小时尿17酮皮质类固醇
C. 血浆皮质醇
D. 血浆ACTH
E. 小剂量地塞米松抑制试验

(7-194～7-195共用题干)

病人，女性，37岁。患1型糖尿病多年，近1周因尿频、尿急、尿痛而全身乏力、食欲缺乏、恶心、呕吐，皮肤、黏膜干燥。体格检查：体温38.9℃，脉率74次/分，呼吸25次/分，血压88/50 mmHg；紧张貌，神志尚清。实验室检查：血糖29.2 mmol/L，血酮5.6 mmol/L，二氧化碳结合力16 mmol/L，尿糖(+++)，血白细胞计数14.6×10^9/L。

7-194 考虑发生了下列哪种情况
A. 急性肾衰竭
B. 高渗性昏迷
C. 低血糖反应
D. 糖尿病酮症酸中毒
E. 败血症

7-195 该病人的护理诊断不包括
A. 恐惧　B. 疲乏
C. 体液不足　D. 酮症酸中毒
E. 体温升高

(7-196～7-197共用题干)

病人，男性，57岁。近2个月来表情迟钝，常嗜睡，今晨呼之不醒，急诊送入院。查血糖17.6 mmol/L，血钠210 mmol/L，血钾5.2 mmol/L，血酮2 mmol/L，血pH值7.36，血浆渗透压470 mmol/(kg·H_2O)，二氧化碳结合力27 mmol/L。

7-196* 考虑下列哪项诊断
A. 低血糖性昏迷
B. 酮症酸中毒昏迷
C. 非酮症性高渗性昏迷
D. 乳酸性酸中毒
E. 脑血栓形成

7-197 该病人的护理措施中下列哪项是错误的
A. 严密观察精神神经症状
B. 在中心静脉压监护下调整补液速度
C. 预防各种并发症
D. 加强口腔与皮肤护理
E. 迅速大量补碱，以纠正酸碱平衡紊乱

(7-198～7-199共用题干)

病人，女性，52岁。患2型糖尿病10余年，体态肥胖，“三多一少”不明显，血糖偏高，长期口服降糖药，也进行饮食控制，但效果不太理想。

7-198 该病人向护士咨询，护士应建议她
A. 减少主食量
B. 静脉滴注胰岛素
C. 接受运动疗法
D. 增加降糖药剂量
E. 测血酮和尿酮

7-199 护士向病人推荐的自我保健措施中下列哪项是错误的
A. 定时测血糖、尿糖
B. 保持情绪稳定
C. 经常温水洗脚
D. 戒烟、忌酒
E. 少吃粗纤维食物

(7-200～7-202共用题干)

病人，男性，45岁。体检时查空腹血糖为7.2 mmol/L，来糖尿病门诊咨询。

7-200 护士应告诉病人诊断糖尿病的血糖标准是
A. 空腹血糖为6.0～7.0 mmol/L
B. 空腹血糖≥7.0 mmol/L
C. 空腹血糖≥11.1 mmol/L
D. 随机血糖≥7.0 mmol/L
E. 餐后2小时血糖≥7.0 mmol/L

7-201 为明确诊断，建议病人进一步做的检

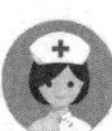

查是
A. 尿糖　B. 血糖
C. OGTT　D. 血浆胰岛素
E. 糖化血红蛋白

7－202 护士解释 OGTT 的操作过程，下列错误的是
A. 清晨检测
B. 空腹，至少禁食 10 小时
C. 将 75 g 葡萄糖溶于 250～300 ml 水
D. 服用葡萄糖后取第一次血糖值
E. 服用糖后的 0.5、1、2、3 小时再各采血 1 次

(7－203～7－204 共用题干)

病人，男性，49 岁。患 2 型糖尿病 5 年，晨练时出现疲乏、强烈饥饿感、出汗、脉速、恶心、呕吐，随即陷入昏迷。一起锻炼的朋友立即拨打 120 急救。

7－203 该病人可能出现了
A. 低血糖昏迷
B. 酮症酸中毒昏迷
C. 非酮症性高渗性昏迷
D. 脑血管意外昏迷
E. 急性心力衰竭昏迷

7－204 医院急诊首要的处理措施是
A. 静脉滴注胰岛素
B. 静脉滴注毛花苷 C
C. 静脉滴注碳酸氢钠溶液
D. 静脉推注 50%葡萄糖溶液
E. 静脉滴注尼可刹米

(7－205～7－207 共用题干)

病人，女性，28 岁。患 1 型糖尿病，依赖胰岛素治疗，最近 2 天自行停止胰岛素治疗后出现食欲缺乏、恶心、呕吐、头痛、嗜睡。体格检查：血压 90/60 mmHg，呼吸深快，呼气出现烂苹果味。诊断为糖尿病酮症酸中毒。

7－205 该病人出现糖尿病酮症酸中毒的诱因是
A. 胰岛素治疗中断
B. 严重情绪不佳
C. 手术、创伤
D. 妊娠、分娩
E. 重症感染

7－206 针对病人情况，首要的处理措施是
A. 胰岛素治疗
B. 大量补液
C. 静脉滴注钾盐溶液
D. 纠正酸中毒
E. 纠正脱水、休克

7－207 下列抢救的护理措施中错误的是
A. 监测生命体征，尤其是呼吸的变化
B. 立即开放两条静脉通路
C. 间歇高流量给氧
D. 绝对卧床休息，注意保暖
E. 保持呼吸道通畅，预防呼吸道感染

(7－208～7－209 共用题干)

病人，女性，43 岁。患糖尿病多年，无“三多一少”症状，平日很少监测血糖。

7－208* 想了解近期血糖控制情况，可以建议她监测以下哪项指标
A. 尿糖定量测定
B. 糖化血红蛋白测定
C. 胰岛细胞抗体测定
D. OGTT
E. 葡萄糖胰岛素释放试验

7－209* 该病人的主要保健指导内容是
A. 学会胰岛素注射方法
B. 注意饮食控制
C. 学会尿糖定性试验测定法
D. 绝对卧床休息，保证充足睡眠
E. 观察低血糖反应与酮症酸中毒

(7－210～7－211 共用题干)

病人，男性，56 岁。进食海鲜 4 小时后出现右足跖趾关节疼痛入院。体格检查：右足跖趾关节红肿，运动障碍。实验室检查：白细胞计数 15.8×10^9/L，血尿酸 820 μmol/L，红细胞沉降率 52 mm/h。诊断为痛风性关节炎。

7－210 为该病人选用的治疗药物，应除外

A. 别嘌醇　B. 吲哚美辛
C. 秋水仙碱　D. 氢氯噻嗪
E. 丙磺舒

7-211 治疗原则中下列一般治疗措施描述不正确的是
A. 使用抑制尿酸排泄的药物
B. 控制饮酒和高嘌呤饮食
C. 避免诱因和积极治疗相关疾病
D. 多饮水，每天 2 000 ml 以上
E. 控制饮食总热量，防止超重和肥胖

(7-212～7-213 共用题干)

病人，男性，44 岁。患糖尿病 3 年，2 年前体检血尿酸增高，1 年前在聚餐饮酒后出现夜间跗趾突发疼痛，且经常在摄入海产品后诱发跗趾疼痛。

7-212 初步诊断该病人为
A. 类风湿关节炎
B. 骨关节炎
C. 痛风性关节炎
D. 化脓性关节炎
E. 风湿性关节炎

7-213 该病人在饮食上应尽量减少摄入的食物是
A. 牛奶　B. 鸡蛋
C. 奶制品　D. 牛排
E. 土豆

A4 型单项选择题(7-214～7-250)

(7-214～7-216 共用题干)

病人，女性，47 岁。患有桥本甲状腺炎所致的甲减，目前在服用左甲状腺素。

7-214 在饮食方面护士应指导病人避免摄入
A. 圆白菜　B. 海带、紫菜
C. 香蕉　D. 鱼虾
E. 牛、羊肉

7-215* 护士告诉病人本药服用过量时可表现为
A. 心动过速、血压升高、腹胀、发热
B. 脉搏加快、血压升高、腹泻、情绪激动
C. 心动过缓、血压升高、腹泻、体温低
D. 脉搏增快、血压降低、腹胀、发热
E. 心动过缓、血压降低、腹胀、反应迟钝

7-216 建议病人 6～12 个月复查，并告知病人此替代治疗效果最佳的情况是
A. 血 TT_4 恒定在正常范围内
B. 血 FT_4 恒定在正常范围内
C. 血 TT_3 恒定在正常范围内
D. 血 TSH 恒定在正常范围内
E. 血 TRH 恒定在正常范围内

(7-217～7-220 共用题干)

某甲亢病人甲状腺肿大明显，昨晚突然出现躁动不安、高热、呕吐、大汗、心率加快、呼吸急促、血压骤升、脉压增宽、谵妄。医生诊断为甲状腺危象。

7-217 对该病人正确的治疗方法为
A. 迅速增加甲状腺素的合成和释放
B. 迅速阻断甲状腺素的合成与释放
C. 促使甲状腺球蛋白释放
D. 纠正肾上腺髓质功能不全
E. 增加周围组织对 TH 的反应

7-218 护士在观察病情中发现病人突然心律不规则、第一心音强弱不等、脉搏短绌，提示该病人出现了什么情况
A. 心力衰竭
B. 室性期前收缩
C. 心房颤动
D. 心室颤动
E. 心肌炎

7-219 对该病人采取的对症护理措施中下列哪项不妥
A. 加床档，注意安全
B. 迅速建立静脉通路
C. 做好口腔和皮肤护理
D. 严密观察病情变化
E. 用乙酰水杨酸类药物降温

7-220* 甲亢病人为什么会引起甲状腺肿大
A. TSH 所致

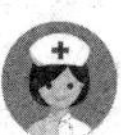

B. 内分泌过多而扩张
C. 受甲状软骨影响
D. 气管前突所致
E. 遗传

(7－221～7－224 共用题干)

病人，女性，44 岁。自述全身乏力、心慌，诊断为甲亢，治疗病情好转后自行停药，半年后上述症状再次出现。

7－221　该病人病情复发的原因是
A. 擅自停药　B. 压力过重
C. 精神刺激　D. 反复感染
E. 过度劳累

7－222* 若病人出现粒细胞减少不良反应时，正确的护理措施是
A. 给予含铁丰富的饮食
B. 补充甲状腺素
C. 给予含钙丰富的饮食
D. 给予清咽含片
E. 预防感染

7－223　针对该病人最重要的保健指导内容是
A. 心理指导　B. 用药指导
C. 休息指导　D. 检查指导
E. 饮食指导

7－224　社区护士登门回访，病人脉搏为 98 次/分，血压为 120/72 mmHg，其 BMR 为
A. 22%　B. 26%
C. 31%　D. 35%
E. 48%

(7－225～7－227 共用题干)

病人，女性，25 岁。近几个月脾气急躁，易出汗、乏力、手抖、失眠、多食。体格检查：甲状腺弥漫性肿大、质软，有轻度突眼，颈部闻及血管杂音。

7－225* 初步诊断为
A. 甲亢
B. 地方性甲状腺肿
C. 甲亢性心脏病
D. 生理性甲状腺肿
E. 桥本甲状腺炎

7－226* 最佳治疗方法是给予
A. 地西泮
B. 放射性 ^{131}I
C. 普萘洛尔
D. 甲巯咪唑
E. 氢化可的松或碘化钠

7－227* 用药过程中，下列指导不正确的是
A. 用药 2 周左右才开始有效
B. 轻度药疹可用抗过敏药物缓解
C. 用药疗程长达 1.5～2 年
D. 开始服用时每周查血白细胞计数 1 次
E. 如发现白细胞计数 $<4.0\times10^9/L$ 需停药

(7－228～7－232 共用题干)

病人，男性，19 岁。患 1 型糖尿病多年，注射胰岛素控制血糖。因上呼吸道感染，体温 38.2℃，食欲缺乏，恶心、呕吐、腹痛。体格检查：呼吸深大，可闻及烂苹果味，皮肤干燥，烦躁和嗜睡交替，继后昏迷。根据评估结果，判断病人可能并发了酮症酸中毒昏迷。

7－228　此时应立即采取的抢救措施是
A. 静脉注射 50%葡萄糖溶液
B. 静脉滴注低渗盐水
C. 静脉滴注小剂量胰岛素
D. 静脉应用呼吸兴奋剂
E. 加大口服降糖药剂量

7－229　当病人失水、失钠纠正后，血糖已下降至 13.9 mmol/L 左右，若需输 5%葡萄糖氯化钠溶液 1 000 ml，应同时输入多少胰岛素
A. 8 u　B. 16 u
C. 24 u　D. 32 u
E. 40 u

7－230　护士在协助医生进行抢救时，下列哪项护理措施不妥
A. 绝对卧床休息
B. 先输小剂量葡萄糖溶液

C. 低流量持续吸氧
D. 胰岛素应小剂量持续点滴
E. 按医嘱给予碳酸氢钠溶液静脉滴注

7-231 该病人入院时最突出的护理诊断是
A. 体温过高
B. 急性意识障碍
C. 体液不足
D. 知识缺乏
E. 有感染的危险

7-232* 糖尿病的基本生理变化是
A. 垂体分泌功能降低
B. 糖皮质激素分泌过多
C. 醛固酮分泌过多
D. 胰岛素分泌绝对或相对不足
E. 生长激素分泌过多

(7-233～7-238 共用题干)

病人，女性，39岁。患1型糖尿病多年，近1周尿频、尿急、尿痛伴全身乏力、食欲缺乏、恶心、呕吐，皮肤、黏膜干燥。体格检查：体温38.9℃，脉搏116次/分，呼吸26次/分，血压88/50 mmHg；紧张貌，神志尚清。实验室检查：血糖29 mmol/L，血酮5.6 mmol/L，二氧化碳结合力16 mmol/L，尿糖(+++)，血白细胞计数13.8×10^9/L。诊断为糖尿病酮症酸中毒。

7-233* 该病人发生酮症酸中毒的主要诱因是
A. 饮食不当　B. 应激状态
C. 治疗中断　D. 尿路感染
E. 麻醉意外

7-234 该病人的护理诊断中下列哪项不妥
A. 恐惧　B. 体液不足
C. 体温升高　D. 活动无耐力
E. 酮症酸中毒

7-235 为明确诊断，应立即做下列哪项检查
A. 血糖、血酮
B. 尿糖、尿酮
C. 二氧化碳结合力
D. 血pH值
E. 血浆胰岛素水平

7-236 1型糖尿病的发病与下列哪项因素有关
A. 遗传、环境因素
B. 感染和饮食不当因素
C. 麻醉和手术因素
D. 遗传、免疫、环境因素
E. 严重创伤因素

7-237* 该病人应用小剂量胰岛素，应告知病人警惕出现下列哪种情况
A. 低血糖反应　B. 过敏反应
C. 酮症酸中毒反应　D. 肾功能损害
E. 胃肠道反应

7-238* 如使用胰岛素治疗，配制混合胰岛素时，必须先抽吸短效胰岛素，是为了防止
A. 不良反应增多
B. 短效胰岛素速效特性丧失
C. 药效降低
D. 胰岛素降解加速
E. 中和反应发生

(7-239～7-244 共用题干)

某2型糖尿病病人，体态肥胖，“三多一少”症状不明显，血糖偏高，长期采用饮食控制和运动疗法，但血糖仍高。

7-239 考虑增加下列哪项治疗措施
A. 糖尿病教育
B. 增加运动量
C. 口服降糖药治疗
D. 胰岛素治疗
E. 采用胰岛移植

7-240* 通过增加外周组织对葡萄糖摄取，抑制糖异生而降低血糖的药物是
A. 格列波脲　B. 格列本脲
C. 二甲双胍　D. 噻唑烷二酮
E. α-葡萄糖苷酶抑制剂

7-241* 磺脲类降糖药主要适合于下列哪种病人
A. 饮食控制无效的2型糖尿病
B. 1型糖尿病伴眼底病变
C. 糖尿病酮症酸中毒
D. 1型糖尿病

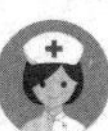

E. 肥胖且饮食控制无效的 2 型糖尿病

7-242* 若病人口服氯磺丙脲,同时嗜酒。由于该药可加强乙醇的作用,估计病人可能会出现下列哪种情况

A. 面色苍白 B. 皮肤潮红
C. 心动过缓 D. 高钠血症
E. 高钾血症

7-243 若病人出现下肢水肿,尿蛋白(++),应考虑病人已并发

A. 酮症酸中毒
B. 冠状动脉粥样硬化
C. 肾小球硬化症
D. 周围神经病变
E. 糖尿病视网膜病变

7-244* 青年发病的成人型糖尿病糖耐量降低的主要机制是

A. 胰岛素分泌绝对不足
B. 分泌变异胰岛素
C. 胰岛素受体单基因缺陷
D. 血中存在胰岛素抗体
E. 血中存在胰岛素受体抗体

(7-245~7-250 共用题干)

病人,男性,52 岁。反复踝关节疼痛 1 年,且多在夜间发作,呈间歇性。体格检查:右踝关节有红、肿、热、痛,其余关节无异常。查血:尿酸 605 μmol/L。

7-245 护士进行护理评估时,下列哪项为客观资料

A. 反复踝关节疼痛 1 年
B. 血尿酸 605 μmol/L
C. 疼痛多在夜间发作
D. 疼痛呈间歇性
E. 中老年男性

7-246* 若病人有尿酸性尿路结石,其表现不包括

A. 泥沙样结石 B. 血尿
C. 肾绞痛 D. 肾盂肾炎
E. 肾病综合征

7-247 能抑制尿酸合成的药物是

A. 秋水仙碱 B. 别嘌呤醇
C. 罗非昔布 D. 磺吡酮
E. 苯溴马隆

7-248* 如果病人是原发性痛风,与下列哪项因素关系最不密切

A. 遗传 B. 肥胖
C. 糖尿病 D. 胰岛素抵抗
E. 高嘌呤饮食

7-249* 下列哪种食物可能是病人疾病发作的诱因

A. 猪肝、龙虾 B. 萝卜、白菜
C. 小葱、大蒜 D. 蘑菇、土豆
E. 柑橘、苹果

7-250 该病人护理诊断"关节痛"的相关因素是

A. 与关节肿胀因素有关
B. 与溶血性链球菌感染关节有关
C. 与关节畸形因素有关
D. 与风湿热影响关节因素有关
E. 与尿酸盐结晶沉积在关节引起炎症反应有关

名词解释题(7-251~7-274)

7-251 内分泌系统
7-252 反馈调节
7-253 营养病
7-254 新陈代谢
7-255 代谢病
7-256 垂体危象
7-257 Graves 病
7-258 甲状腺刺激免疫球蛋白
7-259 高代谢综合征
7-260 甲状腺危象
7-261 胫前黏液性水肿
7-262 淡漠型甲亢
7-263 呆小病
7-264 库欣(Cushing)综合征

7-265 阿狄森(Addison)病
7-266 肾上腺危象
7-267 席汉(Sheehan)综合征
7-268 隐性糖尿病
7-269 高血糖危象
7-270 酮症
7-271 低血糖反应
7-272 黎明现象
7-273 Somogyi 效应
7-274 胰岛移植

简述问答题(7-275～7-303)

7-275 如何配合医生抢救垂体危象病人?
7-276 如何配合医生抢救甲状腺危象病人?
7-277 为什么甲亢病人会出现周期性瘫痪(麻痹)?
7-278 为什么要做好甲亢病人的心理护理?
7-279 在测 BMR 前护士应做哪些准备工作?
7-280 简述甲亢病人的饮食护理要求。
7-281 怎样对甲亢病人进行保健指导?
7-282 如何预防和加强甲减的病因治疗?
7-283 简述皮质醇增多症引起高血压的机制。
7-284 Addison 病的皮质功能检查会有哪些改变?
7-285 简述肾上腺危象的急救处理要点。
7-286 何谓嗜铬细胞瘤? 诊断的重要依据是什么?
7-287 糖尿病病人为什么会出现"三多"症状?
7-288 糖尿病病人为什么会并发酮症酸中毒?
7-289 糖尿病病人为什么会并发神经病变?
7-290 糖尿病病人为什么容易并发感染?
7-291 如何做好糖尿病病人的饮食护理?
7-292 怎样计算糖尿病病人的三餐热量分配?
7-293 简述胰岛素用量的简单计算方法和用药注意事项。
7-294 目前引起糖尿病死亡的主要原因是什么? 为什么?
7-295 治疗酮症酸中毒,纠正水、电解质紊乱时应注意什么?
7-296 尿糖阳性者能否确诊为糖尿病? 尿糖阴性者能否排除糖尿病?
7-297 简述 OGTT 的方法及临床意义。
7-298 怎样对糖尿病病人进行保健指导?
7-299 简述医学营养治疗的概念和适应证。
7-300 怎样指导痛风病人正确用药?
7-301 怎样指导骨质疏松症病人正确用药?
7-302 为何要加强观察内分泌代谢性疾病所导致的危象?
7-303 护理内分泌代谢性疾病病人时应注意些什么?

综合应用题(7-304～4-308)

7-304 病人,女性,46 岁。于 2008 年 6 月无明显诱因出现心悸、胸闷、怕热多汗,测 T_3 7.6 nmol/L, T_4 293 nmol/L, FT_3 24.7 pmol/L, FT_4 54.2 pmol/L, TSH 3.43 μmol/ml,甲状腺摄 ^{131}I 24 小时为 72%,诊断为甲亢。予以甲巯咪唑治疗,症状好转,2 个月后自行停药。2009 年 3 月,病人又出现心悸、多汗、怕热,并有阵发性胸闷。心电图检查示阵发性房颤。在急诊室给予毛花苷 C 治疗,为接受正规治疗而收入院。

体格检查:体温 37.8℃,脉搏 82 次/分,呼吸 22 次/分,血压 210/98 mmHg。神志清,焦虑、紧张貌;眼球突出;两侧甲状腺轻度肿大,有轻度震颤与血管杂音。两肺听诊无异常。心率 106 次/分,心律不规则,心音强弱不一致,心尖部闻及收缩期吹风样杂音Ⅱ级,心浊音界向左下扩大。腹平软,无压痛及反跳痛。神经系统检查阴性。

实验室及其他检查:血白细胞计数 5.4×10^9/L。BMR +45%, T_3 9.1 nmol/L, T_4 392 nmol/L, FT_3 32.4 pmol/L, FT_4 72.2 pmol/L。甲状腺

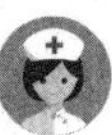

摄^{131}I 3小时为37%，24小时为69%。血清总胆固醇8.3 mmol/L，三酰甘油3.9 mmol/L。心电图检查：阵发性房颤。眼底镜检查：动脉Ⅱ度硬化，视神经盘水肿。尿常规阴性。

请解答：

(1) 列出该病人的护理诊断。

(2) 如何执行医生的诊疗计划？

7-305 病人，男性，50岁。于2008年6月开始感疲乏无力，夜间失眠，怕热多汗，食欲亢进。2周后出现低热，体重下降，突眼，经医院门诊各项有关检查后，诊断为甲亢。予以硫氧嘧啶类药物治疗，症状渐趋好转。同年10月24日因妻子车祸死亡而悲痛万分，次日出现恶心、呕吐、烦躁不安、心动过速、高热和出冷汗，即急诊收入院。

体格检查：体温39.6℃，脉搏128次/分，呼吸24次/分，血压200/100 mmHg。神志清，紧张貌；巩膜无黄染；甲状腺肿大；眼球突出。两肺听诊无异常。心律齐，心率128次/分，心尖部有收缩期Ⅱ级杂音，第一心音增强。腹部与神经系统无异常发现。

请解答：

(1) 目前病人发生了什么情况？

(2) 目前病人所存在的护理诊断有哪些？

(3) 住院期间应如何配合医生做辅助检查？

(4) 如何积极抢救？

7-306 病人，女性，35岁。19岁时因多饮、多食、多尿，血糖升高，诊断为糖尿病，长期口服甲苯磺丁脲(D860)，同时注射RI 24u。1个月前因血糖正常，尿糖阴性，自行停止注射胰岛素。最近1周来食欲明显减退，极度疲乏与口渴，有时有恶心、呕吐，未做任何处理。今晨起床四肢厥冷，呼吸加速，来院急诊。

体格检查：体温36.7℃，脉搏109次/分，呼吸28次/分，血压120/75 mmHg。嗜睡，形体消瘦，呼气有烂苹果味；皮肤、黏膜干燥；眼球下陷，四肢湿冷，其余无异常。

实验室及其他检查：血糖21 mmol/L，血酮2.96 mmol/L，尿酮阳性，二氧化碳结合力10 mmol/L，pH值7.02，动脉PaO_2 75 mmHg。$PaCO_2$ 40 mmHg，白细胞计数14.7×10^9/L，

请解答：

(1) 该病人目前发生了什么情况？

(2) 怎样按科学的护理方法为病人进行整体护理？

7-307 病人，男性，61岁。20年前因多饮、多食、多尿，诊断为糖尿病，长期接受胰岛素治疗与饮食控制，血糖基本上能控制。12年前发现有高血压，并逐渐出现双下肢水肿，加用硝苯地平与利尿剂治疗，血压下降速度很慢。近2年夜尿量增多，血糖也较高，对胰岛素用量进行了调整，每天给予28 u。近1周因装修新房，进餐不规则，今天上午注射胰岛素后1小时突然感觉全身乏力、心悸、多汗，伴饥饿感，并出现昏迷，即来院急诊。

体格检查：身高159 cm，体重70 kg。体温37.2℃，脉搏116次/分，呼吸22次/分，血压206/103 mmHg。昏迷，无自主运动，对声、光刺激无反应，角膜反射存在；两肺阴性；心率116次/分，律齐，无病理性杂音；腹软，无压痛与反跳痛；双下肢水肿；巴宾斯基征(—)，膝、腱反射减弱。

实验室及其他检查：血糖1.7 mmol/L，尿糖(—)，血酮0.9 mmol/L，尿酮(—)，血pH值7.35。尿常规：蛋白(++)，红细胞0～2个/HP，白细胞0～1个/HP，未见管型。

请解答：

(1) 该病人昏迷的原因是什么？如何进行紧急处理？

(2) 如何进行预防？

7-308 病人，女性，49岁。反复关节痛5年，加重1周，疼痛难忍来院诊治。

体格检查：体温38.6℃，脉搏102次/分，呼吸24次/分，血压160/100 mmHg。急性病面容；双足多处趾关节红、肿、皮肤温度升高、活动障碍。

实验室及其他检查：白细胞计数

$12\times10^9/L$，血尿酸升高；足部X线检查未见骨质受损。诊断为痛风。

请解答：

(1) 请在护理评估的基础上列出护理诊断。

(2) 该病人饮食要注意哪些方面？

答案与解析

选择题

A1 型单项选择题

7-1 A　7-2 E　7-3 C　7-4 B
7-5 B　7-6 D　7-7 D　7-8 D
7-9 A　7-10 B　7-11 E　7-12 A
7-13 C　7-14 A　7-15 A　7-16 E
7-17 D　7-18 C　7-19 B　7-20 E
7-21 A　7-22 B　7-23 E　7-24 B
7-25 C　7-26 C　7-27 D　7-28 B
7-29 D　7-30 B　7-31 A　7-32 C
7-33 A　7-34 B　7-35 B　7-36 A
7-37 B　7-38 C　7-39 A　7-40 D
7-41 B　7-42 B　7-43 A　7-44 D
7-45 E　7-46 D　7-47 D　7-48 A
7-49 C　7-50 E　7-51 A　7-52 E
7-53 A　7-54 E　7-55 E　7-56 B
7-57 A　7-58 E　7-59 A　7-60 B
7-61 A　7-62 B　7-63 D　7-64 E
7-65 C　7-66 C　7-67 C　7-68 C
7-69 E　7-70 B　7-71 B　7-72 D
7-73 E　7-74 A　7-75 C

A2 型单项选择题

7-76 E　7-77 A　7-78 D　7-79 D
7-80 C　7-81 B　7-82 　7-83 E
7-84 B　7-85 E　7-86 B　7-87 D
7-88 C　7-89 E　7-90 D　7-91 D
7-92 D　7-93 B　7-94 C　7-95 A
7-96 C　7-97 E　7-98 A　7-99 E
7-100 C　7-101 A　7-102 E　7-103 E
7-104 D　7-105 B　7-106 E　7-107 E
7-108 D　7-109 A　7-110 B　7-111 E
7-112 E　7-113 B　7-114 D　7-115 D
7-116 E　7-117 E　7-118 B　7-119 A
7-120 C　7-121 B　7-122 E　7-123 A
7-124 A　7-125 E　7-126 B　7-127 E
7-128 D　7-129 A　7-130 A　7-131 B
7-132 D　7-133 B　7-134 B　7-135 B
7-136 B　7-137 C　7-138 B　7-139 D
7-140 D　7-141 B　7-142 A　7-143 A
7-144 A　7-145 B　7-146 A　7-147 D
7-148 A　7-149 D　7-150 C　7-151 A
7-152 D　7-153 E　7-154 D　7-155 E
7-156 A　7-157 E　7-158 A　7-159 E
7-160 B　7-161 A　7-162 D　7-163 E
7-164 D　7-165 C

A3 型单项选择题

7-166 D　7-167 D　7-168 A　7-169 D
7-170 C　7-171 E　7-172 A　7-173 D
7-174 C　7-175 D　7-176 A　7-177 B
7-178 E　7-179 D　7-180 B　7-181 B
7-182 D　7-183 E　7-184 D　7-185 C
7-186 C　7-187 A　7-188 B　7-189 A
7-190 C　7-191 D　7-192 B　7-193 C
7-194 D　7-195 D　7-196 C　7-197 E
7-198 C　7-199 E　7-200 B　7-201 C
7-202 D　7-203 A　7-204 D　7-205 A
7-206 B　7-207 C　7-208 B　7-209 B
7-210 D　7-211 A　7-212 C　7-213 D

A4 型单项选择题

7-214 C　7-215 B　7-216 D　7-217 B

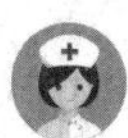

7-218 C　7-219 E　7-220 A　7-221 A
7-222 E　7-223 B　7-224 D　7-225 A
7-226 D　7-227 E　7-228 C　7-229 C
7-230 B　7-231 B　7-232 D　7-233 D
7-234 E　7-235 A　7-236 D　7-237 A
7-238 B　7-239 C　7-240 C　7-241 A
7-242 B　7-243 C　7-244 C　7-245 B
7-246 E　7-247 B　7-248 E　7-249 A
7-250 E

部分选择题解析

7-1 解析:考核内分泌腺的调控。下丘脑是人体最重要的神经内分泌器官,是神经系统与内分泌系统的枢纽。下丘脑分泌各种垂体激素的释放激素和抑制激素,作用于腺垂体;腺垂体又通过其自身分泌的各种促激素调节相关靶腺合成各类激素,下丘脑、腺垂体、靶腺构成一个神经内分泌轴。靶腺合成的激素又对垂体和下丘脑的分泌活动进行反馈,三者之间形成一个激素网,保持动态平衡。

7-11 解析:考核引起身材矮小的内分泌疾病。呆小病是因甲状腺功能减退发生于胎儿或新生儿,引起明显生长发育障碍,使身材矮小。侏儒症是因儿童期起病的腺垂体生长激素缺乏而导致的生长发育障碍,引起身材矮小,成年后仍保持童年的体形和外貌。Turner 综合征是性腺发育障碍症,为先天性分化异常疾病,造成体格矮小。库欣病是因肾上腺皮质分泌过量的糖皮质激素,促进蛋白质分解,使患儿生长发育受到抑制,身材变矮。

7-14 解析:考核引起甲亢的病因。一般认为甲亢的发病以遗传为易感背景,在精神创伤、感染等因素作用下,诱发体内的免疫功能紊乱,使免疫耐受、识别和调节功能减退,抗原特异或非特异性抑制 T 淋巴细胞(Ts 细胞)功能缺陷,机体不能控制对自身组织的免疫反应,减弱了 Ts 细胞对辅助性 T 细胞(Th 细胞)的抑制,特异 B 细胞在特异 Th 细胞辅助下,产生异质性免疫球蛋白。

7-21 解析:考核能直接反映甲状腺功能状态的实验室检测项目。主要是血清游离三碘甲状腺原氨酸(FT_3)和血清游离甲状腺素(FT_4),它们不受血甲状腺球蛋白(TBG)影响,故其敏感性和特异性均明显高于 TT_3、TT_4。甲状腺刺激性抗体(TSAb)测定对早期诊断有意义,可判断病情活动、复发,还可作为治疗停药的重要指标。血清反 T_3 和促甲状腺激素释放激素(TRH),即 TRH 兴奋试验均可作为较敏感诊断甲亢的检测项目。

7-22 解析:考核鉴别甲亢与单纯性甲状腺肿的检测项目。T_3 抑制试验是通过口服一定剂量 T_3 后再做甲状腺摄 ^{131}I 率,甲亢时不受抑制,而单纯性甲状腺肿者受抑制,故此试验可作为甲亢与单纯性甲状腺肿的鉴别。

7-24 解析:考核甲亢病人的治疗方法。甲亢病人经抗甲状腺药治疗后症状缓解,说明甲状腺分泌的甲状腺素已减少,但甲状腺素过分减少以致对腺垂体的副反馈[即正常量的甲状腺素可反馈抑制腺垂体分泌促甲状腺激素(TSH)]消失,则腺垂体分泌 TSH 使甲状腺增生而肿大,此时病人可服用适量甲状腺素,即可重新形成对腺垂体的抑制使其不再分泌促甲状腺素,则甲状腺不再肿大。

7-33 解析:考核库欣综合征的典型表现。库欣综合征的典型表现主要有:①向心性肥胖,满月脸,多血质;②皮肤表现,皮质变薄,出现紫色条纹;③代谢障碍,部分病人出现继发性糖尿病;④心血管表现,高血压多见,同时病人多伴有动脉硬化和肾小动脉硬化;⑤对感染抵抗力减弱;⑥性功能障碍;⑦全身及神经系统改变。不会出现低血压。

7-34 解析:考核库欣综合征的概念。库欣综合征是肾上腺皮质功能亢进症中最常见的一种。主要是由于肾上腺皮质分泌过量糖皮质激素(主要是皮质醇),导致人体代谢明显紊乱,从而出现一系列相应的临床表现。

7-48 解析:考核 2 型糖尿病的发病因素。目前认为 2 型糖尿病的发病有强遗传基础,分子生物学技术和分子遗传学研究的发展一致认为，2 型糖尿病不是一种单一的疾病，而是多基因疾病，具有广泛的遗传异质性。

7-63 解析：考核诊断糖尿病的血糖标准。我国糖尿病学会在 1999 年 10 月采纳此诊断标准。空腹血糖≥7.0 mmol/L(126 mg/dl)，和(或)餐后 2 小时血糖≥11.1 mmol/L(200 mg/dl)可确诊糖尿病。而最可靠的诊断标准是餐后 2 小时血糖≥11.1 mmol/L。

7-75 解析：考核血浆脂蛋白的主要功能。乳糜微粒(CM)主要是运输外源性三酰甘油，食物中的三酰甘油经酶水解被小肠上皮吸收合成 CM。极低密度脂蛋白(VLDL)主要运输内源性三酰甘油，肝脏可把葡萄糖和脂肪酸合成三酰甘油和胆固醇，装配成 VLDL。中间密度脂蛋白(IDL)主要是极低密度脂蛋白(VLDL)异化的中间代谢产物，也称为残余的 VLDL。低密度脂蛋白(LDL)主要运输内源性胆固醇到外周组织。高密度脂蛋白(HDL)参与胆固醇逆向转运，将外周的胆固醇运送到肝脏代谢，与前三者相比，它的增高有助于保护身体健康。

7-76 解析：考核单纯性甲状腺肿的病因。在青春期、妊娠期、哺乳期，机体对甲状腺激素(TH)的需要量增加，可出现相对性缺碘而致生理性甲状腺肿。妊娠引起的生理性甲状腺肿，分娩后会自动恢复。

7-77 解析：考核引起单纯性甲状腺肿的原因。缺碘是单纯性甲状腺肿，尤其是地方性甲状腺肿的主要原因。碘摄入量不足可致单纯性甲状腺肿，通常分为 3 类：①甲状腺素原料(碘)缺乏；②体内甲状腺素需要量增高；③甲状腺素合成和分泌障碍。

7-78 解析：考核单纯性甲状腺肿的临床表现。单纯性甲状腺肿也称非毒性甲状腺肿，指非炎症、非肿瘤原因导致的不伴有临床甲状腺功能异常的甲状腺肿。女性发病率是男性的 3～5 倍。主要表现为甲状腺肿大，早期甲状腺呈轻度或中度弥漫性肿大，表面光滑、质地较软、无压痛。随着病情缓慢发展，甲状腺进一步肿大常形成多发性结节。甲状腺显著肿大时可引起压迫症状。胸骨后甲状腺肿可引起上腔静脉回流受阻。病程较长者，甲状腺内形成的结节可有自主分泌甲状腺激素功能，并可出现自主性功能亢进。在地方性甲状腺肿流行地区，如严重缺碘，可出现地方性呆小病。

7-79 解析：考核甲状腺肿大的压迫症状。单纯性甲状腺肿临床上一般无明显症状，当肿大的甲状腺压迫颈交感神经，使交感神经中枢至眼部的通路上受到任何压迫和破坏，可引起患侧瞳孔缩小、眼球内陷、上睑下垂及患侧额部及胸壁少汗或无汗，称为颈交感神经麻痹综合征，即霍纳(Horner)综合征。

7-81 解析：考核单纯性甲状腺肿的治疗。生理性甲状腺肿，宜多食含碘丰富的食物，如海带、紫菜等，对 20 岁以下的弥漫性甲状腺肿病人可给予小量甲状腺素，以抑制腺垂体 TSH 分泌，缓解甲状腺的增生和肿大。

7-82 解析：考核单纯性甲状腺肿的体征和辅助检查。病人可能为单纯性甲状腺肿，甲状腺常呈轻度或中度弥漫性肿大，表面平滑，质地较软，促甲状腺激素一般在正常范围。

7-83 解析：考核单纯性甲状腺肿的辅助检查。单纯性甲状腺肿，血清 T_4、T_3 正常，T_4/T_3 比值常增高。血清促甲状腺激素水平一般正常。

7-86 解析：考核单纯性甲状腺肿的治疗原则。药物治疗可应用碘剂、甲状腺制剂，但应避免大剂量碘治疗，以免诱发碘甲亢。因碘是合成 TH 的原料，短期内大剂量供碘，可使 TH 的释放受到急性抑制。

7-87 解析：考核单纯性甲状腺肿的健康教育。指导碘缺乏病人和妊娠期妇女多进食含碘丰富的食物，如海带、紫菜等海产类食品，并避免摄入大量阻碍 TH 合成的食物和药物，食物如卷心菜、花生、菠菜、萝卜等。

7-88 解析：考核甲状腺危象的表现。甲状腺危象是甲状腺毒症急性加重的一个综合征，发生原因可能与循环内 TH 水平增高有关。多发生于较严重甲亢未予治疗或治疗不充分的病

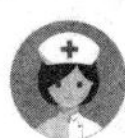

人。常见诱因有术前准备不充分、感染、手术、创伤、精神刺激等。临床表现有：高热、大汗、心动过速（140 次/分以上）、烦躁、焦虑不安、谵妄、恶心、呕吐、腹泻，严重病人可有心力衰竭、休克及昏迷等。

7-89 解析：甲亢的临床表现。甲亢病人由于 T_3、T_4 分泌过多，促进营养物质代谢，产热与散热明显增多，以致出现怕热、多汗、食欲亢进等代谢率增高的表现。神经过敏、失眠、心动过速、收缩压增高，肠蠕动增快、腹泻等为甲亢的神经系统、循环系统及消化系统表现。甲状腺弥漫性肿大是甲亢的典型体征。

7-90 解析：考核甲亢的基础代谢率（BMR）测定检查。BMR 是指禁食相当时间（一般为 14～16 小时）后，在环境温度 16～20℃和绝对安静卧姿的条件下，人体每小时每平方米体表面积所产生的热量。可用来作为判断甲状腺功能状态的一项指标，对甲亢的诊断有一定的帮助。BMR（%）＝脉压＋脉率－111。正常值为±10%，＋20%～＋30%为轻度甲亢，＋30%～＋60%为中度甲亢，＋60%以上为重度甲亢。该病人为＋44%，为中度甲亢。

7-91 解析：考核常用的抗甲状腺药物。抗甲状腺药物有两类，即硫脲类和咪唑类。硫脲类包括甲硫氧嘧啶和丙硫氧嘧啶；咪唑类包括甲巯咪唑和卡比马唑。妊娠甲亢病人药物首选丙硫氧嘧啶，因该药不易通过胎盘。

7-93 解析：考核妊娠期甲亢病人使用普萘洛尔的注意事项。普萘洛尔可使子宫持续收缩而引起胎盘及胎儿发育不良、心动过缓、早产及新生儿呼吸抑制等，故应慎用或不用。而抗甲状腺药物对患甲亢的孕妇来说，剂量不宜过大，一旦症状控制应尽快减至合适维持量，维持甲状腺功能在稍高于正常水平，避免治疗过度，导致母体和胎儿甲状腺肿的形成。最好首选丙硫氧嘧啶，因它能阻止 T_4 转变为 T_3，较快控制甲状腺功能亢进。

7-97 解析：考核放射性 ^{131}I 治疗。永久性甲减是 ^{131}I 治疗后的晚期并发症，护士应指导病人定期复查，以便及早发现。^{131}I 治疗后不会直接引起甲状腺癌的发生。甲状腺危象是甲亢手术后常见的并发症，发生在术后 12～36 小时内。粒细胞减少不是 ^{131}I 治疗并发症。严重的进行性突眼症可以自发地出现，也可以在甲状腺次全切除术后发生，而在 ^{131}I 治疗后发生突眼症者较少。

7-98 解析：考核突眼的护理措施。浸润型突眼的局部护理措施有高枕卧位、低盐饮食、戴眼罩、戴墨镜、局部点眼药等。

7-103 解析：考核 ^{131}I 甲状腺功能测定的饮食原则。指导病人检测期间忌食各种海产动、植物，如海带、虾皮、紫菜、海参、海鱼、海虾仁、鱿鱼、乌贼等。因为这些食物会影响甲状腺对 ^{131}I 的吸收，影响检测效果。

7-108 解析：考核甲减的辅助检查。原发性甲减的 TSH↑，而继发性甲减的 TSH↓。其他几项检查鉴别意义不大。

7-113 解析：考核库欣综合征临床表现出现的原因。库欣综合征病人因脂肪代谢障碍，体内脂肪分解与合成均受到促进，使脂肪转移重新分布，形成典型的向心性肥胖。

7-114 解析：考核库欣综合征的病因。异位 ACTH 综合征是由垂体外的肿瘤产生 ACTH，刺激肾上腺皮质增生，分泌过量的皮质醇。最常见的是肺癌，其次是胸腺癌、胰腺癌、甲状腺髓样癌等。

7-115 解析：考核库欣综合征的辅助检查。库欣综合征病人，因肾上腺皮质肿瘤引起的高皮质醇血症已在很大程度上抑制了垂体促肾上腺皮质激素的分泌，再给予外源性糖皮质激素，也不会对促肾上腺皮质激素分泌有多大影响，血、尿皮质醇亦变化不大。而大剂量地塞米松对垂体病变引起的库欣病会有一定抑制作用，使垂体促肾上腺皮质激素分泌减少，皮质醇分泌也相应减少，抑制率可＞50%。

7-116 解析：考核库欣综合征的辅助检查。尿游离皮质醇测定只能确定其是否有高皮质醇血症，对病因诊断无意义，其他几项检查对进一步确诊皮质醇增多症的病因均有意义。

7-122 解析：考核糖尿病酮症酸中毒的突出表现。糖尿病酮症酸中毒是由于糖尿病代谢紊乱加重时，脂肪分解加速，大量脂肪酸在肝经β氧化产生大量乙酰乙酸、β羟丁酸和丙酮，三者统称为酮体。血清酮体积聚超过正常水平时称为酮血症，尿酮体排出增多称为酮尿，临床上统称为酮症。乙酰乙酸、β羟丁酸均为较强的有机酸，可大量消耗体内储备碱。若代谢紊乱进一步加剧，血酮继续升高，超过机体的处理能力时，便发生代谢性酸中毒。因丙酮有烂苹果气味，故病人呼气有烂苹果味。

7-127 解析：考核糖尿病的诊断标准。糖尿病的诊断标准是基于空腹血糖(FPG)、24 小时任意时间或餐后 2 小时血糖值(2hPG)。FPG 正常值是 3.9～6.0 mmol/L；6.1～6.9 mmol/L 为空腹血糖受损，≥7.0 mmol/L 应考虑糖尿病。2hPG≤7.7 mmol/L 为正常糖耐量；7.8～11.0 mmol/L 为糖耐量减低；≥11.1 mmol/L 应考虑糖尿病。综合该病人 FPG 及 2hPG 结果，该病人最可能的诊断为糖耐量减低。

7-128 解析：考核血糖正常值。FPG 正常范围为 3.9～6.0 mmol/L；糖尿病病人 2hPG 正常值是<7.8 mmol/L。FPG≥7.0 mmol/L 及 2hPG ≥11.1 mmol/L 是诊断糖尿病的主要依据。低血糖：一般人血糖≤2.8 mmol/L；糖尿病病人≤3.9 mmol/L。

7-132 解析：考核低血糖反应的处理。一旦确定病人发生低血糖，应尽快给予糖分补充。由于反复发生低血糖或较长时间的低血糖昏迷可引起脑部损伤，补充糖分后可解除脑细胞缺糖症状。神志清醒者，可给予含 15～20 g 糖的糖水，含糖饮料或饼干、面包等，以葡萄糖为佳；15 分钟后测血糖如仍低于 3.9 mmol/L，再给予含 15 g 糖的食物一份。如病情重，神志不清者，应立即给予静脉注射 50%葡萄糖溶液 20 ml，15 分钟后测血糖如仍低于 3.9 mmol/L，继续给予 50%葡萄糖溶液 60 ml 静脉注射，或静脉滴注 10%葡萄糖溶液。昏迷病人清醒后，或血糖升至 3.9 mmol/L 以上但距下次就餐时间在 1 小时以上者，应进食含淀粉或蛋白质食物，以防再度昏迷。

7-133 解析：考核糖尿病的治疗。该病人为 2 型糖尿病，经严格饮食控制，适当运动及口服降糖药物未获良好控制，可补充胰岛素治疗。但因病人体态偏胖，且又以休息为主，缺乏锻炼，故首先应鼓励病人加强体育锻炼，减轻体重，以帮助控制血糖。

7-135 解析：考核糖尿病酮症酸中毒的治疗注意事项。糖尿病酮症酸中毒病人体内有不同程度缺钾，但由于失水量大于失钠量，且代谢性酸中毒存在，治疗前的血钾水平不能真实反映体内缺钾程度。经胰岛素治疗和补液后，细胞外钾转入细胞内，故血钾常明显下降，应积极预防。

7-136 解析：考核糖尿病的饮食治疗。合理饮食是糖尿病治疗的最基本措施，控制总热量是关键原则，强调定时、定量。根据病人标准体重(＝身高－105)和工作性质计算每天所需总热量。总热量换算成三大营养物质，碳水化合物占 50%～60%，蛋白质占 15%～20%，脂肪占 30%。三餐热量分配：1/3、1/3、1/3 或 1/5、2/5、2/5。

7-137 解析：考核糖尿病运动强度的控制标准。应鼓励糖尿病病人积极参加体育锻炼，但要控制好强度，其运动强度以运动时的心率来衡量，心率(次/分)＝170－年龄。病人 50 岁，其运动时心率应维持在 170－50＝120 次/分。

7-138 解析：考核糖尿病病人运动治疗护理。糖尿病病人应在餐后 1 小时运动，避免空腹锻炼，以免发生低血糖。

7-140 解析：考核糖尿病足的预防措施。当发生糖尿病足时要注意病人足部的观察与检查，每天检查双足 1 次，注意每天清洁足部，选择合适的鞋袜，避免足部受伤。袜子以弹性好、透气及散热性好的羊毛、棉毛质地为佳。外出时不宜穿拖鞋，以免踢伤。每天坚持走路可以促进血液循环。足部出现破损时应积极治疗，防止

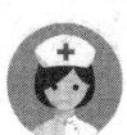

坏疽的发生，但不可以擅自用药。

7-141 解析：考核糖尿病的关键治疗措施。肥胖是导致2型糖尿病的原因，合理的饮食才是控制病情的关键。肥胖的2型糖尿病病人如原有体重下降10%，将使空腹血糖下降60%，糖尿病相关死亡率下降30%，相关肿瘤病死率下降40%，所有原因导致的病死率下降20%。糖尿病病人饮食治疗应以控制总热量为原则，实行低糖、低脂、适当蛋白质、高纤维素、高维生素饮食。饮食治疗应特别强调定时、定量。

7-142 解析：考核胰岛素注射时的注意事项。在进行胰岛素注射时，要对注射部位进行消毒，避开在发炎、瘢痕、硬结处注射，进针后需要抽回血，应在无回血后才可以注射，胰岛素注射属于皮下注射，一般可以选择在上臂三角肌下缘处，也可以选择大腿前侧、外侧或两侧腹壁。皮下注射进针角度是30°～40°，肌内注射进针角度为90°，皮内注射进针角度为5°。

7-146 解析：考核痛风的临床表现。该病人聚餐饮酒后诱发痛风的急性发作，以急性关节痛为主要表现，在半夜突然起病，以第一跖趾关节为多见，伴有关节痛，血尿酸为750 μmol/L。血尿酸>420 μmol/L可以诊断高尿酸血症。

7-149 解析：考核痛风的辅助检查。X线检查急性关节炎期可见非特征性软组织肿胀；慢性期或反复发作后可见软骨缘破坏，关节面不规则，特征性改变为穿凿样、虫蚀样圆形或弧形的骨质透亮缺损。

7-152 解析：考核痛风的诱发因素。痛风大多于春秋季发病，酗酒、过度疲劳、关节受伤、关节疲劳、手术、感染、寒冷、摄入高蛋白和高嘌呤食物等均为常见的诱因。

7-155 解析：考核痛风病人的饮食指导。豆腐、蘑菇、红酒、牛排、鸡汤、鸡肝均是高嘌呤的食物(每100 g食物含嘌呤>100 mg)，土豆和米饭是含嘌呤很低的食物，菠菜是含嘌呤较少的食品(每100 g食物含嘌呤<75 mg)，而水不含嘌呤。

7-156 解析：考核痛风的健康教育。告诉病人饮食对于本病的重要性。指导病人严格控制饮食，避免进食高热量、高蛋白和高嘌呤的食物，忌饮酒，每天至少饮水2 000 ml以上，特别是服用排尿酸药时更应多饮水，有助于尿酸随尿液排出。向病人说明本病是一种终身性疾病，需要积极治疗，可正常生活和工作。嘱病人要保持心情愉快，避免情绪紧张，生活要有规律。

7-164 解析：考核血脂异常病人的用药指导。药物治疗应在医生的指导下进行。同时必须注意，调脂的治疗应长期坚持，切忌随意停药，无论何种类型的高脂血症，停用降脂药后，血脂仍会上升。在开始药物治疗后4～6周内，应复查血浆胆固醇、三酰甘油等，根据血脂改变调整用药。如经治疗后血脂已降至正常，仍应继续用药，以后每3～6个月复查血脂，并同时复查肝、肾功能和肌酸磷酸激酶。如果血脂未能降至正常，则应考虑加大剂量、改用其他药物或联合用药。如正常，可相应减少用量，达到维持血脂的最低用药维持量。

7-166 解析：考核单纯性甲状腺肿的临床表现。单纯性甲状腺肿早期甲状腺呈对称性、弥漫性肿大，腺体表面光滑，质地柔软，随吞咽上下移动。若进一步增大，可出现颈部增粗和颈前肿块，扪及甲状腺有多个(或单个)结节并引起压迫症状，但是没有压痛。病人甲状腺双侧对称性肿大、质软并随吞咽活动，考虑为单纯性甲状腺肿。

7-172 解析：考核甲亢病人的突眼体征。甲亢病人最突出的体征是突眼，包括非浸润性突眼(单纯性突眼)和浸润性突眼(恶性突眼)。前者由于交感神经兴奋性增加，眼外肌群及上睑肌张力增高所致，随着治疗可恢复，可无自觉症状，仅眼征阳性：①眼球向前突出，突眼直径≤18 mm；②瞬目减少；③上眼睑挛缩，睑裂增宽；④上睑后缩，下视时上睑不能随眼球下移；⑤辐辏反射减弱，双眼聚合不良等。后者与自身免疫有关，眼球后水肿、淋巴细胞浸润，突眼直径>18 mm；病人主诉怕光、复视、视力减退，可合并眼肌麻痹；由于眼球高度突出致角膜外露，易受外界刺激，引起充血、水肿、感染，重则失明。

7-177 解析：考核甲状腺危象的抢救措施。甲状腺危象的抢救措施：①抑制 TH 合成及 T_4 转变为 T_3，首选丙硫氧嘧啶（PTU），首次剂量 600 mg，口服或胃管灌入；②抑制已合成的 TH 释放入血，服 PTU 后 1～2 小时再加服复方碘溶液，首剂 30～60 滴，以后每 6～8 小时 5～10 滴，一般使用 3～7 天停药；③抑制外周组织 T_4 转换为 T_3 和（或）抑制 T_3 与细胞受体结合，包括 PTU、碘剂、β 受体阻滞剂、激素等；④降低血 TH 浓度，可血液或腹膜透析或血浆置换；⑤对症治疗，可降温、给氧、防治感染及各种并发症。切忌使用热水袋。

7-178 解析：考核甲状腺危象病人的护理措施。①迅速建立静脉通路，积极配合医生抢救；②保持环境安静、光线要暗、室温宜低，做好生活护理、皮肤护理、物理降温；③给予充足的水分，多摄入蔬菜和水果；④禁止摄入刺激性的食物及饮料，如浓茶或咖啡等，以免引起病人精神兴奋；⑤严密观察病情变化，并准确记录。

7-180～7-181 解析：考核抗甲状腺药物的不良反应。抗甲状腺药物的不良反应主要有粒细胞计数减少，在初用药后 2～3 个月内多见。如白细胞计数低于 3×10^9/L 或中性粒细胞计数低于 1.5×10^9/L，则应考虑停药，如伴发热、咽痛、皮疹等疑为粒细胞缺乏症时，须立即停药。此外，药疹较常见，可用抗组胺药控制，不必停药，但应严密观察。如发生中毒性肝炎，应立即停药抢救。

7-186 解析：考核甲减的临床表现。该病人患有甲减 3 年，手术后出现体温低，脉搏下降至 54 次/分，血压 83/45 mmHg，嗜睡，符合黏液性水肿昏迷。它是以低体温及心动过缓为特征。甲状腺危象：严重甲亢时发生，出现高热、大汗、心动过速（>160 次/分），烦躁不安，严重者可有心力衰竭、休克及昏迷等。该危象以高热及心率增快为主要特征。肾上腺危象：是指由各种原因导致肾上腺皮质激素分泌不足或缺如而引起的一系列临床症状，可累及多个系统，主要表现为肾上腺皮质激素缺乏所致的症状，如脱水、血压下降、直立性低血压、虚脱、厌食、呕吐、精神萎靡、嗜睡乃至昏迷。垂体危象：即垂体卒中，是指垂体肿瘤突发瘤内出血、梗死、坏死，致瘤体膨大，引起的急性神经内分泌病变。高血糖危象：即糖尿病急性并发症，包括糖尿病酮症酸中毒和高渗性非酮症糖尿病昏迷。

7-196 解析：考核高渗性昏迷。高渗性昏迷是糖尿病急性代谢紊乱的一种临床类型，多见于 50～70 岁的老人，约 2/3 病人发病前无糖尿病病史或仅为轻症。常见诱因有感染、急性胃肠炎、胰腺炎、脑血管意外、严重肾疾病、血液或腹膜透析、静脉内高营养、不合理限制水分，以及某些药物的应用，如糖皮质激素、免疫抑制剂、噻嗪类利尿药物等。少数从未诊断为糖尿病者因输入葡萄糖溶液，或因口渴而大量饮用含糖饮料等可诱发。起病时先有多尿、多饮，但多食不明显，或反而食欲减退，失水随病程进展逐渐加重，出现神经精神症状，表现为嗜睡、幻觉、定向障碍、偏盲、偏瘫等，最后陷入昏迷。实验室检查：尿糖强阳性，早期尿量明显增多，晚期尿少或尿闭；血糖>33.3 mmol/L（600 mg/dl），一般为 33.3～66.6 mmol/L（600～1 200 mg/dl）；血钠>155 mmol/L（356 mg/dl）；血浆渗透压显著升高，达 330～460 mmol/L，一般在 350 mmol/L 以上；无或有轻微酮症，血尿素氮及肌酐升高；白细胞计数明显升高。该病人表情迟钝，常嗜睡，今晨呼之不醒，查血糖 17.6 mmol/L，血钠 210 mmol/L，血钾 5.2 mmol/L，血酮 2 mmol/L，血 pH 值 7.36，血浆渗透压 470 mmol/（kg · H_2O），二氧化碳结合力 27 mmol/L，故符合非酮症性高渗性昏迷的诊断。

7-208 解析：考核糖尿病的辅助检查。糖化血红蛋白（HbA1c）测定可反映取血前 8～12 周的血糖水平。

7-209 解析：考核糖尿病的健康教育。血糖和尿糖的变化和饮食控制好坏有密切的关系，应让病人明确饮食控制的重要性，自觉遵守饮食规定，不进其他食物和甜食，并告诉病人亲友不

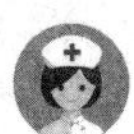

送其他食物。

7-215 解析:考核左甲状腺素应用时的注意事项。该药过量可引起毒性反应,如心悸、多汗、激动、震颤、消瘦、体温升高、中枢兴奋失眠;重者可引起呕吐、腹泻、发热、心动过速且不规则、心绞痛、肌肉震动,甚至痉挛、心力衰竭等。一旦发生需立即停药1周,再从小剂量开始。糖尿病、冠心病病人禁用。

7-220 解析:考核甲亢病人引起甲状腺肿大的原因。T_3、T_4 的产生依赖于脑垂体分泌促甲状腺素的调控,甲亢病人因TSH过多导致TH分泌过量而发生甲状腺肿大。

7-222 解析:考核粒细胞减少不良反应的护理措施。轻度粒细胞减少者,不需特别的护理措施;中度减少者,感染概率增加,应减少进出公共场所,注意皮肤、口腔、呼吸道卫生,去除慢性感染灶;粒细胞缺乏者,应采取隔离措施,防止交叉感染。粒细胞减少会导致病人感染机会的增加,因此预防感染是必要的护理措施。

7-225 解析:考核甲亢的临床表现。甲亢临床表现:①甲状腺毒症表现,如疲乏无力、怕热多汗、皮肤潮湿、多食善饥、体重显著下降等;紧张焦虑、焦躁易怒;心悸气短、心动过速。②甲状腺肿大,大多数病人有程度不等的甲状腺肿大,甲状腺肿为弥漫性、对称性,质地不等,无压痛,甲状腺上、下极可触及震颤,闻及血管杂音。③眼征,一类为单纯性突眼,另一类为浸润性眼征,与眶周组织的自身免疫炎症反应有关。

7-226 解析:考核抗甲状腺药物治疗的适应证。抗甲状腺药物适用于:①轻、中度病人;②甲状腺轻度至中度肿大者;③年龄在20岁以下,孕妇、高龄或由于其他严重疾病不宜手术者;④手术前或放射碘治疗前的准备;⑤手术后复发而不宜放射碘治疗者。常用药物:分为硫脲类和咪唑类两类。硫脲类有甲硫氧嘧啶(MTU)及丙硫氧嘧啶(PTU);咪唑类有甲巯咪唑(MM、他巴唑)和卡比马唑(CMZ、甲亢平),比较常用的PTU和MM。

7-227 解析:考核甲亢病人的用药指导。长期治疗分初治期、减量期及维持期。①初治期:一般持续6~8周,至症状缓解即可减量,用药后2周左右才开始有效。②减量期:每2~4周减量1次,每次减量50~100 mg,3~4个月至症状完全消失、体征明显好转再减至维持量。③维持期:维持1.5~2年。疗程中除非有较严重反应,一般不宜中断,并定期随访疗效。开始服用时每周检查血白细胞计数1次,如外周血白细胞计数$<3\times10^9$/L或中性粒细胞计数$<1.5\times10^9$/L,应考虑停药,并给予促进白细胞增生药。药疹较常见,可用抗组胺药控制,不必停药。

7-232 解析:考核糖尿病的基本病理生理。糖尿病是由于胰岛素分泌绝对或相对不足,以及靶组织细胞对胰岛素敏感性降低而引起糖、蛋白质、脂肪、水和电解质代谢的紊乱。因此,糖尿病的基本病理生理变化是胰岛素分泌绝对或相对不足。

7-233 解析:考核糖尿病酮症酸中毒的诱发因素。诱发酮症酸中毒的原因有感染、胰岛素治疗不当(减量或中断)、饮食不当、妊娠、分娩、创伤、麻醉、手术、严重刺激引起的应急状态等。该病人发生酮症酸中毒前有尿路感染,故主要的诱因是尿路感染。

7-237 解析:考核胰岛素的不良反应。胰岛素不良反应:①低血糖反应,有两种临床类型,即反应性低血糖和药物性低血糖,前者见于少数2型糖尿病病人的患病初期,由于餐后胰岛素分泌高峰延迟,出现反应性低血糖;后者多见于胰岛素应用不当或过量。应指导病人及家属了解糖尿病低血糖反应的诱因、临床表现及应急处理措施。②过敏反应,表现为注射部位瘙痒,继而出现荨麻疹样皮疹。③注射部位皮下脂肪萎缩或增生。

7-238 解析:考核应用胰岛素的注意事项。应用胰岛素的注意事项:①准确用药,熟悉各种胰岛素的名称、剂型及作用特点;②用药顺序,长、短效或中、短效胰岛素混合应用时,应先抽吸短效胰岛素,再抽吸长效胰岛素,然后混匀,切不可逆行操作,以免将长效胰岛素混入短效胰岛素内影响其速效性；③胰岛素的保存，应避免过冷、过热、太阳直晒，否则可因蛋白质凝固变性而失效；④注射胰岛素时应严格无菌操作，防止发生感染。

7－240 **解析：**考核双胍类药物的作用机制。二甲双胍属于双胍类药物，可增加肌肉等外周组织对葡萄糖的摄取和利用，加速无氧糖酵解，抑制糖原异生及糖原分解，降低过高的肝糖输出，并改善胰岛素敏感性，减轻胰岛素抵抗，是肥胖或超重的2型糖尿病病人的一线药物。

7－241 **解析：**考核磺脲类降糖药的适应证。适应证：①单用饮食治疗和适当运动仍不能获得良好控制的非肥胖2型糖尿病病人；②肥胖的2型糖尿病病人，服用双胍类降糖药血糖控制不满意，或因胃肠道反应不耐受，可加用或改用磺脲类降糖药。

7－242 **解析：**考核氯磺丙脲用药注意事项。氯磺丙脲可加强乙醇作用，在服药期间饮酒可出现显著皮肤潮红甚至诱发心动过速，并可导致血管升压素分泌过多及肾小管对抗利尿激素的敏感性增强，引起低钠血症以致水中毒。

7－244 **解析：**考核成人型糖尿病糖耐量降低的主要机制。成人型糖尿病即2型糖尿病，该病与基因缺陷有关，这也是2型糖尿病的遗传特异性。该病人虽然是青年期发病，但还是成人型糖尿病，因此应向2型糖尿病方面考虑。

7－246 **解析：**考核痛风的临床表现。尿酸性肾结石病的结石呈泥沙样，常无症状，结石较大者可发生肾绞痛、血尿；引起梗阻时可导致肾积水、肾盂肾炎、肾积脓或肾周围炎；而感染可加速结石的增长，加速肾实质的损害。

7－248 **解析：**考核痛风的概念。原发性痛风多由先天性嘌呤代谢异常所致，常与肥胖、糖或脂代谢紊乱、高血压、动脉粥样硬化和冠心病等合并发生，继发性痛风则由肾病、血液病、药物及高嘌呤食物引起。

7－249 **解析：**考核痛风的饮食指导。痛风病人应该限制高嘌呤饮食，包括动物内脏，鱼虾、海蟹等海味，肉类，豆制品等。高嘌呤饮食易使痛风发作。

名词解释题

7－251 内分泌系统主要包括脑垂体、甲状腺、甲状旁腺、肾上腺、性腺、胰岛和某些脏器中的内分泌组织。它们在神经支配和物质代谢反馈调节基础上释放激素，调节人体的生长、发育、生殖、脏器功能和新陈代谢过程，使机体能不断适应改变着的外环境，并维持内环境的相对稳定。

7－252 反馈调节是指下丘脑-垂体-靶腺之间的相互调节。下丘脑对垂体前叶所分泌的促激素具有释放或抑制作用，其释放激素可促使垂体前叶分泌相应的促激素，刺激靶腺，引起靶腺增生肥大和激素分泌增多，而此激素分泌增多后反过来又作用于下丘脑及腺垂体，对其相应的释放激素及促激素起抑制作用，称之为负反馈；反之，则称为正反馈。

7－253 营养病是指因一种或多种营养物质不足、过多或比例不当引起的疾病。一般按某一营养物质的不足或过多来分类，再根据发病的原因分为原发性和继发性两大类。

7－254 在生命活动中，人体不断从自然界摄取物质，经体内一系列化学反应后，又不断将代谢产物向外界排出，这一过程称为新陈代谢或物质代谢。

7－255 代谢病是指由于中间代谢某个环节障碍所致的疾病，由于原发器官疾病为主所致的代谢障碍则归入该器官疾病的范围。一般按发病机制可分为遗传性代谢病（先天性代谢缺陷）和获得性代谢病两大类。

7－256 垂体危象全称为垂体功能减退性危象。在全垂体功能减退症基础上，受到感染、手术、外伤、麻醉、脱水等影响，或应用镇静催眠药、降糖药等均可诱发垂体危象。临床可表现为高热型（体温＞40℃）、低温型（体温＜30℃）、低血糖型、低血压型、循环虚脱型、水中毒型、混合型。各种类型可伴有相应的症状，突出表现为循环系统、消化系统、神经精神方面的症状，如高热、

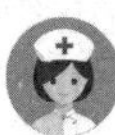

循环衰竭、休克、恶心、呕吐、头痛、神志不清、谵妄、抽搐、昏迷等生命垂危状态。

7-257 Graves 病简称 GD，又称毒性弥漫性甲状腺肿或 Basedow 病，是一种伴甲状腺激素(TH)分泌增多的器官特异性自身免疫性疾病。临床表现除甲状腺肿大和高代谢综合征外，尚有突眼和较少见的胫前黏液性水肿或指端粗厚等。

7-258 在甲亢病人血清中可测得一种抗体，其能与甲状腺细胞膜上的促甲状腺激素(TSH)受体结合，有类似 TSH 的作用，称之甲状腺刺激免疫球蛋白。

7-259 高代谢综合征即代谢率增高综合征，主要表现为怕热多汗、皮肤温暖湿润、低热、食欲亢进、体重减轻和疲乏无力。

7-260 甲状腺危象是甲亢的一种最严重并发症，主要表现为高热、大汗、心慌、呕吐、腹泻及烦躁、谵妄，甚至昏迷等。因大量 TH 进入血液或组织，使其对甲状腺素的反应增强，而使代谢率极度增高所致。

7-261 胫前黏液性水肿在 Graves 病中占 5%，也属自身免疫性疾病。常与浸润性突眼同时或先后发生，有时不伴甲亢而单独存在。多见于胫骨前 1/3 的对称性皮疹，病变表面或周围可有毳毛增生、变粗，毛囊角化，感觉过敏或减退，伴发痒感，后期似象皮腿。

7-262 淡漠型甲亢是甲亢中的一种，多见于老年人，一般起病隐袭，症状不典型，无明显的眼征、甲状腺肿和高代谢综合征，主要表现为神志淡漠、乏力、嗜睡、反应迟钝及消瘦等。

7-263 呆小病(又称克汀病)多见于地方性甲状腺肿高发地区，因母体缺碘使胎儿甲状腺发育不全和 TH 合成不足，影响胎儿神经系统发育和骨骼生成，使智力障碍、身材矮小。

7-264 库欣(Cushing)综合征又称皮质醇增多症，是肾上腺皮质分泌过量的糖皮质激素(主要是皮质醇)所致，主要临床表现为多血质外貌、满月脸、向心性肥胖、皮肤紫纹、痤疮、高血压和骨质疏松等。

7-265 阿狄森(Addison)病，即原发性慢性肾上腺皮质功能减退症，是由于自身免疫、结核、真菌等感染或肿瘤、白血病等原因破坏双侧肾上腺的绝大部分，引起肾上腺皮质激素分泌不足所致的一种内分泌疾病。

7-266 肾上腺危象是指原发性慢性肾上腺皮质功能减退症病人在感染、创伤、手术、分娩、劳累、大量出汗、呕吐、腹泻、失水或突然中断治疗等应激情况下使本病急骤加重，表现为恶心、呕吐、腹痛、腹泻、严重脱水、血压降低、心率增快、脉搏细速、精神失常、低血糖症、低血钠症，如不及时抢救，可导致休克、昏迷，甚至死亡。

7-267 席汉(Sheehan)综合征是围生期因前置胎盘、胎盘早期剥离、胎盘滞留、子宫收缩无力等引起大出血、休克、血栓形成，使腺垂体大部分缺血坏死和纤维化，最终导致垂体前叶功能减退的综合征。

7-268 隐性糖尿病是指临床无明显糖尿病症状，空腹血糖正常或偏高，而葡萄糖耐量降低的一种糖尿病，常见于成年型糖尿病的早期。

7-269 高血糖危象包括糖尿病酮症酸中毒和高渗性非酮症糖尿病昏迷。糖尿病酮症酸中毒是因糖代谢障碍，而致脂肪分解加速，产生大量酮体，使血液 pH 值下降，临床上以呼气有烂苹果味、深而快的 Kussmaul 呼吸、口渴、倦怠为主要表现，甚至昏迷。高渗性非酮症糖尿病昏迷是糖尿病急性代谢紊乱的另一种类型，多见于老年人，2/3 病人发病前可无糖尿病史，表现为血糖异常升高(常达＞33.3 mmol/L)而致血浆渗透压过高，从而引起细胞严重脱水的症状，如发热、呕吐、多饮、多尿等，继而嗜睡、抽搐，最后昏迷，但无酮症(高血糖和高渗透压抑制酮体生成)。

7-270 当糖尿病加重时，脂肪分解加速，大量脂肪酸在肝脏经 β 氧化产生酮体。血酮升高时，称为酮血症；尿酮排出增多称为酮尿，临床上统称为酮症。

7-271 当人体血液中葡萄糖浓度低于正常

(<2.8 mmol/L 可认为是血糖过低)时，由于交感神经受刺激而分泌过量肾上腺素及脑细胞因能源不足而发生脑功能障碍，以致临床上出现面色苍白、心慌乏力、出冷汗、头晕不安，甚至惊厥昏迷等一系列征象，称为低血糖反应。常发生于餐前空腹时、1 型糖尿病应用胰岛素等降糖药过量或用药后延迟进食者。低血糖反应常发生在胰岛素注射后 4～6 小时。

7-272 黎明现象是指夜间血糖控制良好，仅黎明短时间内出现高血糖，可能由于清晨皮质醇、生长激素等胰岛素拮抗激素增多所致。出现黎明现象的病人应增加睡前胰岛素的用量。

7-273 Somogyi 效应是指夜间低血糖未发现，导致体内胰岛素拮抗激素分泌增加进而发生低血糖后反跳性高血糖。出现 Somogyi 效应的病人应该减少睡前胰岛素的用量或改变剂型，睡前适量加餐。

7-274 将胰岛细胞移植到门静脉、肌肉或腹腔内，称为胰岛移植。临床上以胎儿胰岛移植的效果较好。

简述问答题

7-275 配合医生抢救垂体危象的措施：①迅速建立两条静脉通路，补充适当的水分。给水肿病人进行静脉穿刺时，尽量从远端开始，使用留置针，注意保护静脉。根据病人各项指标，正确调节滴速。②按医嘱处理，先静脉推注 50%葡萄糖溶液 40～60 ml 以缓解低血糖，继而补充10%葡萄糖盐水。每 500～1 000 ml 中加入氢化可的松 50～100 mg 静脉滴注，以解除急性肾上腺功能减退危象。③对症护理，针对休克、败血症、高热、低温等予以积极采取抗休克、抗感染、降温、保暖等护理措施。④保持呼吸道通畅，给予氧气吸入，并做好口腔和皮肤护理。⑤保持排尿通畅，防止尿路感染。

7-276 配合医生抢救甲状腺危象的措施：①立即吸氧，绝对卧床休息；保持治疗环境清洁、安静。②迅速建立静脉通路。③按医嘱给予硫氧嘧啶类药物(首选丙硫氧嘧啶)、卢戈液口服，肌内注射利舍平(利血平)，静脉滴注 100 g/L 碘化钠、氢化可的松或地塞米松，大剂量普萘洛尔口服。④对症护理，对高热者给予物理降温，对躁动不安者给予安全护理，对昏迷者给予昏迷护理常规，对腹泻严重者给予肛周护理等，防治感染和各种并发症。⑤严密观察生命体征、神志、尿量、水与电解质变化、心率和心律的改变，注意有无黄疸等。⑥及时、准确记录好特别护理记录单。

7-277 周期性瘫痪(麻痹)是以周期性发作的弛缓性瘫痪为特点的肌肉疾病，多数伴有钾代谢的异常，临床上以低血钾性周期性麻痹最为多见。由于甲亢病人 TH 增多，可使血钾降低而诱发低血钾性周期性瘫痪。

7-278 护理人员对于甲亢病人应多给予体贴、关怀，建立良好的环境和选择良好的言谈方式，避免精神刺激与过度兴奋，鼓励病人树立治疗信心。其原因是由于甲亢病人 TH 分泌增多，神经兴奋性增高，容易激动、发怒、多虑等，不良的环境、不良的语言刺激可使症状加重，故应做好上述心理护理。

7-279 做 BMR 测定前一天，护士应向病人说明检查意义及注意事项，消除其思想顾虑。测定 BMR 的前一夜一定要睡好，但不可服用安眠药，直至清晨测前应禁食，不做任何活动，如洗脸、走路等。用推车送病人至基础代谢室检查。

7-280 甲亢病人的饮食护理：宜给予高热量、高蛋白、富含糖类和 B 族维生素的饮食，并多给饮料，但要禁浓茶、咖啡等兴奋性饮料。

7-281 保健指导内容：①帮助病人了解甲亢发生与加重的有关因素，保持精神愉快；②按时服药，注意药物的不良反应；③在症状未控制前，必须进高热量、高蛋白、富维生素饮食(特别是 B 族)，保证足够饮料，但禁浓茶、咖啡等兴奋性饮料；④合理安排工作、学习与生活，避免过度紧张。

7-282 甲减主要由自身免疫性甲状腺炎、缺碘、放射性治疗及手术等所致，及早预防可减少发病。如地方性缺碘者，采用碘化食盐等治疗，

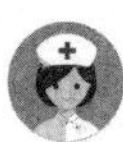

发病率可明显减少。由药物引起者，应注意及时调整剂量或停用。大力推广现代筛查诊断方法，进行宫内或出生后的早期诊治，将明显降低胎儿、新生儿的先天性甲减发病率，改善其不良预后。

7－283 皮质醇增多症引起高血压的机制：与皮质醇、去氧皮质酮等增多有关，病人血浆肾素浓度增高，从而催生较多的血管紧张素Ⅱ，引起血压升高。

7－284 Addison 病皮质功能检查的改变：①基础血、尿皮质醇，尿 17－羟皮质类固醇测定常降低；②ACTH 试验可探查肾上腺皮质储备功能；③血浆基础 ACTH 测定明显升高。

7－285 肾上腺危象的急救处理要点如下：①补充液体，初治 1～2 天内应迅速补充 0.9％氯化钠溶液，每天 2 000～3 000 ml。对于糖皮质激素缺乏为主、脱水不严重者，补盐水量应适当减少，补充葡萄糖溶液以免发生低血糖。②应用糖皮质激素，立即给氢化可的松或琥珀酸氢化可的松 100 mg 静脉推注，使血皮质醇浓度达到正常人在发生严重应激时的水平。以后每 6 小时 100 mg 加入补液中静脉滴注，第 2～3 天可减至 300 mg，分次静脉滴注。如病情好转，渐减至每天 100～200 mg。③防治诱因，积极治疗感染。

7－286 嗜铬细胞瘤是起源于肾上腺髓质、交感神经节或其他部位的嗜铬组织，肿瘤持续或间断地释放大量儿茶酚胺，引起持续性或阵发性高血压和多个器官功能及代谢紊乱。诊断的重要依据是必须建立在 24 小时尿儿茶酚胺或其他代谢产物含量增加。

7－287 糖尿病主要是由于胰岛素分泌的相对或绝对不足，引起以糖代谢紊乱为主的一种疾病。所谓“三多”即“多饮、多食、多尿”。多尿是因血糖浓度增高，超过肾糖阈而从尿中排出，由于葡萄糖是固体结晶，排出时必然带出水分，且高血糖本身有渗透性利尿作用。由于多尿的缘故，病人体内丢失大量水分，引起口渴而多饮。加之病人体内葡萄糖利用障碍，引起饥饿反应，故有多食症状。

7－288 因为糖尿病病人糖代谢紊乱，进而使脂肪分解加速，大量脂肪酸在肝脏经 β 氧化产生酮体，当组织来不及氧化造成血酮升高时称酮血症。由于酮体中乙酰乙酸和 β－羟丁酸为酸性产物，积聚后可引起代谢性酸中毒，所以糖尿病病人可并发酮症酸中毒。

7－289 糖尿病病人并发神经病变的主要原因是糖尿病病人血糖高，神经系统对高血糖很敏感，过多的葡萄糖在神经系统内代谢异常，可引起神经病变；其次是广泛的动脉粥样硬化以及微血管增厚，使中枢神经或末梢神经系统的血液供应发生障碍。

7－290 糖尿病病人易并发感染的原因是：①糖尿病病人血糖升高，有利于某些细菌增殖；②由于脂肪分解代谢加强，可并发酮症酸中毒，抑制抗体产生及细胞的吞噬作用；③由于蛋白质分解加强，抗体形成受抑制，降低了机体抵抗力，因此白细胞对细菌的吞噬和杀伤作用减弱，容易发生各种感染。

7－291 糖尿病病人的饮食护理：①使病人及家属有饮食控制的自觉性，自觉遵守饮食规定；②严格定时进食，不进甜食，使用胰岛素的病人尤应注意；③检查每次进餐情况，核对数量是否符合要求；④控制总热量，出现饥饿感时可增加蔬菜及豆制品等；⑤定期测量体重，每周 1 次，以判断饮食治疗的效果；⑥为避免病人感到进食单调乏味，要有计划地更换食品。

7－292 糖尿病病人的三餐热量分配要结合病人的病情、生活饮食习惯、工作性质、标准体重等综合因素进行考虑。首先要根据标准体重计算每日所需总热量，成人休息状态下每日每千克理想体重给予热量 30 kcal，轻体力劳动者给予 30～35 kcal，中体力劳动者给予 35～40 kcal，重体力劳动者给予 40 kcal 以上。然后进行食物的组成和分配，碳水化合物占饮食总热量的 50％～60％，蛋白质占 15％～20％，脂肪占 25％～30％；并将上述热量分配换算成重量，如碳水化合物 1 克等于 4 kcal，蛋白质 1 克等于

4 kcal,脂肪 1 克等于 9 kcal,制订成食谱,每日三餐热量合理分配为 1/5、2/5、2/5 或 1/3、1/3、1/3。例如:病人体重 60 kg,每天每千克体重给予热量 30 kcal,碳水化合物占 60%。计算如下:①总热量=30 kcal×60=1 800 kcal,碳水化合物=1 800×60%÷4=1 080÷4=270(g)。②三餐热量分配:按 1/5、2/5、2/5 的比例分配。早餐 54 g,午餐 108 g,晚餐 108 g。(注:1 kcal=4.18 kJ)

7-293 胰岛素用量的简单计算方法:根据四段尿定性结果来估计,每 1 个(+)使用 4 u 胰岛素;也可根据 24 小时尿糖定量、空腹血糖及餐后 2 小时血糖浓度,以每 2～4 g 糖用 1 u 胰岛素,并算出一天总量,分 3 次于饭前 30 分钟皮下注射。使用胰岛素的注意事项:①控制剂量,胰岛素的用量需随病情而定,做到适时调整剂量;②剂量必须准确,采用 1 ml 注射器抽吸药液并避免振荡;③注射时间准确,胰岛素在饭前 30 分钟皮下注射,精蛋白锌胰岛素应在早饭前 1 小时皮下注射;④皮下注射部位应经常更换,以防注射部位组织硬化、脂肪萎缩致胰岛素吸收不良;⑤局部消毒应严密,以防感染;⑥两种胰岛素合用时应先抽吸胰岛素,后抽吸精蛋白锌胰岛素;⑦严密观察低血糖反应,一旦出现立即给予口服糖类食物、糖水或静脉推注 50%葡萄糖溶液;⑧注意其他不良反应,如荨麻疹、血管神经性水肿、过敏性休克等,反应严重者立即停药,并对症处理。

7-294 目前引起 1 型糖尿病死亡的主要原因是糖尿病肾病-肾小球硬化症。原因:①遗传因素。②肾脏血流动力学异常,肾小球高灌注和高滤过、肾血流量和肾小球滤过率(GFR)升高。③高血糖造成的代谢异常,一是肾组织局部糖代谢紊乱;二是多元醇通路的激活;三是二酰基甘油-蛋白激酶 C 途径的激活;四是己糖胺通路代谢异常。均可促进肾小球基底膜(GBM)增厚和细胞外基质蓄积。④高血压所致。⑤血管活性物质代谢异常。目前引起 2 型糖尿病死亡的主要原因是急性心肌梗死和脑卒中(脑血管意外),原因是糖尿病病人脂肪代谢紊乱,引起动脉粥样硬化,并发大血管病变。

7-295 治疗糖尿病酮症酸中毒,纠正水、电解质紊乱时应注意:一般先补给 0.9%氯化钠溶液或复方氯化钠溶液,如无禁忌证,可在 2～4 小时内快速静脉滴注 1 000～2 000 ml,以迅速纠正失水及失钠。当血糖降至 13.9 mmol/L 时,改输葡萄糖氯化钠溶液,同时按每 2～4 g 糖输入 1 u 胰岛素继续治疗。待排尿后及时补给氯化钾,以防补液后利尿排钾及注射胰岛素后大量血钾随葡萄糖进入细胞内而出现低钾血症。

7-296 均不能。因为决定尿糖的因素:①血糖浓度;②肾小球滤过功能;③肾小管对糖的再吸收功能。正常人高糖饮食或大量注射葡萄糖后均可出现一过性血糖增高,超过肾糖阈而出现糖尿。相反,肾小球硬化症病人因肾小球滤过率降低,血糖虽已超过正常水平,但尿糖却可阴性。而某些肾小管对葡萄糖重吸收障碍的病人,血糖正常,甚至偏低,也可出现尿糖(称为肾性糖尿)。妇女正常妊娠时也可见肾糖阈降低,尿糖呈阳性。因此,临床上不能单凭尿糖阳性即确诊糖尿病,阴性也不可贸然否定糖尿病存在。

7-297 口服葡萄糖耐量试验(OGTT)的方法:于清晨空腹抽血,然后将 75 g(儿童 1.75 g/kg)葡萄糖溶于 200 ml 温水内并口服,分别抽取第 0.5、1、2、3 小时的静脉血标本,连同空腹血标本一并送验血糖,同时定性测尿糖各 1 次。临床上对有糖尿病可疑而空腹及饭后血糖正常或轻度升高,不能做出肯定诊断者可采用此项试验。

7-298 糖尿病病人的保健指导内容:①帮助病人或家属掌握有关治疗糖尿病的知识;②学会测试尿糖的方法;③掌握饮食治疗的具体措施;④了解应用降糖药物的注意事项;⑤学会注射胰岛素技术及观察常见反应;⑥注意皮肤清洁,预防感染;⑦避免精神创伤及过度劳累;⑧定期复查,平时随身携带糖尿病治疗情况卡。

7-299 医学营养治疗(MNT)是指临床条件下对特定疾病的营养问题采取的特殊营养干预措施。病人通过接受个体化 MNT 可提供适当、充足的营养素,有效提高健康水平及生活质量。其内容

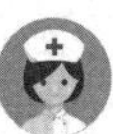

包括对病人的综合性营养评估，运用《询证营养实践指南》制订相应的营养干预计划，并在一定时间内实施营养干预，进行治疗效果的监测和评价。适应证：①心血管疾病，如高血压、心力衰竭；②胃肠道疾病，如腹泻、肝硬化、克罗恩病和接受经口营养支持、肠内营养支持、肠外营养支持的病人；③呼吸系统疾病，如 COPD；④泌尿系统疾病，如肾功能不全、慢性肾衰竭、肾移植；⑤内分泌及代谢性疾病，如 1 型、2 型和妊娠期糖尿病，肥胖症，肥胖治疗手术，血脂异常，饮食紊乱；⑥肿瘤；⑦儿科疾病，如儿童发育不良、先天性代谢缺陷等。

7-300 指导痛风病人正确用药，需要观察药物疗效、及时处理不良反应。①秋水仙碱，一般口服，当出现胃肠道反应，如恶心、呕吐、水样腹泻等可采取静脉用药。但静脉用药会产生严重的不良反应，如肝损害、骨髓抑制、DIC、脱发、肾衰竭、癫痫样发作，甚至死亡，故应用时需谨慎，严密观察，一旦出现及时停药。有骨髓抑制、肝或肾功能不全、白细胞计数减少者禁用，孕期及哺乳期间不可使用。治疗无效者，不可再重复用药。此外，静脉使用该药时，切勿外漏，以免造成组织坏死。②应用丙磺舒、磺吡酮、苯溴马隆者，可有皮疹、发热、胃肠道反应等不良反应。用药期间，嘱病人多饮水、口服碳酸氢钠等碱性药物。③应用非类固醇抗炎药时，注意观察有无活动性消化性溃疡或消化道出血发生。④应用别嘌醇者除有皮疹、发热、胃肠道反应外，还有肝损害、骨髓抑制等不良反应；肾功能不全者宜半量使用。⑤应用糖皮质激素时，应观察其疗效，密切注意有无症状的反跳现象；若同时口服秋水仙碱，可防止症状反跳。

7-301 指导骨质疏松症病人正确用药：①服用钙剂时要多饮水，以增加尿量，减少泌尿系结石形成。口服效果最好。服用维生素 D 时，不可与绿叶蔬菜同食，以免形成钙螯合物而减少钙的吸收。②性激素必须在医生的指导下使用，剂量要准确，并要与钙剂、维生素 D 同时使用。服用雌激素应定期进行妇科检查和乳腺检查。反复阴道出血应减少用量，甚至停药。使用雄激素应定期检测肝功能。③服用二磷酸盐应晨起空腹服用，同时饮清水 200～300 ml，服药后至半小时内不能进食或喝饮料，也不能平卧，应采取立位或坐位，以减轻对食管的刺激。同时，应嘱病人不要咀嚼或吮吸药片，以防发生口咽部溃疡。如果出现吞咽困难、舌咽痛或胸骨后疼痛，警惕可能发生食管炎、食管溃疡和食管糜烂情况，应立即停止用药。④服用降钙素应注意观察不良反应，如食欲缺乏、恶心、颜面潮红等。

7-302 某些内分泌疾病可产生危象，如甲状腺危象、垂体前叶功能减退危象、急性肾上腺危象、糖尿病酮症酸中毒、低血糖危象及黏液性水肿昏迷。病情进展迅速，随时有生命危险，故护理人员应密切观察，及时配合医生抢救。

7-303 护理内分泌代谢性疾病病人时需注意：①解除病人精神负担，避免一切不良刺激；②加强观察，注意有无甲状腺危象、垂体前叶功能减退现象、酮症酸中毒等出现，并及时配合抢救；③根据不同疾病安排作息时间；④根据不同疾病给予不同的饮食及饮水量。在内分泌、代谢疾病的治疗上合理饮食具有重要作用，如糖尿病食谱是糖尿病治疗最基本的组成部分，又如对尿崩症病人应供给足够饮料以防止脱水；⑤准确无误地做好各种常用的内分泌功能试验及血、尿标本采集，以协助诊断。

综合应用题

7-304 (1) 护理诊断。①焦虑：与交感神经兴奋性增高因素有关；②体温升高：与代谢率增高因素有关；③自我形象紊乱：与长期突眼因素有关；④营养失调：低于机体需要量-与机体代谢增快、消耗过多因素有关；⑤缺乏知识：缺乏甲亢疾病有关知识；⑥潜在并发症，甲状腺危象。

(2) 按医生制订的诊疗计划实施：①按内分泌代谢与心血管疾病常规护理；②按医嘱应用抗心律失常药、硫脲类及降压药物；③对症处理，如低热、多汗、心悸、胸闷、紧张、高血压、高血脂、突眼等；④做好各项检查的标本采集与检查前准备。

7－305 (1) 目前发生了甲状腺危象。

(2) 目前存在的护理诊断。①焦虑(恐惧)：与交感神经过度兴奋因素有关；②体温过高：与大量甲状腺激素骤然释放入血所致甲状腺危象因素有关；③体液不足：与大量出汗、恶心、呕吐等因素有关；④疲惫：与高代谢因素有关；⑤睡眠型态紊乱：与神经过敏、兴奋性增高因素有关；⑥自我形象紊乱：与突眼因素有关。

(3) 配合医生进行辅助检查的项目：①清晨空腹抽血测 T_3、T_4、FT_3、FT_4；②甲状腺摄^{131}I测定前嘱病人检查前1个月内忌食含碘食物与药物，不服抗结核药物、溴剂、激素、抗甲状腺药物及避孕药，并于检查当天早晨空腹服药后禁食2小时；③BMR测定前一天向病人说明检查意义与注意事项；④做EKG检查前嘱病人全身放松，并解释目的；⑤行三大常规，肝、肾功能，血清电解质测试前向病人解释目的、意义与留取标本注意事项，并及时送验。

(4) 积极抢救措施：①抑制TH的合成，首选丙硫氧嘧啶，首次剂量600 mg，以后每6小时给予250 mg，口服。②抑制甲状腺素释放，加用复方碘溶液5滴，或碘化钠1.0 g加入10%葡萄糖溶液中静脉滴注24小时。③β受体阻滞剂，大剂量普萘洛尔口服。④糖皮质激素，氢化可的松50～100 mg加入5%～10%葡萄糖溶液中静脉滴注，每6～8小时1次。⑤降低和清除血浆TH，酌情使用血液透析、腹膜透析或血浆置换等措施。⑥病情监护和对症治疗，监护心、脑、肾功能；纠正水、电解质和酸碱平衡紊乱；物理降温，充足氧疗、防治感染；积极治疗各种并发症。

7－306 (1) 病人目前发生了糖尿病酮症酸中毒。

(2) 护理评估

1) 主观资料收集：该病人在19岁时因多饮、多食、多尿，血糖升高，诊断为糖尿病。长期口服甲苯磺丁脲(D860)，同时注射RI 24 u。1个月前因血糖正常，尿糖阴性，自行停止注射胰岛素。最近1周来食欲明显减退，极度疲乏与口渴，有时有恶心、呕吐，未做任何处理。今晨起床四肢厥冷，呼吸加速。

2) 客观资料收集：①体格检查，脉搏109次/分，呼吸28次/分；嗜睡，形体消瘦，呼气有烂苹果味；皮肤、黏膜干燥；眼球下陷，四肢湿冷。②实验室及其他检查，血糖21 mmol/L，血酮2.96 mmol/L，尿酮(＋)，二氧化碳结合力10 mmol/L，pH值7.02，动脉 PaO_2 75 mmHg，$PaCO_2$ 40 mmHg，白细胞计数 14.7×10^9/L。

(3) 护理诊断、预期目标、护理措施和护理评价

1) 体液不足：与发生酮症酸中毒引起脱水有关。

预期目标：病人酮症酸中毒得以控制。

护理措施：①配合医生抢救酮症酸中毒，迅速建立静脉通路，按医嘱用药等；②病情观察，生命体征、神志等；③一般护理，休息、保暖、吸氧等。

护理评价：病人酮症酸中毒已控制。

2) 营养失调：低于机体需要量，与胰岛素分泌或作用缺陷有关。

预期目标：病人血糖水平控制在正常范围内。

护理措施：①一般护理；②饮食护理；③用药护理，胰岛素等；④心理护理；⑤防治感染；⑥健康指导。

护理评价：病人血糖降至正常水平。

3) 知识缺乏：缺乏糖尿病的有关知识。

预期目标：病人对糖尿病有所了解。

护理措施：健康指导包括疾病知识指导、饮食指导、运动指导、用药指导；疾病监测，预防并发症；嘱定期复查；教会病人测血糖、查尿糖、注射胰岛素。

护理评价：病人对糖尿病有一定的了解，能正确对待当前的健康状态。

7－307 (1) 病人昏迷的原因是糖尿病低血糖性昏迷。应立即给予静脉推注50%葡萄糖溶液20～40 ml。

(2) 预防措施

1) 根据病情及时调整药物剂量：因胰岛素

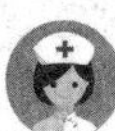

和口服降糖药物应用过多是低血糖发生的主要原因，尤其是并发肾病、肝病、心脏病、肾功能不全者。故必须严格掌握各种胰岛素的特点及正确的注射技术。

2) 平时生活要有规律：养成良好的生活习惯，戒除烟酒；每天保持基本稳定的摄食量，定时定量，少量多餐，积极采用分餐制，一天至少进食三餐，可适当加餐。

3) 运动疗法：主张轻中度的运动方式。因剧烈运动可致低血糖发生，故在剧烈运动或体力活动增加时应及时加餐或酌情减少胰岛素用量。

4) 自我血糖监测：自我监测能够明显减少低血糖的发生率。有些病人病情不稳定，常发生夜间低血糖，因此睡前应监测血糖，如果血糖偏低，可在睡前适量加餐。对于无症状的低血糖病人也应加强血糖监测，及时降低胰岛素的剂量，调整饮食和运动治疗方案。

5) 外出时随身携带两件"宝物"：一是食物，如糖果、饼干等，以备发生低血糖时急用，及时纠正低血糖，避免导致严重低血糖；二是急救卡片(注明姓名、诊断、电话、用药等)，提供了糖尿病急救有关的重要信息，使发生严重低血糖者能在最短时间内得到诊断和治疗。

7-308 (1) 护理评估：①主观资料收集。49 岁女性，主诉反复关节痛 5 年，加重 1 周，疼痛难忍。②客观资料收集。体格检查：急性病面容，体温 38.6℃，脉搏 102 次/分，呼吸 24 次/分，血压 160/100 mmHg，双足多处趾关节红肿、皮肤温度升高、活动障碍。实验室及其他检查：白细胞计数 12×10^9/L，血尿酸升高。

护理诊断。①疼痛：关节痛，与尿酸盐结晶沉积在关节引起炎症反应有关；②体温升高：与急性关节炎症期间，伴发热和白细胞增多因素有关；③躯体活动障碍：与关节受累、疼痛因素有关；④知识缺乏：缺乏痛风有关知识。

(2) 饮食注意事项：①尽量吃嘌呤含量较少的食物，如玉米、芋头、马铃薯、冬瓜、胡萝卜、南瓜、菠菜、洋葱、牛奶、海参、苹果、西瓜、葡萄、橘子等。②牢记"三多三少一禁忌"。三多：多饮水(每天 2 000 ml 以上)，多吃碱性食物(海藻类、坚果类等)，多吃蔬菜、水果。三少：少喝汤(肉汤、鱼汤、鸡汤、火锅汤等)，少吃酸性食物(淀粉类、动物性食物、甜食、制加工食品、油炸食物或奶油类、豆类等)，少吃饭。一禁忌：忌酒。③饮食控制原则：采取"五低二高一禁忌"，即低嘌呤(或无嘌呤)、低热量、低蛋白、低脂肪、低盐饮食，高维生素和大量饮水，禁忌饮酒。

痛风病人要牢记"三多三少一禁忌"饮食原则的原因。①多饮水：白开水的渗透压最有利于溶解体内各种有害物质。多饮白开水可以稀释尿酸，加速排泄，使尿酸水平下降。②多吃碱性食物：能帮助补充钾、钠、氯离子，维持酸碱平衡。③多吃蔬菜、水果：多吃菜，有利于减少嘌呤摄入量，增加维生素 C，增加纤维素。④少喝汤：汤中含有大量嘌呤成分，饮后不但不能稀释尿酸，反而导致尿酸增高。⑤少吃酸性食物：痛风病人本身有嘌呤代谢紊乱，尿酸异常，如果过多吃酸性食品，会加重病情，不利于康复。⑥少吃饭：有利于控制热量摄入，限制体重、减肥、降低血脂。⑦一禁忌：忌酒，因酒中含有嘌呤，在体内代谢生成尿酸。此外，乙醇代谢产生的乳酸，可抑制肾脏对尿酸的排泄，进而使血尿酸增高，诱发痛风。

(顾　芳)

第八章

风湿系统疾病病人的护理

选择题(8-1～8-58)

A1 型单项选择题(8-1～8-24)

8-1　风湿性疾病是指
A. 累及关节及周围软组织的一大类疾病
B. 嗜酸性粒细胞增多的一类疾病
C. 血尿酸增多的一类疾病
D. 病毒感染的一类疾病
E. 过敏性疾病

8-2　下列由代谢异常引起的风湿性疾病是
A. 乙肝病毒所致的关节炎
B. 大骨节病
C. 肢端肥大症
D. 痛风
E. 类风湿关节炎

8-3*　下列与系统性红斑狼疮发病无关的一项是
A. 长期应用糖皮质激素
B. 家族遗传倾向
C. 性激素水平
D. 感染或饮食结构变化
E. 服用普鲁卡因胺

8-4　系统性红斑狼疮主要的病理改变是
A. 周围神经病变　B. 滑膜炎
C. 骨质增生　D. 软骨增生
E. 血管炎

8-5　系统性红斑狼疮病人主要的临床表现是
A. 心包炎　B. 肾炎
C. 狼疮性肺炎　D. 淋巴结大
E. 皮肤、黏膜与关节表现

8-6　系统性红斑狼疮病人最典型的面部表现是
A. 色素沉着　B. 网状红斑
C. 湿疹　D. 蝶形红斑
E. 紫癜

8-7　系统性红斑狼疮最常见的皮肤损害部位是
A. 颈部　B. 暴露部位
C. 胸部　D. 腹部
E. 关节部位

8-8*　系统性红斑狼疮最常损害的脏器是
A. 心　B. 肾
C. 胃肠　D. 神经
E. 肺

8-9　系统性红斑狼疮最常见的心血管损害是
A. 心包炎
B. 心肌炎
C. 心内膜炎
D. 闭塞性脉管炎
E. 肢端动脉痉挛

8-10　系统性红斑狼疮特异性最高的标志性抗体是
A. 抗 SM 抗体
B. 抗核抗体
C. 抗双链 DNA 抗体
D. 抗 RNP 抗体
E. 抗 SSA 抗体

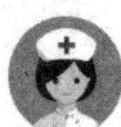

8-11 系统性红斑狼疮病人不正确的皮肤护理方法是
A. 经常用清水清洗
B. 忌用碱性肥皂
C. 忌用化妆品
D. 每天用50℃温水局部湿敷
E. 避免阳光暴晒

8-12 目前治疗系统性红斑狼疮的主要药物是
A. 阿司匹林　B. 泼尼松
C. 氯喹　D. 环磷酰胺
E. 雷公藤

8-13 系统性红斑狼疮病人应避免应用的药物是
A. 阿司匹林　B. 泼尼松
C. 普鲁卡因　D. 环磷酰胺
E. 雷公藤

8-14 与自身免疫有关的骨及关节疾病是
A. 老年性骨关节炎
B. 痛风
C. 类风湿关节炎
D. 急性血源性骨髓炎
E. 大骨节病

8-15 类风湿关节炎的诱因不包括
A. 感染　B. 妊娠
C. 寒冷　D. 潮湿
E. 过劳

8-16 类风湿关节炎病人关节症状最早表现为
A. 疼痛　B. 肿胀
C. 晨僵　D. 半脱位
E. 强直

8-17* 类风湿关节炎的关节特征不包括
A. 手、足小关节为主
B. 多发性、对称性
C. 发作与缓解交替出现
D. 晨僵明显
E. X线检查早期见关节纤维化和骨性强直

8-18 判断类风湿关节炎炎症活动的指标不包括
A. 晨僵
B. 手指关节半脱位
C. 红细胞沉降率增快
D. 类风湿结节
E. 类风湿因子阳性

8-19 诊断类风湿关节炎敏感性和特异性最高的自身抗体是
A. 抗核周因子抗体
B. 类风湿因子
C. 抗环瓜氨酸抗体
D. 抗角蛋白抗体
E. 抗聚角蛋白微丝蛋白抗体

8-20* 下列关于类风湿关节炎的叙述不正确的是
A. 一种炎症性自身免疫疾病
B. 免疫抑制剂可控制发展
C. 特征为对称性腕、掌指及近端指间关节病变
D. 非类固醇类药物可改善症状
E. 应用糖皮质激素可达根治目的

8-21 对口服非类固醇抗炎药的病人应重点观察的不良反应是
A. 肝损害　B. 胃肠道反应
C. 骨髓抑制　D. 皮疹
E. 口腔炎

8-22 类风湿关节炎缓解期最重要的是
A. 观察病情变化
B. 避免疲劳
C. 营养丰富的饮食
D. 避免精神刺激
E. 指导体育锻炼

8-23 鼓励类风湿关节炎病人缓解期进行关节功能锻炼的目的是
A. 保持关节功能位
B. 防止疾病活动
C. 延缓关节破坏
D. 减少晨僵发生

E. 避免肌肉萎缩和关节废用

8-24* 下列类风湿关节炎护理措施错误的是
A. 绝对卧床休息以保护关节功能
B. 观察关节疼痛的性质和程度
C. 给予清淡、易消化饮食
D. 指导饭后服药以减少胃肠道反应
E. 鼓励晨起后用热水浸泡僵硬的关节

A2 型单项选择题(8-25～8-42)

8-25* 病人,女性,28 岁。入院诊断为系统性红斑狼疮。体格检查:面部蝶形红斑,有少许鳞屑;胸腹部无异常。现每天用泼尼松 45 mg 治疗。针对“皮肤完整性受损”这一护理诊断,不正确的护理措施是
A. 床位安置在没有阳光直射的地方
B. 忌食芹菜等含补骨脂素的食物
C. 适当使用化妆品掩饰红斑
D. 忌用碱性肥皂清洗面部
E. 避免服用普鲁卡因胺等药物

8-26 病人,女性,56 岁。双手关节呈梭状肿胀、疼痛,晨僵明显,诊断为类风湿关节炎。缓解其关节僵硬、疼痛,不宜采用的方法是
A. 局部热敷　　B. 按摩
C. 局部制动　　D. 热水浸泡
E. 红外线、超短波疗法

8-27* 病人,男性,45 岁。类风湿关节炎病史5 年。近几天手、足及膝关节肿胀,疼痛加重,活动后疼痛减轻,伴有食欲缺乏、乏力等不适。护理措施不包括
A. 卧床休息
B. 取平卧位,脊背挺直
C. 足底放护足板
D. 维持膝关节屈曲位
E. 必要时使用夹板

8-28* 病人,女性,30 岁。因类风湿关节炎入院,用药物治疗后关节疼痛减轻,但出现体重增加、满月脸、向心性肥胖。提示存在何种药物的不良反应
A. 泼尼松　　B. 环磷酰胺
C. 硫唑嘌呤　　D. 吲哚美辛
E. 阿司匹林

8-29* 病人,女性,53 岁。患类风湿关节炎,接受药物治疗。近日因天气变湿冷,手指关节疼痛加重,晨僵可达数小时,同时伴活动障碍。目前正确的护理措施是
A. 睡前戴手套
B. 晨起冷敷手关节
C. 保持手关节伸展
D. 加大手关节活动度
E. 增加手关节活动量

8-30 病人,女性,26 岁。患系统性红斑狼疮,用药治疗过程中出现胃溃疡发作。考虑与下列哪种药物的不良反应有关
A. 环磷酰胺　　B. 羟氯喹
C. 泼尼松　　D. 雷公藤总苷
E. 免疫球蛋白

8-31 病人,女性,29 岁。四肢关节肿痛半年,低热 3 个月,近来出现面部红斑而入院。体格检查:体温 37.8℃;面部蝶形红斑,口腔黏膜溃疡;肝肋下 2 cm,脾肋下 3 cm;四肢关节肿胀,有压痛。该病人的初步诊断是
A. 盘状红斑狼疮
B. 系统性红斑狼疮
C. 红斑性肢痛病
D. 坏死性血管病
E. 硬皮病

8-32* 病人,女性,38 岁。双膝关节肿痛 1 年,发热 1 个月,最近 3 天面部有蝶形红斑,来院就诊,诊断为系统性红斑狼疮。尿液检查发现蛋白尿、血尿和管型尿,估计病人出现了下列哪种情况?
A. 狼疮性肺炎
B. 坏死性淋巴结炎
C. 血栓性静脉炎

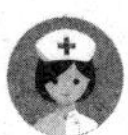

D. 神经精神狼疮

E. 狼疮性肾炎

8-33* 病人，女性，28岁。患系统性红斑狼疮，病史有2年。近日体温升高，关节红肿、压痛，出现面部红斑、蛋白尿而入院。宜首选的药物是

A. 环磷酰胺　　B. 雷公藤

C. 硫唑嘌呤　　D. 泼尼松

E. 丙种球蛋白

8-34 病人，女性，27岁。全身关节疼痛2年，用非类固醇抗炎药基本可控制，最近2个月感疲乏、食欲缺乏、体重减轻。1周前出现发热，面颊部蝶形红斑2天，日光照射后更加明显。体格检查：体温38.2℃；面部蝶形红斑，口腔黏膜溃疡；肝肋下2 cm，脾肋下3 cm；四肢关节肿胀，压痛。该病人目前存在的护理诊断，下列哪项不妥？

A. 疼痛

B. 疲惫

C. 体温升高

D. 皮肤、黏膜完整性受损

E. 潜在并发症-尿毒症

8-35 病人，女性，35岁，因关节疼痛、全身乏力、食欲缺乏、体重减轻、面部蝶形红斑、肌肉痛而入院，诊断为系统性红斑狼疮。应采取的护理措施是

A. 尽量多食富含补骨脂类食物

B. 安排在阳光充足的病室

C. 加强肢体功能锻炼

D. 可进行各种预防接种

E. 忌食冷冻食品和饮料

8-36* 病人，女性，32岁。因患系统性红斑狼疮住院治疗，皮肤、黏膜受损较为明显，如面部蝶形红斑、躯干皮疹、四肢皮肤有网状青斑、口腔有数个溃疡、脱发。下列对该病人的皮肤护理措施不妥的是

A. 需剪指甲但勿过短

B. 可用清水洗脸

C. 剪短发或戴帽子

D. 经常挤压躯干皮疹

E. 避免日晒和寒冷刺激

8-37 病人，男性，46岁。两侧掌指关节和指间关节酸痛多年，近6个月来出现晨僵，伴低热、乏力、食欲缺乏。X线检查：关节周围软组织肿胀，关节腔变窄。最有可能的诊断是

A. 化脓性关节炎

B. 风湿性关节炎

C. 肥厚性关节炎

D. 类风湿关节炎

E. 银屑性关节炎

8-38 病人，男性，43岁。四肢小关节酸痛10余年，近3个月来出现关节梭状肿胀，晨僵明显，伴低热、乏力、食欲缺乏。X线检查证实为类风湿关节炎。对该病人应首先采用下列哪种治疗？

A. 心理治疗　　B. 关节置换

C. 药物治疗　　D. 物理疗法

E. 针灸推拿

8-39 病人，男性，48岁。有类风湿关节炎病史20余年，全身小关节肿胀、酸痛、晨僵明显，伴关节畸形和功能障碍。下列对该病人的关节护理措施不妥的是

A. 热水浸泡僵硬关节

B. 早晨起床后温水浴

C. 保持关节的功能位

D. 夜间睡眠戴手套保暖

E. 受累小关节不得活动

8-40 病人，男性，50岁。患类风湿关节炎多年，突出表现为多关节疼痛、肿胀、功能下降。病人出现“疼痛”这一护理诊断的主要相关因素是

A. 关节炎性反应

B. 疾病久治不愈

C. 血管炎性反应

D. 皮肤炎性反应

E. 肌肉炎性反应

8-41 病人,女性,36岁。近2个月来常有低热、乏力、关节痛,最近以上眼睑为中心出现淡紫色水肿性红斑,面部和关节周围均有,并有疼痛,四肢感觉无力。该病人最有可能的诊断是

A. 系统性红斑狼疮

B. 急性肾小球肾炎

C. 皮肌炎

D. 类风湿关节炎

E. 风湿性关节炎

8-42 病人,男性,27岁。近几个月来经常出现腰骶部不适,膝关节红肿、酸痛,最近背部呈驼背畸形,诊断为强直性脊柱炎。该病人潜在的并发症是

A. 疼痛

B. 骨折

C. 自我形象紊乱

D. 躯体移动障碍

E. 生活自理能力下降

A3型单项选择题(8-43~8-50)

(8-43~8-45共用题干)

病人,女性,70岁。双手腕、掌指、指间关节疼痛、肿胀,时轻时重,约25年,诊断为类风湿关节炎。饮食起居困难,体格检查:病人双手呈天鹅颈样畸形。

8-43* 评估该病人致病因素时可不考虑

A. 遗传因素

B. 自身免疫反应

C. 寒冷潮湿环境

D. 疲劳、精神创伤

E. 日光照射

8-44 目前最主要的护理诊断是

A. 疼痛:关节痛

B. 自理缺陷

C. 功能障碍性悲哀

D. 焦虑

E. 有废用综合征的风险

8-45 下列健康教育内容错误的一项是

A. 介绍疾病的性质和治疗方案

B. 指导按医嘱服药

C. 避免寒冷和潮湿

D. 绝对卧床休息

E. 足量蛋白质和高维生素饮食

(8-46~8-47共用题干)

病人,男性,44岁。患类风湿关节炎8年。近几天来感到关节疼痛、肿胀明显,晨起发僵有胶黏感,手指近端呈梭状,能自己吃饭、洗漱等。本人情绪尚可,担忧自己孩子的学习情况。

8-46* 目前最主要的护理诊断是

A. 关节功能障碍

B. 恐惧

C. 疼痛:关节痛

D. 生活自理能力缺陷

E. 预感性悲哀

8-47* 下列护理措施不妥的一项是

A. 鼓励病人坚持关节运动

B. 晨起用热水泡手

C. 理疗

D. 睡眠时维持关节功能姿势

E. 给予病人生活帮助

(8-48~8-50共用题干)

病人,女性,30岁。患系统性红斑狼疮2年,因发热、心悸及颜面水肿入院。体格检查:面颊部蝶形红斑,口腔真菌感染;心率90次/分。尿蛋白(+)。

8-48 水肿的原因首先应考虑

A. 营养不良　B. 肾损害

C. 心力衰竭　D. 肝功能异常

E. 心包炎

8-49 首选的治疗药物是

A. 阿司匹林　B. 氯喹

C. 泼尼松　D. 免疫抑制剂

E. 雷公藤

8-50 病人口腔真菌感染应选用的漱口液是

A. 1%~3%过氧化氢溶液

B. 2%~3%硼酸溶液

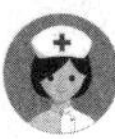

C. 0.1%乙酸溶液
D. 1%～4%碳酸氢钠溶液
E. 0.08%甲硝唑溶液

A4型单项选择题(8-51～8-58)

(8-51～8-58共用题干)

病人，女性，22岁。大学生。自幼在农村长大，来到城市后用洗面奶洗脸，又用化妆品化浓妆，一段时间后发生皮疹，日晒后出现面部蝶形红斑，住院后常哭泣。

8-51　估计该病人患的病是
A. 弥漫性筋膜炎　B. 滑囊炎
C. 干燥综合征　D. 雷诺病
E. 系统性红斑狼疮

8-52　造成该病人皮肤红斑的主要原因是
A. 遗传因素
B. 皮肤过敏
C. 长期使用免疫抑制剂
D. 青春期痤疮
E. 免疫复合物沉积

8-53　目前应首选下列哪种药物治疗
A. 泼尼松　B. 吲哚美辛
C. 布洛芬　D. 环磷酰胺
E. 英太清

8-54　目前该病人的心理护理诊断是
A. 预感性悲哀　B. 抑郁症
C. 躁狂症　D. 恐惧症
E. 神经症

8-55　对该病人采取下列哪项心理护理措施是不恰当的
A. 常和病人沟通，耐心听她的倾诉
B. 尽量不提“狼疮”一词
C. 让亲属常来看望，消除其顾虑
D. 增加学习压力，缓解悲哀
E. 创造有利于恢复心身健康的氛围

8-56　病人在住院过程中，突然出现畏寒、高热、咳嗽、咳痰、胸痛和呼吸困难，估计病人发生了什么情况？
A. 急性肾炎
B. 神经精神狼疮
C. 急性肺炎
D. 胸腔积液
E. 急性心包炎

8-57　护士观察时以下列哪种休克为重点？
A. 过敏性休克
B. 感染性休克
C. 心源性休克
D. 神经源性休克
E. 创伤性休克

8-58*　对该病人的保健指导下列哪项不妥
A. 卧床休息，限制活动
B. 安置在没有阳光直射的病室
C. 忌食芹菜、香菜、蘑菇
D. 服用避孕药避孕，防止疾病恶化
E. 鼓励病人树立战胜疾病的信心

名词解释题(8-59～8-73)

8-59　风湿性疾病
8-60　系统性红斑狼疮
8-61　蝶形红斑
8-62　苏木紫小体
8-63　类风湿关节炎
8-64　类风湿结节
8-65　类风湿因子
8-66　干燥综合征
8-67　戈谢征
8-68　皮肌炎
8-69　强直性脊柱炎
8-70　自身免疫
8-71　脱敏疗法
8-72　关节僵硬
8-73　雷诺现象

简述问答题(8-74～8-82)

8-74　简述关节僵硬与活动受限的护理措施。

8-75 简述治疗风湿性疾病常用的3类药物的作用机制和不良反应。

8-76 如何对系统性红斑狼疮病人进行对症护理？

8-77 服用泼尼松的系统性红斑狼疮病人出院后还应注意些什么？

8-78 简述系统性红斑狼疮的健康指导要点。

8-79 简述类风湿性关节炎病人的关节护理要点。

8-80 简述美国风湿病学院对类风湿关节炎关节功能障碍的分级标准。

8-81 怎样对类风湿关节炎病人进行保健指导？

8-82 简述皮肌炎病人的诊断要点。

综合应用题(8-83～8-85)

8-83 病人，女性，23岁，在校大学生，因系统性红斑狼疮入院。面部蝶形红斑明显，口腔有溃疡，严重脱发。经常夜里哭泣，不愿同学和好友探视，担心不能如期完成学业，对今后的学习和工作忧心忡忡。

请解答：

(1) 该病人主要的护理诊断。

(2) 该病人的护理要点。

8-84 病人，女性，30岁。近6个月来出现不规则低热，体温持续在37～38℃，面部蝶形红斑，大、小关节酸痛。近3个月来双下肢水肿，近期水肿加重，经休息不能缓解，感全身乏力、胸闷，并有血压升高。

体格检查：体温37.8℃，脉搏89次/分，呼吸24次/分，血压180/120 mmHg；神志清，面部蝶形红斑，唇无发绀；两肺(—)；心界不扩大，心率89次/分，律齐，未闻及病理性杂音；肝肋下2 cm，无压痛；两下肢水肿明显；神经系统未见异常。

实验室及其他检查：红细胞计数$2.54\times10^{12}/L$，血红蛋白78 g/L，白细胞计数$3.0\times10^{9}/L$，中性粒细胞百分比0.72，淋巴细胞百分比0.25，嗜酸性粒细胞百分比0.03；尿蛋白(+)，白细胞0～2个/HP，红细胞3～5个/HP；红细胞沉降率43 mm/h；抗核抗体(+)；肝功能正常，血尿素4.5 mmol/L；胸片示正常。

请解答：

(1) 该病人初步医疗诊断，并说明诊断依据。

(2) 列出主要的护理诊断和预期目标。

8-85 病人，女性，42岁。10余年前发现起床时指间关节不能伸直，稍有疼痛，未引起重视。近3年来所有小关节疼痛，天冷时疼痛加重，尤其是清晨关节均僵硬，目前关节活动不便。最近2个月经常口干，睑结膜发炎，无分泌物，少泪。

体格检查：体温37.5℃，脉搏82次/分，呼吸20次/分，血压130/80 mmHg；神志清，情绪低落；心肺(—)；腕掌关节和指间关节肿胀，呈梭状指；余未见异常。

实验室及其他检查：红细胞计数$3.0\times10^{12}/L$，血红蛋白82 g/L，白细胞计数$4.0\times10^{9}/L$，中性粒细胞百分比0.70，淋巴细胞百分比0.26，嗜酸性粒细胞百分比0.05；红细胞沉降率47 mm/h；类风湿因子(+)，抗核抗体(+)；C反应蛋白增高；肝、肾功能正常；X线检查示关节间隙狭窄。

请解答：

(1) 该病人的医疗诊断和护理诊断。

(2) 可用哪些药物治疗？并阐明其作用机制。

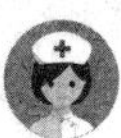

答案与解析

选择题

A1 型单项选择题

8-1	A	8-2	D	8-3	A	8-4	E
8-5	E	8-6	D	8-7	B	8-8	B
8-9	A	8-10	A	8-11	D	8-12	B
8-13	C	8-14	C	8-15	B	8-16	A
8-17	E	8-18	B	8-19	C	8-20	E
8-21	B	8-22	E	8-23	E	8-24	A

A2 型单项选择题

8-25	C	8-26	C	8-27	D	8-28	A
8-29	A	8-30	A	8-31	B	8-32	E
8-33	D	8-34	E	8-35	E	8-36	D
8-37	D	8-38	C	8-39	E	8-40	A
8-41	C	8-42	B				

A3 型单项选择题

8-43	E	8-44	B	8-45	D	8-46	C
8-47	A	8-48	B	8-49	C	8-50	D

A4 型单项选择题

8-51	E	8-52	E	8-53	A	8-54	A
8-55	D	8-56	C	8-57	B	8-58	A

部分选择题解析

8-3 **解析：**考核系统性红斑狼疮的病因。系统性红斑狼疮的发病与遗传、性激素、环境（包括日光、感染、食物、某些药物）有关，但糖皮质激素是治疗本病的主要药物。

8-8 **解析：**考核系统性红斑狼疮的临床表现。系统性红斑狼疮病人肾损害非常常见，虽然临床表现仅有70%左右，但几乎所有病例均有肾组织的病理变化。

8-17 **解析：**考核类风湿关节炎的临床表现。X线检查早期仅见关节周围软组织肿胀、关节端骨质疏松，晚期才发生关节半脱位或纤维化和骨性强直。

8-20 **解析：**考核类风湿关节炎的用药护理。类风湿关节炎使用非类固醇抗炎药可改善症状，是不可缺少的治疗方法；糖皮质激素只有抑制炎症、控制症状作用，但不能根本控制疾病，且停药后症状易复发。

8-24 **解析：**考核类风湿关节炎的关节护理措施。缓解关节僵硬、疼痛应适当活动关节，而不应关节局部制动。局部制动可使关节失用、肌肉萎缩，加重关节僵硬、畸形。

8-25 **解析：**考核系统性红斑狼疮的护理措施。避免使用化妆品，防止对局部皮肤刺激引起过敏。

8-27 **解析：**考核类风湿关节炎的护理措施。类风湿关节炎活动期病人在休息时，应维持关节于功能位，以免关节畸形影响关节功能。膝关节的功能位是伸直位而不是屈曲位。

8-28 **解析：**考核糖皮质激素的用药护理。糖皮质激素长期使用会产生皮质功能亢进综合征，表现为满月脸、水牛背、高血压、多毛、尿糖及皮肤变薄等。

8-29 **解析：**考核类风湿关节炎的关节护理措施。晨僵病人夜间睡眠时需注意对病变关节保暖，预防晨僵；关节肿胀时，要限制活动。

8-32 **解析：**考核系统性红斑狼疮的临床表现。狼疮性肾炎是系统性红斑狼疮最常见和严重的临床表现。慢性肾衰竭也是系统性红斑狼疮死亡的常见原因。

8-33 **解析：**考核系统性红斑狼疮的治疗要点。糖皮质激素是目前治疗系统性红斑狼疮的首选药物，可显著抑制炎症反应和抗原-抗体反应。

8-36 **解析：**考核系统性红斑狼疮的皮肤护理措施。系统性红斑狼疮病人要注意保护皮肤，防止皮肤破损引起感染。

8-43 **解析：**考核类风湿关节炎的病因。引起类风湿关节炎的主要原因为感染和遗传因素。

8-46 **解析:** 考核类风湿关节炎的护理诊断。类风湿关节炎有关节活动受损的表现,本题询问的是该病人目前的首要护理诊断,现阶段病人最突出的表现是疼痛。

8-47 **解析:** 考核类风湿关节炎的护理措施。类风湿关节炎活动期应限制关节活动,保持关节功能位。

8-58 **解析:** 考核系统性红斑狼疮的护理措施。系统性红斑狼疮病人缓解期可逐步增加活动,参加社会活动和日常工作,但要注意劳逸结合,避免过度劳累。

名词解释题

8-59 风湿性疾病是指影响关节及周围软组织,包括肌肉、韧带、滑囊、筋膜为主的一组疾病,表现为关节疼痛、肿胀、活动障碍,部分可出现关节致残和内脏功能衰竭,呈发作与缓解交替进行的慢性病程。

8-60 系统性红斑狼疮是一种自身免疫性结缔组织病,由于体内有大量致病性自身抗体和免疫复合物,造成组织损伤,临床可以出现各个系统和脏器损害的症状。

8-61 80%系统性红斑狼疮病人有皮肤损害,常于皮肤暴露部位出现对称性皮疹,典型者从鼻梁向两侧面颊部展开呈蝶形红斑,为鲜红色或紫红色,呈不规则水肿性红斑。

8-62 苏木紫小体即狼疮小体,是由于细胞核受抗体作用变性为嗜酸性团块,为诊断系统性红斑狼疮的特征性依据。

8-63 类风湿关节炎是一种自身免疫性疾病,主要表现为周围对称性多关节慢性炎症,常以手、足小关节受累为主。关节肿痛呈发作与缓解交替进行,当炎症破坏软骨和骨质时,出现关节畸形和功能障碍,并可伴关节外的系统性损害。

8-64 类风湿结节是类风湿关节炎病情活动的关节外主要表现,见于20%~30%的病人。于关节隆突部位及经常受压处出现的硬橡皮样结节,直径数毫米至数厘米不等,可黏附于骨膜、肌腱,且较为固定,可伴有压痛,不易消散吸收可达数月或数年之久,治疗后数天或数周可消失。

8-65 类风湿因子是一种自身抗体,存在于类风湿关节炎病人体内,能与体内变性的IgG起免疫反应,形成抗原-抗体复合物,这种复合物可在关节内激活补体,引起关节病变。但类风湿因子并非类风湿关节炎病人所特有。

8-66 干燥综合征是一种主要累及外分泌腺体的慢性炎症性自身免疫性疾病,由于临床有多系统的受累,故属弥漫性结缔组织病,分为原发性和继发性两类。

8-67 皮肌炎病人皮肤损害可出现淡紫色水肿性红斑、红色或紫红色丘疹。发生在掌指关节及近端指间关节背面的斑丘疹称为戈谢征。

8-68 皮肌炎是以皮肤和肌肉损害为主的慢性炎症,表现为皮肤红斑、水肿,肌肉压痛、肌无力和肌萎缩,主要影响四肢近侧横纹肌,也可累及多脏器,是一种全身性疾病。

8-69 强直性脊柱炎是一种以中轴关节慢性炎症为主,也可累及内脏及其他组织的慢性进展性风湿性疾病。早期常表现为腰骶痛或不适、晨僵等,随病情进展,整个脊柱可自下而上发生强直。

8-70 自身免疫是指机体免疫系统对自身的抗原性成分发生免疫应答,产生自身抗体或自身致敏淋巴细胞的现象。

8-71 脱敏疗法主要用于预防Ⅰ型变态反应,通过少量多次注入脱敏剂,刺激人体产生封闭抗体(主要是IgG),阻断后进入的致敏原与肥大细胞、嗜碱性粒细胞表面的IgE结合,从而防止发生变态反应;也可能是由于少量致敏原进入人体与肥大细胞、嗜碱性粒细胞结合,陆续释放的少量生物活性介质被及时分解而不致引起变态反应。其方法有两种:①特异性脱敏,是用致敏原制成低浓度制剂;②非特异性脱敏,常应用无活力菌苗制成制剂。

8-72 关节僵硬是指关节经过一段时间的静止

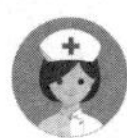

和休息之后，再活动时出现的一种关节局部不适、难以达到平时关节活动范围的现象，通常在活动后缓解或消失。若早晨起床后病变关节僵硬明显，称之为晨僵。

8－73 雷诺现象是指遇冷后出现的对称性指(趾)端苍白、发绀和潮红等肢端小动脉痉挛现象。

简述问答题

8－74 关节僵硬与活动受限的护理措施：缓解期病人要进行锻炼，并从事力所能及的工作和活动，鼓励病人生活自理，必要时给予帮助或提供适当的辅助工具，忌长时间不活动而致关节僵硬，影响功能；夜间睡觉时注意病变关节保暖，预防晨僵；关节已僵硬者，须进行局部理疗、按摩，可缓解症状，帮助关节功能恢复。

8－75 治疗风湿性疾病常用的3类药物：①非类固醇抗炎药，作用机制是抗炎、解热、镇痛，不良反应有消化不良、上腹痛、恶心、呕吐，并可引起胃黏膜损伤；②肾上腺糖皮质激素，作用机制是抗炎和免疫抑制，能迅速缓解症状，不良反应有满月脸、水牛背、血压与血糖升高、电解质紊乱、消化性溃疡、骨质疏松及精神失常；③免疫抑制剂，作用机制是抑制免疫反应，不良反应有白细胞计数减少、胃肠道反应、黏膜溃疡、皮疹、脱发、肝肾功能损害、出血性膀胱炎及畸胎(女性)等。

8－76 系统性红斑狼疮病人对症护理方法：①面部及肢端红斑的护理，避免日光照射，鼓励病人每天用清水洗脸，保持皮肤清洁；用30℃左右的温水湿敷红斑处，每天3次，每次30分钟，可促进局部血液循环，有利于鳞屑脱落；可外用皮质类固醇激素霜剂，局部忌用碱性肥皂、化妆品和其他化学刺激品，防止对局部皮肤刺激或引起过敏。②口腔黏膜溃疡的护理，餐后、睡前清洁口腔。如有感染可用1∶5 000呋喃西林液漱口，局部涂以珠黄散、碘甘油；如有真菌感染可用2.5%制霉菌素甘油外涂。③脱发护理，勤洗头，每周2次，边洗边按摩头皮；也可每天用梅花针轻刺头皮(不可刺破)2次，每次10～15分钟，可有疗效。④晚期红斑狼疮病人可出现尿毒症、心力衰竭、咯血、胸膜炎、消化道出血、偏瘫等，应做有关疾病相应护理。

8－77 系统性红斑狼疮病人出院后还应注意：①坚持服药，不随意改变泼尼松的剂量，定时检查血液(如白细胞计数、红细胞沉降率、血糖等)及尿液，观察大便颜色。②外出要戴宽檐帽或撑伞，穿长袖衣裤，以免日光照射使疾病恶化。③育龄妇女最好避孕(但忌用避孕药片)，以免妊娠使病情恶化；如有迫切生育愿望，应在疾病缓解1年以上才能考虑妊娠，并要在医生指导和严密的医疗监测下进行。④忌用可能诱发系统性红斑狼疮的药物(如异烟肼、普鲁卡因胺、肼屈嗪、甲基多巴、氯丙嗪、苯妥英钠等)及食物(如芹菜、无花果、香菜)。⑤病人需保持乐观态度，免受不良刺激，并预防感染。

8－78 系统性红斑狼疮健康指导要点：①疾病知识指导，介绍疾病有关知识，阐明本病并非不治之症，及时和坚持有效治疗可使病情得到长期缓解；指导避免可能的诱发因素，如病毒感染、阳光照射、妊娠、分娩、药物(普鲁卡因胺、青霉胺、肼屈嗪、甲基多巴等)、食物(芹菜、无花果、蘑菇、烟熏食品等)、过度劳累、手术及精神刺激等，避免各种预防接种。②生活指导，注意个人卫生，保持口腔、皮肤清洁，忌用各种美容护肤品；外出活动时做好防晒保护，尽量避免阳光直接照射；注意劳逸结合，避免过劳；避免进食辛辣刺激食物；指导育龄妇女避孕。③用药指导，介绍药物的作用、不良反应、剂量、用法，指导坚持按医嘱用药，定期门诊随访。

8－79 类风湿关节炎关节护理要点：①评估关节活动程度，以便及时判断病情进展和康复治疗锻炼的效果。②卧床休息时应平卧硬床，不宜取高枕屈颈和膝部屈曲姿势，保持关节功能位，必要时使用矫形支架和夹板，维持肘、腕呈伸展位；足底置护足板以防足下垂。③对晨僵肢体戴手套保暖，起床后用热水浸泡或洗温水浴，以减轻晨僵程度和尽快缓解症状；关节疼痛明显者遵医嘱服止痛药物。④鼓励病人在可以耐受的范围内积极进行主动或被动锻炼，允许病人以自己的速度力所能及地完成预定的活动目标。⑤指导病人于关节局部热敷、按摩、红外线超短波或短波透热疗法，以增加局部血液循环，使肌肉松弛，减轻疼痛，消除关节僵硬。

8-80 美国风湿病学院对类风湿关节炎关节功能障碍的分级标准：①Ⅰ级：功能状态完好，能完成平常任务无碍（能自由活动）；②Ⅱ级：能从事正常活动，但有1个或多个关节活动受限或不适（中度受限）；③Ⅲ级：只能胜任一般职业性任务或自理生活中的一部分（显著受限）；④Ⅳ级：大部分或完全丧失活动能力，需要长期卧床或需要轮椅，很少或不能生活自理（卧床或轮椅）。

8-81 对其风湿关节炎病人保健指导：①避免各种诱因，如寒冷、潮湿、过度疲劳、精神刺激、感染；②可用理疗和按摩疗法以促进局部血液循环，减轻症状；鼓励病人适当活动或做医疗体育活动，避免肌肉萎缩和关节废用；③坚持服药，定期复查。

8-82 皮肌炎病人的诊断要点：对称性近侧肌无力、肌痛、典型皮疹、肌酶谱升高、肌电图肌源性损害和肌活检异常。

综合应用题

8-83 （1）护理诊断。①皮肤完整性受损：与SLE所致血管炎性反应等因素有关；②预感性悲哀：与病情反复发作迁延不愈、面容毁损、影响生活质量有关。

（2）护理要点：①一般护理，卧床休息为主，给予高热量、高维生素、高蛋白饮食。忌食芹菜、无花果、蘑菇、烟熏食品等食物，以免诱发或加重病情。②做好心理护理，向病人介绍治疗进展及治疗成功的病例，耐心解答疑问，帮助病人面对现实、树立信心、稳定情绪，强调心情舒畅对预后的影响；建议亲属和朋友多陪伴病人，以获得情感支持；主动关心病人，指导病人自我修饰，如脱发可戴假发，并解释病情稳定后容貌可恢复如常。③加强皮肤护理，病床安排在没有阳光直射的地方，指导病人户外活动时应避免阳光照射，因为紫外线照射可使皮肤的DNA转化为具有很强抗原性的胸腺嘧啶二聚体而增强免疫反应。外出时用遮阳伞或太阳帽，穿长袖衣裤，戴保护性眼镜，面部涂用氯喹冷霜以减少光过敏；保持皮肤清洁卫生，皮损处用清水冲洗，用30℃左右水湿敷红斑处，每天3次，每次30分钟；忌用碱性肥皂、化妆品等。维持口腔黏膜完整，每天晨起、睡前及餐后用消毒液漱口，然后用中药冰硼散及锡类散等涂敷；在皮疹或红斑处，可涂抹皮质类固醇霜或软膏，局部感染时使用抗生素并做无菌清创换药处理；劝告病人避免染发、烫发、卷发，减少洗发次数，每周温水洗头2次，边洗边按摩，用梅花针轻刺头皮以促进生发。

8-84 （1）医疗诊断：系统性红斑狼疮。诊断依据：①症状，有低热、面部蝶形红斑、大小关节酸痛、双下肢水肿、乏力、胸闷。②阳性体征，有体温37.8℃，脉搏89次/分，呼吸24次/分，血压180/80 mmHg，面部蝶形红斑，肝肋下2 cm，两下肢水肿明显。③辅助检查，红细胞计数、血红蛋白、白细胞计数下降，尿常规有蛋白、细胞，红细胞沉降率增快，抗核抗体（+）。

（2）主要的护理诊断和预期目标。①体温升高：与自体免疫反应有关。预期目标：病人体温下降至正常水平。②疼痛：关节痛，与关节炎症反应有关。预期目标：病人关节酸痛有所减轻或消失。③皮肤完整性受损：与疾病所致的血管炎性反应及自身免疫反应引起的皮肤损害有关。预期目标：病人皮肤受损减轻或修复。④潜在并发症：心力衰竭、肾衰竭。预期目标：学会避免或加重心脏和肾脏损害的自我护理方法。

8-85 （1）医疗诊断：类风湿关节炎。护理诊断如下。①疼痛：与关节炎症反应有关；②躯体移动障碍：与关节疼痛、僵直、功能障碍有关；③有废用综合征的风险：与关节炎反复发作、疼痛和关节骨质破坏有关；④预感性悲哀：与疾病久治

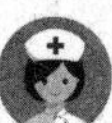

不愈、关节可能致残、影响生活质量有关；⑤潜在并发症：干燥综合征。

（2）可用非类固醇抗炎药，如阿司匹林、布洛芬、吲哚美辛等，主要作用机制是消炎止痛。也可用慢效抗风湿药，如雷公藤、金合剂、青霉胺、甲氨蝶呤、环磷酰胺、环孢素等。这类药物可作用于病程中的不同免疫成分，有控制病情进展的可能，同时又有抗炎作用。

（黄　欢）

第九章

神经系统疾病病人的护理

选择题(9-1～9-234)

A1 型单项选择题(9-1～9-75)

9-1[*] 滑车神经的主要功能是
A. 调节眼球活动
B. 传导视觉冲动
C. 支配眼球运动
D. 传导嗅觉冲动
E. 支配头部转动

9-2 下丘脑损伤的表现一般不包括下列哪种
A. 睡眠-觉醒障碍　B. 摄食异常
C. 体温调节障碍　D. 共济失调
E. 中枢性尿崩症

9-3 下列护理头痛病人的措施不妥的是
A. 将病人安置在安静的环境中休息
B. 伴颅内高压者,置头低足高位
C. 静脉滴注脱水剂速度宜快
D. 可用开塞露通便
E. 密切观察意识、瞳孔等变化

9-4 在深昏迷与浅昏迷的鉴别中,最有价值的体征是
A. 对疼痛刺激无反应
B. 呼之不应
C. 瞳孔对光反射是否存在
D. 有无肢体活动
E. 病理反射阳性

9-5 下列护理昏迷病人的措施不妥的是
A. 每 2～3 小时为病人翻身 1 次
B. 禁食,通过静脉补充热量
C. 尿失禁病人及时清洗、更换衣裤
D. 痰液黏稠时给予雾化吸入
E. 留置导尿管的病人搬动前要先夹管

9-6[*] 某病人发音正常,但不能理解他人言语,也不能理解自己所言,其语言障碍的类型属于
A. 失写症　B. 失读症
C. 命名性失语　D. 运动性失语
E. 感觉性失语

9-7 一侧肢体深感觉障碍,而痛觉、温度觉正常,称为
A. 末梢性感觉障碍
B. 阶段性感觉障碍
C. 交叉性感觉障碍
D. 分离性感觉障碍
E. 完全性感觉障碍

9-8[*] 一个轻微的刺激引起病人强烈、难以忍受的感知,此表现称为
A. 感觉倒错　B. 感觉异常
C. 感觉减退　D. 感觉过度
E. 感觉过敏

9-9 无外界刺激而自觉身体某部位有蚁走感,称为
A. 感觉减退　B. 感觉倒错
C. 感觉分离　D. 感觉异常
E. 感觉过度

9-10 感觉检查最应注意的是
A. 障碍的程度
B. 有无感觉异常
C. 障碍的部位

D. 有无疼痛
E. 有无感觉过度

9-11 感受性失语的病变部位位于优势半球的
A. 顶上小叶　B. 顶下小叶
C. 枕叶　D. 颞上回后部
E. 额下回后

9-12 对于感觉障碍病人的护理不宜采用的措施是
A. 用热水袋保暖
B. 协助翻身拍背
C. 床上忌放锐器
D. 温水擦洗按摩
E. 床褥平整柔软

9-13 评估感觉障碍病人身心状况，下列错误的一项是
A. 末梢神经损害可致手套、袜套样分布感觉障碍
B. 脊髓横贯性损害多引起受损平面以下全部感觉丧失
C. 内囊损害引起对侧偏身感觉障碍
D. 大脑皮质感觉区病变出现同侧单肢感觉障碍
E. 感觉障碍病人可出现惊恐、焦虑情绪

9-14 护理感觉障碍病人，下列哪项措施不妥
A. 避免使用热水袋
B. 下肢深感觉障碍者夜间行走时应搀扶
C. 伴瘫痪时协助翻身
D. 温水擦洗按摩
E. 用大头针轻刺皮肤感知触觉

9-15* 脑干一侧受损害时可出现
A. 单瘫　B. 偏瘫
C. 交叉瘫　D. 截瘫
E. 四肢瘫

9-16* 下列哪项不是下运动神经元瘫痪的特点
A. 肌张力增高
B. 肌萎缩明显
C. 无病理反射
D. 腱反射减弱或消失
E. 瘫痪以肌群为主

9-17 护理瘫痪病人时应保持瘫痪肢体功能位，下列叙述哪项不妥
A. 手关节微背屈
B. 肘关节微屈曲
C. 上肢低于肩部水平
D. 踝关节呈 90°角
E. 膝关节外侧支托，腿微屈

9-18 下列瘫痪病人的护理措施中不正确的是
A. 做好心理护理
B. 保持瘫痪肢体功能位
C. 防止压疮发生
D. 早期使用留置导尿管
E. 预防便秘

9-19 神经系统疾病病人不常用的护理诊断是
A. 感知觉障碍
B. 躯体移动障碍
C. 情感障碍
D. 语言沟通障碍
E. 意识障碍

9-20 三叉神经痛的主要症状是
A. 节律性发作
B. 面部短暂剧痛
C. 周期性发作
D. 面部色素沉着
E. 全面部疼痛

9-21 治疗三叉神经痛的首选药物是
A. 苯妥因钠　B. 巴氯芬
C. 卡马西平　D. 维生素 B_{12}
E. 氯硝西泮

9-22 面神经炎的临床特点为
A. 贝尔征阴性　B. 多见于老年
C. 常表现为双侧　D. 味觉全丧失
E. 面部表情肌瘫痪

9-23 面神经炎最突出的护理诊断是
A. 疼痛:下颌角
B. 自我形象紊乱
C. 躯体移动障碍
D. 有受伤的危险
E. 语言沟通障碍

9-24 多发性神经病的临床特征不包括下列哪项
A. 可有肌肉萎缩
B. 呈对称性分布
C. 受累部位以四肢近端为主
D. 感觉、运动和自主神经可受损
E. 手指(趾)疼痛、麻木呈手套和袜套样分布

9-25* 急性炎症性脱髓鞘性多发性神经病与低钾型周期性瘫痪最主要的鉴别是
A. 运动障碍　B. 感觉障碍
C. 二便障碍　D. 血钾改变
E. 脑脊液改变

9-26 急性炎症性脱髓鞘性多发性神经病的主要病变部位是
A. 周围神经　B. 大脑
C. 脊神经根　D. 小脑
E. 脊髓膜

9-27 格林-巴利综合征最早出现的表现是
A. 肌肉萎缩
B. 下肢远端迟缓性瘫痪
C. 四肢手套、袜套样感觉障碍
D. 大、小便潴留
E. 呼吸肌麻痹

9-28 诊断急性炎症性脱髓鞘性多发性神经病最有价值的是
A. 流行病学资料
B. 有发热及感冒史
C. 运动障碍重于感觉障碍
D. 同时伴脑神经损害
E. 病后3周脑脊液蛋白-细胞分离

9-29 格林-巴利综合征病人出现呼吸和心跳停止时,应立即采用
A. 吸氧
B. 人工呼吸、胸外按压
C. 抗生素
D. 肾上腺糖皮质激素
E. 气管切开

9-30* 合并呼吸肌麻痹的重症格林-巴利综合征病人治疗和护理的关键是
A. 定时翻身、拍背
B. 预防肺部感染
C. 维持水、电解质平衡
D. 减少肢体疼痛
E. 使用辅助呼吸机

9-31 格林-巴利综合征有肢体感觉障碍的病人不宜
A. 经常翻身　B. 睡于软床上
C. 用温水擦浴　D. 使用热水袋
E. 用乙醇按摩

9-32 急性脊髓炎的临床表现是
A. 急性起病,多见于儿童
B. 病前多无感染史
C. 运动、感觉失常及二便障碍
D. 病变多累及骶段脊髓
E. 脑脊液中蛋白、细胞重度升高

9-33 引起脊髓压迫症最常见的原因是
A. 神经纤维瘤　B. 脊膜病变
C. 脊髓胶质瘤　D. 脊柱结核
E. 神经鞘膜瘤

9-34 脑血管病最重要的危险因素是
A. 高血压　B. 高血脂
C. 大量饮酒　D. 高血糖
E. 吸烟

9-35 最常见的脑血管疾病是
A. 短暂性脑缺血发作(TIA)
B. 脑血栓形成
C. 脑栓塞
D. 脑出血
E. 蛛网膜下隙出血

9-36 导致TIA最常见的病因是
A. 糖尿病　B. 吸烟、饮酒

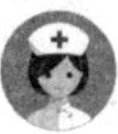

C. 动脉粥样硬化　D. 高血压
E. 情绪激动

9-37 下列不符合 TIA 的临床特征的是
A. 突然起病
B. 迅速出现局限性神经功能障碍
C. 症状持续时间短，恢复快
D. 不遗留后遗症
E. 常反复发作但症状不同

9-38* TIA 的持续时间最长不超过
A. 6 小时　B. 12 小时
C. 24 小时　D. 48 小时
E. 72 小时

9-39 反复发作的 TIA 将会导致下列哪种结果
A. 脑出血　B. 脑梗死
C. 脑膜炎　D. 脑栓塞
E. 脑水肿

9-40 缺血性脑卒中最重要的危险因素是
A. TIA
B. 颅内动脉瘤
C. 大血管粥样硬化斑块脱落
D. 风湿性心瓣膜病
E. 脑血管畸形

9-41 老年人脑血栓形成易发生在夜间休息状态下的主要原因是
A. 气温较低　B. 晚餐过饱
C. 低枕平卧　D. 血糖过低
E. 血压低、血液黏稠

9-42 脑血栓治疗中最重要的措施是
A. 早期溶栓，6 小时内最有效
B. 调整血压
C. 防治脑水肿
D. 抗凝治疗
E. 手术治疗

9-43* 脑血栓形成的超早期溶栓治疗的时间一般是指发病后的
A. 3 小时内　B. 6 小时内
C. 12 小时内　D. 24 小时内
E. 48 小时内

9-44 脑栓塞病人应何时进行功能锻炼
A. 2 个月后　B. 4 周后
C. 2 周后　D. 1 周后
E. 3 周后

9-45 脑出血最好发的部位是
A. 脑桥　B. 脑干
C. 小脑　D. 内囊
E. 大脑半球

9-46* 高血压病并发脑出血时，最易破裂的血管是
A. 基底动脉　B. 椎动脉
C. 大脑前动脉　D. 大脑中动脉
E. 大脑后动脉

9-47 内囊出血的典型表现是
A. 进行性头痛加剧　B. 三偏征
C. 频繁呕吐　D. 呼吸深沉
E. 大、小便失禁

9-48 导致脑出血病人死亡的主要原因是
A. 中枢性高热　B. 压疮感染
C. 高血压脑病　D. 脑疝
E. 坠积性肺炎

9-49 下列不符合内囊出血表现的是
A. 出血对侧偏身感觉障碍
B. 病灶对侧上肢和下肢瘫痪
C. 有典型的三偏征
D. 出现双颞侧偏盲
E. 出血病灶在优势半球者有失语

9-50 三偏征是指
A. 对侧偏身感觉障碍，同侧偏瘫，同侧同向偏盲
B. 同侧偏身感觉障碍，同侧偏瘫，对侧同向偏盲
C. 同侧偏身感觉障碍，同侧偏瘫，同侧同向偏盲
D. 对侧偏身感觉障碍，对侧偏瘫，对侧同向偏盲
E. 对侧偏身感觉障碍，对侧偏瘫，同侧同向偏盲

9-51 下列哪项对提示早期脑疝形成最有

意义
A. 头痛、呕吐、呼吸困难
B. 剧烈头痛、频繁呕吐、意识障碍
C. 意识丧失，瞳孔扩大
D. 脉搏、呼吸、血压出现“两快一慢”
E. 呼之不醒，双侧瞳孔扩大

9-52 对颅内压增高病人的处理下列不正确的是
A. 发现有脑病早期症状应立即应用脱水剂
B. 必要时行心肺复苏
C. 发现呼吸骤停，若非气道阻塞，立即行人工呼吸
D. 及时通知医生，配合抢救
E. 出现烦躁不安，紧急用吗啡镇静

9-53 脑出血病人要避免用力排便的原因在于防止
A. 心脏负荷增加　B. 脑血栓形成
C. 颅内压增高　D. 呕吐
E. 心绞痛发作

9-54 治疗脑水肿时最常用的脱水剂是
A. 10%葡萄糖溶液
B. 50%葡萄糖溶液
C. 20%甘露醇溶液
D. 25%山梨醇溶液
E. 呋塞米(速尿)

9-55 治疗脑出血病人最重要的治疗是
A. 降低颅内压　B. 降低血压
C. 镇静　D. 扩容
E. 利尿

9-56 脑出血病人急性期头部抬高卧位的主要目的是
A. 有利于口腔分泌物的引流
B. 有利于颅内血液回流
C. 防止呕吐
D. 减轻头痛
E. 防止脑缺氧

9-57 下列对高血压脑出血恢复期病人饮食指导错误的一项是
A. 清淡　B. 低钙
C. 低盐、低胆固醇　D. 避免饱餐
E. 多吃新鲜蔬菜

9-58 护理脑出血病人时动作轻柔的目的是
A. 使病人舒适
B. 预防压疮
C. 减少情绪波动
D. 防止损伤皮肤、黏膜
E. 避免加重脑出血

9-59 下列急性脑出血病人饮食护理错误的一项是
A. 发病1～2天内禁食
B. 昏迷者可鼻饲
C. 每天总热量约8 368 kJ
D. 入液量不超过1 500～2 000 ml
E. 面颊肌瘫痪病人，应将食物送至患侧口腔近舌根处

9-60* 下列护理脑出血并发上消化道出血病人错误的一项是
A. 大便失禁时臀下垫小布垫
B. 尿失禁者可留置导尿管
C. 保持床铺清洁、干燥
D. 便秘时行大量不保留灌肠
E. 保持会阴部干燥，可涂保护性润滑油

9-61 引起蛛网膜下隙出血最常见的病因是
A. 脑血管畸形
B. 脑动脉炎
C. 脑动脉粥样硬化
D. 再生障碍性贫血
E. 先天性动脉瘤

9-62 蛛网膜下隙出血最具有特征性的表现是
A. 剧烈头痛
B. 呕吐
C. 脑膜刺激征
D. 短暂意识障碍
E. 一侧动眼神经麻痹

9-63 为了防止蛛网膜下隙出血病人再出血，最根本的措施是

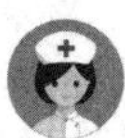

A. 血压在正常范围
B. 保持大便通畅
C. 安静卧床4～6周
D. 避免体力劳动
E. 手术切除动脉瘤或畸形血管

9-64　蛛网膜下隙出血病人至少应绝对卧床休息
A. 3天　　B. 1周
C. 2周　　D. 3周
E. 4周

9-65* 脑出血和蛛网膜下隙出血最主要的区别在于
A. 起病情况
B. 头痛、呕吐的程度
C. 昏迷程度
D. 有无高血压
E. 有无定位性体征

9-66　下列关于多发性硬化的叙述错误的是
A. 空间和时间的多发性
B. 病因和发病机制尚未明了
C. 中枢神经系统脱髓鞘
D. 儿童期发病，男性多于女性
E. 属于自身免疫性疾病

9-67　多发性硬化病人最常见且首发的症状是
A. 视力障碍　　B. 肢体无力
C. 感觉异常　　D. 共济失调
E. 精神症状

9-68　多发性硬化急性期首选的治疗药物是
A. 环磷酰胺　　B. 甲泼尼龙
C. 转移因子　　D. 吲哚美辛
E. 免疫球蛋白

9-69　帕金森病的首发症状是
A. 运动迟缓　　B. 肌强直
C. 静止性震颤　　D. 面具脸
E. 姿势、步态异常

9-70　左旋多巴治疗帕金森病的作用机制是
A. 在脑内抑制多巴胺再摄取
B. 在外周脱羧变成多巴胺起作用
C. 在脑内直接激动多巴胺受体
D. 进入脑后脱羧生成多巴胺起作用
E. 促进脑内多巴胺能神经释放递质

9-71　下列关于癫痫的描述不正确是
A. 癫痫是大脑神经元异常放电所致
B. 种类繁多，症状复杂
C. 单纯失神性发作可有短暂意识障碍
D. 简单部分性发作可有幻觉
E. 可发展为精神病

9-72　癫痫发作的主要病理生理基础是
A. 突触抑制功能增强
B. 兴奋性神经递质减少
C. 抑制性神经递质增多
D. 突触间隙的Ca^{2+}内流增多
E. 脑神经元异常过度同步放电

9-73　癫痫持续状态是指
A. 精神运动性发作持续数天
B. 一侧肢体间断抽搐
C. 连续小发作
D. 长期用药抽搐仍经常发作
E. 癫痫大发作频繁出现，间歇期仍意识不清

9-74　重症肌无力最易受累的肌肉是
A. 脑神经支配的肌肉
B. 延髓支配的肌肉
C. 上肢近端肌肉
D. 下肢近端肌肉
E. 上肢远端肌肉

9-75　腰椎穿刺术后，嘱病人去枕平卧6小时的目的是为了防止出现
A. 休克　　B. 脑疝
C. 头痛　　D. 惊厥
E. 呕吐

A2型单项选择题(9-76～9-170)

9-76　病人，男性，46岁。有高血压病病史。3小时前在提重物时突然剧烈头痛，伴喷射性呕吐、呼吸减慢、心率减慢、血压升高。提示病人发生了

A. 颅内压增高
B. 脑神经受刺激
C. 牵涉性头痛
D. 急性颅内感染
E. 神经官能症

9-77 病人，女性，72 岁。既往体健。近来全身不舒服，今天下午突发性头痛。下列哪项诊断可能性最大
A. 脑肿瘤　B. 急性中毒
C. 高血压病　D. 脑血管疾病
E. 败血症

9-78* 病人，女性，25 岁。口服敌敌畏中毒，经抢救病情好转，目前能睁、闭眼，眼球能活动，瞳孔对光反射及角膜反射存在，但对外界的刺激不能产生有意识的反应，肌张力增高，病理反射阳性，大、小便失禁，存在觉醒与睡眠周期障碍。该病人的意识状态为
A. 昏睡　B. 无皮质状态
C. 意识模糊　D. 闭锁综合征
E. 睁眼昏迷

9-79 病人，男性，69 岁。因脑血管意外住院，护士列出病人最突出的护理诊断为急性意识障碍。为保持病人呼吸道通畅，正确的护理措施是
A. 仰卧位
B. 头低脚高
C. 及时吸痰
D. 抽搐者严禁约束
E. 限制探视

9-80 病人，女性，54 岁。意识丧失 6 小时就诊。体格检查：昏迷，血压增高，呼吸缓慢，脉搏慢而有力，右侧瞳孔散大。护士立即做出如下判断及处理，其中不正确的一项是
A. 已有颅内压增高
B. 已发生枕骨大孔疝
C. 立即注射甘露醇
D. 立即向医生汇报
E. 立即给病人吸氧

9-81 病人，男性，56 岁。脑出血后不能言语，但对别人的言语及文字能理解。该病人的语言障碍属于
A. 感受性失语　B. 失写症
C. 运动性失语　D. 失读症
E. 命名性失语

9-82 病人，女性，68 岁。诊断为脑血栓形成收入院。体格检查：刺激其右侧肢体无疼痛反应，平衡觉及两点辨别觉存在。该病人出现的症状是
A. 运动觉障碍
B. 复合感觉障碍
C. 浅感觉障碍
D. 深感觉障碍
E. 定位觉障碍

9-83* 病人，男性，48 岁。近来病变同侧面部感觉缺失和对侧肢体痛、温觉障碍。此种感觉障碍称之为
A. 末梢型　B. 后根型
C. 交叉型　D. 脊髓型
E. 传导束型

9-84 病人，女性，20 岁。患脊髓灰质炎。下列符合下肢弛缓性瘫痪特点的是
A. 肌张力增高
B. 键反射亢进
C. 病理反射阳性
D. 下肢不能抬起
E. 肌萎缩明显

9-85* 病人，男性，60 岁。脑血栓形成后，右侧上、下肢肌肉有收缩但不能产生动作。评估肌力为
A. 0 级　B. 1 级
C. 2 级　D. 3 级
E. 4 级

9-86 病人，男性，30 岁。今天上午突然右侧面部发麻，右侧肢体运动障碍，立即被送往医院，医生诊断为瘫痪。请问属于下列哪种瘫痪类型

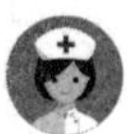

A. 单瘫　　B. 四肢瘫痪
C. 截瘫　　D. 交叉性瘫痪
E. 偏瘫

9-87 病人，男性，35 岁。车祸后长期截瘫。主要属于下列哪种病变
A. 肌病
B. 高颈段病变
C. 内囊出血
D. 脊髓横贯性损害
E. 周围神经病

9-88 病人，女性，49 岁。因急性脑血管病瘫痪住院，经医生检查诊断为上运动神经元瘫痪。下列哪项表现符合诊断
A. 腱反射消失
B. 瘫痪分布以肌群为主
C. 肌萎缩明显
D. 肌张力痉挛性增高
E. 病理反射阴性

9-89 患儿，5 岁。今天上午去幼儿园途中被生锈的铁钉刺破脚，未经任何处理，第 2 天下午突然牙关紧闭、四肢阵发性痉挛，呈角弓反张位。该患儿肌张力的改变是
A. 僵硬　　B. 震颤
C. 僵直　　D. 痉挛
E. 松弛

9-90* 病人，女性，38 岁。昨天上午参加朋友宴会说说笑笑，突然右侧面部出现刀割样疼痛，即刻赴院诊治，医生初步诊断为三叉神经痛。三叉神经痛一般不会出现下列哪项表现
A. 面部发作性剧痛
B. 痛性抽搐
C. 患侧面部皮肤粗糙
D. 有触发点
E. 随病程的延长面部痛觉减退

9-91* 病人，女性，52 岁。某天晨起刷牙时，突然左侧面部出现闪电样疼痛，持续 20 秒左右，继后又缓解。经医生诊断为原发性三叉神经痛。面部三叉神经分布区域最常受累的是
A. 第 1、2 支分布区域
B. 第 1 支分布区域
C. 第 2、3 支分布区域
D. 第 3 支分布区域
E. 第 1、3 支分布区域

9-92 病人，女性，43 岁。突然左侧面部出现阵发性疼痛，经医生初步诊断为原发性三叉神经痛。首选的治疗措施为
A. 上颌支纯乙醇注射
B. 卡马西平药物治疗
C. 三叉神经感觉根切断术
D. 三叉神经显微血管减压术
E. 半月神经节射频电凝疗法

9-93* 病人，女性，45 岁。3 天前突然感觉一侧面部出现剧烈疼痛，经休息后基本好转，今天中午又出现类似情况，休息后疼痛不但没缓解，还加重。医生诊断为原发性三叉神经痛，给予卡马西平治疗。护士用药指导时可告知病人该药一般不会出现下列哪项不良反应
A. 头晕、口干
B. 步态不稳
C. 肝功能损害
D. 白细胞计数升高
E. 精神样症状

9-94 病人，女性，42 岁。有原发性三叉神经痛病史，去医院配药时，向医生咨询三叉神经痛最易与哪种颜面部疾病混淆。医生的回答应是
A. 中耳炎　　B. 牙痛
C. 青光眼　　D. 上颌窦炎
E. 额窦炎

9-95 病人，女性，46 岁。有原发性三叉神经痛病史，某医院为老百姓义诊时，她询问医生原发性三叉神经痛的突出临床表现。医生的回答应是
A. 患侧面部存在扳机点(触发点)

B. 患侧咀嚼肌萎缩
C. 患侧角膜反射减弱
D. 患侧面部葱皮样感觉障碍
E. 张口时下颌偏向患侧

9-96* 病人,男性,28 岁。突然口角歪斜,急送医院就诊,医生诊断为面神经炎。该疾病一般不会出现的症状是
A. 耳后或下颌角后疼痛
B. 贝尔现象
C. 病侧舌前 2/3 味觉障碍
D. 额纹消失
E. 外耳道或鼓膜出现疼痛性疱疹

9-97 病人,男性,34 岁。因上呼吸道感染后并发中耳炎,今天下午在农田劳动时突然右侧额纹消失,右侧眼睑不能闭合,右侧鼻唇沟变浅,露齿时口角偏向左侧。最有可能的诊断是
A. 左侧中枢性面神经麻痹
B. 右侧中枢性面神经麻痹
C. 左侧周围性面神经麻痹
D. 右侧周围性面神经麻痹
E. 双侧周围性面神经麻痹

9-98 病人,男性,37 岁。因天气突然变化下班时受凉,回家后不久一侧面部额纹消失,急赴医院,经医生检查,确诊为左侧特发性面神经麻痹。请问下列哪项表述是正确的
A. 左眼睑下垂
B. 伸舌左偏,左侧舌肌萎缩
C. 左眼睑闭合不全
D. 口角偏向左侧
E. 张口时下颌偏向左侧

9-99* 病人,男性,40 岁。近来多次出差,感觉十分疲劳,昨天下班回家后眼睑不能闭合,立即去医院,经医生检查,诊断为特发性面神经麻痹。对该病的治疗原则,下列哪项不妥
A. 缓解神经受压
B. 降低颅内压,控制脑水肿
C. 减轻面神经水肿
D. 促使神经功能恢复
E. 改善局部血液循环

9-100 病人,女性,29 岁。2 周前病毒性感冒后,全身乏力,四肢无力,继而出现手套、袜套样感觉障碍。可能的病变是
A. 多发性神经炎　B. 脑桥损害
C. 椎间盘脱出症　D. 内囊病变
E. 脊髓横贯性损害

9-101 病人,女性,38 岁。患格林-巴利综合征多年,医生告知病人该病要防止并发肺部感染。请问诱发因素一般不包括下列哪项
A. 呼吸肌麻痹　B. 应用激素
C. 使用抗生素　D. 长期卧床
E. 吞咽误吸

9-102* 病人,男性,43 岁。2 年前的某天,工作劳累后出现咽痛,3 天后出现肌肉酸痛及无力,门诊就诊,诊断为病毒性上呼吸道感染。2 周后四肢瘫痪,急诊医生确诊为急性炎症性脱髓鞘性多发性神经病。不必采取的治疗措施是
A. 辅助呼吸　B. 免疫球蛋白
C. 血浆置换　D. 抗感染药物
E. 激素治疗

9-103 病人,女性,36 岁。12 天前上呼吸道感染,今晚躺下后全身不舒服,起床喝水,突然感觉四肢对称性无力,继而呼吸急迫,急送医院急诊室时发生呼吸停止。此时医院急诊室应立即采取的处理措施是
A. 氧气吸入　B. 地塞米松
C. 气管切开　D. 血浆置换
E. 及时吸痰

9-104 病人,男性,39 岁。1 周前消化道感染腹泻,今天起床后四肢对称性无力,没有去上班,晚上突然出现呼吸困难,由家属急送医院就诊,经医生检查确诊为格林-巴利综合征。请列出该病人

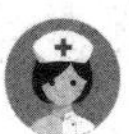

最突出的护理诊断
A. 恐惧
B. 躯体移动障碍
C. 吞咽障碍
D. 低效型呼吸型态
E. 有窒息的可能

9-105 病人，男性，66岁。今年经常出现单肢无力或轻度偏瘫突然发作，持续时间短暂，一般不超过30分钟，医生诊断为TIA。临床上最多见的病因是
A. 高血压
B. 动脉粥样硬化
C. 心脏病
D. 脑小动脉痉挛
E. 急剧的头部转动

9-106* 病人，男性，55岁。有高血压病和高脂血症史。最近因一过性失明去医院检查，医生诊断为颈内动脉系统TIA。请问颈内动脉系统TIA最常见的症状是
A. 眩晕　B. 单眼失明
C. 交叉性瘫痪　D. 共济失调
E. 一侧单肢无力

9-107* 病人，女性，49岁。有动脉粥样硬化史。近来因家庭装修比较劳累，今天上午突然跌倒，去医院检查，经医生诊断为椎-基底动脉系统TIA。该病最常见的症状是
A. 发作性眩晕　B. 耳聋或耳鸣
C. 构音障碍　D. 意识丧失
E. 共济失调

9-108 病人，女性，59岁。有高血压病数年，近3年有TIA。该疾病发作时最常见的症状是
A. 偏身感觉障碍，24小时后恢复
B. 一侧单瘫或偏瘫，30分钟内消失
C. 失明数小时恢复，且反复发作
D. 突发性眩晕，3天后消失
E. 突发性口齿不清，30天后消失

9-109 病人，男性，57岁。原有动脉粥样硬化病史，最近1年内出现4次突然说话不流利，每次持续15～30分钟，第4次伴左侧上肢麻木。神经系统检查正常。最可能的诊断是
A. 颈椎退行性病变
B. 顶叶肿瘤
C. 癫痫部分性发作
D. 偏头痛
E. TIA

9-110 病人，女性，35岁。原有风湿性心脏病病史。今天中午洗碗时突发右侧肢体活动不灵活。首先要考虑的疾病是
A. TIA
B. 脑栓塞
C. 蛛网膜下隙出血
D. 脑出血
E. 脑血栓形成

9-111 病人，女性，25岁。逛商场3小时后突然一侧肢体抽搐、失语，立即送往医院。医生追问病史，得知病人原有风湿性心瓣膜病，立即诊断为脑栓塞。请问防治脑栓塞的重要环节是
A. 防治并发症　B. 保护脑细胞
C. 治疗原发病　D. 改善脑血供
E. 减轻脑水肿

9-112 病人，男性，70岁。今晨起床时突然一侧手脚不能动弹，说话不流利，家属立刻送入院，医生诊断为脑血栓形成。请问脑血栓形成最重要的危险因素是
A. TIA
B. 心脏病
C. 心理-社会因素
D. 糖尿病
E. 高脂血症

9-113 某高血压病病人经常出现头晕、头痛、肢体麻木、肢体无力。近几天早晨因出现偏瘫诊断为脑血栓形成。请问脑血栓形成早期康复应于何时开始

A. 48 小时内　　B. 2 周后
C. 48 小时后　　D. 4 周后
E. 1 周后

9-114* 病人，男性，59 岁。原有高血压病病史，血压时高时低，经常下午休息后说话吐词不清，曾 2 次住院，诊断为脑血栓形成。下列不符合脑血栓形成的临床表现是哪项
A. 一过性失语
B. 安静状态下发病
C. 脑膜刺激征
D. 运动障碍明显
E. 多有头晕等前驱症状

9-115 病人，女性，57 岁。有高血压病、高脂血症、糖尿病病史，近年来出现脑梗死。下列不符合脑梗死临床表现的是
A. 多在安静睡眠状态发病
B. 症状多在数周达高峰
C. 意识清楚
D. 失语
E. 偏瘫

9-116 病人，女性，64 岁。有"三高症"，10 年前就有脑血栓形成，最近发作频繁，症状严重。重症脑血栓形成急性期康复的重点是
A. 定时评估病人身心功能状况
B. 保持瘫痪肢体功能位
C. 进行适当的肢体被动运动
D. 防止并发症
E. 查明和干预危险因素

9-117* 病人，男性，78 岁。有高血压病病史 28 年，3 周前因脑梗死住院治疗，目前病情已稳定，即将出院。此时正确的健康指导不包括
A. 迅速降低血压
B. 晨间醒后 10 分钟缓慢起床
C. 长期服用抗血小板聚集的药物
D. 尽早开始肢体功能训练
E. 定期医院复查

9-118* 病人，男性，68 岁。有高血压病病史 14 年，并有多次 TIA，3 周前早晨起床时右侧上、下肢瘫痪，神志清楚，言语不清，诊断为脑梗死。正确的护理措施应除外下列哪项
A. 保持安静，避免搬动
B. 头部禁放冰袋冷敷
C. 密切观察生命体征的变化
D. 保持肢体处于功能位
E. 发病 4 周后可做肢体功能锻炼

9-119 病人，女性，50 岁。10 年前 TIA 数次，2 年前出现脑血栓形成。对该病人正确的护理措施是
A. 定期更换体位，防止压疮发生
B. 给予高糖、高蛋白、高盐饮食
C. 腰椎穿刺后应嘱病人俯卧位
D. 护理操作应分散进行
E. 应禁食，暂停口腔护理

9-120 病人，男性，70 岁。患高血压病 30 年。在与人争吵中突然感到剧烈头痛，喷射性呕吐，同时右侧肢体瘫痪，数分钟后意识丧失，即送医院，经抢救无效死亡。该病人死亡的主要原因是
A. 呼吸衰竭　　B. 心力衰竭
C. 肺性脑病　　D. 癫痫大发作
E. 脑出血

9-121 病人，男性，62 岁。有高血压病病史 27 年。于家中如厕时突感头晕，伴右侧肢体无力，随即倒地送治入院，诊断为脑出血。体格检查：浅昏迷，右侧偏瘫，血压 200/116 mmHg。此时，护士保持病人安静卧床，护理动作轻柔，其目的主要是
A. 改善脑缺氧
B. 防止颅内压升高
C. 避免外伤
D. 减轻脑水肿
E. 保持呼吸道通畅

9-122 病人，男性，78 岁。突感剧烈头痛，伴

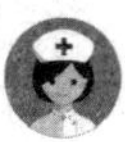

频繁呕吐，意识不清，脉搏呼吸减慢，瞳孔大小不等。目前可能马上致命的情况是
A. 癔症发作
B. 蛛网膜下隙出血
C. 脑疝形成
D. 高血压危象
E. 脑血栓形成

9-123　病人，男性，79岁。患高血压病已有50余年，近10年来几乎每年冬季血压控制不佳。今天因和家人闹矛盾，突然脑出血，经医生抢救生命体征稳定。防止脑出血病人出血加重的关键措施是
A. 止血和凝血
B. 维持生命状态平稳
C. 控制脑水肿
D. 降低血压
E. 防治并发症

9-124* 病人，男性，51岁。近几年血压升高明显，降压效果不理想。最近和单位同事发生争吵，昨晚突然发生脑出血，经医院检查证实为脑桥出血。脑桥出血的特征性表现是
A. 失语
B. 双侧瞳孔缩小如针尖样
C. 抽搐
D. 中枢性高热
E. 三偏征

9-125　病人，男性，59岁。因高血压病和动脉粥样硬化，今天出现脑出血，经CT检查证实为内囊出血。其妻子和子女们非常着急，当护士长查房时，病人妻子便询问脑出血最严重的临床类型。护士长的回答应是
A. 脑桥出血　　B. 内囊出血
C. 小脑出血　　D. 脑室出血
E. 丘脑出血

9-126　病人，男性，54岁。年轻时即有高血压病，降压药时服时停。1周前出现脑出血，需要用甘露醇控制脑水肿。关于甘露醇的应用，下列不正确的方法是
A. 不与电解质溶液等混用
B. 低温结晶时应加温溶解后再用
C. 不可漏出血管外
D. 静脉推注过快可致一过性头晕
E. 大剂量应用时在24小时内静脉滴注

9-127　某脑出血病人有吸烟史和高血压病病史20年，肥胖。曾因脑出血住院，目前血压160/95 mmHg。下列健康教育内容哪项不妥
A. 适量运动
B. 保持情绪稳定
C. 戒烟
D. 高热量、高糖饮食
E. 控制血压

9-128* 病人，男性，69岁。患高血压病40余年，最近常和儿媳妇发生口角，心情不舒畅，昨晚突然发生脑出血，经抢救病情稍稳定。护士为病人定时翻身时最应注意的问题是
A. 保护四肢关节　　B. 病情观察
C. 协助生活护理　　D. 动作轻柔
E. 防止牵动头部

9-129　病人，男性，73岁。因脑出血住院，经治疗已脱离危险期，但仍有吞咽障碍。病人进食时的护理措施，下列哪项不妥
A. 病人取坐位，头稍前倾
B. 进食过程中观察有无误吸的表现
C. 进食时病人不要说话
D. 有面瘫者宜将食物放在口腔健侧舌根部
E. 小口、慢咽，充分咀嚼

9-130　病人，女性，68岁。因剧烈头痛伴喷射性呕吐5小时急诊入院，有高血压病

病史 20 年。该病人正确的护理措施是

A. 采取头低足高位
B. 便秘时行大量不保留灌肠
C. 大便失禁时裹上尿布
D. 每 2 小时勤翻身拍背
E. 尿失禁者不可留置导尿管

9-131 病人,男性,83 岁。因脑出血入院,目前意识不清,频繁呕吐,右侧瞳孔扩大,血压 210/126 mmHg,左侧偏瘫。应禁止的护理措施是

A. 绝对卧床休息,头偏一侧
B. 置瘫痪肢体功能位,保护关节功能
C. 应用脱水剂,降低颅内压
D. 遵医嘱降压,防止进一步出血
E. 采用灌肠法,保持大便通畅

9-132 病人,男性,73 岁。因脑出血入院,目前处于昏迷状态。正确的护理措施应除外下列哪项

A. 必须禁食,静脉补充热量
B. 为防坠床,床边可加栏杆
C. 痰液黏稠时给予雾化吸入
D. 保暖,预防呼吸道感染
E. 预防压疮,温水擦背,翻身

9-133* 病人,女性,74 岁。患高血压病多年,最近因脑出血住院。护士在观察病情时发现下列哪些情况提示有脑疝的可能,但除外

A. 意识障碍加重　B. 呕吐频繁
C. 血压降低　D. 心率变慢
E. 烦躁不安

9-134 病人,男性,51 岁。原有高血压病病史,近日发生脑出血赴院急诊。护士在护理该病人时,采用头部冷敷的目的不包括

A. 减少脑细胞氧耗　B. 减轻脑水肿
C. 保护脑细胞　D. 增加脑供血
E. 催醒病人

9-135* 病人,男性,46 岁。由于工作劳累,家务繁忙,经常忘吃降压药。昨天因脑出血入院,目前伴发热。对该病人脑出血发热的护理措施,下述错误的是

A. 禁忌头部使用冰袋或冰帽
B. 人工冬眠
C. 按医嘱应用退热药
D. 乙醇擦浴
E. 酌情给予镇静剂

9-136 病人,男性,72 岁。原有高血压病病史,最近因情绪激动发生脑出血,且并发上消化道出血。护理上应注意

A. 观察病人的呕吐物和大便性状
B. 鼻饲病人前不必先抽取胃液
C. 隔天做纤维胃镜检查
D. 出血病人应常规进流质饮食
E. 按医嘱经胃管灌注垂体后叶素

9-137 病人,女性,30 岁。因最近情绪激动突然出现颈项强直住院检查,发现先天性动脉瘤破裂引起蛛网膜下隙出血。蛛网膜下隙出血最常见的症状是

A. 抽搐　B. 剧烈头痛
C. 喷射性呕吐　D. 意识模糊
E. 肢体活动不灵

9-138 病人,女性,40 岁。因近 1 年经常出差劳累,发生了蛛网膜下隙出血。蛛网膜下隙出血关键的治疗措施是

A. 去除病因
B. 控制继续出血
C. 对症治疗
D. 防止继发性脑血管痉挛
E. 预防复发

9-139 病人,男性,33 岁。患蛛网膜下隙出血,经 10 天治疗病情好转,突然不明原因病情恶化,并出现意识障碍和偏瘫、失语。最可能发生的情况是

A. 蛛网膜下隙再出血
B. 合并脑出血
C. 迟发性脑血管痉挛
D. 突发脑疝

E. 正常颅压脑积水

9-140* 病人，男性，29岁。因突然头痛、呕吐，脑膜刺激征(+)入院，医生怀疑蛛网膜下隙出血。主要依靠下列哪项检查来明确病因诊断

A. 数字减影血管造影
B. CT
C. 脑脊液
D. MRI
E. 脑超声

9-141 病人，女性，58岁。有高血压病病史，最近头痛剧烈，赴院检查证实为蛛网膜下隙出血。对该病人进行护理，下列不妥的是

A. 稳定情绪
B. 绝对卧床休息4～6天
C. 维持生命体征
D. 提供安静、舒适的休养环境
E. 保持二便通畅

9-142 病人，男性，62岁。退休后心情不舒畅，近1周来四肢抖动，发生铅管样强直。以上是下列哪种疾病的表现

A. 周围神经炎　B. 帕金森病
C. 有机磷农药中毒　D. 脑膜脑炎
E. 强直性脊柱炎

9-143* 病人，男性，59岁。有帕金森病病史，最近肌强直明显，步态不稳。该病人会出现下列哪种步态

A. 剪刀步态　B. 醉汉步态
C. 慌张步态　D. 偏瘫步态
E. 跨域步态

9-144* 病人，男性，67岁。因震颤经医院检查证实为帕金森病。该病一般不会出现的体征是

A. 肌强直　B. 静止性震颤
C. 面具脸　D. 写字过大症
E. 慌张步态

9-145 病人，男性，60岁。患帕金森病16年。关于此病以下哪项表述是不正确的

A. 多在中老年期发病
B. 早期发现、早期治疗可治愈
C. 常规辅助检查无特殊发现
D. 抗胆碱能药用于震颤明显的年轻人
E. 主要表现为静止性震颤、运动迟缓和肌强直

9-146* 病人，女性，58岁。患帕金森病5年，一直服用左旋多巴治疗。近来每天多次突然波动于严重运动减少和缓解而伴有异动症2种状态之间，临床考虑为多巴胺替代药物治疗的神经系统不良反应。宜采取的治疗是

A. 减少多巴胺替代药物的单剂量
B. 改用复方多巴制剂美多巴
C. 延长多巴胺替代药物的给药时间
D. 改用多巴胺受体激动剂
E. 停用多巴胺替代药物

9-147 病人，女性，53岁。确诊帕金森病10年余，近日因步态不稳，肢体抖动明显，生活不能自理，家属要求住院治疗。该病人最突出的护理诊断是

A. 躯体移动障碍　B. 焦虑
C. 生活不能自理　D. 便秘
E. 自我形象紊乱

9-148 患儿，6岁。在玩积木时突然中断、发呆，手中积木落地，约10秒钟后又能继续搭积木。近1周连续发作，每次发作后均无记忆。最可能的诊断是

A. 失神发作　B. 无张力发作
C. 精神性发作　D. 肌阵挛发作
E. 癫痫持续状态

9-149 病人，男性，15岁。上课时突然倒地，意识丧失、全身抽搐、口吐白沫、尿失禁，数分钟后逐渐清醒，对所发生的事情全无记忆。最有可能的疾病是

A. 晕厥　B. 癔症
C. 低血糖昏迷　D. 癫痫
E. TIA

9-150 病人,女性,26岁。6个月前曾突发意识丧失,全身骨骼肌持续强直收缩,脑电图异常,诊断为癫痫强直-阵挛发作。以后多次发作,今天上班途中大发作时间超过30分钟,间歇期意识不清。应判断为

A. 癫痫失神发作　B. 肌阵挛发作
C. 癫痫大发作　D. 癫痫综合征
E. 癫痫持续状态

9-151 病人,女性,44岁。从小就有癫痫小发作,每次发作虽然时间很短,但发作时意识不清。有一次看门诊配药时,她问医生癫痫发作类型中哪种不会出现意识障碍,医生的回答应是

A. 全面强直-阵挛发作
B. 癫痫持续状态
C. 局限性发作
D. 精神运动性发作
E. 癫痫小发作

9-152 病人,女性,25岁。因口吐白沫赴院检查。为明确是癔症还是癫痫,最有意义的检查是

A. CT　B. 脑电图
C. MRI　D. 脑血管造影
E. 头部放射性核素

9-153* 病人,男性,32岁。原有癫痫大发作史,最近因出差多、劳累未服药。今晨起有多次抽搐发作,间歇期意识不清、二便失禁,中午来院急诊。其紧急处理措施是

A. 20%甘露醇溶液静脉滴注
B. 肌内注射苯巴比妥
C. 0.1%水合氯醛溶液保留灌肠
D. 静脉推注地西泮
E. 鼻饲应用抗癫痫药

9-154* 病人,男性,41岁。有癫痫发作史1年。服用抗癫痫药过程中的注意事项,下列哪项不妥

A. 由单一小剂量开始
B. 必须逐渐加量或联合用药
C. 达疗效后仍需继续用药
D. 长期服药,不可随意增减剂量
E. 定期复查血象及肝功能

9-155* 病人,男性,14岁。上体育课时突然全身性强直-阵挛发作,口吐白沫,学生们立即送他去医务室。处理时应特别强调

A. 病人移到安全地带
B. 给氧
C. 保持气道通畅
D. 保暖
E. 注射抗癫痫药物

9-156 病人,女性,26岁。结婚前晚突发意识丧失,全身骨骼肌持续强直收缩,经医院脑电图检查证实为癫痫大发作,通过治疗未再次发作。护士在病人咨询时错误的回答是

A. 可暂停服药　B. 注意安全
C. 睡眠要充足　D. 心情愉快
E. 饮食宜清淡

9-157 病人,女性,30岁。上班途中突发意识丧失,全身骨骼肌持续性强直收缩。此时不正确的护理措是

A. 使病人就地平卧
B. 上、下磨牙间塞入牙垫
C. 移去身边危险物品
D. 不喂食、喂水
E. 用力按压肢体,制止抽搐发作

9-158 病人,女性,29岁。结婚前3年出现癫痫大发作,用药控制得较好,结婚后为了不让丈夫知道,便不再吃药。该病人违反了下列哪项用药原则

A. 长期用药　B. 忌随意停药
C. 规则用药　D. 选择用药
E. 单一用药

9-159* 病人,女性,48岁。有癫痫大发作史30余年,昨晚再次发作入院治疗,2天后病情稳定。对该病人健康教育,不

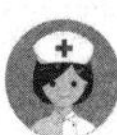

正确的指导是
A. 开车时要有人陪同
B. 适当参加脑力活动
C. 游泳有危险
D. 避免情绪波动和劳累
E. 需长期正规用药

9-160 病人，男性，22岁。自1岁时开始出现四肢抽搐，未引起重视。以后5、7、10、13、18岁，都有类似发作，且症状加重，经头颅CT、脑电图等检查诊断为癫痫，药物用用停停。该病人最突出的护理诊断是
A. 有窒息的危险
B. 气体交换受损
C. 有受伤的危险
D. 知识缺乏
E. 有跌倒的危险

9-161 病人，女性，35岁。反复发作意识丧失，全身骨骼肌持续强直收缩5分钟，以往有癫痫发作史。在护理该病人时应
A. 做好气管切开护理
B. 切忌使用牙垫或压舌板
C. 随时用力按压肢体
D. 尽快进行血浆置换准备
E. 观察瞳孔和生命体征

9-162 病人，女性，24岁。2周前无明显诱因出现右侧上眼睑下垂，家属发现其晨起时症状不明显，下午症状逐渐加重。疲劳试验阳性，新斯的明试验阳性。该病人通常不会出现的临床表现是
A. 眼外肌正常
B. 神经传导速度正常
C. 腱反射正常
D. 瞳孔括约肌正常
E. 感觉正常

9-163* 病人，男性，55岁。重症肌无力病史6年。该病人最有可能合并的疾病是
A. 脑梗死
B. 小细胞肺癌
C. 胸腺瘤
D. 系统性红斑狼疮
E. 延髓麻痹

9-164 病人，男性，29岁。2个月前无明显诱因出现左侧上眼睑下垂。下列临床表现对于病人的诊断最有价值的是
A. 晨轻暮重　　B. 吞咽困难
C. 感觉正常　　D. 视物重影
E. 腱反射正常

9-165 病人，女性，36岁。确诊为重症肌无力。不会导致该病人症状加重的是
A. 应用巴龙霉素　　B. 呼吸道感染
C. 应用庆大霉素　　D. 妊娠与分娩
E. 应用甲泼尼龙

9-166 病人，女性，32岁。因左侧上眼睑下垂5天入院。新斯的明试验阳性。该病人下列检查可出现异常的是
A. 血常规
B. 单纤维肌电图
C. 脑脊液常规
D. 神经传导速度
E. 脑脊液生化

9-167 病人，女性，25岁。1个月前无明显诱因出现左侧上眼睑下垂，家属发现其晨起时症状不明显，下午症状逐渐加重。体格检查：瞳孔对光反射正常。为明确诊断，下列哪项检查最为重要
A. 重复神经电刺激　B. 胸腺CT
C. 脑脊液　　D. 头颅MRI
E. 血常规

9-168 病人，男性，46岁。确诊重症肌无力后长期使用激素治疗。其可能出现的不良反应不包括
A. 骨质疏松　　B. 高血糖
C. 共济失调　　D. 胃溃疡
E. 股骨头坏死

9-169* 病人，男性，34岁。因近1周加班感觉

十分疲劳，眼球活动受限 3 天赴院诊治，医生诊断为重症肌无力。该病人的治疗方法中下列说法错误的是

A. 大剂量激素冲击治疗适用于肌无力危象
B. 反拗性危象病人应逐步停用抗胆碱酯酶药物
C. 大剂量激素冲击治疗待症状缓解后应使用小剂量长期维持
D. 血浆置换治疗适用于肌无力危象
E. 氯化钾可增强新斯的明的作用

9-170 病人，男性，33 岁。诊断为重症肌无力 4 年，长期口服溴吡斯的明治疗，5 天前自行停药，今天上午突发呼吸困难，注射新斯的明后症状减轻。抢救该病人时，首要的是

A. 血浆置换疗法
B. 停用溴吡斯的明
C. 激素冲击治疗
D. 保证呼吸道通畅
E. 积极控制肺部感染

A3 型单项选择题(9-171～9-200)

(9-171～9-172 共用题干)

病人，男性，50 岁。1 年前发现牙齿无明显原因针扎似疼痛，令其难以承受，去当地医院治疗，医生检查认为是牙痛，拔牙 1 颗，但该侧面部疼痛并未消失。换一家医院诊断为三叉神经痛。

9-171 该病人最突出的护理诊断是

A. 疼痛：面部痛　B. 焦虑
C. 语言沟通障碍　D. 知识缺乏
E. 潜在并发症：休克

9-172 治疗本病的关键是

A. 保持周围环境安静
B. 避免发作诱因
C. 培养多种兴趣爱好
D. 迅速有效止痛
E. 维持健康心态

(9-173～9-175 共用题干)

病人，男性，38 岁。10 天前因劳累后出现右侧眼睑闭合不严，露齿时口角歪向左侧，伴右侧抬眉无力，右侧鼻唇沟变浅，右侧舌前 2/3 的味觉减退，来院急诊。

9-173 根据病人的情况，初步的医疗诊断是

A. 左侧牙龈炎
B. 三叉神经痛
C. 多发性神经炎
D. 左侧面神经炎
E. 右侧面神经炎

9-174* 治疗该病人应尽早应用

A. 糖皮质激素
B. 碘离子透入疗法
C. 免疫抑制剂
D. 面神经减压手术
E. 红外线照射

9-175 该病人最突出的护理诊断是

A. 恐惧
B. 疼痛：乳突部
C. 知识缺乏
D. 自我形象紊乱
E. 有组织完整性受损的可能

(9-176～9-177 共用题干)

病人，女性，62 岁。因四肢无力 2 月，加重伴双手麻木 1 周赴院诊治，医生诊断为格林-巴利综合征。

9-176 护士为病人列出“躯体移动障碍”的护理诊断，其相关因素是

A. 与营养失调有关
B. 与四肢肌肉进行性瘫痪因素有关
C. 与呼吸困难有关
D. 与脑神经受损所致延髓麻痹有关
E. 与肌肉麻痹有关

9-177 该疾病通常在病情稳定后多久时间开始恢复

A. 1～2 周　B. 1～2 个月
C. 2～4 周　D. 2 个月～1 年
E. 4～6 周

(9-178～9-180 共用题干)

病人，男性，63岁。16天前骑自行车时突发胸背部疼痛，伴束带感，遂去某医院就诊，行胸部MRI检查未见明显异常，给予针灸治疗，疼痛稍减轻。2周前的一天晚上突然出现胸背部剧烈疼痛，5分钟后左下肢疼痛，约10分钟后出现右下肢无力，在2小时内出现双下肢瘫痪，伴排尿困难，后胸背部疼痛消失，但仍有束带感，来院急诊。

9-178　根据上述病情，估计病人患了什么疾病

A. 急性脊髓炎　　B. 急性胆囊炎
C. 脊髓压迫症　　D. 急性胰腺炎
E. 多发性神经炎

9-179　该病变最常累及的部位是

A. 颈椎1～3节段
B. 胸椎3～5节段
C. 颈椎5～7节段
D. 胸椎6～9节段
E. 腰椎3～5节段

9-180　急性期的首选治疗方法是

A. 被动运动
B. 针灸推拿
C. 按摩理疗
D. 服用B族维生素
E. 甲泼尼龙短程冲击疗法

(9-181～9-184 共用题干)

病人，女性，57岁。某天起床后出现左脚不能动弹，数小时后左侧肢体瘫痪，言语不清，家属立即送其入院，既往曾有高血压病病史。

9-181　根据上述病情，估计病人患了什么疾病

A. 脑出血
B. TIA
C. 脑栓塞
D. 蛛网膜下隙出血
E. 脑血栓形成

9-182　引起该疾病最常见的病因是

A. 高血压病
B. 糖尿病
C. 高脂血症
D. 脑动脉粥样硬化
E. 脑动脉炎

9-183*　确诊该疾病最常用的检查是

A. 头颅CT　　B. MRI
C. 血管造影　　D. TCD
E. 凝血功能

9-184　该病人最突出的护理诊断是

A. 焦虑
B. 躯体移动障碍
C. 吞咽障碍
D. 语言沟通障碍
E. 知识缺乏

(9-185～9-188 共用题干)

病人，男性，69岁。原有高血压病病史25年，今晨发现病人昏迷不醒，呕吐咖啡样液体急诊。入院体格检查：体温39.8℃；深昏迷，双侧瞳孔呈针尖样，交叉性瘫痪。

9-185　根据该病人的病情应考虑为

A. 内囊出血
B. 小量脑桥出血
C. 大量脑桥出血
D. 小脑出血
E. 蛛网膜下隙出血

9-186　目前最有诊断价值的辅助检查是

A. 脑电图　　B. 脑组织活检
C. 头颅X线摄片　　D. 颅脑CT
E. 肌电图

9-187*　估计病人血肿的大小为

A. >0.5 ml　　B. >2.0 ml
C. >5.0 ml　　D. >1.0 ml
E. >1.5 ml

9-188　目前首要的护理措施是

A. 给氧
B. 床头抬高15°～30°
C. 安慰亲属
D. 静脉滴注甘露醇溶液
E. 静脉滴注止血药物

(9－189～9－191 共用题干)

病人，女性，71 岁。有高血压病病史 28 年，今晨突然出现剧烈头痛伴左侧上下肢瘫痪，诊断为急性出血性脑血管病。

9－189 对该病人目前护士应重点观察
A. 肢体瘫痪情况　B. 脉搏与血压
C. 神志与瞳孔　D. 尿量与血压
E. 神志与呕吐物

9－190 此时正确的护理措施是
A. 去枕平卧位
B. 补充血容量
C. 8 小时后鼻饲流质
D. 头部热敷
E. 发病 24～48 小时内避免搬动

9－191 下列对该病人 24 小时内的处理哪项是错误的
A. 控制血压
B. 减低颅内压
C. 治疗并发症
D. 勤翻身拍背
E. 适当使用止血剂

(9－192～9－194 共用题干)

某病人有癫痫史多年，每次发作时表现为短暂的意识中断，持续 10～15 秒。再次癫痫发作。

9－192 本病的诊断主要依据是
A. 体格检查
B. 头颅 X 线片
C. 脑 CT 或 MRI 检查
D. 脑脊液检查
E. 病史和脑电图检查

9－193* 发作时为防止窒息，不应采取的措施是
A. 将病人就地平卧
B. 移走身边危险物体
C. 将病人头部放低，偏向一侧
D. 迅速喂水、喂药
E. 快速静脉滴注脱水剂和吸氧

9－194 对该病人的健康教育最重要的内容是
A. 饮食应清淡且富含营养
B. 保持心情愉快
C. 禁止进行危险性活动
D. 戒烟酒
E. 劳逸结合

(9－195～9－196 共用题干)

病人，男性，20 岁。白天参加运动会长跑比赛，晚上饱餐后入睡，翌日晨起四肢瘫痪。查血清钾降低，心电图出现 U 波，ST 段下移。

9－195* 最可能的诊断是
A. 脊髓出血
B. 格林-巴利综合征
C. 急性脊髓炎
D. 低钾型周期性瘫痪
E. 癔症性瘫痪

9－196 给予下列哪种饮食有助于减少发作
A. 低盐、高钾　B. 低盐、高糖
C. 高钾、高钠　D. 高糖、高钠
E. 低盐、低钾

(9－197～9－200 共用题干)

病人，女性，38 岁。反复发作头痛 4 年，每次发作前均有 2 小时左右的烦躁、饥饿感，随之一眼出现异彩，持续约 30 分钟。缓解后出现头痛，呈钻痛、搏动性，常伴恶心、呕吐，持续 4～5 小时后进入睡眠可缓解。

9－197* 该病人最可能的医疗诊断是
A. 特殊类型偏头痛　B. 紧张性头痛
C. 无先兆偏头痛　D. 丛集性头痛
E. 有先兆偏头痛

9－198* 该疾病的发病与下列哪项因素关系不大
A. 遗传因素　B. 长期吸烟
C. 精神因素　D. 内分泌因素
E. 饮食因素

9－199* 下列哪项治疗有效时，有助于明确诊断
A. 咖啡因　B. 普萘洛尔
C. 麦角胺　D. 阿米替林
E. 托吡酯

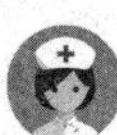

9-200　引起该病的诱发因素，不包括

A. 饮酒　　B. 强光刺激
C. 腌制品　　D. 情绪稳定
E. 避孕药

A4型单项选择题(9-201～9-234)

(9-201～9-205 共用题干)

病人，女性，29岁。因最近连续出差劳累，加上前几天淋雨后出现咽喉痛，发热，全身肌肉酸痛及无力，自服吲哚美辛稍有好转，1周后四肢对称性无力，不能行走，去医院就诊，医生初步诊断为格林-巴利综合征。

9-201　进一步做哪项检查可以确诊

A. 脑脊液　　B. 脑电图
C. 肌电图　　D. 神经活检
E. 血常规

9-202　格林-巴利综合征的疾病性质是

A. 化学性炎症　　B. 出血性炎症
C. 化脓性炎症　　D. 坏死性炎症
E. 自身免疫性炎症

9-203　格林-巴利综合征的首发症状是

A. 感觉障碍
B. 四肢迟缓性瘫痪
C. 视盘水肿
D. 直立性低血压
E. 呼吸肌麻痹

9-204　对该病人的主要治疗措施是

A. 输注大剂量丙种球蛋白
B. 给予糖皮质激素
C. 血浆置换疗法
D. 给予抗感染药物
E. 人工辅助呼吸

9-205　护士为病人做健康指导，下列哪项可除外

A. 保持情绪稳定
B. 为控制饮食而吃素
C. 加强病情监测
D. 避免淋雨受凉
E. 坚持运动

(9-206～9-211 共用题干)

病人，女性，56岁。既往有高血压病病史12年，早晨起床时发现左侧肢体无力，活动不灵，头痛、头晕，经休息未见好转，2小时后说话含糊不清来院就诊。

9-206　根据该病人的情况首先应考虑下列哪种疾病

A. 脑栓塞
B. 脑出血
C. 脑血栓形成
D. 蛛网膜下隙出血
E. 高血压危象

9-207*　若病人大脑中动脉闭塞，可出现的症状是

A. 三偏征　　B. 一过性失明
C. 局限性抽搐　　D. 一过性失语
E. 一过性黑矇

9-208　头颅CT检查可提示

A. 左侧高密度灶
B. 左侧低密度灶
C. 右侧高密度灶
D. 右侧低密度灶
E. 高密度出血影

9-209　在急性早期有效的治疗方法是

A. 对症治疗　　B. 抗凝治疗
C. 手术治疗　　D. 扩容治疗
E. 溶栓治疗

9-210*　若采用高压氧舱治疗脑梗死，机制不包括

A. 中断梗死区血液循环
B. 迅速控制脑水肿
C. 建立新的毛细血管网
D. 建立新的侧支循环
E. 使梗死区迅速得到氧供

9-211　在急性期护士采取的下列护理措施中正确的是

A. 冰袋冷敷头部
B. 头高足低侧卧位
C. 指导病人正确用药

D. 鼓励病人多说话

E. 低盐、高糖、高脂饮食

(9-212～9-216 共用题干)

病人，男性，70岁。原发性高血压病史30年，剧烈头痛，喷射性呕吐5小时急诊入院，30分钟后呼之不应，很快意识全部丧失，对各种刺激全无反应，呼吸不规则，双侧瞳孔不等大。

9-212 根据该病人的情况应考虑下列哪种情况

A. 脑梗死　B. 脑疝

C. 脑血栓形成　D. 高血压脑病

E. 脑栓塞

9-213* 此时最急需的措施是

A. 脑CT检查

B. 脑MRI检查

C. 腰椎穿刺

D. 静脉滴注甘露醇

E. 脑血管造影检查

9-214* 该病人最突出的护理诊断是

A. 急性意识障碍

B. 有发生感染的可能

C. 躯体移动障碍

D. 有皮肤完整性受损的可能

E. 语言沟通障碍

9-215 病人急性期需要绝对卧床休息

A. 1～3天　B. 2～3周

C. 3～7天　D. 3～4周

E. 1～2周

9-216 治疗1周后，病人神志清楚，右侧上、下肢能在床上移动，但不能抬起，其肌力为

A. 0级　B. 1级

C. 2级　D. 3级

E. 4级

(9-217～9-222 共用题干)

病人，男性，68岁。有一次退休同事们聚会时发现他一只手在发抖，劝他去医院检查，由于休息后症状有所好转，未引起重视。2周后四肢均发生震颤，尤其是一侧下肢发生肌强直，迅速来院诊治。

9-217 最有可能的医疗诊断是

A. 帕金森病

B. 重症肌无力

C. 多发性神经炎

D. 格林-巴利综合征

E. 脑血栓形成

9-218* 该疾病的主要病理改变是

A. 脑室周围白质变性

B. 肝豆状核变性

C. 胸腺中的肌样细胞变性

D. 神经元变性

E. 黑质多巴胺能神经元变性

9-219* 引起本病的相关因素应除外下列哪项

A. 遗传因素

B. 长期接触杀虫剂

C. 高龄

D. 长期接触除草剂

E. 雌激素增高

9-220* 能促进神经末梢释放多巴胺，并阻止其再吸收的药物是

A. 普拉克索　B. 金刚烷胺

C. 恩他卡朋　D. 东莨菪碱

E. 复方左旋多巴

9-221 该病人最突出的护理诊断是

A. 语言沟通障碍

B. 生活不能自理

C. 家庭应对无效

D. 躯体移动障碍

E. 知识缺乏

9-222 护士做健康指导时重点应突出下列哪项

A. 饮食指导

B. 日常生活指导

C. 安全指导

D. 皮肤护理指导

E. 用药指导

(9-223～9-228 共用题干)

病人，女性，28岁。上班时突然倒地，意识

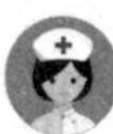

丧失，全身抽搐，口吐白沫，大、小便失禁，数分钟后逐渐清醒，对所发生的事情全无记忆。

9-223　该病人最可能患的疾病是
A. 低血糖昏迷　B. 癔症
C. 晕厥　D. 癫痫
E. TIA

9-224* 医生给予苯妥英钠，下列哪项不良反应不会出现
A. 面容粗糙　B. 复视
C. 毛发减少　D. 胃肠道症状
E. 齿龈增生

9-225　抗癫痫药物一般为碱性，何时服用较为妥当
A. 饭前　B. 饭后
C. 随时　D. 清晨
E. 傍晚

9-226　该病人一般不会出现下列哪项护理诊断
A. 有窒息的可能
B. 知识缺乏
C. 有受伤的可能
D. 潜在并发症：休克
E. 气体交换受损

9-227* 发作时不正确的护理措施是
A. 使病人就地平卧
B. 上、下磨牙间塞入牙垫
C. 用力按压肢体，制止抽搐发作
D. 不喂食、喂水
E. 移去身边危险物品

9-228　发作后病人最可能的心理反应是
A. 焦虑　B. 兴奋
C. 恐惧　D. 紧张
E. 自卑

（9-229～9-234 共用题干）

病人，女性，39 岁。近 2 个月经常感冒，3 天前因左侧上眼睑下垂去医院就诊。

9-229　最应怀疑的疾病是
A. 多发性神经病　B. 帕金森病
C. 面神经麻痹　D. 重症肌无力
E. 三叉神经痛

9-230* 该疾病的主要病理生理机制是
A. 乙酰胆碱释放量增多
B. 乙酰胆碱受体数目增多
C. 乙酰胆碱释放量减少
D. 乙酰胆碱抗体数目减少
E. 乙酰胆碱受体数目减少

9-231* 该疾病通常首先累及的肌肉是
A. 三角肌　B. 瞳孔括约肌
C. 提上睑肌　D. 胸锁乳突肌
E. 股四头肌

9-232* 对诊断重症肌无力没有帮助的检查是
A. 头颅 MRI
B. 胸部 CT
C. 疲劳试验
D. 新斯的明试验
E. 重复神经电刺激

9-233　重症肌无力病人合并肺部感染，下列哪种抗生素不宜使用
A. 青霉素　B. 氯霉素
C. 红霉素　D. 甲硝唑
E. 庆大霉素

9-234　抢救重症肌无力危象病人时，错误的是
A. 积极预防肺部感染
B. 可应用大剂量激素冲击
C. 立即开放气道，予以辅助呼吸
D. 必要时可使用血浆置换
E. 应用大剂量新斯的明进行冲击治疗

名词解释题（9-235～9-259）

9-235　紧张性头痛

9-236　脑死亡

9-237　Broca 失语

9-238　感觉障碍

9-239　瘫痪

9-240　肌张力

9-241 肌力
9-242 Bell 麻痹
9-243 Hunt 综合征
9-244 中枢性面瘫
9-245 多发性神经病
9-246 吉兰-巴雷综合征(GBS)
9-247 上升性脊髓炎
9-248 急性脑血管病
9-249 短暂性脑缺血发作(TIA)
9-250 脑梗死
9-251 三偏征
9-252 多发性硬化
9-253 折刀样肌强直
9-254 肝豆状核变性
9-255 癫痫持续状态
9-256 肌无力危象
9-257 周期性瘫痪
9-258 颅内压增高
9-259 数字减影脑血管造影

简述问答题(9-260~9-279)

9-260 简述神经系统的组成与功能。
9-261 失语的类型有哪几种?
9-262 简述言语沟通障碍病人的护理。
9-263 简述感觉障碍病人的健康指导。
9-264 简述瘫痪病人的护理。
9-265 简述丙种球蛋白治疗格林-巴利综合征的注意事项。
9-266 简述急性脑血管病的病因及危险因素。
9-267 简述脑血管病的三级预防。
9-268 简述脑梗死病人的超早期溶栓治疗目的及其用药护理。
9-269 简述脑出血病人的健康教育计划的内容。
9-270 如何减少长期卧床的并发症?
9-271 简述蛛网膜下隙出血引起头痛的原因及其护理。
9-272 如何防止蛛网膜下隙再出血?
9-273 简述卒中病人康复护理的内容。
9-274 简述左旋多巴治疗帕金森病的作用机制及“开关现象”。
9-275 简述癫痫发作类型和抗癫痫药物选择。
9-276 简述癫痫发作时的护理措施和健康指导要点。
9-277 简述重症肌无力危象的处理原则和抢救措施。
9-278 简述腰椎穿刺术后护理注意事项。
9-279 简述脑血管介入治疗的术后护理要点。

综合应用题(9-280~9-287)

9-280 病人,女性,45 岁。无明显原因的情况下,左侧面部突然出现阵发性、闪电样疼痛,疼痛发作时像刀割一样,可持续十几秒,缓解后又如同常人一样。

请解答:

(1) 该病人的初步医疗诊断是什么?

(2) 治疗本病的关键是什么?

(3) 列出该病人最突出的护理诊断。

9-281 病人,男性,30 岁。因双下肢无力,昨晚由家人轮椅推入院,今晨病人主诉四肢无力,无法活动伴呼吸费力。

体格检查:意识清楚,呼吸浅快,27 次/分,脉搏 96 次/分,四肢肌力 2 级,肌张力减退,腱反射消失,四肢呈手套、袜套样感觉缺失。

腰椎穿刺结果:脑脊液压力 120 mmH_2O,蛋白质含量增高,细胞数正常。

请解答:

(1) 该病人最可能的医疗诊断是什么?

(2) 病人出现呼吸费力的原因是什么?

(3) 值班护士如何加强病情观察?

9-282 病人,男性,72 岁。5 天前晨起后突感语言不流利,右侧肢体活动无力,持续约 20 分钟自行缓解,未予注意。1 天后在无明显诱因

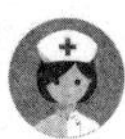

情况下摔倒在地，发现右侧肢体瘫痪，但无意识障碍，无头痛、呕吐，急诊入院。入院后第2天右侧肢体瘫痪加重。既往有高血压病病史25年。

体格检查：体温37℃，脉搏76次/分，呼吸18次/分，血压140/86 mmHg；嗜睡，能唤醒但不能回答问话；肺听诊未见明显异常；右侧鼻唇沟稍浅，伸舌右偏；右上肢肌力2级，右下肢肌力1级，肌张力稍增强，右侧偏身痛觉减退。入院后给予卧床休息，保持关节功能位，按医嘱给予溶栓和抗凝剂等治疗。

请解答：

(1) 该病人最可能的医疗诊断是什么？

(2) 对该病人应如何保持瘫痪肢体良好体位？

(3) 应用溶栓和抗凝治疗时应注意些什么？

9-283　病人，男性，60岁。3天前因家事生气，闷闷不乐。2天前起床时突然跌倒在地，家人将其扶起后，发现其左侧上、下肢运动失灵，口角歪斜，言语不清，但意识清楚，急送医院。诊断为脑血栓形成。

体格检查：血压180/110 mmHg，脉搏76次/分，体温38.5℃；言语不清，昏睡。

经抢救后病人神志已清醒，但语言仍不清，喝水呛咳，咳出黄色黏痰，两肺可闻及湿啰音，左侧上下肢瘫痪。病人时常流泪，心情郁闷。

请解答：

(1) 该病人主要护理诊断及合作性问题是什么？

(2) 目前应采取哪些护理措施？

9-284　病人，男性，68岁。因与儿子生气情绪激动后突然摔倒在地、不省人事，大、小便失禁1小时入院。既往有高血压病史10年，未规律服用降压药物。

体格检查：体温37.7℃，脉搏69次/分，呼吸24次/分，血压200/120 mmHg；浅昏迷，双侧瞳孔不等大，左侧鼻唇沟变浅，口角歪向右侧；左侧上、下肢瘫痪，肌力0级，对针刺无反应；心率69次/分，律齐；克尼格征(+)，巴宾斯基征(+)。

请解答：

(1) 该病人最可能的医疗诊断是什么？

(2) 列出主要的护理诊断。

9-285　病人，男性，42岁。于入院前2小时在用力排便时突感剧烈头痛，呈炸裂样全头痛，伴呕吐数次，呕吐物为胃内容物。经急诊脑CT检查，诊断为蛛网膜下隙出血。既往有头痛史5年，休息后可自行缓解，未予注意。

体格检查：体温37.2℃，脉搏70次/分，呼吸16次/分，血压140/90 mmHg；神志尚清楚，烦躁不安；心肺检查未见异常；颈项强直，克氏征(+)，四肢运动、感觉未见明显异常。

请解答：

(1) 该病的治疗原则是什么？

(2) 护士应采取哪些护理措施？

(3) 如何对该病人进行健康指导？

9-286　病人，男性，55岁。右手呈静止性震颤，右脚震颤，右侧肢体肌张力增高，步态不稳定，腱反射正常。

请解答：

(1) 该病人初步的医疗诊断是什么？

(2) 可用哪些药物进行治疗？估计会出现哪些不良反应？

(3) 列出该病人最突出的护理诊断。

9-287　病人，男性，19岁。在校园里去上课的路上突然出现四肢抽搐，两眼上翻，头后仰，牙关紧闭，神志不清，跌倒在地，伴有小便失禁。5分钟后缓解，被同学发现，送医院就诊。据了解病人平素性格内向，否认外伤史。脑电图检查显示"左颞叶痫灶可能"。

请解答：

(1) 考虑该病人患什么疾病？

(2) 该病人主要护理诊断有哪些？

(3) 怎样对病人进行健康指导？

答案与解析

选择题

A1 型单项选择题

9-1	A	9-2	D	9-3	B	9-4	C
9-5	B	9-6	E	9-7	D	9-8	E
9-9	D	9-10	C	9-11	D	9-12	A
9-13	D	9-14	E	9-15	C	9-16	A
9-17	C	9-18	D	9-19	C	9-20	B
9-21	C	9-22	E	9-23	B	9-24	C
9-25	D	9-26	C	9-27	B	9-28	E
9-29	B	9-30	E	9-31	D	9-32	C
9-33	B	9-34	A	9-35	B	9-36	C
9-37	E	9-38	C	9-39	B	9-40	C
9-41	E	9-42	A	9-43	A	9-44	D
9-45	D	9-46	D	9-47	B	9-48	D
9-49	D	9-50	D	9-51	B	9-52	E
9-53	C	9-54	C	9-55	A	9-56	B
9-57	B	9-58	E	9-59	D	9-60	D
9-61	E	9-62	C	9-63	E	9-64	E
9-65	E	9-66	D	9-67	A	9-68	B
9-69	C	9-70	D	9-71	E	9-72	E
9-73	E	9-74	A	9-75	C		

A2 型单项选择题

9-76	A	9-77	D	9-78	B	9-79	C
9-80	B	9-81	C	9-82	C	9-83	C
9-84	E	9-85	B	9-86	E	9-87	D
9-88	D	9-89	C	9-90	E	9-91	C
9-92	B	9-93	D	9-94	B	9-95	A
9-96	E	9-97	D	9-98	C	9-99	B
9-100	A	9-101	C	9-102	A	9-103	C
9-104	D	9-105	B	9-106	E	9-107	A
9-108	B	9-109	E	9-110	B	9-111	C
9-112	A	9-113	C	9-114	C	9-115	B
9-116	D	9-117	A	9-118	E	9-119	A
9-120	E	9-121	B	9-122	C	9-123	D
9-124	B	9-125	A	9-126	E	9-127	D
9-128	E	9-129	D	9-130	C	9-131	E
9-132	A	9-133	C	9-134	E	9-135	A
9-136	A	9-137	B	9-138	A	9-139	C
9-140	A	9-141	B	9-142	B	9-143	C
9-144	D	9-145	B	9-146	D	9-147	A
9-148	A	9-149	D	9-150	E	9-151	C
9-152	B	9-153	D	9-154	B	9-155	C
9-156	A	9-157	E	9-158	B	9-159	A
9-160	D	9-161	E	9-162	A	9-163	C
9-164	D	9-165	E	9-166	B	9-167	A
9-168	C	9-169	B	9-170	D		

A3 型单项选择题

9-171	A	9-172	D	9-173	E	9-174	A
9-175	D	9-176	B	9-177	C	9-178	A
9-179	B	9-180	E	9-181	E	9-182	D
9-183	A	9-184	B	9-185	C	9-186	D
9-187	C	9-188	B	9-189	C	9-190	E
9-191	D	9-192	E	9-193	D	9-194	C
9-195	D	9-196	A	9-197	E	9-198	B
9-199	C	9-200	D				

A4 型单项选择题

9-201	A	9-202	E	9-203	B	9-204	A
9-205	B	9-206	C	9-207	A	9-208	B
9-209	E	9-210	A	9-211	C	9-212	B
9-213	D	9-214	A	9-215	B	9-216	C
9-217	A	9-218	E	9-219	E	9-220	B
9-221	D	9-222	C	9-223	D	9-224	C
9-225	B	9-226	D	9-227	C	9-228	E
9-229	D	9-230	E	9-231	C	9-232	A
9-233	E	9-234	B				

部分选择题解析

9-1 **解析：**考核脑神经的功能。滑车神经的主

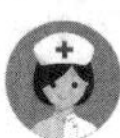

要功能是调节眼球活动,视神经的主要功能是传导视觉,嗅神经的主要功能是传导嗅觉,展神经的主要功能是支配眼球运动,副神经的主要功能是支配头部转动。

9-6 **解析:**考核失语症的类型。失写是指脑损害所引起原有的书写功能受损或丧失,病人不能以书写形式表达思想,与大脑优势半球额叶中部后侧脑回部的运动性书写中枢损害有关。失读是指不能认识和理解书写或印刷的字词、符号、字母或色彩,是由不能识别视觉信号的语言含义所致,与大脑优势半球内侧枕额脑回损害有关,并因累及视觉放射可致同侧偏盲。命名性失语又称健忘性失语,它是以命名不能为主要特征,口语表达表现为找词困难,缺乏实质词,常描述物品功能代替说不出的词,赘语和空话比较多,病灶可在优势半球的颞中回及颞下回后部。运动性失语以口语表达障碍为突出特点,听力理解相对较好,呈非流利型口语,表现为语量少、讲话费力、发音和语调障碍和找词困难等,病灶部位大多在优势半球额下回后部。感觉性失语又称 Wernicke 失语,感受性失语,听语障碍,病变多位于大脑左侧半球颞上回后部,偶见于左侧半球听反射区,特征为不能理解自己和他人言语的意义,但自身有语言表达能力,表现为话语多而杂乱、难以听懂、对答不切题,多伴有阅读和书写功能障碍,病人无自知力。

9-8 **解析:**考核感觉障碍的临床表现。感觉倒错是指对外界刺激物的性质产生错误的感觉。感觉异常是指对外界刺激产生异样的不适感或疼痛。感觉减退是指对外界刺激的感受能力下降。感觉过度是指轻触病人一侧肢体,立即引起该侧肢体难以忍受的剧痛,疼痛并不局限于刺激部位,可以波及全身,这种刺激的强度与感受性之间不成正比。感觉过敏是指对外界刺激的感受能力异常增高,一个轻微的刺激即可引起病人强烈且难以忍受的感知。

9-15 **解析:**考核瘫痪的类型。

单瘫是指一侧肢体不能随意运动,无论上肢或下肢,多见于下运动神经元性瘫。单纯脊髓前角病变者不伴有肢体的感觉障碍;病变累及脊髓后根,可伴有肢体的根性疼痛。大脑皮质运动区局灶性病变导致的单瘫为上运动神经元性瘫,可伴有肢体的感觉障碍。

偏瘫是指一侧大脑半球病变引起对侧上、下肢的瘫痪,同时伴有感觉障碍。轻者出现剪刀样步态,重者半身不遂。

交叉性瘫是指脑干损害时病变侧的脑神经功能障碍和病变对侧的肢体运动障碍。

截瘫是指病人的双下肢(胸部以下)瘫痪,常见于脊髓横贯性损害,病人可伴有双下肢感觉障碍及膀胱、直肠的功能紊乱,出现尿潴留、尿失禁、便秘等症状。

四肢瘫是指高位脊髓横贯性损害,双侧上、下肢的瘫痪,双侧大脑半球、脑干病变时也可出现四肢瘫。

9-16 **解析:**考核上运动神经元性瘫和下运动神经元性瘫的特点。

上运动神经元性瘫:分布范围较广,表现为单瘫、偏瘫、截瘫、四肢瘫。无肌肉萎缩(可有轻微失用性萎缩),肌张力增高,瘫痪肌肉呈痉挛性瘫痪(硬瘫);腱反射亢进,出现病理反射;无肌束颤动,肌电图神经传导速度正常,无失神经支配电位。

下运动神经元性瘫:分布范围较局限,个别或几个肌群受累。肌萎缩明显,肌张力降低或消失,瘫痪肌呈弛缓性瘫痪(软瘫);腱反射减弱或消失,无病理反射;可有肌束颤动,肌电图神经传导速度异常,有失神经电位。

9-25 **解析:**考核急性炎症性脱髓鞘性多发性神经病与低钾型周期性瘫痪的鉴别。急性炎症性脱髓鞘性多发性神经病是一种急性起病的自身免疫性周围神经病。病人病前多有非特异性病原体感染或疫苗接种史,病变主要在脊神经前根、神经丛和神经干,也可以累及脊神经后根、自主神经节和脑神经。

临床首发症状为四肢对称性无力,呈弛缓性瘫痪,腱反射减低或消失,有感觉障碍、脑神经损害和自主神经功能损害，重症者可累及肋间肌和膈肌而导致呼吸麻痹。脑脊液检查典型改变为蛋白质增高而细胞数正常或接近正常，称蛋白-细胞分离现象，是本病的特征之一。一般血钾无改变。低血钾型周期性瘫痪是以骨骼肌反复发作弛缓性麻痹及发作时血清钾降低为主要特征。

9-30 **解析**：考核呼吸肌麻痹的重症格林-巴利综合征病人的抢救。因重症格林-巴利综合征病人主要的危险是呼吸肌麻痹，故及时使用呼吸机辅助呼吸是增加治愈率、降低病死率的关键。

9-38 **解析**：考核TIA的持续时间。TIA突然出现，持续时间短暂，1分钟达到高峰，一般不超过15分钟，30分钟内症状完全消失，最长不超过24小时。

9-43 **解析**：考核脑血栓形成溶栓治疗的有效时间。脑血栓形成的“超早期”溶栓治疗的时间窗为发病后的3小时以内，发病6小时内也有效。

9-46 **解析**：考核脑出血时最易破裂的血管。高血压病并发脑出血时，最易破裂的血管是大脑中动脉，豆纹动脉自大脑中动脉近端呈直角分支，受高压血流冲击最大，是脑出血最好发部位。

9-60 **解析**：考核脑出血的护理。大量不保留灌肠术适用于便秘、细菌性痢疾、肠胀气、高热、肠道感染性疾病、手术前检查、分娩等。禁忌证是急腹症、消化道出血、妊娠等。因为灌肠加剧肠道蠕动，加重消化道出血。

9-65 **解析**：考核脑出血和蛛网膜下隙出血的区别。脑出血和蛛网膜下隙出血起病急，均可出现头痛、呕吐、昏迷等症状。高血压疾病人以脑出血多见，但最有意义的区别是有无定位性体征，如三偏征。

9-78 **解析**：考核意识障碍的鉴别。昏睡是指病人处于熟睡状态，只有强刺激才可被唤醒，醒后答非所问，停止刺激后立即进入熟睡状态，为意识障碍的一种表现。意识模糊表现为注意力减退，情感反应淡漠，定向障碍，活动减少，语言缺乏连贯性，对周围环境的理解和判断低于正常水平，可有错觉、幻觉、躁动、精神错乱等。睁眼昏迷是指完全失去对自身及周围环境的感知，有睡眠-觉醒周期，保持或部分保持下丘脑与脑干的自主功能。闭锁综合征是指意识清醒，对语言的理解无障碍，但因身体不能动，不能言语，常被误认为昏迷。无皮质状态即去皮质状态（亦称植物人），系各种原因造成的大脑皮质广泛性损伤，而皮质下功能尚保存或部分保存的一种特殊意识障碍状态。病人处于木僵状态，对外界刺激无任何意识反应，仅保留呼吸、营养代谢和排泄等最低级的生命功能及某些反射，如对光反射、角膜反射和痛觉逃避等。该病人能睁、闭眼，眼球能活动，瞳孔对光反射及角膜反射存在，但对外界的刺激不能产生有意识的反应，肌张力增高，病理反射阳性，大、小便失禁，存在睡眠-觉醒周期，故其意识状态为睁眼昏迷。

9-83 **解析**：考核感觉障碍的定位诊断。

末梢型：为受损的周围神经所支配的皮肤区出现各种感觉障碍，表现为四肢末梢对称性手套样和袜套样分布的各种感觉减退、消失或过敏。

后根型：脊髓后根受损时，该神经根所支配的区域出现各种感觉障碍，常有相应部位后根的放射性疼痛，称为根性疼痛或根痛，见于脊髓髓外肿瘤、椎间盘脱出等。

脊髓型：①横贯性脊髓损害，病变平面以下的全部感觉丧失，同时有截瘫或四肢瘫，二便功能障碍，如横贯性脊髓炎、肿瘤外伤等；②脊髓半切综合征，表现为病变平面以下病灶侧上运动神经元瘫痪及深感觉丧失，对侧痛温觉丧失，如外伤、髓外肿瘤；③脊髓白质前连合病损，由于损害了两侧的痛温觉交叉纤维，而识别性触觉和深感觉纤维未受损害，故产生分离性感觉障碍。

传导束型：脊髓感觉传导束损害后产生损害平面以下的感觉障碍，包括后索损害和脊髓

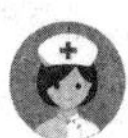

侧索损害。交叉性感觉障碍:脑干一侧病变时,因传导对侧躯体深、浅感觉的脊髓丘脑束受损,出现对侧躯体深浅感觉障碍;同时尚未交叉的传导同侧颜面感觉的三叉神经传导通路也受损,因此出现同侧颜面的感觉特别是痛觉障碍,见于脑血管病、脑干肿瘤等。

9-85 解析:考核肌力的分级。

0级:完全瘫痪。

1级:肌肉可收缩,但不能产生动作。

2级:肢体能在床面上移动,但不能抵抗自身重力,即不能抬起。

3级:肢体能抵抗重力离开床面,但不能抵抗阻力。

4级:肢体能做抗阻力动作,但未达到正常。

5级:正常肌力。

9-90 解析:考核三叉神经痛的临床表现。三叉神经痛以面部突发的剧痛为特征,疼痛呈发作性电击样、刀割样、撕裂样剧痛,有痛性抽搐和触发点,突发突止,每次疼痛持续数秒至数十秒,发作间歇期逐渐缩短、疼痛逐渐加重。

9-91 解析:考核三叉神经痛的受累部位。三叉神经痛以面部三叉神经分布区域内突发的剧痛为特征,部位不超出三叉神经分布范围,常局限于一侧,多累及1支,以第2、3支最常受累。

9-93 解析:考核卡马西平的不良反应。卡马西平的不良反应有厌食、头晕、口干、皮疹、肝功能损害、精神样症状、顽固性失眠、白细胞减少等。

9-96 解析:考核面神经炎的临床表现。面神经炎的症状:急性起病,多为单侧,双侧者甚少,一侧面部表情肌突然瘫痪,病前1～3天患侧外耳道、耳后乳突区疼痛,常于清晨洗漱时发现或被他人发现口角歪斜。体格检查可见同侧额纹消失,不能皱眉,眼轮匝肌瘫痪致眼裂增大,眼睑不能闭合或闭合不全,而眼球则向外上方转动并露出白色巩膜,称贝尔(Bell)现象。

9-99 解析:考核面神经炎的治疗原则。早期以改善局部血液循环、缓解神经受压、消除炎症和水肿为主,后期以促进神经功能恢复为主。

9-102 解析:考核急性炎症性脱髓鞘性多发性神经病的治疗措施。该病人可以采用血浆置换、免疫球蛋白、抗感染药物和激素治疗,但因无呼吸困难和呼吸麻痹,故不需要应用辅助呼吸。

9-106 解析:考核颈内动脉系统TIA的临床表现。最常见的症状为一侧上肢或下肢无力,也可只限于一只手无力,较少累及面部,感觉障碍多见于部分肢体麻木、感觉异常,很少完全丧失。一侧眼动脉病变出现患侧单眼一过性黑矇或失明,以及对侧偏瘫和感觉障碍,为颈内动脉系统TIA的特征。

9-107 解析:考核椎-基底动脉系统TIA的临床表现。最常见的症状为眩晕、平衡失调,伴视野缺损和复视,但很少同时有耳鸣,可以发生言语不清、一侧肢体瘫痪、共济失调、双眼视物模糊、声嘶、呃逆和呕吐,偶尔可有意识障碍。一过性脑神经麻痹伴对侧肢体瘫痪或感觉障碍为椎-基底动脉TIA的典型表现。

9-114 解析:考核脑血栓形成的临床表现。脑血栓形成常在安静或休息状态下发病,主要表现有偏身肢体瘫痪或失语,常有头昏、眩晕、肢体麻木无力,或有TIA等前驱症状。颈内动脉系统脑血栓的共同点是一侧大脑半球受累,出现对侧中枢性偏瘫、面瘫、舌瘫和对侧感觉减退,如优势半球损害尚可出现失语。椎-基底动脉系统脑血栓的共同点是脑干和小脑受累,出现交叉性瘫痪、脑神经麻痹、交叉性感觉障碍和共济失调等症状。脑膜刺激征是蛛网膜下隙出血的体征。

9-117 解析:考核脑梗死的健康指导。该病人病情已稳定,血压已降至正常水平,不需要再迅速降低血压。

9-118 解析:考核脑梗死的护理措施。保持安静,避免搬动,保持肢体处于功能位,密切观察生命体征的变化。头部禁放冰袋冷敷,以免收缩血管、减少血供。发病2周后即可进行肢体功能锻炼。

9－124 **解析**：考核脑桥出血的临床表现。常表现为突然发病，剧烈头痛、眩晕、复视、呕吐，一侧面部麻木等。出血常先从一侧开始，表现为交叉性瘫痪，头和眼转向非出血侧，呈"凝视瘫肢"状，多迅速波及两侧，出现双侧面部和肢体瘫痪，双侧病理反射阳性，头和双眼回到正中位置，两侧瞳孔极度缩小，系交感神经纤维受损所致，故对光反射存在。由于破坏了联系丘脑下部调节体温的纤维出现中枢性高热，呼吸不规则，病情常迅速恶化，多数在 24～48 小时内死亡。

9－128 **解析**：考核脑出血的护理措施。脑出血病人防止牵动头部的目的是预防再出血和继发脑疝。

9－133 **解析**：考核脑出血并发脑疝的临床表现。脑出血并发脑疝的病人临床特点为剧烈头痛、喷射性呕吐、中枢性偏瘫、意识障碍加重、瞳孔两侧大小不等、感觉障碍、烦躁不安、心率变慢和血压升高。

9－135 **解析**：考核脑出血发热的护理措施。脑出血发热病人头部可置冰袋或冰帽，目的是降温并抑制血管出血，起到止血的作用。

9－140 **解析**：考核蛛网膜下隙出血的病因诊断。头颅 CT 检查是诊断该病的首选方法，CT 显示蛛网膜下隙内高密度影可以确诊。脑脊液和脑超声检查不作为该病的临床常规检查。当 CT 检查不能提供蛛网膜下隙出血的证据时，MRI 检查可作为诊断蛛网膜下隙出血和了解破裂动脉瘤部位的一种重要方法。数字减影血管造影检查是确诊蛛网膜下隙出血病因特别是颅内动脉瘤最有价值的方法，阳性率达 95%，可以清楚显示动脉瘤的位置、大小、与载瘤动脉的关系、有无血管痉挛等，血管畸形和烟雾病也能清楚显示。

9－143 **解析**：考核帕金森病的步态。偏瘫步态常见于卒中后遗症。慌张步态常见于帕金森病。醉汉步态常见于小脑肿瘤、炎症和迷路疾病等。剪刀步态常见于双侧大脑或脊髓的病变，如脑性瘫痪或家族性痉挛性截瘫等。跨越步态常见于腓总神经麻痹、坐骨神经麻痹、多发性神经炎等。

9－144 **解析**：考核帕金森病的体征。帕金森病的体征有静止性震颤、肌强直、面具脸、慌张步态、写字过小症等。

9－146 **解析**：考核帕金森病的治疗。左旋多巴是治疗帕金森病最有效的药物，但该病人患病 5 年来一直接受左旋多巴治疗，已出现不良反应，故应改用多巴胺受体激动剂。它能直接激动纹状体，产生与多巴胺相同的作用，减少和推迟运动并发症的发生。

9－153 **解析**：考核癫痫持续状态的紧急处理。迅速控制发作是治疗癫痫持续状态的关键。迅速给予足量、有效的控制大发作的药物，首选地西泮，静脉推注，也可使用 10%水合氯醛、苯妥英钠、异戊巴比妥钠；防治脑水肿，保护脑组织，使用甘露醇静脉滴注；保持呼吸道通畅，平卧位，头偏向一侧；纠正脑缺氧，高流量吸氧；吸痰，必要时行气管切开，备人工呼吸机；防治并发症。

9－154 **解析**：考核抗癫痫药物的用药指导。①长期规律按时服药的重要性，达疗效后仍需继续用药，不宜自行停药或减量，定期门诊随访，并复查血象及肝功能。②多主张单用一种药物治疗，但一种药物大剂量仍不能控制发作、出现明显毒副作用，或有两种或两种以上发作类型时，可考虑两种药物联合应用，以不超过 3 种为宜。③告知病人注意观察常用抗癫痫药物的不良反应。

9－155 **解析**：考核癫痫大发作的处理。由于癫痫大发作时病人很容易窒息、受伤，故应将病人移到安全地带，给予保暖，有条件时应用抗癫痫药物和吸氧，特别要注意保持气道通畅，预防窒息。

9－159 **解析**：考核癫痫病人的健康教育。癫痫病人的健康教育非常重要，尤其是安全教育。禁止从事危险的活动，如攀高、游泳、驾驶、带电作业等，以免发作时有生命危险。平时应随身携带简要的病情诊疗卡，注明姓名、地址、病史、

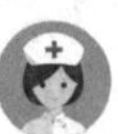

联系电话等，以备发作时及时得到有效的处理。

9-163 解析：考核胸腺瘤与重症肌无力的关系。有相当一部分重症肌无力病例存在胸腺瘤，胸腺瘤与各种自身免疫性疾病的关系密切。胸腺的异常增生及因此产生的胸腺瘤可以产生或共生各种自身免疫性疾病。约 20%重症肌无力病人是因胸腺的病变而转变成重症肌无力的。

9-169 解析：考核重症肌无力的治疗。重症肌无力的治疗要点：①抗胆碱酯酶药为首选药物，可加用氯化钾和麻黄碱作为辅助药物以加强疗效；②皮质类固醇及免疫抑制剂，可采用大剂量冲击疗法，以后逐渐减至维持量，适用于肌无力危象；③血浆置换疗法适用于重症病人或肌无力危象发作时；④反拗危象时要停用抗胆碱酯酶药物，用人工呼吸机维持呼吸。

9-174 解析：考核面神经炎的治疗。面神经炎的治疗措施：应用糖皮质激素、碘离子透入疗法、免疫抑制剂、红外线照射、针刺或电针治疗、面神经减压手术等，在急性期应尽早应用糖皮质激素。

9-183 解析：考核脑血栓形成的辅助检查。头颅 CT 扫描在 24～48 小时后可见低密底梗死区，有助于闭塞血管的定位，为最常用的检查。MRI 扫描可早期发现脑梗死灶，特别是脑干和小脑的病灶及小灶梗死。脑血管造影可显示血栓形成的部位、程度及侧支供血情况。凝血功能反映病人血流动力学的情况。经颅多普勒(TCD)是用超声多普勒效应来检测颅内脑底主要动脉的血流动力学及血流生理参数的一项无创性的脑血管疾病检查方法。

9-187 解析：考核大量脑桥出血的量。大量脑桥出血病人出血量＞5 ml，出血可波及脑桥双侧基底和被盖部，病人立即昏迷。

9-193 解析：考核癫痫大发作的处理措施。癫痫大发作时病人全身骨骼肌呈持续性收缩，神志不清，喉肌痉挛，此时若迅速喂水、喂药，可导致病人窒息死亡。

9-195 解析：考核低钾型周期性瘫痪和脊髓出血、格林-巴利综合征、急性脊髓炎和癔症性瘫痪的鉴别。低钾型周期性瘫痪为常染色体显性遗传或散发的疾病，临床表现为发作性肌无力、血清钾降低、补钾后能迅速缓解，为周期性瘫痪中最常见的类型。其他疾病一般无血钾降低。

9-197 解析：考核几种偏头痛的区别。特殊类型偏头痛是指眼肌瘫痪型偏头痛、偏瘫型偏头痛、基底动脉型偏头痛和腹型偏头痛。无先兆偏头痛是最常见的偏头痛类型，约占 80%，发病前可无明显的先兆症状，也有部分病人在发病前有精神障碍、疲劳、食欲缺乏、全身不适等表现；女性月经来潮、饮酒、空腹饥饿时也可诱发疼痛；头痛多呈缓慢加重、反复发作的一侧或双侧额颞部疼痛，呈搏动性。有先兆偏头痛约占偏头痛病人的 10%，发作前数小时至数日可有倦怠、注意力不集中和打哈欠等前驱症状；在头痛之前或头痛发生时，常以可逆的局灶性神经系统症状为先兆，视觉先兆最常见，如视物模糊、暗点、闪光、亮点亮线或视物变形；其次为感觉先兆，感觉症状多呈面-手区域分布；言语和运动先兆少见。

9-198 解析：考核偏头痛发病相关因素。偏头痛的发病与遗传因素、精神因素、内分泌因素及饮食因素(饮酒，吃含亚硝酸盐或咖啡因食物、柑橘类水果等)有关，但不包括长期吸烟。

9-199 解析：考核麦角胺治疗偏头痛的作用机制。麦角胺主要是通过直接收缩平滑肌，使扩张的颅外动脉收缩；或与激活脉管壁的 5-羟色胺能受体有关，使脑动脉血管过度扩张与搏动恢复正常，从而使头痛减轻。

9-207 解析：考核大脑中动脉闭塞时的症状。血栓造成大脑中动脉闭塞，导致病灶对侧中枢性面瘫、舌瘫和偏瘫，偏身感觉障碍及偏盲，即三偏征。

9-210 解析：考核高压氧舱治疗脑梗死的机制。包括恢复梗死区血液循环、迅速控制脑水肿、建立新的毛细血管网和侧支循环，使梗死区迅速得到氧供。

9-213 解析：考核脑疝的急救措施。甘露醇的作用机制是通过渗透性脱水作用减少脑组织含水量，用药后使血浆渗透压升高，能把细胞间液中的水分迅速移入血管内，使组织脱水。由于形成了血与脑脊液间的渗透压差，水分从脑组织及脑脊液中移向血液循环，由肾脏排出，使细胞内、外液量减少，从而达到减轻脑水肿，降低颅内压的目的。

9-214 **解析**：考核脑出血急性期的护理诊断。该病人的护理诊断：①疼痛，剧烈头痛；②体液不足；③急性意识障碍；④躯体移动障碍；⑤语言沟通障碍；⑥有发生感染的可能；⑦有皮肤完整性受损的可能。因病人急诊入院30分钟后呼之不应，很快意识全部丧失，对各种刺激全无反应，呼吸不规则，双侧瞳孔不等大，因此该病人最突出的是急性意识障碍。

9-218 **解析**：考核帕金森病的病理改变。帕金森病的主要病理改变是黑质多巴胺能神经元变性和路易小体形成。多发性硬化的主要病理改变是脑室周围白质变性。威尔逊病是肝豆状核变性。重症肌无力可有胸腺中的肌样细胞变性。周围神经疾病病理改变类型之一是神经元变性。

9-219 **解析**：考核帕金森病的发病相关因素。帕金森病的发病相关因素：高龄、遗传因素、长期接触杀虫剂、除草剂或某些工业化学品等。雌激素增高多见于年轻人。

9-220 **解析**：考核帕金森病的药物治疗。普拉克索能直接激动纹状体，产生和多巴胺相同作用。金刚烷胺能促进神经末梢释放多巴胺。恩他卡朋能抑制左旋多巴在外周的代谢，使血浆左旋多巴的浓度保持稳定，并能增加其入脑量。东莨菪碱可协助维持纹状体的递质平衡。复方左旋多巴在脑内转变为多巴胺，补充纹状体内多巴胺的不足。

9-224 **解析**：考核苯妥英钠的不良反应。较常见的不良反应有行为改变、笨拙或步态不稳，思维混乱，发音不清，手抖，神经质或烦躁易怒；还有齿龈肥厚及出血、面容粗糙、毛发增生、发热、皮疹、胃肠道症状、白细胞计数减少、紫癜及复视。

9-227 **解析**：考核癫痫发作时的护理措施。癫痫发作时如用力按压病人肢体，可导致病人骨折。

9-230 **解析**：考核重症肌无力的主要病理生理机制。重症肌无力的发病机制与自身抗体介导的乙酰胆碱受体(AChR)的损害有关。主要由AChR抗体介导，在细胞免疫和补体参与下突触后膜的AChR被大量破坏，不能产生足够的终板电位，导致突触后膜传递功能障碍而发生肌无力。

9-231 **解析**：考核重症肌无力累及的肌肉。全身骨骼肌均可受累，以眼外肌受累最为常见，其次是面部及咽喉肌、四肢近端肌肉。但瞳孔括约肌不受累。

9-232 **解析**：考核重症肌无力的辅助检查。胸部X线摄片或胸腺CT检查，可见胸腺增生或伴发胸腺肿瘤。疲劳试验：令受累肌肉在较短时间内重复收缩，如果出现无力或瘫痪，休息后又恢复正常者为阳性。新斯的明试验：以新斯的明1 mg肌内注射后15～30分钟受累肌无力症状改善者，有诊断价值。重复神经电刺激：是超强重复刺激神经干，在相应肌肉记录复合肌肉动作电位，是检测神经-肌肉接头功能的重要手段；重复低频电刺激后动作电位波幅递减程度在10%～15%以上，高频电刺激后动作电位波幅递减程度在30%以上为阳性，支持重症肌无力的诊断。头颅MRI检查对本病诊断无价值。

名词解释题

9-235 紧张性头痛又称为肌收缩性头痛，是由于头部与颈部肌肉持久收缩所致的一种最为常见的原发性头痛，多与日常生活中的应激有关，占头痛病人的大部分。表现为头部的紧束、受压或钝痛感，典型表现为具有束带感。

9-236 脑死亡是全脑功能包括脑干功能不可逆终止。人体的呼吸中枢位于脑干，如果脑干发生结构性破坏，会直接导致呼吸功能停止，无

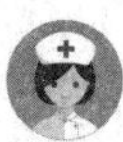

论采取何种医疗手段都无法挽救病人生命。与心脏死亡相比，脑死亡的判定更为科学，标准更加可靠、规范。

9－237 Broca 失语又称为表达性失语或运动性失语，由优势侧额下回后部（Broca 区）病变引起。病人能够理解他人语言和书面文字，能够发音，但语言产生困难，不能读出或会读错，或不能说出连贯的句子而呈电报式语言。

9－238 感觉障碍指感觉神经系统受损时引起的感觉过敏、感觉异常、感觉减退或消失。感觉障碍分浅感觉、深感觉和复合感觉障碍。

9－239 瘫痪是随意运动功能的减低或丧失，是神经系统常见的症状，凡皮质运动投射区和上运动神经元径路、脊髓、周围神经、神经-肌肉接头或运动肌肉本身受到病变的损害，均可引起瘫痪。

9－240 肌张力是指静息时肌肉松弛状态下所保持的紧张度。

9－241 肌力是指随意运动时肌肉收缩的力量。

9－242 Bell 麻痹即贝尔麻痹，又称急性特发性周围性面神经麻痹。主要表现为急性单侧面部的轻瘫（麻痹）或瘫痪，是临床发生面瘫的最常见原因。目前发病机制尚无最后定论，但有单纯疱疹病毒（HSV－1）感染学说、免疫损伤学说及面神经急性缺血学说。其主要诱因为受凉、疲劳、机体抵抗力下降及免疫缺陷等。

9－243 Hunt 综合征即耳带状疱疹，是由水痘-带状疱疹病毒感染所致的疾病。因面神经膝状神经节疱疹病毒感染所引起的一组特殊症状，主要表现为一侧耳部剧痛，耳部疱疹，可出现同侧周围性面瘫，伴有听力和平衡障碍，故又称为膝状神经节综合征。因在 1907 年由 Ramsey Hunt 首先描述，故又称为 Ramsey Hunt 综合征或 Hunt 综合征。

9－244 中枢性面瘫只限于颜面下部的瘫痪，表现为口角歪斜、鼻唇沟变浅而无皱额、闭目障碍，常并发肢体偏瘫，多由脑血管意外或脑肿瘤所致。

9－245 多发性神经病又称多发性神经炎，表现为四肢对称性末梢型感觉障碍、下运动神经元瘫痪及自主神经功能障碍的综合征。它是急性感染性多发性神经病，是由多种原因引起的、损害多数周围神经末梢，从而引起肢体远端对称性的神经功能障碍性疾病。本病以四肢麻木、软瘫为主要特征，进展由肢体远端向近端，缓解由近端向远端，分为急性、亚急性和慢性。

9－246 吉兰-巴雷综合征（GBS）又称格林-巴利综合征或急性炎症性脱髓鞘性多发性神经病（AIDP），是以周围神经和神经根的脱髓鞘病变及小血管炎性细胞浸润为病理特点的自身免疫性周围神经病，临床表现为急性对称性弛缓性肢体瘫痪。

9－247 上升性脊髓炎是指脊髓炎起病急骤，脊髓损害不止局限于某个节段，而是不断向上发展，在起病 1～2 天甚至数小时内上升至延髓，瘫痪由下肢迅速波及上肢，甚至波及延髓支配的肌肉，出现吞咽困难、口齿不清等。严重者可因呼吸肌瘫痪而死亡。

9－248 急性脑血管病是由脑部血管病变或全身血液循环紊乱所致的脑组织供血障碍性疾病，又称脑卒中。

9－249 短暂性脑缺血发作（TIA）是指历时短暂并经常反复发作的脑局部供血障碍，导致供血区局限性神经功能缺失症状，每次发作持续 10～15 分钟，30 分钟内可完全恢复，最多不超过 24 小时。

9－250 脑梗死又称缺血性卒中，中医称之为卒中或中风。本病系由各种原因所致的局部脑组织区域血液供应障碍，导致脑组织缺血缺氧性坏死，进而产生对应的神经功能缺失表现。脑梗死依据发病机制的不同分为脑血栓形成、脑栓塞和腔隙性脑梗死等主要类型，其中脑血栓形成是脑梗死最常见的类型。

9－251 三偏征是指出血病灶对侧偏瘫、偏身感觉障碍及同向偏盲的一组综合征。目前认为是由颈内动脉、大脑中动脉及脉络膜前动脉病变所致，多发生于脑卒中、脑外伤病人。以起病急骤、突然晕倒、不省人事，伴口角歪斜、语言不利、半身不遂为临床主要症状的疾病。

9-252 多发性硬化是以中枢神经系统白质炎性脱髓鞘病变为主要特点的自身免疫性疾病。本病最常累及的部位为脑室周围白质、视神经、脊髓、脑干和小脑。主要临床特点为中枢神经系统白质散在分布的多病灶与病程中呈现的缓解复发，症状和体征的空间多发性和病程的时间多发性。

9-253 折刀样肌强直是锥体束损害所产生的肌张力增高，伴有腱反射亢进，病理反射阳性。当关节被动运动时，肌张力增高所产生的阻力开始时明显、终末时减轻。常见于帕金森病。

9-254 肝豆状核变性(HLD)又称威尔逊病，是一种常染色体隐性遗传性铜代谢障碍所致的肝硬化和以基底节为主的脑部变性疾病。临床表现为进行性加重的椎体外系症状、肝硬化、精神症状、肾功能损害及角膜色素环(K-F环)。

9-255 癫痫持续状态是指一次癫痫发作持续时间30分钟以上或连续多次频繁发作，间歇期意识始终不清。常伴有高热、脱水、酸中毒，如不及时中止发作，可因呼吸、循环、脑功能衰竭而死亡。

9-256 肌无力危象是指重症肌无力病人病情加重或治疗不当引起肌无力症状突然加重，出现呼吸肌、吞咽肌进行性无力或麻痹而危及生命的情况。常有反复感染、低钠血症、脱水、酸中毒或不规则用药史。

9-257 周期性瘫痪也称为周期性麻痹，是以反复发作的骨骼肌弛缓性瘫痪为主要表现的一组肌病。发作时多伴有血清钾的异常改变，根据血清钾的变化分为低钾型、正钾型和高钾型3种。临床上以低钾型周期性瘫痪占绝大多数。

9-258 颅内压增高是指颅内压持续高于正常范围（成人 70～200 mmH_2O，小儿 50～100 mmH_2O）。

9-259 数字减影脑血管造影(DSA)是将注入造影剂前后拍摄的两帧X线图像经数字化输入图像计算机，通过减影、增强和再成像过程来获得清晰的纯血管影像，同时实时地显现血管影。DSA具有对比度强、分辨率高、检查时间短、造影剂用量少、浓度低、病人X线吸收量低及节省胶片等优点，在血管疾病的临床诊断中具有十分重要的意义。

简述问答题

9-260 神经系统由周围神经系统和中枢神经系统两大部分组成，前者主管传递神经冲动，后者主管分析及综合体内、外环境传来的信息。按神经系统功能的不同，又可分为躯体神经系统和自主神经系统。前者主要功能是调整人体适应外界环境变化，后者具有稳定内环境的功能。

9-261 失语症的类型：①运动性失语，又称表达性失语，病人不能说话，对别人的语言能理解，但读出来有困难。因语言运动中枢病变所致；②感受性失语，又称听觉性失语，病人发音虽然流利，但内容不正常，不能理解别人语言，也不能理解自己所言，在发音用词方面有错误。因优势半球颞上回后部病变所致。③失写症，为书写不能，病人手部肌肉无瘫痪，但不能书写或写出的句子常有遗漏错误。因优势半球额中回后部病变所致。④失读症，病人尽管无失明，但对视觉性符号的认识能力丧失，不能阅读，不能自发地书写，也不能抄写。因优势侧顶叶角回病变所致。⑤命名性失语，又名遗忘性失语，病人称呼物件及人名的能力丧失，但能说出某物如何使用。因优势侧颞中及颞下回后部病变所致。

9-262 对语言功能障碍病人的护理：①向病人或家属说明病情及医护人员准备帮助病人所做的训练计划；②向家属详细交代病人的情况、病人所需要的帮助及护士准备采取的措施，取得病人及家属的支持；③及时、仔细地观察病人情况，做到能预料病人的问题并需要解决及答复；④尊重病人，多与病人交谈，缓慢地、清楚地解释问题，直至病人理解为止；⑤对不能很好地理解语言的病人，配以手势或实物交谈，训练病人理解语言的能力；⑥对说话有困难的

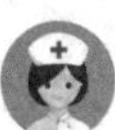

病人，可以借书写方式来表达；⑦对失去阅读能力的病人，将日常用的词、短语、短句写在卡片上，由简到繁、由易到难、由短到长教病人朗读；⑧给病人列举治疗效果好的病例，树立其战胜疾病的信心，避免出现悲观、失望的情绪。

9－263 感觉障碍病人的健康指导：①告诉病人所患疾病的保健知识，使其接受护理指导；②病人应注意肢体保暖，防寒、防烫、防碰撞、防挤压，对患肢进行温水擦洗，局部按摩，关节做被动运动；③深感觉障碍病人应避免夜间单独行走，白天走路需有人搀扶。

9－264 对瘫痪病人的护理：①首先做好病人的心理护理，向病人解释瘫痪的原因，鼓励病人战胜疾病的信心。②保持瘫痪肢体良好体位（功能位、抗痉挛体位）：患肢平放，手握布卷，腕关节背屈 20°～25°，肘关节稍屈曲，臂外展位，稍高于肩部，下肢用夹板将足底垫起，使踝关节呈直角，膝下垫一小垫。此种体位可防止肘、腕关节屈曲痉挛，肩关节内收，下肢外旋和足下垂。③不宜长期仰卧，可使用翻身床，健侧和患侧卧位交替。④急性期过后，肌张力开始增高，应及早做关节被动活动和肢体按摩，以防关节挛缩。被动活动强度应合理适度，循序渐进，每天 2 次，从大关节到小关节，做与挛缩相反的动作。⑤教会病人用健肢带动患肢进行坐起、翻身，以及患肢的被动运动及按摩。

9－265 丙种球蛋白治疗格林-巴利综合征的注意事项：丙种球蛋白应用前半小时从 4℃ 冰箱内取出；注射前用 0.9％氯化钠溶液冲管，单独注射，不得与其他药物混用；开始滴速为 1.0 ml/min（约 20 滴/分），持续 15 分钟后若无不良反应，可逐渐加快速度，滴速不得超过 3.0 ml/min（约 60 滴/分）；在输注过程中，如病人出现发热、头痛、身体不适等类似过敏反应时，应减慢滴速，或暂停输入，不需特殊处理；本品开启后，应一次性输注完毕，不得分次应用。

9－266 急性脑血管病的病因：血管病变（以高血压性动脉硬化和动脉粥样硬化最为常见）、血液成分改变及血液流变学异常（如血液黏稠度增高、凝血机制异常）、心脏病和血流动力学改变（如高低血压、血压的急骤波动、心瓣膜病、心房颤动）等。危险因素：高龄、高血压、高血脂、肥胖、吸烟、酗酒、不良饮食习惯（如高盐、高动物脂肪、缺钙饮食）、缺乏体力活动、长期服用含雌激素的避孕药、药物滥用、寒冷的环境气候等。

9－267 脑血管病的三级预防。

一级预防：为发病前的预防，即对有卒中倾向、尚无卒中病史的个体预防脑卒中发生，这是三级预防中最关键的一环。可在社区人群中首先筛选上述可干预的危险因素，找出高危人群，提倡合理饮食，适当运动，积极治疗相关疾病，如高血压、心脏病、糖尿病、高脂血症等，进行治疗和护理干预。

二级预防：针对发生过卒中或有 TIA 病史的个体，通过寻找意外事件发生的原因、治疗可逆性病因，纠正所有可干预的危险因素，预防脑卒中复发。如对 TIA、可逆性缺血性神经功能缺失早期诊断、早期治疗，防止发展成为完全性卒中。

三级预防：脑卒中发生后积极治疗，防止并发症，减少致残，提高脑卒中病人的生活质量，预防复发。通常也将三级预防并入二级预防中。

9－268 对脑血栓形成病人给予超早期溶栓治疗的目的是：溶解血栓，迅速恢复梗死区血流灌注，挽救尚未完全死亡的脑细胞，力争超早期恢复脑血流。超早期是指脑部 CT 检查尚未出现低密度梗死灶。临床常用的溶栓药物有：尿激酶、链激酶、重组组织型纤溶酶原激活剂。常采用静脉给药，在 DSA 监测下脑动脉给药。用药护理：溶栓治疗前应检查病人凝血机制；用药过程中定期查血象，发现皮疹、皮下淤斑等及时处理；溶栓后观察有无以下并发症：脑梗死病灶继发出血、致命的再灌注损伤及脑组织水肿、再闭塞。

9－269 脑出血病人的健康教育内容：①向病人或家属介绍本病的病因、临床表现、防治原则、自我护理方法和康复训练技巧。关心病人及家属，合理安排陪护及探视，取得病人及家属的信任，消除其紧张、焦虑情绪，积极配合治疗及护理。②嘱病人进食不宜过饱，进食高蛋白、高维生素、低脂、清淡饮食，戒烟酒、多食新鲜蔬菜、水果，增加水分的摄入，每天 1 500～2 000 ml。清晨空腹饮一杯温开水或淡盐水、蜂蜜水。选择低胆固醇食物，如豆制品、牛奶、淡水鱼等，不宜进食动物内脏、鱼卵、肥肉等，避免吃油炸食物。限制钠盐摄入，每天宜少于 3 g，以免引起高血压，加重脑水肿。肥胖者减轻体重，减少热量摄入，忌食纯糖。③恢复期按计划康复训练，做主动或被动运动。生活有规律，适当参加体育活动，逐渐增加活动量，劳逸结合，避免过度劳累。④出院时，指导病人按医嘱用药，服用降压药时，不可骤停、自行更换或同时服用多种降压药，以免血压骤降，导致脑供血不足。加强营养，合理饮食和适当活动，增强机体抵抗力。对卧床者，协助翻身拍背，预防并发症。若病人突然出现头痛、头晕、恶心、呕吐等不适症状，应及时就医。

9－270 减少长期卧床的并发症的操作如下。①功能锻炼：瘫痪肢体应保持在功能位，进行关节被动活动，至少每天 2 次，以防出现关节僵直、挛缩和肌肉失用性萎缩。②防止深静脉血栓形成和并发肺栓塞：对瘫痪病人应保证足够的液体入量，协助进行肢体活动，穿弹力长袜等。③预防压疮：应保持病人床单干燥平整，协助病人定时翻身，按摩受压部位，以预防压疮的发生。④预防窒息：急性期卧床休息，一般取平卧或侧卧位、头低足高位（抬高床尾 10°～15°），以利于口腔、呼吸道分泌物引流；不能吞咽者应尽早鼻饲，进食时或餐后 30 分钟可置病人于半坐位或坐位，以防食物反流；告诉病人切勿强行进食，以免误吸发生窒息。⑤其他卧床并发症处理：坠积性肺炎者可遵医嘱应用广谱抗生素；尿潴留者可行下腹按摩，无效时需留置导尿管；便秘者可用番泻叶代茶饮或肥皂水灌肠；一旦出现肠梗阻迹象应禁食。

9－271 头痛与蛛网膜下隙出血致颅内压增高有关。护理要点包括：①病室应安静、舒适、光线柔和，充分保证病人休息。②认真做好病人的心理护理，帮助病人保持情绪稳定，避免各种精神刺激。说明绝对卧床休息的重要性。③避免一切可能引起血压和颅内压增高的因素，如剧烈活动、用力排便、咳嗽、打喷嚏等。多食水果及蔬菜，保持大便通畅，以免诱发再出血。必要时用开塞露、口服大黄苏打片等。④耐心向病人解释头痛的原因，必要时予以镇静及镇痛药。应用 20% 甘露醇脱水时，应快速静脉滴注，注意药物勿漏出血管外，以免引起组织坏死。⑤在应用氨甲苯酸（抗血纤溶芳酸）时，静脉滴注速度应缓慢，以免引起血压下降。

9－272 防止蛛网膜下隙再出血的措施：①绝对卧床休息 4～6 周，头部稍抬高，避免搬动和过早离床活动，2～3 周内防止震动头部，以防再出血。病室宜安静、舒适，减少探视，避免声、光等刺激。治疗护理活动要集中，以免频繁打扰病人。②去除诱因，保持大便通畅，避免过度用力排便。便秘时可行简易通便法或灌肠，也可遵医嘱应用缓泻剂。防止用力咳嗽、喷嚏，必要时用镇咳药。保持乐观情绪，避免精神刺激和情绪激动。③密切观察病情，初次发病后 1 个月内，再出血的可能性最大，第 2 周发生率最高。此期应特别关注病人有无再次剧烈头痛、呕吐、抽搐发作、昏迷、脑膜刺激征等情况。一旦出现，及时协同医生处理。

9－273 卒中病人康复护理的内容如下。①基础护理：与其他科室的护理内容相同，包括晨间护理、完成医嘱等。②改善功能障碍的护理：包括观察病人的残疾状况（失去的和残存的功能）；防止压疮、泌尿系统感染、肌肉萎缩、关节挛缩畸形等并发症的护理。③功能训练的护理：一般包括肢体的功能训练和日常生活活动能力训练两个方面的内容，前者重点强调运动功能，如卧床病人正确的体位摆放、体位转移、关节的被动活动、步行训练等；后者包括自己更衣、进食、洗漱、大小便控制等方面的指导训练。

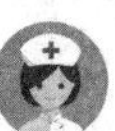

④心理护理：许多病人存在不同程度的心理障碍，护士要对各种心理障碍进行耐心细致的疏导和支持，鼓励病人面对现实，重新认识自我价值，帮助病人树立战胜疾病的信心。

9-274 左旋多巴是多巴胺的前体物质，口服后通过胃，到达小肠，在小肠上端吸收入血，仅部分能够通过血脑屏障进入脑，被黑质神经细胞或其他神经细胞摄取，在多巴脱羧酶的作用下，脱去1个羧基，变成多巴胺，从而起到补充脑内多巴胺，减轻帕金森病症状的作用。开关现象出现在用药后期，指一天当中，病人的症状在突然缓解(开期)与加重(关期)之间波动，可反复迅速交替出现多次，这种变化速度非常快，且不可预测，如同电源开关一样，临床上形象地称之为开关现象。开关现象不可预测。

9-275 癫痫发作类型与抗癫痫药物选择：①一般特发性全身性强直性阵挛性发作(GTCS)首选丙戊酸钠，次选苯妥英钠；②原因不明的GTCS首选卡马西平，其次为苯巴比妥；③典型失神-阵挛发作首选丙戊酸钠，次选拉莫三嗪；④非典型失神发作首选乙琥胺，其次为氯硝西泮；⑤肌阵挛发作首选丙戊酸钠，次选乙琥胺、氯硝西泮。

9-276 癫痫病人发作时应采取的护理措施包括：①立即按医嘱缓慢静脉注射抗惊厥药(地西泮)，密切观察病人体温、呼吸、血压、心率变化，并随时报告医生；②保持病室环境安静，避免外界各种刺激，床旁设护栏，避免坠跌；③给予吸氧和应用脱水剂，以防缺氧、脑水肿；④保持呼吸道通畅，做好口腔护理；⑤防止继发感染(呼吸道、泌尿道、皮肤)；⑥24小时内不能进食，应给予鼻饲。

癫痫病人的健康指导要点：①介绍癫痫基本知识，告诉病人遵医嘱服药，定期随访；②保持平常心态，参加社交活动；③注意环境安全，不要到河边、山上行走，以防不测，不要进行高空和驾驶作业；④外出要带药，按时服药，劳逸结合；⑤生活有序，避免精神波动和烟酒刺激；⑥随身携带简要病情诊疗卡，以便万一发作时能得到及时有效的处理。

9-277 重症肌无力危象处理原则：①保持呼吸道通畅，一旦发现呼吸肌麻痹，立即气管插管或气管切开，呼吸器辅助呼吸；②积极控制肺部感染；③大剂量皮质类固醇冲击疗法；④有条件者可给予免疫球蛋白或血浆置换；⑤加强鼻饲和气管切开的护理，无菌操作，保持呼吸道湿化，严防窒息和呼吸机故障。

危象抢救措施：①肌无力危象，立即给予足量抗胆碱酯酶药物；②胆碱能危象，立即停用抗胆碱酯酶药物，输液以促进抗胆碱酯酶药物排出，待药物排出后再调整用量；③反拗危象，立即停用抗胆碱酯酶药物，输液对症治疗，待药物敏感后再调整剂量。

9-278 腰椎穿刺术后护理：①术后去枕平卧4～6小时，24小时内暂勿下床活动以防止头痛、恶心、呕吐、眩晕的发生；②颅内压增高者不宜多饮水，严格卧床，并密切观察神志、瞳孔及生命体征变化，及早发现脑疝前驱症状，如意识障碍、剧烈头痛、频繁呕吐、血压上升、体温升高及呼吸深慢。

9-279 脑血管介入治疗的术后护理：①严密观察意识、瞳孔及生命体征变化，每2小时检测1次，连续6小时正常后停测。②密切观察足背动脉搏动和穿刺侧肢体末梢循环情况(皮肤颜色、温度等)，防治动脉栓塞；观察穿刺部位有无渗血、出血，如有渗血或出血，及时通知医生。③术后平卧，穿刺部位按压30分钟，并用沙袋(1 kg)压迫6～8小时，穿刺肢体继续制动2～4小时，一般于穿刺后8小时可侧卧位；造影术后病人卧床24小时，限制活动，并继续休息2～3天。④放支架者4小时后拔管。⑤应用肝素和华法林时主要监测凝血功能，注意有无皮肤、黏膜、消化道出血，有无发热、皮疹、哮喘、恶心、腹泻等药物不良反应。⑥观察并记录疼痛的性质、程度、时间、发作规律，伴随症状及诱发因素。⑦避免病人情绪激动，做好心理疏导，鼓励病人多饮水。

综合应用题

9－280（1）初步医疗诊断：三叉神经痛。

（2）治疗本病的关键是止痛。

（3）该病人最突出的护理诊断：疼痛，左侧面部剧痛，与三叉神经受压有关。

9－281（1）最有可能的医疗诊断：格林-巴利综合征。

（2）呼吸费力的原因是呼吸肌麻痹。

（3）值班护士病情观察要点：①观察生命体征的变化，本病主要死亡危险因素之一是呼吸麻痹，该病人已出现呼吸麻痹，需密切观察呼吸情况。如有无胸闷、气急、发绀等，保持呼吸道通畅；有呼吸衰竭和气道分泌物过多者应及早行气管切开，必要时予呼吸机辅助通气。②观察吞咽情况，是否有进食呛咳、哽噎感等。如有吞咽困难应及早留置胃管，以保证营养的摄入，防止吸入性肺炎。③观察病人是否有感觉障碍、运动障碍。④观察病人是否有自主神经功能损害的症状。

9－282（1）医疗诊断：脑血栓形成。

（2）保持瘫痪肢体良好体位（功能位、抗痉挛体位）：患肢平放，手握布卷，腕关节背屈20°～25°，肘关节稍屈曲，臂外展位，稍高于肩部，下肢用夹板将足底垫起，使踝关节呈直角，膝下垫一小垫。此种体位可防止肘、腕关节屈曲痉挛，肩关节内收，下肢外旋和足下垂。每2～3小时翻身一次，翻身时动作轻柔，将病人抬起，切勿拖、拉、推，防止皮肤破损而形成压疮。

（3）用溶栓及抗凝药物时应注意：①溶栓治疗前应检查病人凝血机制；②用药过程中严格控制药物剂量，定期查血象，注意有无出血倾向，如发现皮疹、皮下淤斑等及时处理；③溶栓后观察有无脑梗死病灶继发出血、致命的再灌注损伤及脑组织水肿、再闭塞；④若病人偏瘫加重应注意是否有颅内出血，严密观察病情变化；⑤抗凝剂如阿司匹林等宜饭后服或与碳酸钙等制酸剂同时服用，注意观察有无胃肠道反应、溃疡、出血倾向，及皮肤淤斑、牙龈出血等；⑥监测凝血时间和凝血酶原时间，备有维生素K、鱼精蛋白等，以治疗可能的出血；⑦脱水剂、利尿剂应按量准时应用，注意观察尿量。

9－283（1）主要护理诊断及合作性问题。①躯体移动障碍：与脑血管闭塞引起脑组织缺血、缺氧及锥体束受损有关；②生活自理缺陷：与一侧肢体活动能力丧失有关；③语言沟通障碍：与病变累及大脑优势半球、语言中枢受损有关；④有误吸的危险：与咽反射减弱或消失、易发生呼吸道分泌物及食物和药物的误吸有关；⑤有失用综合征的危险：与左侧肢体瘫痪有关；⑥功能障碍性悲哀：与突然瘫痪、语言障碍、担心预后有关。

（2）护理措施：①急性期绝对卧床休息，取平卧位，头部禁用冰袋或冷敷，给予氧气吸入或高压氧舱治疗，做好各项生活护理；②给予低盐低脂糊状流质或半流质，并将食物慢慢移至口腔健侧近舌根处，使病人容易吞咽；③定时监测生命体征和意识、瞳孔的变化，注意调整血压并记录，使血压维持在略高于病前的水平，若血压过高或过低应及时通知医生并配合处理；④遵医嘱用药，注意观察药物不良反应；⑤加强与病人交流，鼓励并指导病人用非语言方式来表达自己的需求及情感，并逐步进行语言训练；⑥针对困扰病人使其悲哀的原因，介绍疾病的基本知识、有关康复训练的计划，以及介绍康复良好的病人，并与他们进行交谈，树立信心，安心配合治疗；⑦保持呼吸道通畅，如给病人翻身拍背、雾化吸入等。

9－284（1）最有可能的医疗诊断：脑出血。

（2）主要的护理诊断。①急性意识障碍：与脑出血、脑水肿有关；②有皮肤完整性受损的危险：与意识障碍、肢体运动和感觉功能障碍有关；③躯体移动障碍：与意识障碍、肢体瘫痪有关；④语言沟通障碍：与意识障碍、语言功能区受损有关；⑤潜在并发症：脑疝、消化道出血等。

9－285（1）治疗原则：①去除继续出血或再出血的诱因，就地诊治，避免搬动，绝对卧床休息

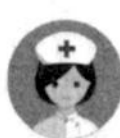

4～6周，环境安静、舒适，光线柔和。避免一切可引起血压或颅内压增高的因素。②降低颅内压，可用20%甘露醇溶液脱水降颅压。③防治再出血，应用抗纤维蛋白溶解药抑制纤溶酶原的形成，推迟血块溶解，防止再出血。④防治迟发性血管痉挛，采用钙离子通道拮抗剂可减轻血管痉挛引起的症状。⑤外科手术治疗，多在发病后24～72小时内进行。

(2) 护理措施如下。

1) 疼痛护理：①心理护理，关心体贴病人，消除病人紧张、恐惧情绪，以减轻疼痛。②缓解疼痛措施，指导病人放松，用听音乐、缓慢深呼吸等方法减轻疼痛，必要时给予脱水、止痛剂。③保证药物治疗效果，应用脱水剂时，应快速静脉滴注，并记录24小时尿量。

2) 病情监测：密切观察病人意识、瞳孔，有无头痛、呕吐、肢体疼痛及脑疝的先兆。注意体温、脉搏、呼吸、血压的变化。

3) 用药护理：①6-氨基己酸，注意防止深静脉血栓形成，观察有无低血压、心动过缓、胃肠道反应、皮疹及结膜充血等；②钙离子通道阻滞剂，注意有无发热、头晕、头痛、胃肠不适、心动过缓等症状。

4) 防止蛛网膜下隙再出血：①休息，绝对卧床休息4～6周，头部稍抬高；②病室宜安静、舒适，减少探视，避免声、光等刺激；③去除诱因，保持大便通畅，避免过度用力排便，防止用力咳嗽、喷嚏；④保持乐观情绪，避免精神刺激和情绪激动；⑤密切观察病情，第2周再出血可能性最大，应特别关注病人有无再次剧烈头痛、呕吐等情况，一旦出现，及时协同医生处理。

(3) 健康指导：①向病人介绍本病的病因、诱因、临床表现、防治原则及自我护理方法；对需做腰椎穿刺的病人，应耐心向病人解释腰椎穿刺的目的、方法，取得病人信任和理解，配合检查或治疗。②指导病人选用高蛋白、高维生素、富含纤维、清淡、易消化饮食，忌辛辣和刺激性饮食，戒烟酒。③出院时，嘱病人按医嘱服药；保持乐观的情绪，避免情绪激动；休息充分，避免过劳，预防便秘，女病人1～2年内避免妊娠；若感觉不适，及时就医。

9-286 (1) 初步的医疗诊断：帕金森病。

(2) 药物治疗。①抗胆碱能药物：常用药为苯海索(安坦)、东莨菪碱等。此类药物的不良反应主要有口干、眼花、无汗、面红、恶心、失眠等，严重者可引起谵妄，停药或减量后消失。青光眼病人禁用此类药物。②金刚烷胺：口服100 mg，每天2次，用药后1～10天即可见效，有效时间维持不长。此药物的不良反应主要有恶心、失眠、头晕、幻觉、精神错乱、皮肤网状青斑及足踝水肿等，剂量过大时可引起抽搐，故癫痫者禁用。③左旋多巴：为治疗帕金森最有效药物，主要不良反应有恶心、呕吐、厌食、轻度血压降低、心脏症状，各种不随意运动，开关现象，精神异常等。④脑外多巴脱羧酶抑制剂：苄丝肼和卡比多巴。多巴丝肼(美多芭)和卡左双多巴控释片(息宁)是目前最常用的复合制剂，前者为左旋多巴与苄丝肼复合，起效快，效果强，持续时间短；后者为左旋多巴与卡比多巴复合，效果较多巴丝肼弱，但作用时间长。⑤多巴胺能受体激动剂：溴隐亭、吡呗地尔、普拉克索。⑥单胺氧化酶抑制剂：司来吉兰。

(3) 最突出的护理诊断：躯体移动障碍，与肢体震颤和肌强直发作有关。

9-287 (1) 该病人出现癫痫大发作。

(2) 主要护理诊断如下。①有窒息的危险：与癫痫发作时喉头痉挛、气道分泌物增多有关。②有受伤的危险：与癫痫发作时全身肌肉抽搐发作及突然意识丧失有关。

(3) 健康指导如下：①避免诱发因素，向病人及家属介绍本病基本知识及发作时家庭紧急护理的方法；养成良好的生活习惯，注意劳逸结合，避免过度疲劳、睡眠不足、便秘、感情冲动等诱发因素，反射性癫痫还应避免突然的声光刺激、惊吓等。②饮食指导，养成良好的饮食习惯，食物应清淡且富含营养，避免进食辛辣等刺激性食物，不宜进食过饱，多吃蔬菜、水果，戒烟酒。③鼓励病人参加有益的社交活动，适当参与体力和脑力活动，减轻心理负担，保持心情愉快、情绪平稳。④注意安全，禁止从事有危险的活动，如攀高、游泳、驾驶、带电作业等，以免突然发作时有生命危险。④平时应随身携带简要的病情诊疗卡，注明姓名、家庭地址、病史、联系电话等，以便发作时能及时得到有效的处理。

（许方蕾）

第十章

传染病病人的护理

选择题(10－1～10－248)

A1 型单项选择题(10－1～10－75)

10－1* 传染病和感染性疾病的主要区别在于前者具有
A. 传染性　B. 病原体
C. 变异性　D. 显性感染
E. 特异性免疫

10－2 感染过程中下列哪项表现最为常见
A. 病原体被清除
B. 病原携带状态
C. 潜伏性感染
D. 隐性感染
E. 显性感染

10－3 传染病主要的传染源是
A. 受感染的动物
B. 动物储存宿主
C. 病原携带者
D. 隐性感染者
E. 传染病病人

10－4* 人畜或人兽共患病应除外
A. 流行性脑脊髓膜炎
B. 流行性乙型脑炎
C. 肾综合征出血热
D. 布氏杆菌病
E. 狂犬病

10－5 自然疫源性传染病主要是指
A. 以虫媒为传染媒介的传染病
B. 所有地方性传染病均归此类
C. 凡是动物源性传染病均是
D. 家禽、家畜为主要传染源
E. 以野生动物为主要传染源的动物源性传染病

10－6 主要作用于原虫和蠕虫的免疫球蛋白是
A. IgA　B. IgD
C. IgE　D. IgG
E. IgM

10－7 通过免疫调节作用清除病原体的体液因子不包括
A. 补体
B. 溶菌酶
C. 巨噬细胞
D. 纤维连接蛋白
E. 各种细胞因子

10－8 下列哪项不是传染病的传播途径
A. 空气　B. 虫媒
C. 土壤　D. 血制品
E. 淋巴道

10－9 病后能获得持久免疫力的传染病是
A. 鼠疫　B. 流感
C. 霍乱　D. 疟疾
E. 细菌性痢疾

10－10* 影响流行过程的自然因素，除外下列哪项
A. 地理　B. 气象
C. 土壤　D. 生态
E. 生活条件

10－11 能有效地推迟甚至消灭传染病周期性的措施是

A. 每天耐寒锻炼
B. 保持心理平衡
C. 人工主动免疫
D. 多吃蔬菜、水果
E. 定期门诊随访

10-12 管理传染源最重要的措施是
A. 早期休息 B. 早期隔离
C. 早期治疗 D. 早期手术
E. 早期报告

10-13 下列是病原携带者，但不需要暂时调换工种的行业人员为
A. 教师 B. 炊事员
C. 保育员 D. 水源管理员
E. 药店销售员

10-14 医学观察和隔离观察的主要区别是前者要求
A. 每天诊察
B. 测量体温
C. 重点体格检查
D. 日常活动不限制
E. 做必要的辅助检查

10-15* 甲类传染病是指
A. 鼠疫和霍乱 B. 白喉和梅毒
C. 炭疽和淋病 D. 流脑和乙脑
E. 流感和腮腺炎

10-16 甲类传染病的报告时间城镇最迟不得超过
A. 2小时 B. 4小时
C. 6小时 D. 12小时
E. 24小时

10-17 传染病的法定报告人是
A. 病人 B. 家属
C. 邻居 D. 单位领导
E. 医务人员

10-18 提高特异性免疫力的主要措施是
A. 加强营养 B. 体育锻炼
C. 个人卫生 D. 预防接种
E. 改善生活条件

10-19 下列哪种免疫制剂可采用肌内注射
A. 牛痘苗
B. 破伤风类毒素
C. 乙型脑炎疫苗
D. 破伤风抗毒素
E. 小儿麻痹糖丸

10-20* 按照儿童基础免疫程序，卡介苗的接种对象应是
A. 新生儿 D. 幼儿
B. 婴儿 E. 少年
C. 婴幼儿

10-21* 关于传染病发疹时间的规律性，下列哪项不符
A. 水痘发病第1天发疹
B. 猩红热发病第2天发疹
C. 麻疹发病第3天发疹
D. 斑疹伤寒发病第5天发疹
E. 伤寒发病第6、7天发疹

10-22 关于传染病皮疹分布的特点，下列哪项是错误的
A. 水痘呈向心性分布
B. 天花呈离心性分布
C. 猩红热面部无皮疹
D. 伤寒分批出现疱疹
E. 风疹多见面部及躯干

10-23 病原体在体内繁殖，其毒素和代谢产物入血，引起脏器功能紊乱和中毒性病理变化，称为
A. 毒血症 B. 菌血症
C. 败血症 D. 脓毒血症
E. 病毒血症

10-24* 有助于传染病的诊断，可做分子生物学检测的项目是
A. 分子杂交 B. T细胞亚群
C. 免疫球蛋白 D. 特异性抗原
E. 特异性抗体

10-25 目前我国所指定的除“四害”不包括
A. 苍蝇 B. 蚊子
C. 麻雀 D. 老鼠
E. 臭虫

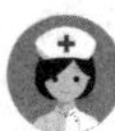

10－26　传染病病人采用血清疗法时应备用
A. 毛花苷 C　　B. 阿托品
C. 奎尼丁　　D. 肾上腺素
E. 利多卡因

10－27　传染病的一般护理要点，除外
A. 重视综合预防和治疗
B. 密切观察病情变化
C. 严格隔离，及时报告疫情
D. 进行卫生宣传知识教育
E. 加强基础护理和心理护理

10－28　有关严密隔离的要求，下列哪项是错误的
A. 病人住单人房间
B. 经常开门窗通风
C. 用物严格消毒处理
D. 进病室戴口罩、穿隔离衣等
E. 每天消毒病室、墙壁、家具

10－29　呼吸道隔离的颜色标记为
A. 黄色　　B. 绿色
C. 灰色　　D. 蓝色
E. 棕色

10－30　下列哪项不符合传染病诊室的要求
A. 每个诊室为一个隔离单位
B. 一个诊室诊治一种传染病
C. 有单独更衣室和洗手设备
D. 诊室医生由急诊医生代替
E. 诊室应与普通门诊分开

10－31　污染区是指
A. 被病人污染过，已经消毒
B. 可能被病人污染，已经消毒
C. 未被病人直接或间接污染的地区
D. 病人直接和间接污染的地区
E. 可能被病人间接污染的地区

10－32　衣服、被褥等一般在直射阳光下曝晒多长时间可以达到消毒目的
A. 1～2 小时　　B. 2～3 小时
C. 3～4 小时　　D. 4～6 小时
E. 6～8 小时

10－33*　能起氧化作用的消毒剂是
A. 聚维酮碘
B. 乙醇
C. 含氯石灰（漂白粉）
D. 过氧乙酸
E. 苯扎溴铵（新洁尔灭）

10－34　传染病病人共有的护理诊断不包括
A. 社交孤立
B. 知识缺乏
C. 体温升高
D. 自我形象紊乱
E. 皮肤、黏膜完整性受损

10－35　为传染病患儿进行护理体格检查时应重点检查
A. 瞳孔大小　　B. 皮肤、黏膜
C. 囟门关闭　　D. 头围、胸围
E. 身高、体重

10－36　关于流行性感冒病毒，下列哪项不正确
A. 属正黏液病毒科
B. 甲型可感染人类及多种动物
C. 甲型为人类流感的主要病原
D. 乙型及丙型仅感染人类
E. 为双链 DNA 病毒

10－37　关于流行性感冒的流行病学特征，下列哪项是错误的
A. 主要传染源是流感病人及隐性感染病毒携带者
B. 乙型流感多为散发感染
C. 通过呼吸道经空气飞沫传播
D. 儿童及老年病人常易并发肺炎
E. 动物亦可能为主要的储存宿主和中间宿主

10－38　流感病毒的临床特点不包括
A. 上呼吸道症状轻
B. 多数病人可伴有腹泻水样便
C. 流感病毒性肺炎抗生素治疗无效
D. 年幼及老年病人病情可持续发展
E. 高热、全身酸痛、乏力等中毒症状重

10-39 人感染高致病性禽流感感染的病原体属于
A. 甲类流感病毒
B. 乙类流感病毒
C. 丙类流感病毒
D. 丁类流感病毒
E. 戊类流感病毒

10-40 最易使人感染高致病性禽流感的病原体是
A. H5N1　　B. H9N2
C. H7N7　　E. H1N5
D. H3N2

10-41 临床上大多数重症急性呼吸综合征(SARS)病人的首发症状为
A. 发热　　B. 咳嗽多痰
C. 腹泻　　D. 呼吸困难
E. 胸痛

10-42 医护人员进入 SARS 病区时，必须戴上
A. 8 层以上的纱布口罩
B. 10 层以上的纱布口罩
C. 12 层以上的纱布口罩
D. 16 层以上的纱布口罩
E. N-95 口罩

10-43* SARS 病房的空气消毒，在有人情况下不采用
A. 病房自然风的通风对流
B. 自然通风不良则必须安装足够的排气扇
C. 每天上、下午用 3%过氧化氢喷雾各 1 次
D. 有条件的可采用静电除菌型空气净化消毒
E. 紫外线灯照射，每天 2 次，每次不少于 1 小时

10-44 关于麻疹的流行病学特点，下列哪项是错误的
A. 病人是唯一传染源
B. 患病后可获持久性免疫
C. 多数在病程的第 4 天出疹
D. 以呼吸道飞沫传播为主
E. 被动免疫是预防麻疹最重要的措施

10-45 对接触了麻疹病人的易患儿应隔离
A. 5 天　　B. 7 天
C. 14 天　　D. 21 天
E. 28 天

10-46 麻疹前驱期的主要诊断依据是
A. 口腔黏膜有柯氏斑
B. 有呼吸道卡他症状
C. 持续发热、咽痛
D. 有麻疹接触史
E. 可有前驱疹

10-47 风疹与麻疹的主要鉴别点为前者是
A. 充血性斑丘疹
B. 全身症状重
C. 皮疹为全身性分布
D. 皮疹一天出齐
E. 血白细胞计数减少

10-48 水痘的主要传染源是
A. 带状疱疹病人　　B. 水痘病人
C. 病毒携带者　　D. 动物
E. 隐性感染者

10-49 水痘皮疹演变的过程是
A. 丘疹、疱疹、斑疹、结痂
B. 丘疹、斑疹、疱疹、结痂
C. 斑疹、疱疹、丘疹、结痂
D. 斑疹、丘疹、疱疹、结痂
E. 疱疹、斑疹、丘疹、结痂

10-50 下列哪项是流行性腮腺炎病毒的唯一宿主
A. 牛　　B. 猪
C. 羊　　D. 鼠
E. 人

10-51 流行性腮腺炎病人腮腺肿大的特征是
A. 以鼻尖为中心
B. 以口腔为中心
C. 以下颌为中心

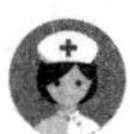

D. 以舌下为中心
E. 以耳垂为中心

10－52 腮腺炎病毒所致的脑膜脑炎的发病机制是
A. 脑实质中有淋巴细胞浸润和胶质细胞增生
B. 因休克、凝血障碍、高血容量综合征等所致
C. 内毒素引起脑血管微循环障碍和痉挛
D. 病毒的血溶细胞融合糖蛋白所致
E. 脑组织有退行性病变

10－53 关于病毒性肝炎的流行病学，下列哪项是错误的
A. 甲型肝炎的传染源是慢性甲肝病毒(HAV)携带者
B. 甲型肝炎以儿童发病率为最高
C. 甲、乙两型肝炎之间无交叉免疫
D. 乙型肝炎以无黄疸型常见，且常有家庭集聚现象
E. 胎盘球蛋白对甲型肝炎有较好的预防效果

10－54* 需有其他病毒辅助才能复制增殖的肝炎病毒是
A. 甲型肝炎病毒(HAV)
B. 乙型肝炎病毒(HBV)
C. 丙型肝炎病毒(HCV)
D. 丁型肝炎病毒(HDV)
E. 戊型肝炎病毒(HEV)

10－55 乙型肝炎核心抗原(HBcAg)主要存在于病人的
A. 唾液内　　B. 肝细胞内
C. 精液内　　D. 血液内
E. 消化液内

10－56* 下列肝炎病毒血清学标志物的意义正确的是
A. HBsAg 阳性说明病人有传染性
B. 抗 HAV-IgG 对甲型肝炎有早期诊断价值
C. 抗 HAV-IgM 阳性时可诊断为急性甲型肝炎
D. 抗 HCV 阳性为保护性抗体
E. HBeAb 是既往感染的标志

10－57 提示乙型肝炎有较强传染性的一组血清学检查结果是
A. HBsAb 阳性，HBcAb 阳性
B. HBsAg 阳性，HBeAg 阴性，HBcAb 阳性
C. HBsAg 阳性，HBeAb 阴性
D. HBsAg 阳性，HBeAg 阳性，HBcAb 阳性
E. HBsAg 阳性，HBsAb 阳性

10－58* 预防乙型肝炎的人工被动免疫是应用
A. 丙种球蛋白
B. 胎盘球蛋白
C. 特异性高效价免疫球蛋白
D. 抗毒素
E. 乙型肝炎疫苗

10－59* 除下述哪种药物外，均对乙肝病毒复制有一定的抑制作用
A. 拉米夫定
B. 泛昔洛韦
C. 干扰素
D. 单磷酸阿糖腺苷
E. 维丙胺

10－60 下列不符合淤胆型肝炎的实验室检查结果的是
A. 血清总胆红素升高
B. 直接胆红素升高
C. 间接胆红素升高
D. 尿胆红素增加
E. 尿胆元减少或阴性

10－61 艾滋病最常见的机会性感染是
A. 口腔念珠菌病
B. 结核菌感染
C. 卡氏肺孢子虫肺炎
D. 巨细胞病毒性视网膜炎
E. 外阴部疱疹病毒感染

10-62 下列不符合艾滋病Ⅳ期病人实验室检查结果的是
A. 血常规检查有不同程度的红细胞、白细胞及血小板计数减少
B. 血清学检查 HIV 抗体阳性
C. 免疫学检查 $CD4^+/CD8^+>1.5$
D. HIV-RNA 阳性
E. 胸部 X 线检查可显示间质性肺炎或肺脓肿

10-63 预防艾滋病最主要的措施是
A. 治疗和隔离病人
B. 切断传播途径
C. 治疗和隔离无症状病毒携带者
D. 对高危人群进行人工主动免疫
E. 对接触者采用人工被动免疫

10-64 关于艾滋病的综合预防，下列措施哪项不妥
A. 进行卫生宣传教育
B. 对传染源实行有效的医学监督
C. 注射丙种球蛋白
D. 强调自我防护
E. 针对不同的传播方式切断传播途径

10-65 目前确诊艾滋病的主要依据是
A. 血培养阳性
B. 咽拭子涂片检查
C. 做分泌物培养
D. 周围血象淋巴细胞计数减少
E. 血清艾滋病病毒(HIV)抗体阳性，病毒分离阳性

10-66* 关于肾综合征出血热病人的护理，下列哪项是错误的
A. 发热期应积极采用解热镇痛药迅速降温
B. 低血压休克期应遵医嘱用血管活性药以纠正休克
C. 少尿期应按“量出为入，宁少勿多”原则严格控制液体摄入量
D. 多尿期应按医嘱及时补充液体和电解质
E. 恢复期应告知病人症状消失后继续休息1～3个月

10-67 流行性乙型脑炎最主要的传染源是
A. 病人
B. 隐性感染者
C. 猪
D. 蚊虫
E. 鼠

10-68 抢救流行性乙型脑炎须渡过的“三关”是指
A. 昏迷、休克、高热
D. 昏迷、惊厥、呼吸衰竭
B. 高热、惊厥、呼吸衰竭
E. 高热、惊厥、循环衰竭
C. 发热、昏迷、惊厥

10-69 猩红热的病原体为
A. 表皮葡萄球菌
B. 白色假丝酵母菌
C. 草绿色链球菌
D. 金黄色葡萄球菌
E. A组乙型溶血性链球菌

10-70* 对伤寒病人的饮食护理应特别强调做到
A. 给予高热量、高维生素、易消化流质
B. 避免各种生硬、粗糙、多渣、产气食物
C. 供给足够液体，以免脱水
D. 控制饮食，每天少量多餐
E. 必要时静脉补充营养

10-71* 关于中毒型细菌性痢疾的临床特点下列哪项不正确
A. 多见于儿童
B. 起病急骤、病势凶险
C. 有严重毒血症状
D. 胃肠道症状明显
E. 常出现休克或严重脑症状

10-72* 救治出现循环衰竭的细菌性痢疾病人，首要护理措施为
A. 密切观察病情变化

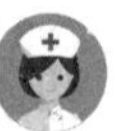

B. 迅速建立静脉通路
C. 立即给予氧气吸入
D. 保持正确体位
E. 准备输血补液

10-73* 目前流脑病原治疗的首选药物为
A. 青霉素　B. 头孢菌素类
C. 磺胺类　D. 氨基糖苷类
E. 氯霉素

10-74* 预防流脑的措施，下列哪项最重要
A. 早期隔离治疗病人
B. 搞好环境卫生，保持室内通风
C. 口服预防药物
D. 注射流脑疫苗，提高机体免疫力
E. 流行季节少去人多的公共场所

10-75* 根治疟疾最常用的方案为
A. 氯喹＋伯氨喹
B. 奎宁＋伯氨喹
C. 乙胺嘧啶＋伯氨喹
D. 青蒿素＋伯氨喹
E. 磺胺药＋伯氨喹

A2 型单项选择题(10-76～10-156)

10-76 患儿，6 个月。因腹泻及营养不良住院，1 个月前曾注射丙种球蛋白 1 支，昨天发现同一病室患友出麻疹，为预防麻疹，最合适的措施是
A. 立即注射麻疹疫苗
B. 立即注射丙种球蛋白
C. 2 天内注射麻疹疫苗
D. 1 周后注射丙种球蛋白
E. 2 周后注射丙种球蛋白

10-77 患儿，男性，1 岁。昨天起胸部皮肤出现红色、大小形态不一、与皮肤表面相平或高于皮面、压之褪色的皮疹。继后头、面部及四肢也均出现，同时还出现表面隆起，内含澄清或浑浊液体的水疱。此皮疹属于下列哪种
A. 疱疹　B. 淤点
C. 红斑疹　D. 玫瑰疹
E. 荨麻疹

10-78 新生儿出生后，如生命体征平稳，意识清晰，能吸奶，会哭、会闹，大、小便正常，根据儿童计划免疫程序，应接种下列哪项疫苗？
A. 卡介苗和乙肝疫苗
B. 麻疹疫苗和 A 群流脑疫苗
C. 乙脑疫苗和乙肝疫苗
D. 脊髓灰质炎疫苗和麻疹疫苗
E. 百白破疫苗和甲肝疫苗

10-79* 病人，男性，33 岁。昨天上午出差回家，晚上突然高热、头痛、肌肉痛、关节痛，全身乏力、咽痛、咽干，赴院诊治。经医院诊断为流行性感冒。估计是下列哪一临床类型
A. 肺炎型　B. 中毒型
C. 单纯型　D. 非典型
E. 胃肠型

10-80 病人，女性，70 岁。曾与流行性感冒病人密切接触过，今天上午起床后高热、剧烈咳嗽、呼吸急促、烦躁不安，即来院急诊。估计病人的医疗诊断是
A. 军团菌肺炎
B. 中毒性肺炎
C. 肺炎链球菌肺炎
D. 非典型性肺炎
E. 流感病毒性肺炎

10-81 病人，女性，27 岁。因发热、疲乏、全身酸痛 1 天，来院就诊，发病前 2 天曾在流行性感冒流行区开学术会议。体格检查：体温 40.0℃，呼吸 26 次/分，脉搏 122 次/分，血压 110/80 mmHg；急性发热面容、面颊潮红；眼结膜和咽部充血，口腔黏膜有疱疹；肺部听诊无异常。该病人目前最突出的护理诊断是
A. 疼痛：全身酸痛　B. 体温过高
C. 活动无耐力　D. 知识缺乏
E. 皮肤、黏膜完整性受损

10-82* 病人，男性，31 岁。因出差曾到过禽

流感疫区,多长时间内出现流感样症状,应警惕禽流感的可能

A. 1周　　B. 2周

C. 3周　　D. 4周

E. 6周

10-83 患儿,女性,4岁。春节父母带着走亲戚,路过养家禽场,与家禽有接触。回家后出现高热、咳嗽、呼吸困难等症状,立即送医院,诊断为人禽流行性感冒。主要的治疗措施是

A. 一般治疗和抗生素治疗

B. 对症治疗和抗生素治疗

C. 对症治疗和中医治疗

D. 对症治疗和抗病毒治疗

E. 抗病毒治疗和免疫治疗

10-84 病人,男性,42岁。曾接触过有禽流感病毒的鸡,回家2天后出现发热、鼻塞、流涕、咳嗽、咽痛,经医院诊断为人禽流行性感冒。护士应给予病人的隔离方法是

A. 肠道隔离　　B. 接触隔离

C. 呼吸道隔离　　D. 严密隔离

E. 血液、体液隔离

10-85* 病人,男性,47岁。因发热、头痛、疲乏、全身酸痛6天,伴有干咳、气促1天而来院就诊。发病前1周曾去过SARS流行区旅游。体格检查:体温38.5℃,呼吸26次/分,脉搏120次/分,血压100/74 mmHg;肺部体征不明显。目前对该病人最需要做的辅助检查是

A. 血常规

B. 血液生化

C. 肝功能

D. 胸部X线或CT

E. 超声

10-86 病人,男性,43岁。因高热、疲乏5天,伴胸闷、气促2天入院。有与SARS病人密切接触史。体格检查:体温39℃,呼吸30次/分,脉搏120次/分钟,血压100/62 mmHg;神志清楚;两肺呼吸音低。胸部X线检查发现双肺有斑片状浸润性阴影。根据该病人情况,目前最主要的护理诊断是

A. 体温过高

B. 体液不足

C. 活动无耐力

D. 清理呼吸道无效

E. 气体交换受损

10-87 病人,女性,28岁。发热1周,伴咳嗽少痰,作为SARS疑似病人已予以隔离治疗。在对该病人的护理中,目前应重点观察

A. 胸痛程度及持续的时间

B. 脉搏的频率和节律

C. 有无进行性呼吸困难

D. 有无意识障碍

E. 有无咳嗽、咳痰

10-88* 病人,男性,40岁。因高热、疲乏数天,伴胸闷、心悸、气促2天入院,有与SARS病人密切接触史。体格检查:体温39.8℃,呼吸28次/分,脉搏122次/分钟,血压100/62 mmHg;神志清楚;双肺呼吸音低。胸部X线检查发现双肺有斑片状浸润性阴影。根据该病人情况,目前应采取哪项管理

A. 强制管理　　B. 严格管理

C. 监测管理　　D. 留验管理

E. 一般管理

10-89 病人,女性,22岁。发热1周,伴咳嗽少痰,作为SARS疑似病人已予以隔离治疗。在对该病人的护理中,目前应重点观察

A. 生命体征　　B. 意识状态

C. 瞳孔变化　　D. 咳嗽、咳痰

E. X线表现

10-90* 某幼儿园发现一例麻疹患儿,为预防疾病传播,除隔离传染源外,该幼儿园

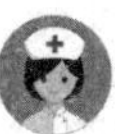

采取的综合预防措施中，下列哪项最有效

A. 空气消毒

B. 接触者进行医学观察 7 天

C. 认真做好晨间检查

D. 接触者尽快注射人丙种球蛋白

E. 检查带菌者，尽快肌内注射青霉素

10-91* 患儿，女性，4 岁。已高热 4 天，全身出疹。在给该患儿做护理时，下列降温措施哪项不恰当

A. 头部冷敷　B. 温水浴

C. 冷盐水灌肠　D. 乙醇擦浴

E. 遵医嘱服退热剂

10-92 患儿，男性，4 岁。最近其所在的托儿所班上发现有麻疹患儿，对该患儿应采取的措施可除外下列哪项

A. 隔离检疫 3 周

B. 注射丙种球蛋白

C. 暂不去托儿所

D. 2 天内应急接种麻疹疫苗

E. 应用青霉素预防发病

10-93 患儿，女性，5 岁。全身出现皮疹伴奇痒 2 天，经检查确诊患水痘。护士为其母亲做了如下关于皮疹的护理指导，其中正确的是

A. 注意观察出疹及痂皮脱落情况

B. 每天换内衣一次，剪短指甲严防抓破

C. 保持皮肤清洁，每天用肥皂水擦洗皮肤一次，以防感染发生

D. 必须住院隔离治疗至疱疹全部干燥结痂

E. 如四肢有瘙痒可适当抓痒

10-94 患儿，男性，2 岁。出水痘，皮肤瘙痒，护士为他做护理时，下列哪个方法不正确

A. 用温水擦洗

B. 涂擦炉甘石洗剂

C. 剪短指甲

D. 5%碳酸氢钠溶液涂擦

E. 用淡肥皂水擦洗

10-95 某幼儿园约 50%以上小朋友患流行性腮腺炎。有关流行性腮腺炎的叙述，下列哪项是正确的

A. 经消化道传播，传染性很强

B. 腮腺炎病毒仅存于人体中

C. 婴儿没有先天性被动免疫

D. 男性睾丸炎时可加用抗生素

E. 腮腺肿痛以鼻中隔为中心

10-96* 在糖尿病、营养不良、慢性肝病病人中，某些药物如碘化物、羟基保泰松、异丙肾上腺素等可致腮腺肿大，其特点为对称性，无肿痛感，触之较软，组织检查主要为脂肪变性。应属于下列哪项诊断

A. 流行性腮腺炎

B. 化脓性腮腺炎

C. 颈部淋巴结炎

D. 症状性腮腺肿大

E. 耳前淋巴结炎

10-97 患儿，女性，3 岁。一侧腮腺区域红肿、压痛明显，肿块局限，晚期有波动感，腮腺管口红肿可挤出脓液。分泌物涂片及培养发现化脓菌。血象白细胞计数和中性粒细胞明显增高。估计该患儿患了下列哪种疾病

A. 流行性腮腺炎

B. 化脓性腮腺炎

C. 淋巴结炎

D. 症状性腮腺肿大

E. 腮腺囊肿

10-98* 患儿，男性，5 岁。近来发热、畏寒、头痛、肌肉痛、咽痛、食欲不佳、恶心、呕吐、全身不适，数小时前腮腺肿痛逐渐明显。体温达 39℃，腮腺肿痛以耳垂为中心，向前、后、下发展，状如梨形，边缘不清。该患儿一般不会出现下列哪项并发症

A. 脑膜脑炎　　B. 口腔炎
C. 卵巢炎　　D. 胰腺炎
E. 睾丸炎、附睾炎

10-99* 病人，女性，28 岁。体检时发现 HBsAb 阳性，其他血清标记物均为阴性，此情况至今已持续 2 年，但无任何症状和阳性体征。目前该病人很可能是
A. 乙型肝炎病毒携带状态
B. 乙型肝炎病情稳定
C. 对乙型肝炎病毒具有免疫力
D. 乙型肝炎恢复期
E. 乙型肝炎无传染性期

10-100 病人，男性，38 岁。反复出现全身乏力、食欲缺乏、肝区不适 4 年。体格检查：肝病面容；有多个蜘蛛痣；肝肋下 2.0 cm，脾可扪及。实验室检查：ALT 230 u/L，胆红素正常，血清白蛋白 38 g/L，球蛋白 40 g/L，HBsAg（+）。为进一步明确肝病类型，应做下列哪项检查
A. 超声
B. 肝功能
C. CT 扫描
D. 肝活组织病理
E. 血清学标志物

10-101 病人，男性，27 岁。近几天突然出现无其他原因可解释的食欲缺乏、乏力，应首选检查
A. 血清胆红素
B. 血清碱性磷酸酶
C. 血清 ALT
D. HBsAg
E. 血清 γ-谷氨酰转酞酶

10-102 病人，男性，33 岁。有乙型肝炎病史 11 年余，期间反复出现食欲缺乏、腹胀、腹泻、肝区痛等。体格检查：有蜘蛛痣；肝肋下 1.5 cm，脾侧卧位肋下刚好触及。实验室检查：ALT 100 u/L，血清 HBsAg、HBeAg 及 HBcAb 均为阳性。提示该病人可能为
A. 慢性乙型肝炎活动期
B. 乙型肝炎病情严重
C. 病人已无传染性
D. 乙型肝炎已发展为肝癌
E. 慢性乙型肝炎恢复期

10-103 病人，男性，30 岁。1 周前开始出现食欲减退、呕吐、全身乏力，3 天前出现嗜睡，皮肤黄染，并逐日加深，肝未扪及。在制订护理计划时，首先考虑的护理诊断或合作性问题是
A. 体液过多
B. 潜在并发症：肝性脑病
C. 皮肤、黏膜完整性受损
D. 营养失调：低于机体需要量
E. 活动无耐力

10-104 病人，男性，28 岁。1 周来厌食、恶心、呕吐、右上腹不适。体格检查：巩膜、皮肤无黄染；牙龈多处出血；肝肋下 2 指，腹水（−）。实验室检查：血清总胆红素 10 μmol/L，ALT 720 u/L，血清 HBsAg 阳性。以前无肝炎病史，目前该病人所患乙型肝炎的类型是
A. 急性黄疸型　　B. 慢性迁延型
C. 亚急性重症型　　D. 慢性活动型
E. 急性无黄疸型

10-105* 病人，男性，47 岁。病后第 8 天出现昏迷。体格检查：神志不清，躁动；巩膜中度黄染，牙龈出血；颈无抵抗感；表浅淋巴结不肿大；肝界明显缩小，腹水（+）；布鲁金斯征（−）、克尼格征（−），未引出病理反射。该病人所患的疾病是
A. 急性重型肝炎
B. 乙型脑炎
C. 流行性脑脊髓膜炎
D. 肾综合征出血热

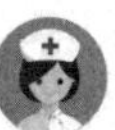

E. 钩端螺旋体病

10-106 某学校在短期内相继有 5 位学生出现发热、食欲减退、乏力，伴肝大、黄疸，血 ALT 升高，血培养(-)。他们最可能患下列哪型病毒性肝炎

A. 急性乙型肝炎

B. 急性丁型肝炎

C. 急性甲型肝炎

D. 急性戊型肝炎

E. 急性丙型肝炎

10-107 某女性病人的血清标志物检测显示：HBsAg(+)、HBsAb(-)、HBeAg(+)、HBeAb(-)、HBcAb(+)、HBV-DNA(+)，血清抗 HAV-IgM(-)、抗 HAV-IgG(+)。提示该病人可能是

A. HBV 隐性感染者

B. 体内有 HAV 存在

C. 有较强的传染性

D. HAV 与 HBV 同时感染

E. 无症状 HBV 携带者，无传染性

10-108 病人，男性，52 岁。检查发现血清 ALT 1 230 u/L，血清总胆红素 118 μmol/L，抗 HAV-IgG(+)，HBsAg(+)，HBeAg(+)，抗 HBc-IgM(+++)。该病人最可能患有

A. 急性甲型肝炎，黄疸型

B. 急性甲型肝炎，无黄疸型

C. 急性乙型肝炎，黄疸型

D. 急性乙型肝炎，无黄疸型

E. 甲型肝炎合并乙型黄疸型肝炎

10-109 病人，男性，40 岁。食欲缺乏、乏力、黄疸进行性加深 20 天，尿少 3 天，神志不清 1 天。体格检查：嗜睡状，皮肤、巩膜明显黄染，皮肤可见淤斑；肝、脾未扪及；扑翼样震颤(+)。实验室检查：血清总胆红素为 248 μmol/L，ALT 430 u/L。该病人所患的肝炎类型是

A. 急性重型　　B. 亚急性重型

C. 慢性重型　　D. 急性黄疸型

E. 淤胆型

10-110 某同学在新生入学体检时，检测出 HBsAg(-)，HBeAg(-)，抗 HBc(+)，但无任何症状，肝功能正常。6 个月后复查仍同上情况。该同学可能为

A. 既往感染过 HBV

B. 慢性乙型肝炎轻度

C. 慢性乙型肝炎中度

D. 无症状 HBsAg 携带者

E. 急性无黄疸型乙型肝炎

10-111 病人，男性，44 岁。原有慢性乙型肝炎 6 年，近 1 个月出现明显疲乏、食欲缺乏，尿黄且逐日加深。3 天前又出现烦躁不安。体格检查：神志模糊；皮肤、巩膜明显黄染；颈部有数枚蜘蛛痣；心肺无异常；肝肋下未及，脾侧卧位肋下 2.5 cm，腹水(+)；扑翼样震颤(+)。该病人所患病毒性肝炎的类型是

A. 淤胆型　　B. 急性黄疸型

C. 亚急性重型　　D. 慢性重型

E. 急性重型

10-112* 某男性病人发病后第 9 天出现昏迷、躁动，呼气有特殊臭味。体格检查：巩膜重度黄染；牙龈多处出血；肝脏明显缩小。实验室检查：血清总胆红素 119 μmol/L，ALT 400 u/L，凝血酶原时间 1 分钟，诊断为急性重症肝炎。该病人目前最突出的护理诊断是

A. 急性意识障碍

B. 活动无耐力

C. 知识缺乏

D. 营养失调：低于机体需要量

E. 皮肤、黏膜完整性受损

10-113* 病人，男性，29 岁。因乏力、食欲减

退，尿黄伴腹胀 3 天，烦躁不安 1 天入院。体格检查：体温 36.7℃，脉搏 80/分；烦躁，检查不合作，巩膜中度黄染；肝浊音界明显缩小，移动性浊音(＋)。下列护理措施中哪项不恰当

A. 绝对卧床休息
B. 做好口腔和皮肤护理
C. 限制钠盐摄入量，每天＜0.5 g
D. 严格记录 24 小时出入液量
E. 烦躁不安时给予氯丙嗪 25 mg 肌内注射

10-114* 某男性病人的乙肝两对半检查结果显示：HBsAg(＋)、HBeAg(＋)、HBcAb(＋)，其余为阴性。根据病人实际情况和肝功能状况应合理安排休息，其主要目的除外下列哪项

A. 减少能量消耗
B. 减轻肝脏代谢负担
C. 减少肝脏血流量
D. 促进肝细胞修复
E. 促进肝细胞再生

10-115* 护士在给某 HBsAg 阳性病人采血时，不慎刺破左手食指。不清楚自己是否感染过乙肝，此时首先及最重要的处理方法是

A. 立即接种乙肝疫苗
B. 立即用乙醇消毒
C. 立即查凝血酶原时间
D. 定期复查肝功能和 HBV-IgM
E. 立即肌内注射高效价乙肝免疫球蛋白

10-116 病人，女性，26 岁。妊娠 8 个月。除 HBsAg 阳性外，余各项肝炎病毒血清标记物均为阴性，血清 ALT 26 u/L。为防止新生儿感染乙型肝炎病毒，应对孕妇采取下列哪项重要措施

A. 积极进行护肝和抗病毒治疗
B. 立即肌内注射丙种球蛋白
C. 2 周内肌内注射乙型肝炎免疫球蛋白
D. 立即接种基因重组乙型肝炎疫苗，进行全程免疫
E. 新生儿出生 3 个月后肌内注射乙型肝炎免疫球蛋白

10-117 病人，男性，37 岁。近 2 周来出现上腹部不适、恶心、食欲缺乏，经检查诊断为甲型病毒性肝炎，需在家休息治疗。为防止家庭其他人员感染，目前应采取的重要预防措施是

A. 病人独居一室，禁止与他人接触
B. 家庭成员注射丙种球蛋白
C. 家庭成员进行预防性保肝治疗
D. 实施严密隔离
E. 家庭成员接种甲型肝炎减毒活疫苗

10-118 病人，女性，45 岁。近 2 周来食欲锐减、明显疲乏。昨天起烦躁不安，继而嗜睡。体格检查：神志模糊；皮肤、巩膜明显黄染，面颊及颈部有数枚蜘蛛痣；心肺无异常；肝肋下未及，脾侧卧位肋下 2 cm，腹水(＋)；扑翼样震颤(＋)。既往有乙型病毒性肝炎史 8 年。根据上述表现，目前该病人应明确的护理诊断和合作性问题不包括

A. 皮肤、黏膜完整性受损
B. 营养失调：低于机体需要量
C. 活动无耐力
D. 功能性肾衰竭
E. 感知改变

10-119 病人，男性，28 岁。因畏寒、发热、全身乏力、食欲减退 10 天，伴皮肤黄染入院治疗。2 天前出现黄疸进行性加深，烦躁不安，目前考虑为重症肝炎。为防治肝性脑病的发生，可采取下列哪项措施

A. 输注库存血
B. 应用降血氨药

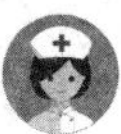

C. 快速利尿剂
D. 应用镇静剂
E. 即刻肝脏移植

10-120　病人，男性，45 岁。乏力、食欲缺乏、肝区不适 6 个月。体格检查：皮肤无黄疸、肝掌及蜘蛛痣；腹软，肝、脾肋下未及，无移动性浊音。实验室检查：ALT 106 u/L，白蛋白 38 g/L，球蛋白 32 g/L，胆红素正常，凝血酶原活动度为 79%。该病人传染性的强弱与下列哪项指标阳性关系最为密切
A. HBeAg　　B. HBsAg
C. HBcAb　　D. HBsAb
E. HBeAb

10-121*　病人，男性，32 岁。1 周来发热、食欲减退、厌油、恶心、呕吐、尿黄，并出现黄疸。症状进行性加重，近 2 天又出现嗜睡、烦躁不安伴牙龈出血，皮下淤斑。以下实验室检查中对"重型肝炎"诊断有价值的项目是
A. ALT＞1 000 u/L
B. 胆固醇明显升高
C. 血清总胆红素＞17 μmol/L
D. 凝血酶原活动度＜40%
E. 胆碱酯酶活性明显升高

10-122　病人，男性，37 岁。近半年来全身乏力，食欲尚可，尿色如浓茶。体格检查：巩膜、皮肤明显黄染；肝肋下 3 指。实验室检查：ALT 90 u/L，血清总胆红素 240 μmol/L，血清直接胆红素 27 μmol/L。该病人可能的诊断是
A. 急性黄疸型肝炎
B. 重型肝炎
C. 慢性肝炎
D. 后肝硬化肝炎
E. 淤胆型肝炎

10-123　某男性病人 1 年前健康体检时发现 HBcAb 阳性，肝、脾肋下未扪及，肝功能正常。该病人可能为
A. HBV 现症感染和感染的急性期
B. HBV 感染的窗口期
C. HBV 现症感染的慢性期
D. HBV 携带者
E. 高水平 HBV 感染

10-124*　病人，男性，45 岁。因吸毒成瘾染上了艾滋病。下列艾滋病传播途径中，哪项可除外
A. 性接触　　B. 输血
C. 母婴　　D. 握手
E. 共用注射器注射

10-125　艾滋病病人的下列哪种体液最具有传染性
A. 精液　　B. 唾液
C. 血液　　D. 汗水
E. 眼泪

10-126　病人，女性，35 岁。在 2012 年 4 月被检测出了艾滋病病毒。常因发生什么情况而发展为艾滋病
A. 机会性感染和肿瘤
B. 高血压病和肺结核
C. 嗜铬细胞瘤和感染
D. 间质性肺炎和糖尿病
E. 肝细胞囊肿和感染

10-127*　病人，女性，39 岁。3 年前下班途中遭遇车祸，由于失血过多，输血治疗。今年春天，病人全身淋巴结肿大，在当地医院多方治疗都没有效果，最后来到上海，经实验室检查证实：HIV(+)。该病人属于艾滋病的哪一期
A. 潜伏期　　B. Ⅰ期
C. Ⅱ期　　D. Ⅲ期
E. Ⅳ期

10-128　病人，男性，35 岁。因全身淋巴结肿大，于 2010 年 9 月前来就诊。体格检查：体温 38.6℃，脉搏 92 次/分，呼吸 20 次/分，血压 110/80 mmHg；消瘦；全身多处浅表淋巴结肿大。实验

室检查:抗 HIV(ELISA)(+)。追问病史,1996～2002 年曾吸毒,并与他人共用过注射器,无性乱史。目前主要的治疗措施是

A. 中医中药　B. 抗病毒治疗
C. 对症处理　D. 营养疗法
E. 支持疗法

10－129* 病人,男性,31 岁。因左侧胸、背、腰起红斑、水疱伴疼痛 3 天,于 2010 年 6 月就诊,经医院证实为艾滋病。医生给予抗病毒治疗,首选药物为

A. 齐多夫定　B. 双脱氧胞苷
C. 尼维拉平　D. 双脱氧肌苷
E. 利托那韦

10－130 病人,男性,52 岁。20 年前为摆脱贫穷,只身到外闯荡,并加入了卖血的行当,在一次卖血中,染上了艾滋病。由于本人不知道,回到家乡传给了妻子和儿子,最终一家三口死于艾滋病。估计主要的死因是

A. 进行性痴呆　B. 肝、脾大
C. 淋巴结肿大　D. 下肢瘫痪
E. 机会性感染

10－131 病人,男性,40 岁。不规则发热、咳嗽 3 个月,伴间断腹泻、食欲缺乏及明显消瘦,有静脉吸毒史多年。病人对自己病情的发展感到极度害怕。体格检查:体温 38℃;全身淋巴结肿大,质韧,无触痛,能活动。目前对该病人的护理诊断不包括

A. 恐惧
B. 营养失调,低于机体需要量
C. 腹泻
D. 组织完整性受损
E. 体温升高

10－132 病人,男性,37 岁。反复发热、间断腹泻、食欲缺乏 2 个月,有静脉吸毒史。经查血中抗 HIV(+)。目前病人心情十分沉重,对治疗失去信心,感到绝望,此时,病人最需要的护理措施是

A. 心理支持
B. 物理降温
C. 遵医嘱给予抗菌药物
D. 加强皮肤和口腔护理
E. 高热量、高蛋白、高维生素、易消化饮食

10－133* 病人,男性,17 岁。暑假期间因持续发热 5 天,伴意识障碍和抽搐 1 天而入院。体格检查:颈部有抵抗感;克尼格征(+)、布鲁金斯征(+)。目前对疾病早期诊断意义最大的检查项目是

A. 脑脊液
B. 特异性 IgM 抗体
C. 脑电图
D. 脑 CT
E. 脑血流图

10－134* 患儿,女性,4 岁。因高热、呕吐、嗜睡伴频繁抽搐 2 天于 8 月 15 日入院。体格检查:体温 39.3℃;颈部有抵抗感;双侧巴氏征(+)。实验室检查:血白细胞计数 18×10^9/L,中性粒细胞百分比 0.80;脑脊液清,压力增高,呈非化脓性改变。该病人所患的疾病是

A. 流行性乙型脑炎
B. 流行性脑脊髓膜炎
C. 中毒型细菌性痢疾
D. 钩端螺旋体病脑膜脑炎
E. 结核性脑膜炎

10－135 病人,男性,32 岁。因患重症流行性乙型脑炎而住院治疗。当病人出现中枢性呼吸衰竭时,首先应采取的治疗措施是

A. 静脉滴注 0.9%氯化钠溶液
B. 静脉滴注去甲肾上腺素
C. 静脉注射尼可刹米

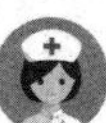

D. 静脉滴注右旋糖酐-40

E. 静脉滴注碳酸氢钠溶液

10-136　病人，男性，16岁。因发热、头痛3天，病情加重1天，伴呕吐4次入院。体格检查：体温41℃；嗜睡；颈有明显抵抗感；克氏征(+)。初步诊断为流行性乙型脑炎。在护理该病人过程中，最重要的是观察

A. 体温

B. 心率、心律

C. 有无频繁呕吐

D. 意识障碍程度

E. 呼吸及瞳孔变化

10-137　患儿，男性，6岁。高热、头痛4天急诊入院。入院后出现烦躁不安、呕吐并抽搐2次，初步诊断为流行性乙型脑炎。体格检查：体温39.3℃，呼吸22次/分；神志模糊；颈有抵抗感；无病理反射。目前治疗和护理的首要措施是

A. 采用物理降温和退热药降低体温

B. 给氧以改善呼吸困难

C. 应用镇静剂减轻头痛和烦躁不安

D. 静脉补液以维持水和电解质平衡

E. 按医嘱迅速给予脱水剂，以降低颅内压

10-138　患儿，男性，5岁。9月3日因发热、呕吐2天，频繁抽搐1小时入院。体格检查：体温40.2℃，呼吸35次/分，血压100/66 mmHg；嗜睡；颈部有抵抗感；脑膜刺激征(+)，双侧巴宾斯基征(+)。血常规：白细胞计数12×10^9/L，中性粒细胞百分比0.82。此时对诊断最有帮助的检查是

A. 粪常规

B. 血培养

C. 脑脊液检查

D. 血电解质测定

E. 血涂片找疟原虫

10-139*　患儿，女性，6岁。因高热、头痛3天，伴昏迷、抽搐1天，以流行性乙型脑炎入院。体格检查：体温41℃，脉搏108次/分，呼吸表浅且节律不规则；深昏迷；颈部有明显抵抗感；巴宾斯基征(+)。下列对该病人的正确护理措施是

A. 尽快将病人的体温控制在36℃左右

B. 病人置于头低足高位

C. 立即做腰椎穿刺脑脊液检查

D. 备好气管插管、气管切开和人工呼吸器等抢救物品

E. 惊厥发作时用开口器置于病人上、下切牙(门齿)间以防咬伤舌头

10-140　患儿，男性，4岁。因发热、嗜睡、头痛3天入院。体格检查：体温39℃；浅昏迷；颈部有抵抗感；膝反射亢进，巴氏征(+)。为及时发现脑疝先兆表现，在病情观察中尤应注意

A. 有无周围循环衰竭

B. 有无呼吸衰竭

C. 有无出血倾向

D. 有无高热持续不退

E. 有无腹膜刺激征

10-141*　患儿，女性，7岁。高热、头痛、呕吐3天，诊断为流行性乙型脑炎。入院后出现深度昏迷抽搐。体格检查：颈项强直、脑膜刺激征(+)。对该病人的护理措施不包括下列哪项

A. 密切观察惊厥发作先兆

B. 发现惊厥先兆时除报告医生外应立即准备好脱水剂

C. 对抽搐频繁病人应注意吸痰、吸氧

D. 病人抽搐时可不必等待医嘱而立即注射止痉剂

E. 惊厥发作时应注意防止窒息

及外伤

10-142* 病人，男性，54岁。持续发热4天，伴头痛、腰痛、呕吐等症状，用退热痛后体温下降，但其他症状未见好转，且出现少尿。血常规：白细胞计数$16\times10^9/L$，中性粒细胞百分比0.80，淋巴细胞百分比0.20，血小板计数$50\times10^9/L$。尿常规：尿中有膜状物。目前最有可能的疾病是

A. ITP
B. 钩端螺旋体病
C. 肾综合征出血热
D. 急性肾盂肾炎
E. 流行性脑脊髓膜炎

10-143 病人，男性，46岁。因发热7天，伴全身酸痛，食欲缺乏，并发现两腋下有出血点，于11月9日拟诊为肾综合征出血热入院。入院后曾一度血压下降，给予相应的治疗后，体温转为正常，血压基本稳定。但近3天来，病人每天排尿仅300 ml。目前应列为首位的护理诊断是

A. 体温过高
B. 体液过多
C. 营养失调，低于机体需要量
D. 活动无耐力
E. 有传播感染的危险

10-144 某肾综合征出血热多尿期病人出现乏力、反应迟钝、四肢松软、腱反射迟钝、肠鸣音降低、心律不齐。心电图T波低平，出现U波。此时提示可能为

A. 高血钾症　B. 低血钾症
C. 高血钠症　D. 低血钠症
E. 低血钙症

10-145 某来自林区的男性病人出现发热、头痛、呕吐，5天后来院就诊。体格检查：体温36.5℃，血压90/60 mmHg；腋下有少许点状出血；肝稍大。血常规：白细胞计数$22\times10^9/L$，中性粒细胞百分比0.85，见异型淋巴细胞。尿常规：尿蛋白(++++)。该病人最可能的诊断是

A. 急性病毒性肝炎
B. 斑疹伤寒
C. 肾综合征出血热
D. 钩端螺旋体病
E. 败血症

10-146 病人，男性，37岁。发热、头痛、腰痛6天，尿量减少1天。体格检查：体温39.3℃，血压80/60 mmHg；神志清楚；颜面充血水肿，球结膜水肿，腋下皮肤可见出血点并有抓痕；心肺未见异常；双肾区明显叩击痛。对于该病人，应重点观察

A. 体温　B. 血压及尿量
C. 呼吸　D. 意识状态
E. 心率

10-147 病人，男性，16岁。6天前突起寒战、高热、全身酸痛、恶心、呕吐，尿中出现膜状物。体格检查：体温39.8℃；眼睑水肿，面部、颈部及胸部皮肤充血，腋部可见针尖大出血点，臀部注射处有淤斑。以下实验室检查中，符合肾综合征出血热表现特点的是

A. 在低血压休克期血尿素氮和血肌酐开始下降
B. 血钾在少尿期通常降低，而多尿期升高
C. 突然出现微量蛋白尿
D. 休克期和少尿期以代谢性碱中毒为主
E. 外周血发现异型淋巴细胞

10-148 病人，男性，33岁。因发热、头痛、腰痛伴眼眶痛3天入院。1个月前曾去林场旅游。体格检查：体温39.4℃，血压86/54 mmHg；颜面、颈、胸部明显充血潮红，腋下及胸背部少许痕

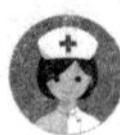

点。实验室检查：血白细胞计数 15×10^9/L，涂片见异型淋巴细胞。拟诊为肾综合征出血热。正确的护理措施是

A. 安置病人绝对卧床休息且不宜搬动
B. 给予高热量、高维生素饮食，并适当增加饮水量
C. 禁用大量退热药，应以物理降温为主，如乙醇擦浴等
D. 定时测量血压，为减少搬动，测血压袖带可长期绑扎在上臂
E. 病人疼痛明显，应及时给予镇痛剂

10-149 病人，男性，38 岁。拟诊为肾综合征出血热。入院第 3 天病人出现尿量减少、心率增快、脉压大。目前采取有针对性的护理措施，下列哪项可除外

A. 严格控制液体摄入量
B. 记录 24 小时出入液量
C. 定时测量血压和脉搏
D. 加强心理护理，以消除恐惧心理
E. 注意观察腔道和内脏出血征象

10-150 病人，女性，28 岁。持续高热，伴腹泻 10 天。大便每天 6～7 次，稀便，偶有黏液。食欲差，右下腹感隐痛。体格检查：体温 39.2℃，脉搏 88 次/分，呼吸 22 次/分，血压 102/73 mmHg；躯干背侧隐约见 8 颗直径 1 cm 压之褪色的淡红色皮疹；右下腹轻压痛，肝右肋下 2.5 cm，脾左肋下 1.5 cm。实验室检查：白细胞计数 3.0×10^9/L，中性粒细胞百分比 0.65，淋巴细胞百分比 0.35；粪便镜检见少量白细胞，培养无致病菌生长。下列哪项诊断最可能

A. 伤寒　　B. 急性肠炎
C. 霍乱　　D. 急性细菌性痢疾
E. 克罗恩病

10-151 某中年女性病人腹泻 2 个多月，每天大便 4～5 次，为软便，混有黏液和少量脓血，伴有轻度左下腹痛和便意未尽感，受凉、劳累或进食不当后大便次数可增多。体格检查无特殊发现。粪便镜检见红、白细胞和巨噬细胞。应诊断为

A. 阿米巴痢疾　　B. 慢性肠炎
C. 急性细菌性痢疾　D. 慢性细菌性痢疾
E. 慢性溃疡性结肠炎

10-152* 患儿，男性，3 岁。夏季突发高热、反复惊厥 3 小时急诊入院。体格检查：体温 40.5℃，血压 80/50 mmHg；脸色苍白、四肢厥冷、脉细速、神志不清，实验室检查：血白细胞计数 25×10^9/L，中性粒细胞百分比 0.95。诊断应首先考虑

A. 败血症
B. 暴发型流脑
C. 脑型疟疾
D. 流行性乙型脑炎
E. 中毒性细菌性痢疾

10-153 患儿，女性，10 岁。昨天起突发寒战、高热、头痛、呕吐，今起意识模糊。体格检查：体温 40℃；神志不清；皮肤有紫红色斑点；颈有抵抗感，克尼格征（+）、布鲁金斯征（+）。应首先考虑

A. 重症伤寒
B. 脑型疟疾
C. 中毒性细菌性痢疾
D. 流行性脑脊髓膜炎
E. 流行性乙型脑炎

10-154* 患儿，男性，3 岁，因流脑出现高热、剧烈头痛、喷射状呕吐、惊厥、昏迷，甚至双侧瞳孔不等大、偏瘫、呼吸节律不齐等表现，应诊断为下列哪型

A. 轻型
B. 脑膜脑炎型
C. 普通型
D. 败血症休克型
E. 混合型

10-155* 某疟疾病人先寒战，继高热（体温达40℃），再大汗，高热时头痛、烦渴、恶心、呕吐、烦躁不安，热退后能恢复，但感虚弱。属于疟疾的哪一型
A. 凶险发作脑型
B. 凶险发作过高热型
C. 凶险发作胃肠型
D. 其他不典型发作
E. 典型发作

10-156 病人，女性，32岁。因高热到医院就诊。据述前1天也曾发作过一次，先寒战，继之高热，伴剧烈头痛，曾一度昏迷呓语，数小时后热退清醒，经休息后恢复正常。今天相同时间寒战，现刚开始高热。拟考虑下列哪种疾病
A. 伤寒与副伤寒
B. 流行性乙型脑炎
C. 疟疾（间日疟）
D. 流行性脑脊髓膜炎
E. 败血症

A3型单项选择题（10-157～10-196）

（10-157～10-158共用题干）

病人，女性，29岁。因发热、头痛、乏力、全身不适、肌肉关节酸痛来院急诊。医生认为可能是病原体侵入体内后繁殖，其产生的毒素或代谢产物不断进入血流所引起的中毒性病理变化。

10-157 此中毒症状为
A. 菌血症　B. 败血症
C. 毒血症　D. 病毒血症
E. 脓毒血症

10-158 若要明确诊断该病人属于哪种感染性疾病则需检测
A. 血常规　B. 尿常规
C. 粪常规　D. 病原体
E. 皮肤试验

（10-159～10-161共用题干）

病人，女性，43岁。畏寒、发热3天，恶心、呕吐，腹痛、腹泻，排出黏液脓血便并有里急后重感。

10-159* 该病人应属于传染病感染过程的何种情况
A. 隐性感染
B. 显性感染
C. 潜伏性感染
D. 病原体被人体消灭
E. 潜伏期病原携带者

10-160 该病人应属哪类传染病
A. 呼吸道传染病
B. 致命性传染病
C. 自然疫源性疾病
D. 虫媒传染病
E. 肠道传染病

10-161* 根据隔离的颜色标记要求，该疾病应标记哪种颜色
A. 红色　B. 黄色
C. 蓝色　D. 灰色
E. 棕色

（10-162～10-163共用题干）

麻疹、水痘、伤寒、天花、猩红热、斑疹伤寒病人，皮疹的性质、形态、颜色、大小、分布部位以及出疹时间和顺序不同。

10-162 在护理诊断上可用下列哪项来表达
A. 体温过高
B. 体液不足
C. 有传染的危险
D. 皮肤、黏膜完整性受损
E. 躯体移动障碍

10-163 上述6种传染病出疹的时间顺序为
A. 天花、伤寒、麻疹、水痘、猩红热、斑疹伤寒

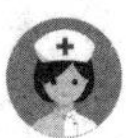

B. 伤寒、麻疹、水痘、天花、猩红热、斑疹伤寒
C. 水痘、猩红热、天花、麻疹、斑疹伤寒、伤寒
D. 麻疹、水痘、天花、猩红热、斑疹伤寒、伤寒
E. 斑疹伤寒、猩红热、水痘、天花、麻疹、伤寒

(10-164～10-166 共用题干)

病人，男性，15 岁。出现发热、头痛、眼眶痛、咽痛、疲乏、皮肤有红点、食欲缺乏、恶心、呕吐、腹痛和腹泻、精神萎靡。发病季节是冬天。

10-164 根据现有的护理评估资料，主要的护理诊断应除外下列哪项
A. 疼痛
B. 组织灌注量改变
C. 腹泻
D. 体温升高
E. 皮肤、黏膜完整性受损

10-165 根据上述护理评估资料，有可能作为疑似诊断的传染病是
A. 流行性脑脊髓膜炎
B. 流行性腮腺炎
C. 流行性乙型脑炎
D. 人感染高致病性禽流感
E. 流行性感冒

10-166* 对该病人进行身体评估的重点不包括
A. 皮肤、黏膜　B. 体温和热型
C. 脑膜刺激征　D. 意识状态
E. 腹膜刺激征

(10-167～10-168 共用题干)

病人，男性，30 岁。近来食欲缺乏，厌油腻饮食，经常恶心和呕吐，时而腹胀或腹泻，全身乏力。

10-167 该病人很可能是
A. 急性肝炎　B. 急性胰腺炎
C. 急性胆囊炎　D. 急性胃肠炎
E. 急性胆道感染

10-168 做下列哪项检查可确诊
A. 血清胆红素　B. 单胺氧化酶
C. 血清白蛋白　D. 血清脂肪酶
E. 血清 ALT

(10-169～10-170 共用题干)

病人，男性，37 岁。原有慢性肝炎病史。体格检查：肝病面容；有蜘蛛痣和肝掌；肝肋下 1.5 cm，脾未扪及。实验室检查：ALT 86 u/L，胆红素正常，HBsAg(+)。

10-169 病人目前最突出的护理诊断是
A. 潜在并发症：肝性脑病
B. 活动无耐力
C. 皮肤、黏膜完整性受损
D. 知识缺乏
E. 营养失调：低于机体需要量

10-170* 饮食指导错误的是
A. 进清淡易消化食物
B. 以植物蛋白为主
C. 给予低脂、低盐饮食
D. 避免辛辣刺激性食物
E. 少量多餐，避免暴饮暴食

(10-171～10-172 共用题干)

病人，男性，45 岁。盗汗、消瘦，反复咳嗽、咳痰半年。体格检查：体温 37.8℃，脉搏 82 次/分，呼吸 20 次/分，血压 120/80 mmHg；神清；下肢有数个淤斑；淋巴结肿大，质软、无压痛、无粘连、可活动；肺部可闻及少量湿啰音。实验室检查：白细胞计数 3.6×10^9/L，淋巴细胞总数 $1\,100\times10^6$/L；$CD4^+$ T 淋巴细胞 253×10^6/L；血清学检查 HIV 抗体阳性；痰培养发现卡氏肺孢子虫。诊断为艾滋病。

10-171* 该病人胸部 X 线检查有何变化
A. 间质性肺炎　B. 肺囊肿
C. 大叶性肺炎　D. 肺纤维化
E. 肺结核

10-172 分析该病人为艾滋病哪一期
A. 潜伏期　B. 前期
C. 急性感染期　D. 艾滋病期

E. 无症状感染期

(10－173～10－175 共用题干)

患儿，男性，7 岁。昨起突发畏寒、高热，伴头痛、呕吐、全身不适，自觉咽痛，吞咽时更甚。今起又出现皮疹，从耳后、颈部，很快扩展至全身。体格检查：体温 39.5℃；咽部充血，扁桃体肿大，表面有黄白色渗出物；全身皮肤弥漫性充血潮红，腋下、肘窝、腹股沟等处皮肤皱褶处皮疹密集有紫红色线状出血，面部潮红无皮疹，口鼻周围相对苍白；舌乳头红肿，形如草莓样；颈、颌下等处淋巴结肿大、压痛。

10－173 该患儿应诊断为

A. 猩红热　B. 麻疹
C. 败血症　D. 风疹
E. 流脑败血症期

10－174* 对该患儿的治疗应首选

A. 红霉素　B. 林可霉素
C. 磺胺类　D. 头孢菌素类
E. 青霉素

10－175 对该患儿采取的护理措施中下列哪项是错误的

A. 遵医嘱适当降温
B. 密切观察病情并与医生联系
C. 隔离，绝对卧床休息
D. 用温肥皂水清洗皮肤以保持清洁
E. 用稀释的复方硼砂溶液(朵贝尔液)漱口

(10－176～10－177 共用题干)

病人，男性，44 岁。持续腹泻 6 个月，每天 4～5 次，伴腹胀，有时腹痛，无里急后重。粪常规检查：红细胞(＋＋＋)，白细胞(＋)，见夏科雷登结晶。

10－176 该病人应首先考虑

A. 消化不良　B. 慢性肠炎
C. 慢性细菌性痢疾　D. 阿米巴痢疾
E. 慢性非特异性结肠炎

10－177* 确诊应首选下列哪项检查

A. 血液白细胞计数
B. 新鲜粪便查找阿米巴滋养体或包囊
C. 血清学检查
D. 乙状结肠镜或纤维肠镜
E. 药物治疗试验

(10－178～10－179 共用题干)

病人，男性，18 岁。持续高热伴腹泻 1 周余。大便每天 5～6 次，稀便，偶有黏液。食欲缺乏，有时恶心、呕吐，右下腹隐痛。体格检查：体温 39.5℃，脉搏 85 次/分，呼吸 22 次/分，血压 105/75 mmHg；躯干背侧隐约见 5 颗比米粒小些、压之褪色的淡红色皮疹；右下腹轻压痛，肝右肋下触及 2.5 cm，脾左肋下 1.5 cm。实验室检查：白细胞计数 2.5×10^9/L，中性粒细胞百分比 0.65，淋巴细胞百分比 0.35；粪便镜检见少量白细胞，培养无致病菌生长。

10－178 下列哪项诊断最可能

A. 伤寒　B. 急性胃炎
C. 细菌性痢疾　D. 急性肠炎
E. 霍乱

10－179 为进一步确诊，应做下列哪项检查

A. 骨髓培养　B. 血培养
C. 肥达反应　D. 尿培养
E. 粪便培养

(10－180～10－181 共用题干)

病人，男性，25 岁。今天中午应邀与几位朋友在路边小饭店聚餐，下午 2 点许突感腹部不适，恶心、呕吐、脐周绞痛、腹泻，至晚上已大便 10 余次，排出大量黄色水样便，现明显口渴。体格检查：体温 38.5℃；眼眶下陷，口唇干裂，腹部、手背皮肤弹性差。据了解同食者均已发病。

10－180* 该病人应诊断为

A. 伤寒
B. 急性细菌性痢疾
C. 霍乱
D. 沙门菌食物中毒
E. 中毒性细菌性痢疾

10－181 首要的治疗护理措施为

A. 卧床休息

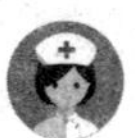

B. 应用抗菌药物
C. 床边隔离
D. 呕吐、腹泻、腹痛等对症处理
E. 输液纠正脱水及电解质紊乱

(10－182～10－183 共用题干)

病人，男性，42 岁。昨天晚餐吃了摊贩处购买的熟食，半夜起畏寒、发热、腹痛、腹泻，至今晨 4 小时内大便已达 10 余次。初为水样便，后粪便量少并有黏液和脓血，有明显里急后重感。

10－182　应首先考虑下列哪种疾病
A. 急性细菌性痢疾
B. 伤寒或副伤寒
C. 急性肠炎
D. 霍乱或副霍乱
E. 阿米巴痢疾

10－183　首要治疗护理措施是
A. 消毒隔离　B. 病原治疗
C. 物理降温　D. 静脉输液
E. 解痉止痛

(10－184～10－186 共用题干)

患儿，男性，3 岁。夏季突发高热、反复惊厥 3 小时到院急诊。体格检查：体温 40.5℃，血压 80/50 mmHg；脸色苍白、四肢厥冷、脉细速、神志不清。实验室检查：血白细胞计数 25×10^9/L，中性粒细胞百分比 0.95。

10－184　诊断应首先考虑
A. 暴发型流脑　B. 脑型疟疾
C. 中毒性细菌性痢疾　D. 败血症
E. 流行性乙型脑炎

10－185*　为迅速明确诊断，应首先做下列哪项辅助检查
A. 血培养
B. 脑脊液检查
C. 骨髓培养
D. 采血找疟原虫
E. 直肠拭子或盐水灌肠采粪便镜检

10－186　患儿最关键的治疗护理措施为
A. 供给足够营养
B. 物理和药物降温
C. 纠正循环衰竭
D. 静脉注射抗菌药物
E. 制止惊厥

(10－187～10－189 共用题干)

患儿，女性，5 岁。晚上突发寒战、高热、头痛、呕吐，第 2 天起意识模糊。体格检查：体温 40℃；神志不清；皮肤有紫红色斑点；颈有抵抗感，克尼格征(＋)、布鲁金斯征(＋)。

10－187　应首先考虑
A. 流行性脑脊髓膜炎
B. 重症伤寒
C. 流行性乙型脑炎
D. 脑型疟疾
E. 中毒性细菌性痢疾

10－188*　对该患儿做下列哪项检查可确诊
A. 脑脊液检查　B. 免疫学检测
C. 粪、尿常规　D. 细菌学检查
E. 血常规

10－189　该患儿的治疗药物应首选
A. 氯霉素　B. 卡那霉素
C. 青霉素　D. 头孢噻肟
E. 红霉素

(10－190～10－191 共用题干)

患儿，男性，4 岁。出现高热、剧烈头痛、喷射状呕吐、惊厥、昏迷，甚至双侧瞳孔不等大、偏瘫、呼吸节律不齐等表现。拟诊为流脑。

10－190　该病人应诊断为下列哪种类型
A. 普通型
B. 脑膜脑炎型
C. 混合型
D. 败血症休克型
E. 轻型

10－191　下列治疗护理措施中哪项是最关键的
A. 降温止惊厥
B. 观察病情，监测生命体征
C. 减轻脑水肿，防止脑疝
D. 吸氧及应用呼吸兴奋剂
E. 使用肾上腺糖皮质激素

(10-192～10-194 共用题干)

病人，女性，33 岁。教师。曾于暑假去农村做调研，今天上午突然寒战，面色苍白，1 小时后高热、全身酸痛、烦躁不安，到医院就诊，不久便大量出汗。

10-192* 根据该病人表现，考虑下列哪种疾病

A. 伤寒　B. 钩虫病

C. 疟疾　D. 丝虫病

E. 蛲虫病

10-193* 为明确诊断，病人应做下列哪项检查

A. 血白细胞计数

B. 血液涂片找疟原虫

C. 血液细菌培养

D. 脑脊液检查

E. 骨髓检查

10-194* 如能确诊，应首选下列哪种药物治疗

A. 氯喹

B. 甲氟喹

C. 奎宁

D. 乙胺嘧啶

E. 磷酸伯氨喹

(10-195～10-196 共用题干)

病人，男性，22 岁。暑假到南方某地旅游归来后突发高热，隔日发作一次，先怕冷寒战，继后高热，体温达 40℃以上，再大汗热退。

10-195 该病人最突出的护理诊断是

A. 体温过高

B. 营养失调：低于机体需要量

C. 活动无耐力

D. 潜在并发症：黑尿热

E. 潜在并发症：脑型疟疾

10-196 针对该病人护士应进行社区健康教育，下列哪项不妥

A. 发现病人不需要做疫情报告

B. 去过疫区或接触者应预防服药

C. 让病人得到及时有效的治疗

D. 发动群众开展防蚊、灭蚊工作

E. 对病愈者于冬春季做抗复发治疗

A4 型单项选择题(10-197～10-248)

(10-197～10-201 共用题干)

病人，男性，48 岁。发现 HBsAg(+)已有 8 年，平时偶有 ALT 轻度增高。近 20 天来感觉明显乏力，食欲缺乏，腹胀明显。体格检查：皮肤及巩膜黄染，面部毛细血管扩张，可见蜘蛛痣，肝掌明显；腹部隆起，肝未扪及，脾肋下 3 cm，腹水(+)。

10-197 该病人的初步诊断

A. 急性肝炎

B. 肝炎后肝硬化

C. 阿米巴肝脓肿

D. 淤胆型肝炎

E. 慢性活动性肝炎

10-198 该病人初步诊断确立，其主要依据是

A. 皮肤及巩膜黄染

B. 明显乏力，食欲缺乏

C. ALT 轻度增高

D. 腹水(+)

E. HBsAg(+)

10-199 该病人实验室检查一般不会出现下列哪项结果

A. 凝血酶原时间延长

B. 血清白蛋白降低

C. 血清总胆红素正常

D. 血清球蛋白升高

E. 血清 ALT 升高

10-200 该病人最突出的护理诊断是

A. 体液过多　B. 疲惫

C. 知识缺乏　D. 焦虑

E. 皮肤、黏膜完整性受损

10-201* 对该病人的消毒隔离要求是

A. 消化道隔离 4 周

B. 按接触传播隔离

C. 病毒携带者管理

D. 设专用隔离室

E. 隔离至 HBsAg 转阴

(10-202～10-207 共用题干)

病人，女性，46 岁。既往有静脉吸毒史。

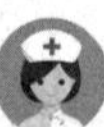

发热、咳嗽，伴间断腹泻、食欲缺乏及明显消瘦数月。体格检查：体温37.9℃，脉搏86次/分，呼吸22次/分，血压110/70 mmHg；神清，下肢有数个淤斑；全身淋巴结肿大，质软、无压痛、无粘连、可活动；肺部可闻及少量湿啰音。实验室检查：血清抗HIV(＋)。

10-202　该病人应诊断为何病
A. 肺癌　B. 肺结核
C. 白血病　D. 艾滋病
E. 淋巴瘤

10-203　该病人的主要诊断依据是
A. 下肢有数个淤斑
B. 全身淋巴结肿大
C. 明显消瘦数个月
D. 发热、咳嗽
E. 血清抗HIV(＋)

10-204* 该病人最主要的传播途径是
A. 有静脉吸毒史
B. 性接触传播
C. 血液传播
D. 母婴传播
E. 密切接触

10-205* 能反映该病预后和疗效的检查项目是
A. 血培养
B. 血清抗HIV(＋)
C. 骨髓检查
D. $CD4^+/CD8^+$
E. 淋巴结活检

10-206* 如果为病人做痰培养可能会发现
A. 结核菌
B. 金黄色葡萄球菌
C. 肺吸虫
D. 肺炎链球菌
E. 卡氏肺孢子虫

10-207* 下列哪项护理措施不需要
A. 严格执行消毒隔离措施
B. 多与病人沟通，以取得病人信任
C. 给予高蛋白、高维生素饮食
D. 按甲类传染病进行严密隔离
E. 提供病人与他人接触机会，以获得更多心理支持

(10-208～10-212共用题干)

患儿，男性，8岁。跟随父亲去乡下探望亲属，2周后回上海。突然高热、谵妄、剧烈头痛、喷射性呕吐，继而惊厥、呼吸衰竭，立即送院急诊。

10-208　估计该患儿患了什么疾病
A. 流行性乙型脑炎
B. 败血症
C. 流行性脑脊髓膜炎
D. 中毒性细菌性痢疾
E. 休克性肺炎

10-209* 该疾病的三大凶险症状是
A. 高热、休克、惊厥
B. 高热、惊厥、呼吸衰竭
C. 高热、惊厥、昏迷
D. 高热、惊厥、肾衰竭
E. 高热、心衰、休克

10-210* 病后3～4天可出现哪种特异性抗体
A. 特异性IgA抗体
B. 特异性IgD抗体
C. 特异性IgE抗体
D. 特异性IgM抗体
E. 特异性IgG抗体

10-211　下列哪项不属于该患儿的护理诊断
A. 体温过高
B. 活动无耐力
C. 呼吸衰竭
D. 急性意识障碍
E. 疼痛：头痛

10-212　制止惊厥的护理措施不包括
A. 取俯卧位，头偏向一侧
B. 松解衣服和领口
C. 用牙垫置于上、下牙齿之间
D. 清除口鼻分泌物
E. 遵医嘱应用止惊药物

(10-213～10-217共用题干)

病人，女性，28岁。发热10余天，乏力、食

欲缺乏、腹泻、腹胀。体格检查：脾肋下 2 cm。实验室检查：血白细胞计数 2.6×10^9/L，中性粒细胞百分比 0.60，淋巴细胞百分比 0.40。病后曾自服退热药及磺胺药、氯霉素等，体温未降至正常，临床上疑为伤寒。

1-213* 为明确诊断，应选择做下列哪项检查

A. 骨髓培养　B. 血培养
C. 肥达反应　D. 尿培养
E. 粪便培养

10-214 病变部位哪处最明显

A. 空肠上段　B. 回肠下段
C. 乙状结肠　D. 直肠下段
E. 盲肠附近

10-215 最早出现的症状是

A. 腹泻　B. 脾大
C. 发热　D. 相对缓脉
E. 玫瑰疹

10-216 为该病人做治疗应首选下列哪类药物

A. 氯霉素
B. 头孢菌素类
C. 氨苄西林
D. 复方磺胺甲噁唑
E. 喹诺酮类

10-217 护理评估收集主观资料时，下列哪项应除外

A. 发热 10 余天
B. 血白细胞计数 2.6×10^9/L
C. 乏力、食欲缺乏
D. 病后曾自服退热药及磺胺药
E. 腹泻、腹胀

(10-218～10-223 共用题干)

病人，男性，46 岁。去农村住了几天，当地腹泻病人较多，曾有接触。回家 2 天后突然腹泻，后又呕吐，当天共大便 10 余次，呕吐 5～6 次，无腹痛及里急后重。排出物初为黄色水样便，量多，现呈米泔水样。极度口渴，小腿腓肠肌抽搐。体格检查：体温 36.2℃，血压 75/58 mmHg；失水貌，皮肤弹性差。大便常规检查：水样便，仅见少量红、白细胞，悬滴及涂片镜检有大量革兰阴性弧菌。

10-218 该病人应诊断为

A. 重型细菌性痢疾
B. 嗜盐菌食物中毒
C. 霍乱
D. 金黄色葡萄球菌食物中毒
E. 沙门菌食物中毒

10-219* 最常见和最严重的并发症是

A. 急性肾衰竭
B. 急性呼吸衰竭
C. 急性肝衰竭
D. 急性脑衰竭
E. 急性肺水肿

10-220 该病人诊断依据中最重要的是

A. 去过疫区，有接触史
B. 粪便检查找到大量革兰阴性弧菌
C. 无痛性腹泻，先泻后吐
D. 排大量米泔水样便
E. 出现脱水、肌痉挛、循环衰竭等危重征象

10-221* 治疗该疾病的关键措施是

A. 严格隔离　B. 抗病原治疗
C. 补充液体　D. 饮食治疗
E. 对症处理

10-222 该病人最突出的护理诊断是

A. 腹泻　B. 活动无耐力
C. 焦虑　D. 体液不足
E. 潜在并发症：休克

10-223 为制止疫情蔓延，需采取的预防措施不包括

A. 隔离治疗病人，对接触者进行医学留察
B. 严格封锁疫点，并做有效消毒
C. 在疫区开展“三管一灭”(管水、管粪、管饮食、灭蝇)
D. 对疫区人群有选择地进行预防接种
E. 疫区全民服用抗生素

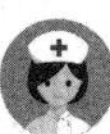

(10－224～10－227 共用题干)

病人，女性，24 岁。中午聚餐，2 小时后突发畏寒、发热、恶心、呕吐、腹痛、腹泻、小腿抽筋，大便黄色水样、量多，已大便 10 余次，感到烦渴。体格检查：脱水貌，皮肤弹性差。据了解同食者均已发病，送至医院急诊被诊断为沙门菌食物中毒。

10－224 细菌性食物中毒的主要症状是
A. 急性胆囊炎　B. 急性胃肠炎
C. 急性胰腺炎　D. 急性腹膜炎
E. 急性胆道感染

10－225 预防本病的关键措施是
A. 加强食品卫生管理
B. 不要饮生水
C. 消灭苍蝇、老鼠等
D. 不要暴饮暴食
E. 定期健康检查

10－226* 应做好的预防工作可除外
A. 立即上报卫生防疫部门，以及早控制疫情
B. 对周围人群进行预防服药
C. 大力开展群众性防病卫生宣教工作
D. 搞好饮食卫生，加强食品卫生管理
E. 对密切接触者及餐饮行业职工进行普查，发现带菌者立即治疗处理

10－227 应立即采取的治疗护理措施中不包括
A. 卧床休息及消化道隔离
B. 对高热、腹泻等对症护理
C. 应用抗菌药物做病原治疗
D. 静脉输液纠正脱水、电解质紊乱
E. 给予易消化的半流质饮食

(10－228～10－231 共用题干)

病人，男性，49 岁。曾有急性细菌性痢疾病史，当时自服抗生素 2 天后痊愈。近 2 个多月来每于进食生冷食物、劳累或受凉后即出现腹痛、腹泻，有时排黏液脓血便并伴里急后重，自感乏力、经常头晕。已诊断为慢性细菌性痢疾。

10－228 下列哪种因素可使急性细菌性痢疾转为慢性
A. 急性胃肠道疾病或胆囊炎
B. 营养过剩
C. 急性期及时彻底抗菌治疗
D. 肺吸虫病
E. 免疫功能低下

10－229 应做下列哪项辅助检查
A. 血培养　B. 尿培养
C. 粪便培养　D. 肾功能
E. 痰培养

10－230 病人的治疗原则为
A. 绝对卧床休息，严密隔离
B. 及时处理肠道菌群失调
C. 单用抗菌药，首选氯霉素
D. 疗程须短，不得超过 1 个疗程
E. 宜进高热量、高蛋白、高脂肪饮食

10－231 对于该病人的知识指导不正确的是
A. 避免生冷食物
B. 绝对卧床休息
C. 防治情绪波动
D. 复发时及时治疗
E. 不要受凉劳累

(10－232～10－237 共用题干)

患儿，男性，5 岁。急性高热(40℃)，反复惊厥，迅速出现休克征象。直肠拭子检查见黏液便及镜下红、白细胞，确诊中毒性细菌性痢疾休克型。

10－232* 肠道症状往往在何时出现
A. 数秒钟　B. 数分钟
C. 数天　D. 数小时
E. 数月

10－233 属于下列哪种休克
A. 感染性休克
B. 创伤性休克
C. 失血性休克

D. 神经源性休克
E. 心源性休克

10－234 病死率最高的是下列哪型
A. 普通型　　B. 肺型
C. 休克型　　D. 脑型
E. 混合型

10－235 应立即首选下列哪项抢救措施
A. 扩充血容量，纠正酸中毒
B. 正确使用血管活性药物
C. 迅速给予降温、镇静处理
D. 保护重要脏器功能
E. 应用有效抗生素静脉滴注

10－236 护理诊断“体温过高”与下列哪项因素有关
A. 与微循环障碍有关
B. 与毒血症有关
C. 与病毒感染有关
D. 与担心预后有关
E. 与颅内高压有关

10－237 在治疗的同时还应采取有效的护理措施，不包括下列哪项
A. 采取正确的抗休克体位
B. 密切观察病情变化
C. 给予氧气吸入
D. 做好肛门及肛周皮肤的护理
E. 正确输液及防止药物不良反应

(10－238～10－243 共用题干)

某地区发生流行性脑脊髓膜炎流行，医院新收治一确诊患儿。系 7 岁女童，因接触邻居病孩 2 天后，突然寒战、高热、头痛、频繁呕吐、烦躁不安直至神志不清。体格检查：皮肤淤点、淤斑；脑膜刺激征(＋)。实验室检查：脑脊液压力增高，呈化脓性改变，涂片找到脑膜炎双球菌。

10－238* 该患儿诊断为流行性脑脊髓膜炎的主要依据是
A. 某地区流行性脑脊髓膜炎流行
B. 突然寒战、高热、头痛、频繁呕吐
C. 烦躁不安直至神志不清
D. 皮肤淤点、淤斑，脑膜刺激征(＋)
E. 涂片找到脑膜炎双球菌

10－239 流行性脑脊髓膜炎属于哪种性质的疾病
A. 急性化学性炎症
B. 急性免疫性炎症
C. 急性化脓性炎症
D. 急性无菌性炎症
E. 急性过敏性炎症

10－240 对该患儿的治疗药物宜首选
A. 青霉素
B. 红霉素
C. 氯霉素
D. 多柔比星(阿霉素)
E. 链霉素

10－241 按医嘱抢救的同时，应采取下列哪种隔离措施
A. 呼吸道隔离
B. 消化道隔离
C. 血液和体液隔离
D. 接触隔离
E. 引流分泌物隔离

10－242 在住院 24 小时内，需密切观察的病情变化可以除外
A. 生命体征
B. 意识状态
C. 面色、瞳孔、皮肤出血点
D. 有无抽搐先兆
E. 水肿消退情况

10－243* 病例的流行区域，正确的预防措施为
A. 隔离治疗病人并做传染病报告
B. 密切接触者进行医学观察 24 小时
C. 绝对卧床休息，采取休克体位
D. 尽量到热闹场所，外出戴口罩
E. 开展预防接种，但不必预防服药

(10－244～10－248 共用题干)

某地区急性血吸虫病流行，有多个病人出现发热、荨麻疹、腹痛和腹泻。

10－244* 若做血细胞分类检查可出现
A. 淋巴细胞增多
B. 嗜酸性粒细胞增多
C. 单核细胞增多
D. 中性粒细胞增多
E. 嗜碱性粒细胞增多

10－245 结肠的病变部位位于
A. 升结肠、横结肠、降结肠
B. 直肠、降结肠、横结肠
C. 直肠、升结肠、横结肠
D. 直肠、乙状结肠、降结肠
E. 直肠、升结肠、乙状结肠

10－246 需做下列哪项检查确诊
A. 血常规　B. 免疫学检查
C. 肝功能　D. 结肠镜
E. 粪便检查

10－247* 病原治疗首选的药物是
A. 吡喹酮　B. 阿苯达唑
C. 阿苯达唑(肠虫清)　D. 左旋咪唑
E. 三苯双脒

10－248* 有关吡喹酮的用药护理注意事项，下列哪项是错误的
A. 按时按量服药
B. 哺乳期妇女用药期间可哺乳
C. 用量过大可致严重心律失常
D. 用药期间不进行驾驶工作
E. 不良反应短暂，一般不需处理

名词解释题(10－249～10－311)

10－249 传染病
10－250 隐性感染
10－251 病原携带状态
10－252 特异性免疫
10－253 非特异性免疫
10－254 易感者
10－255 再燃
10－256 毒血症
10－257 菌血症
10－258 败血症
10－259 传染源
10－260 主动免疫
10－261 被动免疫
10－262 自然疫源性疾病
10－263 医学观察
10－264 留验
10－265 法定传染病
10－266 计划免疫
10－267 卫生检疫
10－268 隔离
10－269 消毒
10－270 流感病毒
10－271 人禽流感
10－272 SARS
10－273 麻疹黏膜斑
10－274 水痘-带状疱疹病毒
10－275 化脓性腮腺炎
10－276 Dane 颗粒
10－277 酶-胆分离
10－278 高血容量综合征
10－279 超级传播者
10－280 卡氏肉瘤
10－281 鸡尾酒疗法
10－282 乙脑后遗症
10－283 登革热
10－284 内格里小体
10－285 帕氏线
10－286 环口苍白圈
10－287 草莓舌和杨梅舌
10－288 相对缓脉
10－289 玫瑰疹
10－290 沙门菌
10－291 里急后重
10－292 慢性细菌性痢疾
10－293 霍乱面容
10－294 布氏菌病
10－295 鼠疫
10－296 华佛综合征

10-297 恙虫病
10-298 钩端螺旋体病
10-299 莱姆病
10-300 阿米巴滋养体
10-301 带虫免疫
10-302 黑尿热
10-303 尾蚴性皮炎
10-304 嗜酸性肉芽肿
10-305 华支睾吸虫
10-306 钩蚴皮炎
10-307 绦虫病
10-308 囊虫病
10-309 百日咳
10-310 白喉
10-311 炭疽

简述问答题(10-312~10-352)

10-312 针对传染病流行过程3个环节的具体防疫措施是什么?
10-313 传染病的流行病学资料应包括哪些?
10-314 预防接种时应注意什么?会出现哪些异常反应?护士应如何处理?
10-315 怎样落实儿童计划免疫的程序?
10-316 疫区检疫的要求如何?
10-317 怎样观察传染病的皮疹?
10-318 简述传染病的一般护理要点和传染病护理工作的特点。
10-319 简述传染病隔离的目的和意义。怎样落实严密隔离的措施?
10-320 简述传染病病房的设置要求。简述终末消毒的具体措施。
10-321 简述传染病的护理工作在传染病的预防和治疗中的重要意义。
10-322 如何加强住院传染病病人的探视制度?
10-323 出现哪些情况属于重症SARS病人?
10-324 人感染高致病性禽流感与SARS的临床特征有哪些异同点?
10-325 对各型肝炎病人应如何指导其休息与活动?
10-326 哪些肝炎病人应禁止献血和从事餐饮业及托幼机构工作?
10-327 为什么对病毒性肝炎病人要劝其戒烟、戒酒?
10-328 简述甲型和戊型肝炎的主要预防措施。
10-329 简述乙型脑炎病人出现呼吸衰竭的原因及其特点。
10-330 简述乙型脑炎的护理评估内容。如何做好乙型脑炎惊厥或抽搐病人的护理?
10-331 简述乙型脑炎病人伴有脑水肿时的抢救配合。
10-332 如何观察有无颅内压增高和脑疝的先兆?一旦发生脑疝应如何抢救?
10-333 简述肾综合征出血热发热期的临床特点。
10-334 简述被狂犬咬伤后的处理方法。
10-335 与艾滋病病人一起学习和工作是否会感染艾滋病?
10-336 社区中应如何开展艾滋病相关宣传教育?
10-337 简述出院时对艾滋病病人及其家属的健康指导内容。
10-338 怎样预防伤寒病人发生肠出血、肠穿孔等严重并发症?
10-339 中毒性细菌性痢疾是怎样发生的?有哪些临床特点?
10-340 细菌性痢疾频繁腹泻病人应怎样护理?
10-341 严重体液不足的霍乱病人应如何正确补液?如何预防?
10-342 抢救暴发型流行性脑脊髓膜炎休克的原则和措施有哪些?怎样预防流行性脑脊髓膜炎的发生?
10-343 猩红热出疹期有哪些临床表现?如何预防?

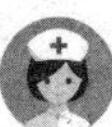

10－344　百日咳患儿应如何进行家庭护理指导？

10－345　皮肤炭疽应如何护理？炭疽应怎样预防？

10－346　阿米巴痢疾与细菌性痢疾如何鉴别？

10－347　怎样正确采集阿米巴痢疾病人的粪便标本？

10－348　常用抗疟药物有哪些不良反应？

10－349　疟疾并发黑尿热病人应如何进行护理？疟疾怎样预防？

10－350　急性、慢性、晚期血吸虫病各有哪些临床表现？怎样预防？

10－351　如何指导在家治疗的血吸虫病病人进行自我保健？

10－352　蛔虫病有哪些临床表现？如何防治？应如何进行家庭护理？

综合应用题(10－353～10－361)

10－353　病人，男性，34 岁。因厌油、恶心、乏力 16 天，伴上腹隐痛及皮肤黄染 1 周入院治疗。否认肝炎病史，无输血史，无血吸虫疫水接触史，有饮酒史 20 年。

实验室及其他检查：ALT 1 200 u/L，血清总胆红素 126 μmol/L，白蛋白 41 g/L，球蛋白 29 g/L；乙肝两对半检查：HBsAg(＋)，HBeAg(＋)，HBc-IgG(＋)，HBc-IgM(＋＋＋)。

请解答：

(1) 该病人应考虑什么疾病？

(2) 如何指导该病人的饮食？

(3) 对该病人应如何进行健康指导？

10－354　病人，男性，42 岁。发现 HBsAg 阳性已有 8 年，平时偶有 ALT 轻度增高。近 20 天来感觉明显乏力，食欲缺乏，因担心疾病发展而焦虑、失眠。

体格检查：皮肤及巩膜黄染，面部毛细血管扩张，可见蜘蛛痣，肝掌明显；腹部隆起，肝、脾未扪及，腹水(＋)。

实验室及其他检查：ALT 180 u/L，血清总胆红素 160 μmol/L，白蛋白 30 g/L，球蛋白 38 g/L。

请解答：

(1) 该病人属于哪一型肝炎？

(2) 应如何做好该病人的心理护理？

(3) 病情稳定后应如何对该病人及其家属进行健康指导？

10－355　病人，女性，30 岁。反复肝区不适，食欲减退 2 年，去医院检查发现肝功能异常，当时诊断为慢性肝炎，给予护肝等治疗，但效果不明显。近 1 个月来上述症状加重入院。

实验室及其他检查：ALT 增高，HBsAg(＋)，HBeAg(＋)，HBcAb(＋)，余为(－)。入院后除一般治疗外还给予干扰素治疗。

请解答：

(1) 该病人的血清 HBV 感染标志物检查结果有何临床意义？

(2) 该病人的治疗方法有哪些？

(3) 简述应用干扰素抗病毒治疗的注意事项。

10－356　病人，男性，47 岁。盗汗、消瘦、反复咳嗽、咳痰半年。

体格检查：体温 37.8℃，脉搏 82 次/分，呼吸 20 次/分，血压 110/70 mmHg；神清；下肢有数个淤斑；淋巴结肿大，质软、无压痛、无粘连、可活动；肺部可闻及少量湿啰音。

实验室及其他检查：白细胞计数 3.6×10^9/L，淋巴细胞计数 $1\,100\times10^6$/L，$CD4^+$ T 淋巴细胞 253×10^6/L，抗 HIV(＋)；痰培养发现卡氏肺孢子虫；胸部 X 线检查显示间质性肺炎。

请解答：

(1) 该病人处于艾滋病哪一期？

(2) 目前有哪些治疗方法？

(3) 试述艾滋病的一般护理和预防并发症的护理。

10－357　病人，女性，15 岁。因发热、头痛 2 天，神志不清半天，来院就诊。居住地蚊子多，周围有否类似病人不清楚。

体格检查：体温 39.6℃，脉搏 90 次/分，呼吸 27 次/分，血压 150/88 mmHg；神志不清，烦躁不安；面红，皮肤未见皮疹、出血点及黄疸；心、肺检查正常；腹软，肝、脾未扪及；颈轻度抵抗，克尼格征（+），布鲁金斯征（+），双侧膝反射亢进，病理反射（+）。入院后病人持续高热，昏迷加深，反复频繁抽搐。

请解答：

（1）该病人拟诊为什么疾病？

（2）进一步可做哪些实验室检查以助诊断？

（3）目前应如何积极治疗？

10－358 病人，男性，20 岁。突发寒战、高热，同时恶心、呕吐，共呕 3 次，呕出胃内容物。不久出现左下腹阵发性疼痛，排便次数增多，便内混有黏液和血丝，便量逐渐越少，至就诊时已大便 10 多次，伴里急后重感。自述中午在外用餐，后因天热口渴，喝过少量生水。无同食者集体发病现象。

体格检查：体温 39℃，脉搏 110 次/分，呼吸 26 次/分，血压 110/75 mmHg；急性病容，脸色潮红，表情痛苦，神志清，但萎靡不振；心肺无特殊；肝、脾未扪及，腹平软，左下腹有局限性中度压痛。

实验室及其他检查：血白细胞计数 $14.0\times10^9/L$，中性粒细胞百分比 0.90；粪便含血并呈胶冻状，镜下见多量红、白细胞及巨噬细胞。

请解答：

（1）该病人应诊断为什么疾病？

（2）列出 3 个护理诊断并制订相应的护理措施。

（3）本病应如何防治？

10－359 病人，男性，34 岁。3 天前有事去乡下，当地腹泻流行，因天热口渴难忍到农家喝过生水，今天上午突然腹泻 10 多次，后又呕吐 4 次，无腹痛及里急后重。粪便初为黄色稀便，继为黄水样，现呈米泔水样，量多。

体格检查：体温 35.6℃，脉搏 85 次/分，呼吸 20 次/分，血压 80/60 mmHg；眼眶下陷，口唇干裂，手背、腹部皮肤弹性差；心率稍快，心音低；余无特殊。

实验室及其他检查：血白细胞计数 $16.0\times10^9/L$，中性粒细胞百分比 0.80，淋巴细胞百分比 0.20；粪便水样，镜下见少量白细胞及红细胞；粪悬滴检查见运动力较强细菌，涂片可见革兰阴性弧菌。

请解答：

（1）该病人应诊断为什么疾病？

（2）为抢救之需，请确定 3 个护理诊断并采取相应措施。

（3）对该病人所去过的疫区应怎样开展预防工作？

10－360 病人，女性，15 岁。因发热、头痛、神志不清 2 天入院。病人 3 天前突发畏寒、发热、头痛、全身酸痛，伴恶心、呕吐，吐出胃内容物。当时检查发现左下肢有一青紫斑，自服白色药片及由卫生室注射 2 针（药名不详），无明显效果，上述症状继续加剧，故送医院就医。起病以来无咳嗽、咳痰、出汗、腹痛、腹泻，尿无特殊。既往体健，无急、慢性传染病史。病前无外伤、疮疖史。邻居中有一类似病人，已送院隔离治疗。但家中无类似病人，父母均健康。

体格检查：体温 40℃，脉搏 118 次/分，呼吸 24 次/分，血压 100/70 mmHg；发育正常，营养良好，神志不清，躁动不安；全身皮肤有粟粒大小出血点，尤以下肢为甚，左下肢有大片紫色淤斑，痛觉较敏感；两耳无流脓。两眼结膜充血，角膜稍混浊，唇周有疱疹，咽无红肿，扁桃体不肿大；颈项强直，克氏征（+）、布氏征（+）；心肺无特殊；肝、脾未扪及。

实验室及其他检查：血白细胞计数 $16.4\times10^9/L$，中性粒细胞百分比 0.86，淋巴细胞百分比 0.14。

请解答：

（1）该病人应首先考虑什么疾病？如何进一步确诊？

（2）列出 3 个护理诊断并制订相应护理措施。

（3）针对本病例，如何采取防治措施？

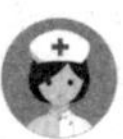

10－361　病人，男性，25 岁。因突发寒战、高热、头痛 4 小时，又出现呕吐、神志不清而来院就诊。病人下午 1 点起突然寒战、周身酸痛，盖 2 条棉被尚觉冷，约 30 分钟后即出现高热，伴头痛、烦渴。自服退热片无明显效果。继而烦躁不安、神昏呓语，并先后呕吐 4 次，吐出胃内食物。转为神志不清，故急送来院。前、昨两天均于下午发过寒战、高热，历时 3、4 小时后出大汗而退热。

体格检查：体温 40.1℃（腋温），脉搏 120 次/分，呼吸 26 次/分，血压 96/65 mmHg；神志不清，呼之不应；脸色苍白；角膜反射存在，两侧瞳孔等大，对光反射迟钝，压眶反应能出现；颈项强直，巴宾斯基征（＋）、克尼格征（＋）；两肺呼吸音粗糙，未闻及干、湿啰音；心率快，律齐，闻及Ⅱ级吹风样收缩期杂音，音调柔和；肝、脾未扪及。

实验室及其他检查：血红蛋白 110 g/L，红细胞计数 3.5×10^{12}/L，白细胞计数 4.0×10^{9}/L，中性粒细胞百分比 0.65，淋巴细胞比例 0.23，单核细胞比例 0.12。

请解答：

（1）该病人应首先考虑什么疾病？如何进一步确诊？

（2）防治原则有哪些？

（3）应采取哪些主要的护理措施？

答案与解析

选择题

A1 型单项选择题

10－1	A	10－2	D	10－3	E	10－4	A
10－5	E	10－6	C	10－7	C	10－8	E
10－9	A	10－10	E	10－11	C	10－12	B
10－13	A	10－14	D	10－15	A	10－16	A
10－17	E	10－18	D	10－19	D	10－20	A
10－21	C	10－22	D	10－23	A	10－24	A
10－25	E	10－26	D	10－27	A	10－28	B
10－29	D	10－30	D	10－31	D	10－32	D
10－33	D	10－34	D	10－35	B	10－36	E
10－37	B	10－38	B	10－39	A	10－40	A
10－41	A	10－42	E	10－43	E	10－44	E
10－45	B	10－46	A	10－47	D	10－48	B
10－49	D	10－50	E	10－51	E	10－52	D
10－53	A	10－54	D	10－55	B	10－56	C
10－57	D	10－58	C	10－59	E	10－60	C
10－61	C	10－62	C	10－63	B	10－64	C
10－65	E	10－66	A	10－67	C	10－68	B
10－69	E	10－70	B	10－71	D	10－72	B
10－73	A	10－74	D	10－75	A		

A2 型单项选择题

10－76	B	10－77	A	10－78	A	10－79	C
10－80	E	10－81	B	10－82	A	10－83	D
10－84	D	10－85	D	10－86	E	10－87	C
10－88	A	10－89	A	10－90	D	10－91	D
10－92	E	10－93	A	10－94	E	10－95	D
10－96	D	10－97	B	10－98	B	10－99	C
10－100	D	10－101	C	10－102	A	10－103	B
10－104	E	10－105	A	10－106	C	10－107	C
10－108	C	10－109	B	10－110	A	10－111	D
10－112	A	10－113	E	10－114	C	10－115	E
10－116	D	10－117	B	10－118	D	10－119	B
10－120	A	10－121	D	10－122	E	10－123	B
10－124	D	10－125	C	10－126	A	10－127	D
10－128	B	10－129	A	10－130	E	10－131	D
10－132	A	10－133	B	10－134	A	10－135	C
10－136	E	10－137	E	10－138	C	10－139	D
10－140	B	10－141	D	10－142	C	10－143	B
10－144	B	10－145	C	10－146	B	10－147	E
10－148	A	10－149	D	10－150	A	10－151	D
10－152	E	10－153	D	10－154	B	10－155	E

10-156 C

A3 型单项选择题

10-157 C 10-158 D 10-159 B 10-160 E
10-161 E 10-162 D 10-163 C 10-164 B
10-165 A 10-166 E 10-167 A 10-168 E
10-169 E 10-170 B 10-171 A 10-172 D
10-173 A 10-174 E 10-175 D 10-176 D
10-177 B 10-178 A 10-179 B 10-180 D
10-181 E 10-182 A 10-183 B 10-184 C
10-185 E 10-186 D 10-187 A 10-188 D
10-189 C 10-190 B 10-191 C 10-192 C
10-193 B 10-194 A 10-195 A 10-196 A

A4 型单项选择题

10-197 B 10-198 D 10-199 C 10-200 A
10-201 C 10-202 D 10-203 E 10-204 A
10-205 D 10-206 E 10-207 D 10-208 A
10-209 B 10-210 D 10-211 C 10-212 A
10-213 A 10-214 B 10-215 C 10-216 E
10-217 B 10-218 C 10-219 A 10-220 B
10-221 C 10-222 D 10-223 E 10-224 B
10-225 A 10-226 B 10-227 E 10-228 E
10-229 C 10-230 B 10-231 B 10-232 D
10-233 A 10-234 E 10-235 A 10-236 B
10-237 D 10-238 E 10-239 C 10-240 A
10-241 A 10-242 E 10-243 A 10-244 B
10-245 D 10-246 E 10-247 A 10-248 B

部分选择题解析

10-1 **解析:**考核传染病和感染性疾病的区别。传染病是由病原微生物(病毒、细菌、立克次体、螺旋体等)和寄生虫(原虫或蠕虫)感染人体后引起的有传染性的疾病。两者都属于感染性疾病,但感染性疾病不一定都具有传染性。

10-4 **解析:**考核人畜或人兽共患病的概念。流行性乙型脑炎的传染源是人和动物,其中动物是主要的传染源,尤其是猪。肾综合征出血热的传染源是人和动物,但动物是主要的传染源,尤其是黑线姬鼠和褐家鼠。狂犬病的传染源是动物,以犬为主。布氏杆菌病的传染源是动物,主要为病畜。故上述传染病为人畜共患病。而流行性脑脊髓膜炎的传染源是带菌者和流脑病人,经呼吸道传播,人群普遍易感。

10-10 **解析:**考核影响流行过程的因素。流行过程的因素有自然因素和社会因素。自然因素是指自然环境中的各种因素,如地理、气象和生态等条件;社会因素包括社会制度、经济、生活条件和文化水平等。故地理、气象、生态和土壤属于自然因素,生活条件应属社会因素。

10-15 **解析:**考核传染病的分类。根据《中华人民共和国传染病防治法》规定,传染病有甲、乙、丙3类。鼠疫和霍乱属甲类,白喉、梅毒、炭疽、淋病、流行性脑脊髓膜炎和乙型脑炎属乙类,流行性感冒和流行性腮腺炎属丙类。

10-20 **解析:**考核儿童基础免疫程序。我国卫计委规定的儿童基础免疫的预防接种程序初种为5种生物制品,即卡介苗、乙型肝炎疫苗、麻疹活疫苗、脊髓灰质炎活疫苗、百白破混合制剂。新生儿可接种的主要是卡介苗和乙肝疫苗。

10-21 **解析:**考核传染病的发疹时间。传染病的发疹时间各不相同,但有一定的规律,如水痘、风疹于发病第1天发疹,猩红热于发病第2天发疹,天花于发病第3天发疹,麻疹于发病第4天发疹,斑疹伤寒于发病第5天发疹,伤寒于发病第6天发疹。

10-24 **解析:**考核传染病的诊断。有助于传染病诊断的检测项目:①分子生物学检测项目,包括分子杂交、聚合酶链反应和原位聚合酶链反应;②免疫学检测项目,包括T细胞亚群、免疫球蛋白、特异性抗原和特异性抗体。

10-33 **解析:**考核消毒剂的作用。聚维酮碘属于碘类消毒剂,乙醇属于醇类消毒剂,含氯石灰(漂白粉)属于含氯消毒剂,苯扎溴铵(新洁尔灭)属于阳离子表面活性剂,起氧化作用的消毒剂是过氧乙酸。

10-43 **解析:**考核重症急性呼吸综合征

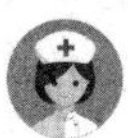

(SARS)病房的空气消毒。在有人情况下，SARS病房的空气消毒应强调病房的通风(即自然风的通风对流)，如自然通风不良则必须安装足够的排气扇。也可用3%过氧化氢喷雾20～40 ml/m³，作用60分钟，每天上、下午各消毒1次。有条件的可采用静电除菌型空气净化消毒。而紫外线灯照射消毒一般在无人情况下进行。

10-54 解析：考核需有其他病毒辅助才能复制增殖的肝炎病毒。HDV是一种缺陷RNA病毒，它需有HBV或其他嗜肝DNA病毒的辅助才能复制、增殖，故常与HBV重叠感染或协同感染。

10-56 解析：考核肝炎病毒血清学标志物检测的意义。血清抗HAV-IgM阳性，提示存在HAV现症感染，是诊断急性甲型肝炎最主要的标记物；血清抗HAV-IgG为保护性抗体，见于甲型肝炎疫苗接种后或既往感染者；HBsAg阳性只表示体内有HBV或有整合的HBV-DNA片段存在，不能判断有无传染性，必须结合临床而定；HBeAb阳性表示HBV复制减少和传染性减低，并不是既往感染的标志；HCVAb是传染性的标记而非保护性抗体，可长期存在。故抗HAV-IgM阳性时可诊断为急性甲型肝炎。

10-58 解析：考核预防乙型肝炎的免疫治疗。预防乙型肝炎采用的人工主动免疫是接种乙型肝炎疫苗；被动免疫则采用特异性高效价免疫球蛋白。

10-59 解析：考核对乙型肝炎病毒复制有疗效的药物。拉米夫定、泛昔洛韦、干扰素、单磷酸阿糖腺苷均对乙型肝炎病毒复制有一定抑制作用；维丙胺属于促进肝脏解毒功能的药物。

10-66 解析：考核肾综合征出血热病人的护理。肾综合征出血热病人高热时应以物理降温为主，如头部置冰帽、大血管处放冰袋等，但不能用乙醇擦浴，以免加重皮肤的充血、出血损害。必要时可配合药物降温，但忌用大量退热药，以防大量出汗诱发低血压促使病人提前进入休克期。

10-70 解析：考核伤寒病人的饮食护理。伤寒的病变位于肠道，主要引起肠道淋巴组织剧烈的迟发型变态反应而导致肠壁的坏死和溃疡，故必须十分重视伤寒病人的饮食护理。在整个病期均给予营养丰富、清淡、易消化的流质及半流质饮食，尽量避免各种生冷、粗糙、多渣、不易消化或产气食物，以免加重肠道损伤，诱发肠出血、肠穿孔等并发症，甚至危及生命。这一点在病人进入缓解期或恢复期，食欲明显好转而肠道病变尚未愈合时更应注意。

10-71 解析：考核中毒型细菌性痢疾的临床表现。中毒型细菌性痢疾儿童多见，起病急骤，病势凶险，以严重毒血症、休克和(或)中毒性脑病为主要临床表现，而肠道症状较轻，甚至开始无腹痛、腹泻。发病24小时内才出现腹泻及痢疾样大便，故必须用直肠拭子或盐水灌肠取便送检才能及时诊断。

10-72 解析：考核中毒性细菌性痢疾的治疗。救治中毒性细菌性痢疾循环衰竭病人，必须在扩充血容量的基础上，正确应用各类抗休克药物。无论补液还是用药，最好都通过静脉途径给予。因此，护士遇到这类病人，首要任务就是迅速建立静脉通路，保证补液途径通畅，在此基础上才能按医嘱进行补液及用药。

10-73 解析：考核流行性脑脊髓膜炎的病原治疗。流行性脑脊髓膜炎的病原治疗，应尽早、足量应用对脑膜炎双球菌敏感并能透过血脑屏障的抗菌药物。过去常选用最具上述作用的磺胺类，如磺胺嘧啶或复方磺胺甲恶唑等药物，曾取得较好疗效。但近年来由于耐药菌株的明显增加，致疗效不佳而已不用或少用。青霉素目前对脑膜炎双球菌仍为一种高度敏感的杀菌药物，尚未出现明显的耐药，虽然不易透过血脑屏障，但加大剂量在脑脊液中也能达到有效浓度，临床上可获得较好疗效，故宜列为首选。

10-74 解析：考核预防流行性脑脊髓膜炎的措施。流行性脑脊髓膜炎属于呼吸道传染病，一般通过空气飞沫传播。虽然预防流行性脑脊髓膜炎应与其他传染病一样，抓住流行的3个环节采取综合性措施，但相比之下以保护易感者为主的措施更为重要。国内研制成功并已广泛应用的脑膜炎双球菌A群多糖体菌苗，能有效地提高人群免疫力，保护率达90%以上，使我国流行性脑脊髓膜炎的发病率大大下降。故预防接种这类菌苗以提高人群免疫力是所有预防流行性脑脊髓膜炎措施中最为重要的。

10-75 解析:考核根治疟疾的药物治疗。为达到根治疟疾的目的，既要选用能迅速杀灭红细胞内期裂殖体以控制发作的药物，又要同时配合应用能杀灭红细胞外期疟原虫及红细胞内期的配子体防止复发和传播的药物。前者首选氯喹，后者最有效的是伯氨喹，故两者联合应用是根治疟疾的最常用方案。

10-79 解析:考核流行性感冒的临床分型。流行性感冒临床可分为5型：①单纯型，最常见，临床以突然高热、头痛、肌肉痛、关节痛，全身乏力、咽痛、咽干等症状为主；②肺炎型，病情迅速加重，以高热、全身衰竭、烦躁不安、剧烈咳嗽、呼吸急促、发绀等症状为主；③胃肠型，以胃肠道症状为主；④中毒型，极少见，以病毒侵入神经系统为主，引起病毒性脑炎；⑤非典型(轻型)，类似单纯性感冒症状。根据该病人表现符合单纯型。

10-82 解析:考核禽流感的潜伏期。若曾到过禽流感疫点，一般在7天内出现流感样症状，应警惕禽流感的可能。

10-85 解析:考核SARS的辅助检查。X线胸片及肺部CT检查是目前诊断SARS的重要检查方法，定期影像学检查有利于肺部病变的动态观察。大多数病人早期即有胸部X线检查异常，多呈斑片状或网状改变；起病初期常呈单灶病变，短期内病灶迅速增多，常累及双肺或单肺多叶；部分病人进展迅速，呈大片状阴影。胸部CT检查有利于发现早期轻微病变或与心影和(或)大血管重合的病变。其余检查仅作为参考。

10-88 解析:考核SARS的管理。2013年6月29日第十二届全国人民代表大会常务委员会第三次会议通过对《中华人民共和国传染病防治法》做出修改，将3类传染病定为39种。甲类2种，乙类26种，丙类11种。乙类中增加了甲型H1N1流感，丙类中增加了手足口病。对乙类传染病中传染性非典型肺炎、炭疽中的肺炭疽和人感染高致病性禽流感，应按甲类传染病的预防、控制措施进行管理。故对SARS病例需要进行强制管理。

10-90 解析:考核麻疹的预防措施。为预防疾病传播，除隔离传染源外，该幼儿园采取的综合预防措施中，空气消毒、接触者进行医学观察7天、认真做好晨间检查、保持良好的卫生习惯、注意卫生等均很重要。但为了保护易感人群，除了增强非特异性免疫力外，非常重要的是要增强特异性免疫力，其中预防接种最为关键。因此接触者应尽快注射人丙种球蛋白。

10-91 解析:考核皮疹的护理措施。由于患儿4岁，已高热4天，应采取物理降温和药物降温。如头部冷敷、温水浴、冷盐水灌肠、遵医嘱服退热剂等。但不能乙醇擦浴，一是因为全身出疹，使用乙醇后刺激皮肤会加重皮疹；二是因为小儿皮肤对乙醇很敏感，极易吸收乙醇里的成分。

10-96 解析:考核流行性腮腺炎的鉴别诊断。①化脓性腮腺炎：常为一侧腮腺局部红肿、压痛明显，晚期有波动感，挤压时有脓液自腮腺口流出，腮腺口位于第2磨牙相对的颊黏膜处；白细胞计数和中性粒细胞百分比明显增高。②颈部及耳前淋巴结炎：肿大不以耳垂为中心，而是局限于颈部或耳前区，为核状体，较坚硬，边缘清楚，压痛明显，表浅者可活动；可发现与颈部或耳前区淋巴结相关的组织有炎症，如咽喉炎、耳部疮疖等；白细胞计数及中性粒细胞百分比增高。③症状性腮腺肿大：在糖尿病、营养不良、慢性肝病病人中，应用某些药物如碘化物羟基保泰松、异丙肾上腺素等可引起腮腺肿大，为对称性，无痛感，触之较软；组织学检查主要为脂肪变性。

10-98 解析:考核流行性腮腺炎的并发症。流

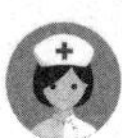

行性腮腺炎的并发症：脑膜脑炎、卵巢炎、睾丸炎、附睾炎、胰腺炎、心肌炎、肾炎、肝炎、乳腺炎、甲状腺炎、血小板计数减少、关节炎等。眼的并发症有角膜炎、泪腺炎、巩膜炎、虹膜睫状体炎、视神经盘炎。一般不会出现口腔炎。

10-99 解析：考核乙型肝炎病毒标志物检测。乙型肝炎病毒标志物检测：①HBsAg 阳性提示现症 HBV 感染，乙肝病毒携带者；HBsAb 是保护性抗体，阳性提示预防接种后或过去感染过已产生免疫力。②HBeAg 阳性提示 HBV 复制活跃，传染性较强，持续阳性者易转为慢性；HBeAb 阳性提示 HBV 复制减少，传染性减低。③HBcAg 阳性提示有 HBV 复制，传染性强，存在于肝细胞核内，难以检测；HBcAb 阳性提示窗口期(是指病毒感染人体后，尚未引起人体免疫系统"重视"，尚未产生抗体的时期)。④抗 HBc-IgG 阳性提示过去感染或近期低水平感染；抗 HBc-IgM 阳性提示 HBV 有活动性复制、急性期或慢性乙型肝炎急性发作。⑤ HBV-DNA 阳性提示 HBV 复制，传染性强。因该病人仅发现 HBsAb 阳性，其他血清标记物均为阴性，故是对乙型肝炎病毒具有免疫力。

10-105 解析：考核急性重型肝炎的临床表现。由于病人布鲁金斯征、克尼格征阴性，可排除流行性乙型脑炎和流行性脑脊髓膜炎。钩端螺旋体病临床特点为起病急骤，早期有高热、全身酸痛、软弱无力、结膜充血、腓肠肌压痛、浅表淋巴结肿大等钩体毒血症状；中期可伴有肺弥漫性出血、心肌炎、溶血性贫血、黄疸、全身出血倾向、肾炎、脑膜炎，呼吸功能衰竭、心力衰竭等靶器官损害表现；少数病例可出现后发热、眼葡萄膜炎及脑动脉闭塞性炎症等多种与感染后的变态反应有关的后发症状。肾综合征出血热临床分 5 期(发热期、低血压或休克期、少尿期、多尿期、恢复期)。该病人病后第 8 天出现昏迷、神志不清、躁动，巩膜中度黄染，牙龈出血，肝浊音界明显缩小，腹水征阳性，提示病人得了急性重型肝炎。

10-112 解析：考核肝炎病人的护理诊断。根据该病人的表现，可列出的护理诊断如下。①营养失调：低于机体需要量；②皮肤、黏膜完整性受损；③活动无耐力；④知识缺乏和急性意识障碍。病人发病后第 9 天出现昏迷、躁动，故目前最突出的护理诊断是急性意识障碍。

10-113 解析：考核肝脏疾病病人的护理措施。该病人乏力、食欲缺乏，尿黄伴腹胀 3 天，烦躁不安 1 天，检查不合作；体格检查巩膜中度黄染，肝浊音界明显缩小，移动性浊音阳性，估计已出现肝性脑病。护士可采取的护理措施有：让病人绝对卧床休息，做好口腔和皮肤护理，限制钠盐摄入量(每天＜0.5 g)，严格记录 24 小时出入液量。病人烦躁不安时不能给予氯丙嗪 25 mg 肌内注射(以免加重肝脏负担)，遵医嘱用药。

10-114 解析：考核肝脏疾病病人休息的目的。根据病人实际情况和肝功能状况应合理安排休息，其主要目的是减少能量消耗、减轻肝脏代谢负担、增加肝脏血流量、促进肝细胞修复和促进肝细胞再生。

10-115 解析：考核乙型肝炎病毒污染的防疫措施。当意外被 HBsAg 阳性污染的针头刺伤或溅于眼、口腔等黏膜时，最有效的措施是立即注射高效价乙型肝炎免疫球蛋白，同时应抽血查 HBsAg 及 HBsAb。如 HBsAg 及 HBsAb 均为阴性，还应在 2 周内再接种乙型肝炎疫苗；如为阳性，则不需要接种乙型肝炎疫苗。

10-121 解析：考核重症肝炎的实验室检查。重症肝炎因大量肝细胞坏死，ALT 随黄疸迅速加深反而下降，呈"酶-胆分离"。胆固醇脂、血清总胆红素、胆碱酯酶活性可升高。肝损害的主要指标是凝血酶原活动度，它与肝损害程度成反比，凝血酶原活动度＜40%，提示肝脏损害严重。

10-124 解析：考核艾滋病的传播途径。传播途径有：①性接触传播，为最主要传播途径。HIV 通过细微破损处与感染者血液和细胞接触而侵入机体。无论同性还是异性间的不安全性行为均可传播。②血液及血制品传播，输入被 HIV 污染的血液或血制品；静脉毒瘾及药瘾者共用 HIV 污染的、未经消毒的注射器针头；移植 HIV 感染者的器官或人工授精；某些农村地区非法的、不规范的采血；医院内医疗器械消毒不严或被 HIV 污染的针头意外刺伤；文身、文眉或共用牙刷、剃刀等。③母婴传播，感染 HIV 的孕妇可通过胎盘、分娩中的血性分泌物及产后哺乳将 HIV 传给胎儿或婴儿。目前认为通过空气、水、食物或昆虫叮咬不会传播 HIV，与艾滋病病人的一般社交接触，如握手、共同进餐、共用办公品、共用浴室（游泳池）及礼节性的接吻等均不会感染 HIV。

10－127 **解析**：考核艾滋病的临床分期。艾滋病的发病过程分为 4 期：①急性感染期（Ⅰ期），感染初期多无任何症状与体征，部分感染者出现 HIV 病毒血症和免疫系统急性损伤所产生的临床症状，如发热、全身不适、咽痛、皮疹、畏食、恶心、肌肉痛、关节痛和淋巴结肿大等，持续 1～3 周后自然消失；急性感染的早期抗 HIV 不能被测出，称为抗体窗口期，5 周左右血清抗 HIV 可呈现阳性反应。②无症状感染期（Ⅱ期），急性感染期后临床上出现一个长短不等的、相对健康的、无症状的潜伏期，可持续 2～10 年或更长。此期虽无任何临床症状和体征，但病毒在持续繁殖，是主要的传染源；血清中可检出 HIV 及抗 HIV。③艾滋病前期（Ⅲ期），又称为持续性全身性淋巴结肿大综合征，主要表现为多处浅表淋巴结肿大，如耳前、耳后、颌下、颈后、腋窝、腹股沟等处淋巴结肿大，可伴有持续或间歇性发热、疲乏、盗汗、体重下降、慢性咳嗽和腹泻等。④艾滋病期（Ⅳ期），是 HIV 感染的终末临床阶段，具有 3 个基本特点：一是严重的细胞免疫缺陷使机体可受到细菌、病毒、寄生虫、真菌等多种病原体的侵袭发生各种致命性机会感染；二是发生各种恶性肿瘤；三是免疫功能全面崩溃，病人出现各种严重的综合征，直至死亡。该病人主要是全身淋巴结肿大，故处于Ⅲ期。

10－129 **解析**：考核艾滋病的抗病毒药物治疗。艾滋病的抗病毒治疗目前主张三类抗病毒药物联合治疗（又称鸡尾酒疗法），即高效价抗反转录酶病毒疗法，以克服单一用抗病毒药易诱发 HIV 突变，产生耐药性的缺陷。治疗目标是最大限度地抑制病毒复制，保存和恢复免疫功能，降低病死率和 HIV 相关性疾病的发病率，提高病人的生活质量，减少艾滋病的传播。存在的主要问题有费用高，不良反应大，需长期用药，可出现抗药性等。

10－133 **解析**：考核流行性乙型脑炎的辅助检查。①血常规：白细胞计数增高；②脑脊液：压力增高，外观透明或微混，白细胞计数常在 $(50\sim500)\times10^6/L$ 以上，病初以中性粒细胞升高为主，后期以淋巴细胞升高为主，蛋白质轻度增加，糖正常或偏高，氯化物正常；③血清学检查：尤其是特异性 IgM 抗体测定，发病后 3～4 天血及脑脊液中检出特异性 IgM 有助于早期诊断，是确诊的重要依据；④病原学检查：在病程第 1 周内死亡病例的脑组织中可分离出乙脑病毒，而脑脊液和血中一般不易分离出病毒。

10－134 **解析**：考核流行性乙型脑炎的鉴别诊断。根据发病季节是 8 月份，病人为小儿，临床表现有高热、呕吐、嗜睡伴频繁抽搐 2 天；体格检查：体温 39.3℃，颈有抵抗感，巴宾斯基征阳性（双侧）；实验室检查：血白细胞计数 $18\times10^9/L$，中性粒细胞百分比 0.80，脑脊液清、压力增高、非化脓性改变，诊断病人为流行性乙型脑炎。流行性脑脊髓膜炎是由脑膜炎双球菌引起的化脓性脑膜炎，致病菌由鼻咽部侵入血液循环，形成败血症，最后局限于脑膜及脊髓膜，形成化脓性脑脊髓膜炎病变，主要临床表现有发热、头痛、呕吐、皮肤淤点及颈项强直等脑膜刺激征，脑脊液呈化脓性改变。中毒型细菌性痢疾主要见于儿童，发病季节在夏秋季，短期内有高热、惊厥、昏迷、休克、呼吸衰竭等症状，但无皮肤淤点，脑脊液检查正常，确诊依靠粪便细菌培养。钩端螺旋体病脑膜脑炎起病后 2～3 天，出现剧烈头痛、频繁呕吐、嗜睡、谵妄或昏迷，部分病人有抽搐、瘫痪等，颈项强直，克氏征

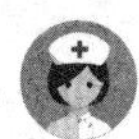

与布氏征均阳性，但脑脊液一般正常。结核性脑膜炎有其他部位结核病史，主要表现为发热、头痛、呕吐、全身乏力、食欲缺乏、精神差、脑膜刺激征阳性，病程后期可出现脑神经、脑实质受累表现，如复视、肢体瘫、昏迷、癫痫发作、脑疝等；外周血白细胞计数增高、红细胞沉降率增快、结核菌素试验阳性或胸部X线片可见活动性或陈旧性结核感染证据；脑脊液压力增高，涂片抗酸染色可见结核分枝杆菌。

10－139 解析：考核流行性乙型脑炎的护理措施。正确的对症护理措施：①物理降温或遵医嘱辅以药物降温，将病人的体温控制在37℃左右；②发生惊厥时应立即置病人于仰卧位，头偏向一侧，随时清除呼吸道分泌物，保持呼吸道通畅；③备好气管插管、气管切开和人工呼吸器等抢救物品；④惊厥发作时不能用开口器置于病人上、下切牙(门齿)间；⑤凡病人处于休克、衰竭或濒危状态，以及局部皮肤有炎症、颅后窝有占位性病变或伴有脑干症状者均禁忌穿刺。

10－141 解析：考核流行性乙型脑炎的护理措施。对流行性乙型脑炎病人的护理措施：①密切观察惊厥发作先兆，发现时除报告医生外应立即准备好脱水剂；②对抽搐频繁发作的病人应注意吸痰、吸氧，惊厥发作时应注意防止窒息及外伤；③病人抽搐时必须按医嘱应用解痉剂。

10－142 解析：考核肾综合征出血热的临床表现和实验室检查。根据病人持续发热4天，伴头痛、腰痛、呕吐等症状，继而出现少尿，白细胞计数16×10^9/L，中性粒细胞百分比0.80，淋巴细胞百分比0.20，血小板计数50×10^9/L，尿中有膜状物，最可能的疾病是肾综合征出血热。钩端螺旋体病是由各种不同型别的致病性钩端螺旋体所引起的一种急性全身性感染性疾病。ITP是一种免疫性出血性疾病。急性肾盂肾炎是指肾盂黏膜及肾实质的急性感染性疾病，临床表现为发作性寒战、发热、腰背痛、肋脊角处有明显的叩击痛，伴有尿痛、尿频和夜尿增多，可发生于各种年龄，以育龄妇女最多见。

10－152 解析：考核中毒型细菌性痢疾的临床表现和实验室检查。中毒型细菌性痢疾多见于2～7岁儿童，起病急，病势凶险，突起发热，体温可达40℃以上，全身中毒症状严重，可迅速发生循环及呼吸衰竭。病人肠道症状轻，病初可无腹痛、腹泻，数小时后出现痢疾样大便。按临床表现可分为3型：休克型(周围循环衰竭型)、脑型(呼吸衰竭型)和混合型。

10－154 解析：考核流行性脑膜炎的临床表现。按病情分为4型。

普通型：最常见，按发展过程可分为4个阶段。①上呼吸道感染期：多数病人症状不明显，少数病人可出现低热、咽痛、咳嗽、鼻炎、全身不适等症状，持续1～2天。②败血症期：起病急，突起寒战、高热，体温39～40℃，伴头痛、呕吐、全身不适、精神萎靡等毒血症状，70%～90%的病人出现皮肤、黏膜出血点。③脑膜炎期：除高热和毒血症症状外，出现剧烈头痛、频繁呕吐、惊厥、意识障碍、脑膜刺激征阳性等表现，持续2～5天。④恢复期：病人体温渐降至正常，神志逐渐清醒，出血点消失，神经系统检查正常，在1～3周内痊愈。

爆发型：此型多见于儿童，起病急骤，病情凶险。根据临床表现又可分为3型：休克型、脑膜脑炎型和混合型。

轻型：多发生于流行后期，病变轻微，仅有较轻的上呼吸道感染症状，可出现皮肤少量出血点及脑膜刺激征。

慢性败血症型：本型罕见，多见于成人，表现为间歇性发热、皮疹或淤点，关节痛，少数病人脾大，病程可持续数周至数月，但一般状况良好。由于该病人出现高热、剧烈头痛、喷射状呕吐、惊厥、昏迷、双侧瞳孔不等大、偏瘫、呼吸节律不齐等表现，故应诊断为脑膜脑炎型。

10－155 解析：考核疟疾的临床表现。①典型发作：具有周期性和间歇性发作的临床特点，分为3个阶段：寒战期、高热期和大汗期。②凶险发作脑型：主要见于恶性疟，以谵妄和昏迷为主要症状，伴有剧烈头痛、高热、烦躁不安、抽搐等表现，可出现脑膜刺激征及病理反射，严重者可因脑水肿、脑疝、呼吸衰竭而死亡。③凶险发作超高热型：体温高达 42℃以上。④凶险发作胃肠型：以胃肠道症状为主，后期可出现休克和急性肾衰竭。⑤其他不典型发作。该病人先寒战，继高热（体温达 40℃），再大汗，高热时头痛、烦渴、恶心、呕吐、烦躁不安，热退后能恢复，故属于典型发作。

10－159 **解析：**考核传染病感染过程的表现。①清除病原体：病原体侵入人体后，被机体防御第一线的非特异性免疫屏障（如胃酸等）、特异性主动免疫（如预防接种或感染后获得的免疫）所清除，也可被机体的特异性被动免疫（如母体的抗体或人工注射的抗体）所中和。②隐性感染（最常见）：又称亚临床感染，病原体侵入人体后，仅引起机体发生特异性的免疫应答，不引起或只引起轻微的组织损伤，故在临床上不表现任何症状及体征，只能通过免疫学检查才被发现。隐性感染后，大多数人获得不同程度的特异性主动免疫，病原体被清除，少数感染者转变为病原携带状态。③显性感染：又称临床感染，病原体侵入人体后，发生持续免疫应答，通过病原体本身的作用或机体的变态反应，导致组织损伤，引起病理改变和临床表现。部分显性感染后机体可获得持久免疫，不易再受感染；有些感染后免疫力并不巩固，容易再受感染而发病；小部分转变为恢复期病原携带者。④病原携带状态：病原携带者的共同特征是不显出临床症状而能排出病原体，因此成为重要的传染源。按病原体种类分为带病毒者、带菌者和带虫者；按发生时期分为潜伏期、恢复期和健康携带者；按持续时间长短分为急性携带者（3 个月以下）和慢性携带者（3 个月以上）。⑤潜伏性感染：病原体感染人体后，寄生在机体某些部位，由于机体免疫功能仅使病原体局限化，不能将病原体清除，致使病原体长期潜伏起来，待机体免疫功能下降时，才引起显性感染，如带状疱疹、疟疾、结核等，因无病原体排出，故无传染性。由于该病人已出现症状，故属于显性感染。

10－161 **解析：**考核各类隔离的颜色标记。根据美国疾病控制中心推荐，在隔离室门外或病人床头及墙壁上放置不同颜色的卡片以表示不同性质的隔离。如黄色示严密隔离，橙色示接触隔离，蓝色示呼吸道隔离，灰色示结核病隔离，棕色示肠道隔离，绿色示引流及分泌物隔离，粉红色示血液及体液隔离。

10－166 **解析：**考核流行性脑脊髓膜炎的身体评估。身体评估的重点包括皮肤和黏膜、体温和热型、意识状态和脑膜刺激征。腹膜刺激征是指腹肌强直、压痛和反跳痛。

10－170 **解析：**考核慢性肝病病人的饮食指导。应指导病人进食清淡、易消化食物，给予低脂、低盐饮食，少量多餐，避免暴饮暴食和辛辣刺激性食物，补充蛋白质要以动物蛋白为主。

10－171 **解析：**考核艾滋病的辅助检查。艾滋病病人胸部 X 线检查可示间质性肺炎或肺脓肿等，尤其是间质性肺炎。

10－174 **解析：**考核猩红热的药物治疗。患儿的临床表现符合猩红热的诊断。因该病是由溶血性链球菌感染所致，故应首选青霉素。

10－177 **解析：**考核阿米巴痢疾的辅助检查。确诊是否阿米巴痢疾应首选新鲜粪便查找阿米巴滋养体或包囊的检查；通过乙状结肠镜或纤维结肠镜直接观察黏膜溃疡，并做组织活检或刮拭物涂片，检出率很高，但不作为首选。

10－180 **解析：**考核细菌性食物中毒的临床表现。细菌性食物中毒是指病人摄入被细菌和（或）其毒素污染的食物或水所引起的急性中毒性疾病。根据病原体不同可有不同的临床表现。根据该病人主诉、症状、体征、现病史判断其符合沙门菌食物中毒的诊断。

10－185 **解析：**考核中毒性细菌性痢疾的辅助检查。因中毒性细菌性痢疾病人肠道症状不明显，故宜做直肠拭子或盐水灌肠采粪便镜检，找到痢疾杆菌以明确诊断。

10－188 **解析：**考核流行性脑脊髓膜炎的辅助检查。因流行性脑脊髓膜炎是由脑膜炎奈瑟菌引起的，故做细菌学检查是最重要的。

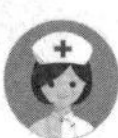

10-192 解析:考核疟疾的临床表现。根据病人突然寒战,面色苍白,1 小时后高热、全身酸痛、烦躁不安,不久便大量出汗,考虑疟疾。伤寒是由伤寒杆菌引起的传染病,病人有持续性高热(40～41℃)、特殊中毒面容,相对缓脉,皮肤玫瑰疹,肝、脾大;周围血白细胞计数低下,嗜酸性粒细胞消失;骨髓象中有伤寒细胞。钩虫病是由钩虫寄生人体小肠所引起的疾病,临床上以贫血、营养不良、胃肠功能失调为主要表现,重者可致发育障碍及心功能不全。丝虫病是指丝虫寄生在淋巴组织、皮下组织或浆膜腔所致的寄生虫病。症状和体征因丝虫寄生部位不同而异,早期主要表现为淋巴管炎和淋巴结炎,晚期则出现淋巴管阻塞所引起的一系列症状和体征。诊断主要靠在血液或皮肤组织内检出微丝蚴。蛲虫病是以引起肛门、会阴部瘙痒为特点的一种肠道寄生虫病。

10-193 解析:考核疟疾的辅助检查。疟疾的辅助检查:①血常规,在多次发作后出现红细胞和血红蛋白下降,恶性疟尤为明显;白细胞计数正常或降低,单核细胞比例增多,并可见疟色素吞噬颗粒。②病原学检查,血涂片或骨髓涂片染色后直接镜检,查到疟原虫是确诊的最可靠方法,后者阳性率高,恶性疟以查见配子体最具特征性。③鉴于抗疟抗体在病人感染后 3～4 周才明显出现,因此检测价值较小,仅用于流行病学检查。④脑型疟疾发作时,脑脊液压力增高,细胞数及蛋白均偏高。⑤B 超可探及肝和脾的大小、质地。

10-194 解析:考核疟疾的治疗。抗疟原虫治疗是本病治疗的重点。①控制症状发作:首选氯喹,是临床上最常用和有效的控制发作的药物,如不敏感或出现耐药性,改用其他抗疟疾药物,如甲氟喹、青蒿素、奎宁等。②防止复发:使用氯喹治疗的同时或之后服用磷酸伯氨喹,主要用于控制间日疟和卵形疟复发,对恶性疟起到杀灭配子体防止传播的作用。③预防用药:如氯喹、甲氟喹、乙氨嘧啶等。

10-201 解析:考核肝炎病人的隔离。甲型、戊型肝炎从发病之日起进行消化道隔离 4 周;急性乙型肝炎进行血液(体液)隔离至 HBsAg 转阴;慢性乙型和丙型肝炎病人应分别按病毒携带者进行管理。

10-204 解析:考核艾滋病的传播途径。艾滋病的传播途径有性接触传播、血液及血制品传播、母婴传播。该病人既往有静脉吸毒史。

10-205 解析:考核反映艾滋病预后和疗效的检测项目。通常来说艾滋病 RNA 检查可以反映体内血液中病毒的多少。另外,$CD4^+$ 细胞的数量也可以反映治疗的效果,如果 RNA 检查病毒数量低,$CD4^+$ 细胞有升高,提示病情有好转,预后也会好一些;反之,则提示预后比较差。

10-206 解析:考核艾滋病的临床表现。艾滋病病人因免疫缺陷继发肿瘤,大多是卡氏肉瘤、淋巴瘤等,故痰培养可发现卡氏肺孢子虫。

10-207 解析:考核艾滋病的护理隔离。艾滋病属于乙类传染病,需要严格管理,其报告时间在 6 小时以内。

10-209 解析:考核流行性乙型脑炎的临床表现。流行性乙型脑炎的三大凶险症状是高热、惊厥和呼吸衰竭。

10-210 解析:考核流行性乙型脑炎的辅助检查。流行性乙型脑炎的辅助检查如下。①血常规:白细胞计数增高为主,随后淋巴细胞增多。②脑脊液:压力增高,外观透明或微混,白细胞计数升高,病初以中性粒细胞为主,后期以淋巴细胞为主,蛋白质轻度增加,糖正常或偏高,氯化物正常。③血清学检查:主要为特异性 IgM 测定,发病后 3～4 天血及脑脊液中检出特异性 IgM 有助于早期诊断,是确诊的重要依据,也可做补体结合试验、血凝抑制试验和中和试验。检测相应特异性抗体,仅用于回顾性诊断或流行病学调查。近年来,采用单克隆抗体致敏羊红细胞进行反向血凝抑制试验,检测血清中乙脑病毒抗原,其特异性和敏感性较高,是目前较理想的快速诊断方法。④病原学检查:在病程第 1 周内死亡病例的脑组织中可分离出乙脑病毒,而脑脊液和血液中一般不易分离出病毒。

10－213 解析:考核伤寒的辅助检查。伤寒的辅助检查如下。①血常规:白细胞计数下降,中性粒细胞计数减少,嗜酸性粒细胞计数减少或消失。②细菌培养:为本病确诊依据。在病程第1周血培养的阳性率最高,可达90%;在第3～4周粪便培养的阳性率最高,常用于判断带菌状况而对早期诊断意义不大;对已应用抗生素:血培养阴性者可采用骨髓培养,其持续时间长,故病程各期阳性率均较高。③肥达反应:通过伤寒血清凝集试验(肥达反应)检测病人血清中相应的抗体。常在病程第7～10天出现阳性反应,第3～4周阳性率最高,可持续数月。单份血清抗体效价O≥1∶80及H≥1∶160者可确定阳性,有辅助诊断价值。5～7天后复验1次,效价上升4倍以上方有诊断意义。"Vi"抗体的检测常用于慢性带菌者的调查,效价在1∶32以上有意义。④其他免疫学检查:如被动血凝试验(PHA)、对流免疫试验(CIE)、酶联免疫吸附试验(ELISA)、聚合酶链反应(PCR)等,阳性率较高,特异性较强,但也有一定的缺陷。该病人病程第10天,且曾口服抗菌药物。

10－219 解析:考核霍乱病人的并发症。由于霍乱病人大量脱水导致低血容量性休克,病人表现为循环衰竭症状,如四肢厥冷、脉搏细数、血压下降甚至测不出,进而引起少尿或无尿,尿比重增高,血中尿素氮和肌酐增高,出现肾前性氮质血症,并发急性肾衰竭。

10－221 解析:考核霍乱病人的治疗措施。霍乱的治疗原则为严格隔离,及时补液,辅以抗菌和对症治疗。其中及时补充液体和电解质是治疗本病的关键。

10－226 解析:考核细菌性食物中毒的预防措施。预防本病的关键是做好饮食卫生,加强食品卫生管理,尤其在夏秋季节,应注意不要暴饮暴食,不吃不洁和腐败变质食物。此外,要消灭蟑螂、苍蝇、老鼠,防止食物被污染。发现可疑病例及时诊治,并立即上报卫生防疫部门,以便及早控制疫情。对沙门氏菌感染者应严格执行消化道隔离,对密切接触者及餐饮行业人员进行普查,发现带菌者立即治疗处理,对周围人群不必进行预防性服药。

10－232 解析:考核中毒性细菌性痢疾的临床表现。中毒性细菌性痢疾多见于2～7岁儿童,起病急,病势凶险,突起发热,体温可达40℃以上,全身中毒症状严重,可迅速发生循环和呼吸衰竭。肠道症状轻,病初可无腹痛、腹泻,数小时后出现痢疾样大便。

10－238 解析:考核流行性脑脊髓膜炎辅助检查。流行性脑脊髓膜炎辅助检查如下。①血常规:白细胞计数显著增加,多在20×10^9/L以上,中性粒细胞数也明显升高,并发DIC时血小板明显减少;②脑脊液检查:典型改变为压力升高,外观浑浊,白细胞数升高,多在$1\,000\times10^6$/L以上,以中性粒细胞为主,蛋白质含量升高,糖、氯化物明显降低;③细菌学检查:是确诊本病的重要方法,通过涂片或细菌培养找到脑膜炎双球菌;④血清免疫学检查:用于已用抗生素治疗,细菌学检查阴性者。

10－243 解析:考核流行性脑脊髓膜炎的预防措施。病例流行区域,正确的预防措施为:①按呼吸道隔离,隔离治疗病人并做传染病报告;②注意充分的休息,尽量避免到公共场所,外出时戴口罩,做好自我保护;③单位密切接触者及家庭内密切接触的儿童可用药物预防,并进行医学观察7天;④开展多种形式的卫生宣传教育。

10－244 解析:考核血吸虫病的辅助检查。血吸虫病的辅助检查如下。①血常规:急性期嗜酸性粒细胞显著增多,可达20%以上,偶可高达90%;②病原学检查:粪便中查到虫卵或孵化出毛蚴是确诊依据,也可进行直肠黏膜活检查找病原体;③肝功能检查:急性期病人血清球蛋白显著增高、ALT轻度增高;④免疫学检查:血清免疫学试验,如皮内试验、环卵沉淀试验、ELISA试验等,对诊断有参考价值;⑤B超检查:有助于判断肝、脾大小及肝纤维化程度。

10－247 解析:考核血吸虫病的药物治疗。首选药物是吡喹酮,该药具有高效、低毒、可口服、

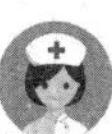

疗程短等优点，可用于各型各期血吸虫病人。

10－248 **解析：**考核血吸虫病的药物护理。应用吡喹酮治疗时，应指导病人按时、按量坚持服药，并观察服药后的反应。不良反应主要有头晕、头痛、乏力、恶心、腹痛，一般不需要处理，多数可在数小时内自行消失，但用药期间不能进行驾驶工作。用量过大可致严重心律失常，应立即停药，及时报告医生。哺乳期妇女用药期间不能进行哺乳。

名词解释题

10－249 传染病是指由病原微生物（病毒、细菌、真菌、立克次体、衣原体、支原体、螺旋体等）和寄生虫（原虫或蠕虫）感染人体后，能在人与人、动物与动物、人与动物之间相互传播的一类疾病。

10－250 隐性感染又称亚临床感染，是指病原体侵入人体后，仅引起机体发生特异性的免疫应答，而不引起或只引起轻微的组织损伤，在临床上不显出任何症状、体征，甚至生化改变，只能通过免疫学检查才能发现。

10－251 病原携带状态是指病原体侵入人体后，不显出临床症状而能排出病原体。按病原体种类不同分为带病毒者、带菌者和带虫者。按其发生在显性和隐性感染之后分为恢复期和健康携带者。发生于显性感染临床症状出现之前者称为潜伏期携带者。按其携带病原体持续时间在3个月以下或以上分为急性与慢性携带者。

10－252 特异性免疫是指由于对抗原特异性识别而产生的免疫。由于不同病原体所具有的抗原绝大多数是不相同的，故特异性免疫通常只针对一种病原体。感染后的免疫都是特异性免疫，而且是主动免疫，通过细胞免疫和体液免疫的相互作用而产生免疫应答。

10－253 非特异性免疫是机体对进入体内异物的一种清除机制。

10－254 对某一传染病缺乏特异性免疫力的人称为易感者。

10－255 再燃是指传染病已进入缓解期，体温尚未降至正常又复上升，症状重新出现。

10－256 病原体在体内繁殖，其产生的毒素或代谢产物不断进入血流，引起多脏器功能紊乱和中毒性病理变化，表现为发热、头痛、乏力、全身不适、肌肉关节酸痛等，称为毒血症。

10－257 细菌从局部侵入血液循环，但不在血中繁殖，称为菌血症。细菌在内脏中繁殖后再次进入血液循环，在血液中持续时间较长，称为第二次菌血症（中毒症状较明显）。

10－258 细菌侵入血液循环后，在血中繁殖，称为败血症。败血症病人中毒症状较严重，可有寒战、高热、皮疹、肝和脾大等表现，甚至引起感染性休克。

10－259 体内有病原体寄生繁殖并排出病原体的人或动物称为传染源。

10－260 将特异性抗原（如菌苗、疫苗、类毒素等）接种于人体，使人体在接种后1～2周产生特异性免疫力，称为主动免疫。

10－261 被动免疫是将特异性抗体注入人体，使人体迅速获得免疫力，此种免疫力持续时间一般不超过2～4周。常用制剂有白喉抗毒血清、破伤风抗毒血清、特异性免疫球蛋白、人丙种球蛋白等。

10－262 某种传染病的病原体能在自然界野生动物中生长繁殖，人们只有在生活活动或偶然进入该地区时，才有可能被感染而发病，这类疾病称为自然疫源性疾病。

10－263 医学观察是指对接触者的日常活动不加限制，每天诊察，测量体温，或做必要的检查，以了解有无早期发病的征象。此法适用于乙类传染病的接触者。

10－264 留验又称为隔离观察，是指对接触者的日常活动加以限制，并在指定的场所进行医学观察，确诊后予以隔离。此法适用于甲类传染病的接触者。对集体单位的留验又称为集体检疫，将受验单位或家庭内的成员限制在一定范围内活动，并接受医学观察。

10－265 凡对人类健康影响较大，由政府规定予以管理的传染病，称为法定传染病，需要进行报告。《中华人民共和国传染病防治法》规定管理的传染病分为甲、乙、丙3类。目前已将传染性非典型肺炎、人感染高致病性禽流感、手足口病也列为法定传染病。

10-266 计划免疫即预防接种，是将特异性疫苗接种到人体，使体内产生抗体的一种人工免疫，为提高特异性免疫力的有效措施。

10-267 卫生检疫是指为了防止传染病或可能污染的物品从国外传入或由国内输出必须进行的卫生查验、传染病检测和必要的卫生处理。包括国境卫生检疫和国内卫生检疫。通过卫生检疫达到保护人体健康的目的。

10-268 隔离是将传染病病人或病原携带者，在传染期间送到指定的传染病院（隔离病房）进行治疗和护理，使他们与健康人或非传染病人隔开，暂时避免接触，以防止病原体扩散。

10-269 消毒是指用化学、物理、生物的方法杀灭或消除环境中的致病微生物，达到无害化。消毒是传染病防治工作中的重要环节，是切断传播途径的有效措施之一，借以阻断和控制传染病的发生。

10-270 流行性感冒病毒简称流感病毒，是正黏病毒科的代表种类，它分为甲(A)、乙(B)、丙(C)3型，近年来才发现的牛流感病毒被归为丁(D)型。流感病毒可引起人、禽、猪、马、蝙蝠等多种动物感染和发病，是人流感、禽流感、猪流感、马流感等人与动物疫病的病原体。其中甲型流感病毒抗原性易发生变异，多次引起世界性大流行。

10-271 人禽流感又称人禽流行性感冒，是由禽甲型流感病毒某些亚型中的一些毒株引起的人类急性呼吸道传染病。主要表现为高热、咳嗽、呼吸困难等，部分病人可因并发全身多脏器功能衰竭、败血性休克等死亡。本病潜伏期短、传染性强、传播迅速。

10-272 传染性非典型肺炎又称严重急性呼吸综合征，简称SARS、“非典”，是一种因感染SARS相关冠状病毒而导致的以发热、干咳、胸闷为主要症状，严重者出现快速进展的呼吸系统衰竭的新型呼吸道传染病。极强的传染性与病情的快速进展是此病的主要特点。

10-273 麻疹黏膜斑（柯氏斑）是麻疹早期具有的特征性体征，一般在出疹前1～2天出现，开始时见于下磨牙相对的颊黏膜上，为直径为0.5～1.0 mm的灰白色小点，周围有红晕，常在1～2天内迅速增多，可累及整个颊黏膜并蔓延至唇部黏膜，于发疹后的第2天逐渐消失，可留有暗红色小点。

10-274 水痘-带状疱疹病毒属疱疹病毒科，为双链的脱氧核糖核酸病毒，仅有1个血清型。病毒糖蛋白至少有8种，决定了病毒的致病性和免疫原性。病毒在外界环境中生存力很弱，不耐热和酸，能被乙醚等消毒剂灭活。人类是该病毒唯一宿主，病人为唯一传染源。传染期一般从皮疹出现前1～2天到疱疹完全结痂为止。免疫缺陷病人可能在整个病程中皆具有易感性。儿童与带状疱疹病人接触亦可发生水痘。

10-275 化脓性腮腺炎常为一侧腮腺局部红肿、压痛明显，晚期有波动感，挤压时有脓液自腮腺口流出。白细胞计数和中性粒细胞百分比明显增高。

10-276 Dane颗粒是完整的乙肝病毒颗粒，由包膜与核心两个部分组成，包膜含有HBsAg，核心部分有环状双链DNA、DNA聚合酶(DNA-P)、HBcAg和HBeAg，是病毒复制的主体，具有传染性。

10-277 重型肝炎因大量肝细胞坏死，ALT随黄疸迅速加深反而下降，这种现象称为酶-胆分离。

10-278 高血容量综合征病人可出现体表静脉充盈、脉搏洪大、脉压增大、心率增快、脸部胀满等表现，主要见于肾综合征出血热少尿期病人。

10-279 超级传播者是指可造成数十至上百人感染，传染性特别强的个别病人。

10-280 卡氏肉瘤是一种恶性皮肤肿瘤，常侵犯下肢皮肤和口腔黏膜，表现为皮肤、黏膜出现

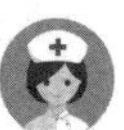

深蓝色或紫红色浸润斑块或结节，可融合成大片状，表面可出现溃疡，并可向淋巴结和内脏转移（如肺部和眼部等）。

10－281 鸡尾酒疗法是联合应用3种抗反转录药物治疗艾滋病，就像把不同的酒混在一起而得名。这3种药不是随便搭配的，必需含有2种核苷类反转录酶抑制剂和一种其他类型的药。鸡尾酒疗法的应用克服了抗药性的问题，第一次让长期控制艾滋病成为可能，因而成为标准的治疗手段。

10－282 乙脑后遗症指少数重症乙脑病人在发病6个月后仍有精神、神经症状，主要表现为意识障碍、痴呆、失语、肢体瘫痪、扭转痉挛和精神失常等。

10－283 登革热是登革病毒经蚊媒传播引起的急性虫媒传染病。登革病毒感染后可导致隐性感染、登革热、登革出血热。典型的登革热临床表现为起病急骤，高热、头痛、肌肉酸痛、部分病人出现皮疹、出血倾向、淋巴结肿大、白细胞计数减少、血小板计数减少等。本病主要在热带和亚热带地区流行，一般在每年的5～11月份，高峰在7～9月份。在新流行区，人群普遍易感，但发病以成人为主；在地方性流行区，发病以儿童为主。

10－284 内格里小体是狂犬病的特征性病变，即神经细胞胞质内可见嗜酸性包涵体，为狂犬病毒的集落，呈圆形或椭圆形，染色后呈樱红色，具有诊断意义。

10－285 猩红热病人全身出现猩红色皮疹，在腋下、肘窝、腹股沟等皮肤皱折处更为密集，常因压迫摩擦而呈紫红色线状出血，称帕氏线。

10－286 猩红热病人面部因充血而潮红，多无皮疹，但口鼻周围充血较轻，与面部相比显得发白，形成环口苍白圈。

10－287 猩红热病人在全身发疹的同时出现舌乳头肿胀，初期舌被覆白苔，红肿的舌乳头突出于白苔之外，称为草莓舌。后期白苔脱落，舌面光滑呈绛红色，红色的乳头仍然突起，称杨梅舌。

10－288 一般病人体温每增高1℃，则脉搏增快10次/分，两者比例一致。而伤寒极期时，由于重度毒血症状，体温每增高1℃，脉搏增快少于10次/分，即脉搏增快不及体温升高明显，称为相对缓脉。

10－289 在伤寒极期，相当于病程第7～13天时，由于细菌毒素的作用，部分病人胸、腹或背部与四肢等处皮肤，可分批出现淡红色小斑丘疹，直径为2～4 mm，压之褪色，多在10个以下，称为玫瑰疹，一般在2～4天内消退。

10－290 沙门菌是寄居在人类和动物肠道内的一种致病菌，为革兰阴性杆菌，广泛分布于自然界。沙门菌属迄今已发现的血清型已达2 500多种，能感染人类的血清型约1 400多种。

10－291 里急后重是炎症等病变侵犯直肠而引起的一种特殊症状，表现为便意频繁而紧迫，想排便却排不出，病人痛苦异常。以急性细菌性痢疾所致者最为多见。

10－292 慢性细菌性痢疾指细菌性痢疾迁延不愈，病程超过2个月。多因急性细菌性痢疾治疗不当或不彻底，或由于重复感染、机体营养不良和免疫功能低下，以及原有慢性疾病、肠寄生虫病等因素所致。

10－293 霍乱面容是指霍乱重型病人因剧烈泻、吐致严重脱水而出现的表情淡漠、恐惧、呆滞、眼窝明显凹陷、颧弓突出、两颊内陷等征象。

10－294 布氏菌病即布氏杆菌病，又称地中海弛张热、马耳他热和波状热，是由布氏杆菌引起的人畜共患的传染病，属于自然疫源性疾病。其临床特点为长期发热，多汗，关节痛，睾丸炎，肝、脾及淋巴结肿大等。

10－295 鼠疫是鼠疫杆菌借鼠蚤传播为主的烈性传染病，是广泛流行于野生啮齿动物间的一种自然疫源性疾病。临床表现为发热、严重毒血症症状、淋巴结肿大、肺炎、出血倾向等。鼠疫在世界历史上曾有多次大流行，死者以千万计，我国在新中国成立前也曾发生多次流行，病死率极高。属于甲类传染病。

10－296 暴发型败血症曾称华佛综合征，见于流行性脑脊髓膜炎等严重的细菌感染性疾病。由于大量细菌进入血液循环，在其毒素的作用下，体内发生一系列严重变化，主要是微循环障碍、组织缺氧、血管壁损伤、微血栓形成、凝血因子大量消耗及纤溶蛋白溶解加速等。临床上出现严重休克和全身广泛性出血，病情十分凶险，不全力抢救可于数小时内死亡。

10-297 恙虫病又名丛林斑疹伤寒，是由恙虫病东方体（恙虫病立克次体）引起的急性传染病，是一种自然疫源性疾病，啮齿类动物为主要传染源，恙螨幼虫为传播媒介。病人多有野外作业史，潜伏期 5～20 天。临床表现多样、复杂，并发症多，常可导致多脏器损害。本病起病急，有高热、毒血症、皮疹和淋巴结肿大等特征性临床表现，严重者可因心、肺、肾衰竭而危及生命。

10-298 钩端螺旋体病简称钩体病，是由各种不同类别的致病性钩端螺旋体所引起的一种急性全身性感染性疾病，属自然疫源性疾病。鼠类和猪是两大主要传染源。临床特点为起病急骤，早期有高热、全身酸痛、软弱无力、结膜充血、腓肠肌压痛、表浅淋巴结肿大等钩体毒血症状；中期可伴有肺出血、肺弥散性出血、心肌炎、溶血性贫血、黄疸、全身出血倾向、肾炎、脑膜炎，以及呼吸功能衰竭、心力衰竭等靶器官损害表现；晚期多数病例恢复，少数病例可出现后发热、眼葡萄膜炎、脑动脉闭塞性炎症等多种与感染后变态反应有关的并发症。肺弥散性出血、心肌炎、溶血性贫血等与肝、肾衰竭为常见致死原因。其流行几乎遍及全世界，在东南亚地区尤为严重。

10-299 莱姆病是由蜱传伯氏疏螺旋体引起的自然疫源地性传染病，临床主要表现为皮肤、心脏、神经和关节等多系统、多脏器损害，具有分布广、传播快、致残率高等特点。

10-300 滋养体是阿米巴在人体的生活史中的主要阶段，通常在结肠腔内或组织内以二分裂增殖，也是阿米巴的寄生型。按其形态可分为小滋养体和大滋养体。小滋养体是肠腔共栖型滋养体，不侵袭组织而以宿主肠内容物为营养，其伪足短小，运动迟缓，以吞噬细菌为主，一般不致病。只有当机体抵抗力下降或肠腔内生理条件改变时，才可侵入肠壁形成大滋养体。大滋养体是组织致病型滋养体，见于急性期病人粪便和病灶组织中，能形成伪足，运动力强，可吞噬红细胞及组织碎片，并借助其伪足的运动能力和分泌的多种溶组织酶侵袭与破坏组织而具有致病力。当宿主免疫功能良好或环境不利时可转变成小滋养体。

10-301 在热带疟疾流行区，多数居民一生受过反复多次感染或发作，仍未能产生有效的保护性免疫，但不断发生的再感染，使他们出现严重疟疾的危险性减小。此种不完全的免疫状态，称为带虫免疫。

10-302 黑尿热是疟疾病人突然发生的急性血管内溶血，多见于恶性疟，是疟疾最严重的并发症。溶血原因可能是由于病人红细胞缺乏葡萄糖-6-磷酸脱氢酶（G-6-PD），并与疟原虫释放的毒素、抗疟药奎宁或伯氨喹等的不良反应，以及人体变态反应有关。临床表现为急起寒战、高热、腰痛、酱油样小便、急性贫血和黄疸，重者发生急性肾衰竭。

10-303 在血吸虫病流行区，当人体接触含血吸虫尾蚴的疫水时，尾蚴即侵入皮肤或黏膜，引起局部微血管充血、白细胞浸润，出现红色点状丘疹，奇痒，称为尾蚴性皮炎。

10-304 血吸虫成虫在肠系膜静脉末梢产生的大量虫卵，可在肝、结肠等处组织内成堆沉积，形成肉芽肿，由于成熟虫卵中的毛蚴头腺能分泌可溶性抗原物质，可致敏 T 细胞，释放各种淋巴因子，引起迟发型变态反应，故巨噬细胞、单核细胞和嗜酸性粒细胞等聚集于虫卵周围，从而形成嗜酸性肉芽肿，即虫卵结节。

10-305 华支睾吸虫包括成虫、虫卵、毛蚴、胞蚴、雷蚴、尾蚴、囊蚴及后尾蚴等阶段。终宿主为人及肉食哺乳动物（狗、猫等），第一中间宿主为淡水螺类，如豆螺、沼螺、涵螺等；第二中间宿主为淡水鱼、虾。成虫寄生于人和肉食类哺乳

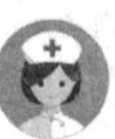

动物的肝胆管内，虫多时可移居至大的胆管、胆总管或胆囊内，也偶见于胰腺管内。

10－306 钩蚴皮炎是指由钩虫的丝状蚴侵入皮肤而引起的一过性局部皮肤损害，可在局部出现瘙痒、水肿、红斑，继而形成丘疹，尤以足趾间，足底、手背及指间最为常见，1～2 天内转为水疱，一般于 1 周后自行消失。俗称粪毒、粪疙瘩、肥水疙瘩、肥水疮、地痒疹。

10－307 绦虫病是由猪肉绦虫或牛肉绦虫的成虫寄生于人体小肠所致的肠道寄生虫病，症状轻微，粪便中可有白色节片排出。

10－308 囊虫病又称猪囊尾蚴病，是由猪肉绦虫的幼虫寄生于人体有关部位所致的疾病，常见的有脑囊虫病、眼囊虫病、皮下肌肉囊虫病等，可出现相应的症状，远较绦虫病严重。

10－309 百日咳杆菌所致的小儿急性呼吸道传染病，传染性强，临床上以阵发性痉咳及后期出现鸡鸣样吸气声为特征，病程可达 2～3 个月，故称百日咳。

10－310 白喉是由白喉杆菌引起的急性呼吸道传染病，临床以咽、喉、鼻等处假膜形成和外毒素引起的全身中毒症状为特征，重症病人可并发心肌炎和末梢神经麻痹。

10－311 炭疽是由炭疽杆菌引起的动物源性传染病。细菌主要从皮肤侵入，引起皮肤炭疽，表现为皮肤坏死和焦痂，亦可吸入感染引起肺炭疽，误食感染引起肠炭疽。

简述问答题

10－312 针对传染病流行过程 3 个环节的具体防疫措施是：①管理传染源。应早发现、早诊断、早报告、早隔离、早治疗。对餐饮业人员、水源管理员、保育员定期进行体格检查。对病原体携带者要暂时调换工作，其家属要进行预防接种。对传染病接触者应按具体情况进行检疫和医学观察。对动物传染源的管理应根据动物的经济价值，予以隔离、治疗和消灭。对法定传染病必须进行疫情报告。②切断传播途径。消灭被污染的水源、食物和用具中的病原体及媒介昆虫，使外界环境无害化。针对各种传染病的不同传播途径，采取不同的措施。并实施一般卫生措施（卫生习惯、饮水和饮食卫生，粪便、垃圾、污水、污物的无害化处理），消毒和杀虫。③保护易感人群。通过改善营养、锻炼身体，提高机体非特异性免疫力。通过预防接种提高人群的主动或被动特异性免疫力。

10－313 传染病的流行病学资料包括病人年龄、性别、籍贯、职业、生活习惯、旅居地区、发病季节、类似疾病的接触史、家庭或集体类似发病情况、既往传染病史和预防接种史等。

10－314 预防接种时应注意：①准备工作。做好宣传动员工作，制订接种计划，明确接种对象和人数，编造登记表册，安排接种日期，备齐菌、疫苗，消毒药品和器材，注意接种场地的清洁。②认真检查制品的质量。如包装有无破损，产品是否变质、过期等。严格遵守各种制品的接种部位、途径、剂量、间隔时间与次数等规定，要执行无菌操作，实行一人一针一管，防止交叉感染。③预防接种的完成时间应在传染病流行季节前 1～2 个月内。同一时期接种 2 种以上的制品时，为防止产生免疫过程中的干扰现象，须全程注完一种制品且待反应消退后，再注射另一种制品。严禁将两种制品同时接种，或利用间歇期交叉接种。并做好全程免疫与复种。④严格掌握预防接种的禁忌证，如发热，严重的心血管、肝脏、肾脏疾病，糖尿病，活动性肺结核，甲亢，急性传染病等，妇女在月经期、妊娠期、哺乳期均不应接种。

预防接种时的异常反应主要有晕厥和过敏性休克。晕厥大多在空腹、疲劳及精神紧张状态下发生；一旦晕厥，立即让病人取平卧位，保持安静，喂给糖水或温开水，针刺人中、十宣等穴位，常不需用药。如发生过敏性休克，应迅速报告医生，同时立即皮下注射或静脉注射 1∶1 000 肾上腺素 0.5～1.0 ml（儿童 0.01～0.03 ml/kg）。

10－315 儿童计划免疫的程序如下。出生时：卡介苗、乙肝疫苗；1 月龄：乙肝疫苗；2 月龄：脊髓灰质炎疫苗；3 月龄：脊髓灰质炎疫苗、百白破三联针；4 月龄：脊髓灰质炎疫苗、百白破三联针；5 月龄：百白破三联针；6 月龄：乙肝疫苗、流脑疫苗；8 月龄：麻疹疫苗；1 岁：百白破三联针（加强）、麻疹疫苗、乙脑疫苗；2 岁：乙脑疫苗、流脑疫苗；3 岁：乙脑疫苗；4 岁：脊髓灰质炎疫苗；7 岁：卡介苗、麻疹疫苗、百白破三联针、乙脑疫苗；12 岁：卡介苗、麻疹疫苗、乙脑疫苗。

10－316 疫区检疫的具体措施是封锁疫区，限制疫区和非疫区人员及物品的来往，及时对疫区的传染源进行隔离、治疗，对接触者实行医学观察和检疫，对易感者采取预防接种和药物预防，并对疫区予以必要的卫生处理，以迅速消灭疫情，消灭疫区。

10－317 皮疹是传染病特有的表现之一，疹子的种类很多，应观察疹子的形态、大小、出疹时间、出疹顺序、分布和消退情况。①斑丘疹：为血管充血疹，色红，大小、形态不一，斑疹与皮肤表面相平，丘疹略高于皮面，压之褪色，见于麻疹、风疹、斑疹伤寒等。②红斑疹：为较广泛的成片红斑，期间见密集、形似突出的红色点状疹，压之褪色。见于猩红热。③玫瑰疹：又称蔷薇疹，色如玫瑰，直径 2～4 mm，微隆起，压之褪色。见于伤寒。④疱疹：表面隆起，内含澄清或浑浊的浆液，亦可含脓液，见于水痘、单纯疱疹等。⑤荨麻疹：为不规则片块状皮疹，甚痒，发生快，消退也快，见于寄生虫病和血清病等。⑥黏膜疹：又称内疹，在眼结合膜、口腔黏膜或生殖道黏膜出现斑丘疹、疱疹、淤点或淤斑等，见于麻疹、单纯疱疹、肾综合征出血热等。

10－318 传染病的一般护理要点：①严格执行隔离消毒制度；②准确及时报告疫情；③注重心理护理；④加强基础护理，注意休息、病室环境、营养和水分的摄入、口腔和皮肤的护理、高热护理，及时采集标本；⑤密切观察病情；⑥进行卫生宣教。

传染病护理工作的特点：①传染病护理工作的重点是严格的消毒隔离制度和科学的管理方法；②由于传染病的发病具有起病急骤、病情危重、变化迅速、并发症多、有传染性等特点，护理人员应严密观察病情，配合抢救，加强责任感；③传染病护理工作范围广，因此护理人员不仅要参与治疗和护理病人，还要指导病人、家属、单位做好消毒隔离工作，并且要深入宣传预防传染病的有关知识；④护士是传染病的法定报告人之一，应严格执行传染病的疫情报告制度。

10－319 传染病隔离的目的和意义在于控制传染源，防止交叉感染和传染病扩散，并对传染病人排出的病原体和污染物集中进行消毒处理，以切断传播途径。

严密隔离的措施：①病人应住单人房间（同病种可同住一室），不得随意开门窗；②医护人员进入病室要戴口鼻罩、穿隔离衣裤、戴手套、换鞋；③一切用品进入病室即视为污染，均应严格处理；④病人的便器、痰盒、分泌物、排泄物均应严格消毒处理；⑤病室内距地面 2 m 以下的墙壁、家具每天用消毒药物擦洗一次，病室每天空气消毒一次。

10－320 传染病房的设置要求：以小病室为宜，便于不同病种的隔离及收治，如两层以上建筑，楼上适宜住呼吸道传染病病人，楼下适宜住消化道传染病和其他传染病病人。并应有完善的消毒设备、精密的防蚊、蝇设备和空调设备，严密的污物处理和污水净化装置。同时传染病房内应设小检验室，以便进行血、大小便等常规检查。

终末消毒的具体措施包括：①对于痊愈出院或转科的病人，必须沐浴更衣后方可出院或转往非隔离区；②病人离开后，应迅速将所在病室及其用物进行消毒；③尸体应用 3％甲酚或 10％甲醛擦浴，然后按一般尸体处理原则处理。

10－321 传染病的护理是临床专科护理中的一个重要组成部分，虽然传染病与某些疾病具有同样的临床表现，但它具有独特的传染性，因此精心的护理、细致的观察、准确而及时地参与治疗，不仅可以使病人转危为安，早日康复，而且

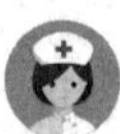

可以通过隔离消毒切断传播途径，防止交叉感染和传染病扩散。由此可见，护理工作在传染病的预防和治疗中十分重要。

10－322 住院传染病病人不准家属陪伴，甲类传染病和乙类传染病中的传染性非典型肺炎、肺炭疽、人感染高致病性禽流感病人要禁止探视，其他传染病可定时在指定地点隔栏探视或电视探视，危重病人家属可在医护人员指导下穿隔离衣、戴好口鼻罩和帽子进入病室探视，儿童禁止入传染病院（室）探视病人。

10－323 重症 SARS 的临床特征：①呼吸困难，呼吸频率＞30 次/分；②低氧血症，吸氧 3～5 L/min 条件下，动脉血氧分压（PaO_2）＜70 mmHg，经皮血氧饱和度（SpO_2）＜93%；③多叶病变且病变范围超过 1/3 或 X 线胸片 48 小时内病灶进展＞50%；④出现休克、急性呼吸窘迫综合征（ARDS）或多器官功能障碍综合征（MODS）；⑤具有严重基础疾病或合并其他感染，或年龄＞50 岁。

10－324 人感染高致病性禽流感与 SARS 的临床特征相同点：两者都是呼吸道传染病，多发生在冬春季节，临床表现相似，都可出现严重肺损害和 MODS 的表现。不同点：人感染高致病性禽流感和 SARS 有完全不同的接触史，前者有与病禽类接触史，目前尚无人群间相互传播的证据；SARS 主要在人群间传播，以近距离飞沫传播为主。两者主要依赖接触史和病原学检测结果鉴别。

10－325 向病人及家属解释导致乏力、易疲劳的原因，说明休息是肝炎治疗的重要措施，卧床休息可增加肝脏血流量，降低机体代谢率，促进肝细胞的修复和再生，有利于炎症的恢复，并指导病人进行合理的休息与活动。①急性肝炎早期病人应卧床休息，在发病 1 个月内，除进食、洗漱、排便外，病人应安静卧床休息，护士协助照顾病人的日常生活，待症状好转、肝功能改善后，可指导其逐渐增加活动，以不感疲乏为度。临床治愈、肝功能正常 1～3 个月后可恢复日常活动及工作，6 个月内避免过度疲劳及重体力劳动。②对慢性肝炎病人宜根据病情和肝功能状况指导其合理安排休息，症状明显时应卧床休息，以静养为主。根据病情好转情况，指导病人逐渐增加活动量，参加适当的体力活动，以不感疲劳为度。指导病人避免劳累、继发感染等加重肝损害的诱因。③重型肝炎病人应绝对卧床休息。

10－326 凡 HBsAg、HBeAg、HBV－DNA、HCVAb 和 HCV－RNA 阳性者应禁止献血和从事餐饮业及托幼机构工作。

10－327 因为酒中的杂醇油和亚硝胺可使脂肪变性、降低解毒功能和致癌，即使少量饮酒亦可加重肝损害；烟草中含有多种有害物质，能损害肝功能，抑制肝细胞生成和修复。故应劝导病人戒烟和戒酒。

10－328 甲型和戊型肝炎的主要预防措施：重点抓好水源的保护及饮水消毒；注意食品卫生及餐具消毒；加强个人卫生，做好粪便管理。

10－329 乙型脑炎病人出现呼吸衰竭主要因为脑实质炎症抑制呼吸中枢或脑水肿导致颅内高压及脑疝引起中枢性呼吸衰竭；少数可为低血钠性脑病所致，表现为呼吸节律不规则及幅度不均，如呼吸表浅、双吸气、叹息样呼吸、潮式呼吸等，甚至呼吸停止；也可因呼吸道阻塞，并发肺炎或脊髓受损所致呼吸肌麻痹而出现周围性呼吸衰竭，表现为呼吸先增快后减慢、胸式或腹式呼吸减弱、呼吸困难、发绀等，但呼吸节律规则。

10－330 乙脑的护理评估内容：①流行病学史及个体的免疫情况（如流行季节、蚊虫密度、乙脑疫苗接种史等）；②询问发热程度、热型及持续时间，有无嗜睡、剧烈头痛、呕吐、抽搐、惊厥等症状，并重点评估呼吸节律和频率、意识障碍程度、瞳孔大小和对光反射及神经系统损伤的体征等；③病人对自身疾病的了解程度、心理反应及因疾病对学习、工作、生活和家庭带来的影响等；④脑脊液和血清学检查，以了解颅内压情况，有助于本病的诊断。

乙脑惊厥或抽搐病人的护理：及时发现惊

厥的先兆表现，如病人两眼直视，面部及口角、指（趾）小肌肉的抽搐等；出现惊厥和抽搐时，应及时报告医生，并积极协助处理。①将病人置于仰卧位，头偏向一侧，松解衣服和领口，如有义齿应取下，及时清除口咽部分泌物，以保持呼吸道通畅。有痰液阻塞时，及时彻底地吸除痰液是解除呼吸道梗阻的重要措施。②用缠有纱布的压舌板或开口器置于病人上、下臼齿之间，以防咬伤舌头，必要时用舌钳拉出舌头，以防舌后坠阻塞呼吸道。③注意病人安全，防止坠床等意外的发生，必要时用床档或约束带约束。④按医嘱应用镇静药物，如地西泮、苯巴比妥等，应用时必须注意此类药物的呼吸抑制作用，严格掌握药物剂量及用药间隔时间，注意观察病人呼吸和意识状态。⑤针对惊厥原因做好护理，如因高热引起予以迅速降温。

10－331 乙脑病人伴有脑水肿时的抢救配合：取头高脚低位，头部抬高15°～30°，以利于脑水肿的消退；按医嘱给予脱水、利尿剂，以控制脑水肿、降低颅内压；静脉补液时注意滴速，避免液体进入过多或过快，以免颅内压进一步升高而诱发脑疝；准备好一切抢救物品。

10－332 观察颅内压增高和脑疝的先兆：有无剧烈头痛和喷射性呕吐、血压升高等；注意瞳孔的大小、形状、双侧是否对称，以及对光反射情况等。如病人出现极度烦躁、意识障碍突然加重、脉搏先快后慢、呼吸先快后慢且不规则、眼球固定、瞳孔忽大忽小或双侧不等、对光反射消失则提示发生脑疝，应采取以下措施：①立即报告医生；②保持呼吸道通畅，吸氧；③迅速建立静脉通路，按医嘱快速静脉滴注20%甘露醇；④准确记录出入液量；⑤对于无自主呼吸者应配合医生进行气管插管或气管切开，及时采用人工呼吸器辅助呼吸，并加强监护。

10－333 肾综合征出血热发热期的临床特点：①急骤发热，体温达39～40℃，以稽留热和弛张热多见，热程一般为3～7天，体温越高，热程越长，病情越重。②全身中毒症状。突出症状是头痛、腰痛、眼眶痛（称“三痛症”）及关节、肌肉酸痛，并有明显肾区叩击痛；常伴有食欲减退、恶心、呕吐、腹痛、腹泻等胃肠中毒症状；部分病人可有嗜睡、烦躁、谵妄、抽搐等神经精神症状。③毛细血管损伤表现。颜面、颈、胸部明显充血潮红（称“三红征”），似酒醉貌；腋下和胸背部出血呈条索状淤点；眼结膜和软腭黏膜也可发生充血、出血；腰、臀部或注射部位可出现大片淤斑；病情严重者可出现腔道出血；球结膜水肿。④肾损害：出现蛋白尿、血尿和镜检发现管型等肾损害表现。

10－334 被狂犬咬伤后的处理方法：①伤口的处理。尽快用20%肥皂水或0.1%苯扎溴铵反复冲洗（两者不可合用）至少30分钟，并挤出血液，祛除狗涎，再用大量凉开水反复冲洗后，局部用70%乙醇或2%～5%碘酊反复消毒。②伤口较深者，进行清创，不宜缝合或包扎，以便排血引流。③遵医嘱应用狂犬病免疫血清在伤口及周围行局部浸润注射，皮试阳性者要进行脱敏疗法，同时给予及时、全程、足量接种狂犬病疫苗，必要时按医嘱应用抗生素和破伤风抗毒血清。

10－335 日常生活接触和社交活动不会感染艾滋病。一般的社交接触如握手、共同进餐、共用办公用品、共用浴室（游泳池）及礼节性的接吻等不会引起感染，通过空气、水、食物以及昆虫叮咬也不会造成传播。

10－336 社区中应普及艾滋病的传播和防治知识，使群众了解艾滋病的病因及传播途径，知道采取自我防护措施的重要性（如不共用牙刷、剃须刀等）；加强有关性知识、性行为的健康教育（避孕套的使用等），洁身自好，遵守公德，远离毒品，杜绝不洁注射（尤其是静脉毒瘾），严禁卖淫嫖娼；向群众宣传如何与艾滋病病人进行正常的接触和社交活动，在消除恐惧的同时，尊重、保护病人的隐私，以宽容和仁爱之心为艾滋病病人和病毒感染者提供良好的生活环境，善待、关心和帮助艾滋病病人；建立艾滋病监测网络，结合国境检疫，加强对高危人群的HIV感染监测。一旦发现艾滋病进展期病人应注意隔

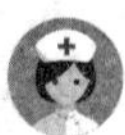

离治疗，尤其对其血液和体液进行严格消毒处理，严禁 HIV 感染者献血、献精液和献器官。

10－337 出院时对艾滋病病人及其家属的健康指导内容：①应向病人及其家属介绍感染时的表现，预防和减少感染的措施，以及遇危急征象时需采取的急救措施及护理。②说明艾滋病的治疗方法，药物的使用方法、剂量和不良反应，及治疗的长期性。告知出院后应定期到医院复查，坚持治疗以控制病情发展。③宣传消毒隔离的重要性和方法，病人的日常生活用品应单独使用和定期消毒，家属接触被病人血液、体液污染的物品时，要戴手套、穿隔离衣、戴口鼻罩等，以免被传染。处理污物后一定要洗手。④指导病人合理安排休息，避免精神、体力过劳；强调营养对疾病和康复的影响，注意个人卫生，防止继发感染而加重病情；对慢性、稳定期的病人应鼓励和指导其进行适当的锻炼，增强战胜疾病的信心，延长存活期。⑤艾滋病病人要勇敢地面对疾病，鼓起生活的勇气，积极配合治疗。

10－338 预防伤寒并发症的措施有：①发热期间保证病人绝对卧床休息，至热退后 1 周才能逐渐恢复活动；②注意观察有无肠出血、肠穿孔的诱因，一旦发生尽快处理；③指导病人控制饮食及排便方法，避免过量进食及吃生冷、粗糙、过硬、多渣、产气及其他难以消化的食物，防止或及时处理便秘、腹泻、腹胀及过度用力排便；④密切观察病情变化，注意大便颜色，有无腹膜刺激症状或休克表现等，一旦出现立即报告医生并组织抢救。

10－339 中毒性细菌性痢疾的发病主要是由于机体对细菌毒素产生异常强烈反应，引起急性微循环障碍等严重的病理生理改变，并常伴弥散性血管内凝血（DIC），导致脏器功能衰竭，其中尤以脑缺氧引起脑水肿、脑疝对生命威胁最大。其临床特点是：多见于 2～7 岁健壮儿童，起病急骤，病势凶险，以严重毒血症、休克和（或）中毒性脑病为主要表现，而肠道症状轻微甚至开始无腹痛及腹泻。按临床表现分为 3 型：①休克型（周围循环衰竭型），表现为感染性休克，最常见；②脑型（呼吸衰竭型），以严重脑症状为主，出现脑水肿、颅内压增高甚至脑疝，病死率高；③混合型，同时具有以上两型的表现，最凶险，病死率很高。

10－340 细菌性痢疾病人的腹泻护理：①认真观察并记录大便次数、性状及量，用药前采新鲜脓血便送检做细菌培养；②给低脂流质饮食，因呕吐不能进食者给予静脉补液，病情好转后改为半流质饮食，大便正常后逐渐恢复正常饮食；③做好皮肤护理，重点是保护肛周皮肤，必要时肛周涂凡士林软膏以防糜烂；④为防脱肛，指导病人排便不要用力过度，坐盆时间不宜过长，有脱肛者正确助其回纳，并每天用 1∶5 000 高锰酸钾溶液坐浴；⑤按医嘱正确应用抗菌药物，注意观察药物的不良反应；⑥对病程拖延成慢性腹泻的病人，应适当延长抗菌药物疗程，配合保留灌肠，处理肠道菌群失调和肠功能紊乱。

10－341 严重体液不足的霍乱病人应正确补液：病人应绝对卧床休息，立即建立静脉通路。采用粗大针头，选择固定的较大血管进行穿刺，必要时采用两条静脉通路。由专人守护，进行及时足量的静脉补液。遵循“先盐后糖、先快后慢、纠酸补钙、见尿补钾”的原则，早期快速补充 0.9%氯化钠溶液或 2∶1 溶液，待血压回升后改用 3∶2∶1 溶液。酸中毒严重者增加碱性溶液用量。根据脱水程度，首日轻型补液 3 000～4 000 ml（儿童 120～150 ml/kg），中型 4 000～8 000 ml（儿童 150～200 ml/kg），重型 8 000～12 000 ml（儿童 200～250 ml/kg）。血容量恢复且有排尿时可每升液体内加入氯化钾 1～3 g，以纠正低钾。对轻症病例或重症病例经治疗好转后改用口服补液盐液（ORS）治疗。开始 6 小时成人每小时口服 750 ml，儿童（20 kg 以下）每小时口服 250 ml，以后每 6 小时口服量为前 6 小时泻吐量的 1.5 倍。应密切观察补液效果，如血压回升情况、有无排尿、脱水纠正程度；并注意补液反应，一旦发生应立即给予正确处理。

应采取的预防措施有：①控制传染源。切实执行传染病防治法有关甲类传染病的管理规定，健全疫情监测和报告制度，加强卫生检疫，及时发现病人和带菌者，并予隔离治疗。对密切接触者应严格留验5天，粪检3次阴性方可解除隔离，留验期间应服药预防。②切断传播途径。大力开展“三管一灭”的群众卫生运动。对病人或带菌者的粪便、排泄物、被污染的衣物用具等均应严格消毒。③保护易感人群。霍乱流行时，有选择性地进行疫区人群预防接种，但作用有限，口服疫苗正在研究中。

10－342 抢救休克的原则和措施：①扩充血容量。快速静脉滴注右旋糖酐40、平衡盐溶液、0.9%氯化钠溶液或葡萄糖盐水，原则上先快后慢、先盐后糖，总量为3 000 ml/d。②纠正酸中毒。滴注5%碳酸氢钠溶液5 ml/kg，可提高二氧化碳结合力5 mmol/L，应集中静脉滴注。③改善微循环。如经上述处理休克仍未纠正，应使用血管活性药物，首选山莨菪碱(654－2)，剂量每次0.3～0.5 mg/kg，重症为1 mg/kg，每10～15分钟静脉注射一次，待病人面色变红、血压回升至80～90 mmHg时可减量并延长给药时间，直至逐渐停药。无效者可改用多巴胺、间羟胺或苄胺唑啉等。④强心剂的应用。如血容量已纠正，但血压回升仍不满意，应考虑改善心功能，可快速给予洋地黄制剂如毛花苷C等。⑤肾上腺糖皮质激素的应用。对严重毒血症、大量淤斑、休克者可用氢化可的松或地塞米松加入输液中静脉滴注，待休克纠正后即可停药，疗程不超过3天。⑥肝素的应用。对出血情况严重、血小板减少、疑有DIC者应及早应用肝素，一般1～2次见效；再输注新鲜血、血浆或凝血酶原复合物以补充被消耗的凝血因子。

应采取的预防措施：①管理传染源。对病人和带菌者做到早发现、早隔离、早治疗、早报告。对密切接触者进行医学观察7天，疑似者给予抗菌药物治疗。②切断传播途径。搞好环境卫生，保持室内通风，尽量避免到人多拥挤的公共场所活动，出门戴口罩。③保护易感人群。进行流脑疫苗预防接种，以提高人群免疫力，流行期间预防性服用抗菌药物。

10－343 猩红热出疹期临床表现：患儿多在发热后第2天出现皮疹，始于耳后、颈部，很快扩展至胸、背、腹及上肢，24小时左右波及全身，48小时达高峰，然后随体温下降而按出疹顺序于2～4天内消失。皮疹特点为在全身皮肤弥漫性充血潮红的基础上，散布与毛囊一致的“鸡皮样”粟粒状疹子，呈暗红色，压之褪色。出现“帕氏线”“环口苍白圈”“草莓舌”和“杨梅舌”。病程中常伴颈及颌下淋巴结肿大、压痛。

应采取的预防措施：①管理传染源。对患儿实行呼吸道隔离，接触者进行医学观察7天，出现咽峡炎者立即隔离、治疗。托幼机构中发现带菌者应暂时调离工作岗位并行治疗，至细菌培养3次阴性再恢复工作。②切断传播途径。病室做好隔离消毒工作，流行期间不带儿童去公共场所，出门应戴口罩。③保护易感人群。对密切接触者可用青霉素或磺胺类药物预防。

10－344 百日咳患儿一般多在家护理，故护士应给予下列内容的指导：①保持房间清洁、通风、阳光充足。天气好时多在室外活动，以分散其对发作的注意力，但应避开其他儿童。②保证充足的睡眠，对夜间频发者可酌情给予口服地西泮。③给易消化、富营养、较黏稠的食物，少食多餐，呕吐后应补喂。④保持五官清洁，呕吐后要用0.9%氯化钠溶液或茶漱口，清洁面部。⑤病程早期按医嘱应用抗菌药物，并告诉家属可能出现的并发症及其临床表现，一旦发现立即就诊。

10－345 皮肤炭疽的主要护理措施：①创面处理。病灶部位忌挤压、触摸、切开引流，坏死组织及焦痂不可剪除。局部有水疱时，用碘酒、乙醇消毒后，再用无菌空针在基底部抽尽疱液。创面用1∶2 000高锰酸钾溶液洗涤干净，然后用抗生素软膏涂抹并包扎或高锰酸钾溶液湿敷。②病灶较大的肢体，应适当抬高固定。③换药前洗手、戴手套，清创时应严格无菌操作技术，

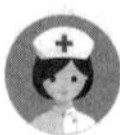

污染的器械放入固定容器中消毒，污染的敷料应焚烧。④在全身应用抗生素之前第一次换药时，应取病灶边缘处标本送检。⑤每次换药时，注意观察创面分泌物的多少、坏死范围、有无新发生的水疱、周围水肿的程度等，并记录。

预防炭疽的措施：①管理传染源，对病人及病畜应隔离治疗。病尸须火化，兽尸须焚烧或深埋。②切断传播途径，加强对畜类皮毛及肉类的检疫和管理，严禁出售病兽皮毛和肉。被病兽污染的水源、饲料、环境等进行消毒处理。③保护易感人群，对易受感染的相关职业人员进行卫生宣教，督促加强防护，并采用炭疽杆菌减毒活疫苗皮上划痕接种以增强免疫力。

10-346 阿米巴痢疾与细菌性痢疾鉴别要点见表 10-1。

表 10-1　阿米巴痢疾与细菌性痢疾鉴别要点

鉴别要点	阿米巴痢疾	细菌性痢疾
病原体	溶组织阿米巴	痢疾杆菌
流行特点	散发	多流行于夏秋季
潜伏期	长，数周至数月	短，7 天内
病变部位	主要在回盲部和升结肠(右下腹)	主要在乙状结肠和直肠(左下腹)
起病	缓慢	较急
全身症状	轻，一般低热或不发热	重，多有发热
大便次数	每天 10 次左右	每天可达数十次
里急后重	可有或无	明显
腹部压痛	多局限于右下腹	以左下腹为明显
血白细胞	正常或稍增多	早期总数及中性粒细胞明显增多
大便性状及镜检	粪质多，以血便为主，有腥臭味，呈果酱样；红细胞多于脓细胞，无巨噬细胞，可发现阿米巴滋养体或包囊	黏液脓血便，无特殊臭味，粪质少；可发现脓细胞、红细胞和巨噬细胞
乙状镜检	有散在性溃疡，边缘不整，溃疡间黏膜正常	慢性者可见肠黏膜呈弥漫性水肿，有表浅溃疡

10-347 标本应取新鲜黏液脓血部分；盛器需清洁，气温低时应先用温水烫过，并不应混有尿液或消毒液；凡服用油类、钡剂及铋剂者均应在停药 3 天后方可留取标本；采集的粪便标本应立即送验，并反复多次留验，以提高阳性率。

10-348 常用抗疟药物不良反应：氯喹的不良反应有头晕、头痛、恶心、呕吐等，过量可引起心动过缓、心律失常、血压下降，故老年人和心脏病人应慎用。奎宁的不良反应有恶心、呕吐、耳鸣、听力减退与增强子宫节律性收缩，故孕妇忌用。伯氨喹的不良反应有头晕、恶心、呕吐与腹痛，偶可发生急性溶血反应及发绀。乙胺嘧啶的不良反应有头晕、恶心、呕吐等。

10-349 疟疾并发黑尿热病人的主要护理措施：①严密观察黑尿热的临床表现；②立即停用可能诱发溶血反应的药物，如奎宁、伯氨喹、阿司匹林等；③严格记录 24 小时出入液体量，密切观察尿量，保证每天不少于 1 000 ml；④遵医嘱应用氢化可的松、5%碳酸氢钠溶液等药物；⑤贫血严重者可少量多次输注新鲜全血，输血过程中注意防止发生输血反应。

预防措施：①管理传染源，及早发现并彻底治疗病人和带虫者，对近 1～2 年内有疟疾史或带虫者于冬春季给予抗复发治疗。②切断传播途径，重点是灭蚊防蚊，灭蚊包括铲除孳生地、使用杀虫剂等，防蚊可用纱窗、蚊帐、驱蚊剂等防止蚊子叮咬。血中带疟原虫者禁止献血。③保护易感人群，可在流行季节进行预防服药。

10-350 急性血吸虫病起病急，以发热为主要症状，热型以间歇热和弛张热多见，亦可呈稽留热，可持续 1 个月左右；可出现变态反应如荨麻疹、血管神经性水肿或浅表淋巴结肿大等；腹部症状如腹痛、腹泻，排稀便，少数可有脓血便，腹部压痛、有柔韧感；多数病人有肝大伴压痛，以左叶为明显，可伴轻度脾大；有的病人还出现肺部症状如轻咳、少痰，听诊可有散在的干、湿啰音，重者痰中带血丝并有胸痛，X 线检查可见病灶阴影等。

慢性血吸虫病轻者可无症状，肝脏轻度增

大；或表现为反复发作性腹痛、腹泻，可伴有贫血、消瘦、营养不良及劳动力下降；病人多有肝、脾大。晚期血吸虫病以肝纤维化与门静脉高压、脾功能亢进为主要表现，病人消瘦、乏力，劳动力丧失，可出现腹水、脾大、食管下段静脉曲张、消化道大出血、下肢水肿等症状，易引起继发感染。临床上可分为巨脾型、腹水型、结肠增殖型及侏儒型。

主要预防措施：①流行区内对病人及病牛反复多次普查、普治，并建立登记卡片，以便查访；②开展查螺、灭螺，彻底消灭钉螺；③严禁粪便污染水源，人畜粪便集中进行无害化处理，提供安全用水，避免接触疫水，必须接触者应加强个人防护。

10－351 指导内容：①注意休息，避免劳累，妥善安排好作息时间，保证充足睡眠，注意保暖，防止感冒。一旦出现并发症及时就医。②注意适宜的营养，改善体质，配合完成病原治疗。③避免应用损肝药物，戒酒、戒烟。④流行区人群积极接受血吸虫病的普查、普治。

10－352 蛔虫幼虫引起的症状：短期内吞食大量感染性虫卵约1周后，出现喉头异物感，伴咳嗽、哮喘、气急、痰中带血、发热及荨麻疹等；肺部可闻及干、湿啰音；血中嗜酸粒细胞增多。X线检查见类似支气管炎改变。成虫引起的症状主要有食欲减退、厌食、偏食、多食等症状，儿童大多有脐周钝痛或绞痛，可伴恶心、腹泻，有时大便排虫；也可出现磨牙、易怒、精神不安、惊厥、异食癖等精神神经症状，或出现荨麻疹、血管神经性水肿等过敏症状。儿童和青壮年，尤其是女性，易并发胆道蛔虫症，部分儿童可并发不完全性或完全性肠梗阻，从而出现相应的急腹症症状和体征。

治疗原则以驱虫治疗为主，对症治疗为辅，及时治疗并发症。驱虫药物可选用苯咪唑类、噻嘧啶、哌嗪（驱蛔灵）和左旋咪唑等。主要预防措施为：①消除传染源，对人群，尤其是儿童机构应定期普查、普治和复查、复治；②加强粪便无害化管理，防止虫卵污染周围环境；③保护水源，教育孩子养成良好的卫生习惯，常剪指甲，饭前便后要洗手，不吃不清洁的瓜果蔬菜。

家庭护理的主要措施是：①病人在家适当休息，给予营养丰富易消化的食物，保持衣服、被单、房间的清洁卫生；②遵医嘱按时给服驱虫药物，以后1～3天内观察排虫情况，再次复查大便如仍有蛔虫卵，可于2周后再驱虫一次，但不宜多次连续驱虫或加大剂量，以免引起不良作用；③服药驱虫期间注意病情变化，如出现并发症应及时去医院就诊；④嘱咐家属搞好环境卫生，瓜果蔬菜要洗净，不随地大小便，饭前便后要洗手。

综合应用题

10－353（1）诊断：急性乙型病毒性肝炎（黄疸型）。

（2）急性期病人有食欲缺乏、畏食、恶心、呕吐等，同时由于肝功能受损可导致多种维生素缺乏和代谢障碍，故宜摄入清淡、易消化、适合病人口味、含多量维生素的饮食，如米粥、菜汤、清肉汤、豆浆、蛋羹等。多吃水果和新鲜蔬菜、豆类、猪肝、牛奶、胡萝卜等。应保证足够热量，以含糖较高的食物为主，以保证肝细胞内糖原的含量，增强肝细胞的再生与抵抗力，减少蛋白质的消耗，给予碳水化合物250～400 g/d。病人食欲差时，可用10%葡萄糖溶液加维生素C静脉输入。蛋白质可促进受损肝细胞的修复和缩短病程，每天给予适量蛋白质10～15 g/kg，以营养价值高的动物蛋白为主，如鸡蛋、瘦肉、鱼类等。应适当限制脂肪的摄入，以植物油为主，因肝脏在脂肪代谢中起重要作用，当肝内脂肪过多或磷脂不足时，易致脂肪肝。伴腹胀时应注意减少牛奶、豆制品等产气食品的摄入。病情好转、食欲改善后应少食多餐，避免暴饮暴食，防止营养过剩。恢复期病人逐渐过渡至普通饮食。

（3）对住院病人进行病毒性肝炎的健康指导：根据病人的文化程度、接受能力及知识缺乏的程度，安排健康教育计划，对病人进行指导，

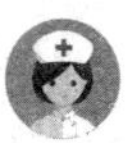

并要求配合护理计划实施。①说明休息与合理饮食对康复的重要性；②解释劳累、营养不良、吸烟、饮酒、暴饮暴食、不合理用药、感染、情绪不稳定等是肝炎复发和病情加重的危险因素，应尽可能避免；③强调急性肝炎彻底治愈的意义和重要性，指导病人及家属配合治疗；④向病人及家属讲解早期隔离的必要性，介绍隔离方法和主要措施。

10－354（1）诊断：慢性重型肝炎。

（2）根据其所患病毒性肝炎的类型及临床特点，介绍疾病相关知识、预后、隔离意义及主要措施等，鼓励病人说出所关心的问题并耐心解答，使病人了解到不良情绪会导致中枢神经系统功能紊乱，免疫力下降，不利于肝功能的恢复。同时要理解病人的处境，多与病人沟通，进行疏导和劝解，指导病人保持豁达、乐观的心情，使疑虑的病人产生信任感，使焦虑、恐惧的病人获得安全感，使紧张的病人得以松弛，使孤独感的病人得到温暖。让病人能配合治疗，安心养病，自觉遵守并接受有关隔离制度和措施。保持环境清洁、安静，病室空气新鲜、舒适，及时解除病人的不适感。

（3）健康指导：①正确对待疾病，排解不良情绪，卧床休息。②合理营养，适当增加蛋白质的摄入，避免高脂肪饮食，不吸烟，不饮酒。③按医嘱用药，避免滥用药物或应用苯巴比妥类、磺胺类等药物加重肝损害。④采取适当的家庭隔离措施，如采用家庭分餐制，病人有专用的日常生活用具并定时消毒，病人的分泌物、排泄物可用3%含氯石灰消毒后弃去，照顾或接触病人之后用肥皂和流动水洗手等。病人应养成良好的卫生习惯，防止血液、唾液、分泌物及排泄物等污染环境。家中密切接触者及早进行预防接种。⑤注意有无出血倾向，嘱病人注意避免碰撞、损伤。不用手挖鼻、不用牙签剔牙，不用硬毛牙刷刷牙，以免诱发出血。及时修剪指甲，防止皮肤破损。⑥保持空气流通，注意保暖，防止继发感染。如有病情变化及时就诊。

10－355（1）该病人HBsAg阳性表明存在现症HBV感染；HBeAg阳性表明存在HBV复制活跃，传染性较大；抗HBc-IgG阳性提示为过去感染或近期低水平感染；高滴度抗HBc-IgM阳性则提示HBV有活动性复制。

（2）慢性肝炎病人除了适当休息、合理营养和忌酒之外，应强调整体治疗，可采用抗病毒、保护肝细胞、减轻症状、防止肝纤维化和癌变等综合治疗措施。抗病毒药物主要包括α-干扰素和核苷类药物(拉米夫定、泛昔洛韦等)，两者均能抑制HBV的复制，尤其是前者还具有调节免疫、抗肿瘤和抗肝纤维化的作用。常用的保护肝细胞药物有维生素类药物(维生素B族、维生素C、维生素E、维生素K等)；促进解毒功能的药物，如葡醛内酯(肝泰乐)、维丙胺等；促进能量代谢药物，如三磷酸腺苷(ATP)、肌苷、辅酶A等；促进蛋白质合成药物，如马洛替酯、肝安、水解蛋白等；改善微循环药物，如丹参、右旋糖酐40等；对症治疗包括应用降低ALT药物，如联苯双酯、垂盆草、齐墩果酸等，用药显效后应逐渐停药，以防出现反跳；免疫调节药物，如胸腺素等；促肝细胞生长素对促进肝细胞的再生和减轻纤维化有一定作用；中医中药辨证施治亦有较好疗效。

（3）应用干扰素时，应向病人解释应用干扰素治疗的目的、药物反应和注意事项，注意观察疗效和不良反应，发现异常及时报告医生并配合处理。①注射后2～4小时后可出现的反应有发热、头痛、面色潮红、全身乏力、酸痛等“流感样综合征”，体温常随剂量增大而增高，反应随治疗次数增加而逐渐减轻。应向病人做好解释，并嘱病人多饮水，卧床休息，必要时按医嘱对症处理。②定时送检血标本，至少每月复查1次肝功能和血常规，白细胞减少时应按医嘱给予升高白细胞药物。③用药过程中部分病人可能出现恶心、呕吐、食欲缺乏、ALT升高，甚至黄疸、脱发、甲状腺功能减退等，一般不需停药，治疗终止后可逐渐好转。④应用大剂量皮下注射时，少数病人会出现局部触痛性红斑，一般2～3天可自行消失，用药时可适当增加溶媒的量，缓慢推注，以减轻或避免上述反应的发生。

10－356 (1) 诊断：艾滋病临床Ⅳ期。

(2) 艾滋病至今尚无特效疗法，一般认为早期进行抗病毒治疗对缓解病情、预防和延缓艾滋病相关症状的出现、减少机会性感染和恶性肿瘤有重要意义。抗 HIV 的药物可分为三大类：①核苷类抗反转录酶抑制剂，如齐多夫定(zidovudine，AZT)、双脱氧胞苷、拉米夫定等。②非核苷类抗反转录酶抑制剂，如奈非雷平。③蛋白酶抑制剂，如沙奎那韦、英地那韦等。目前推荐的治疗方法是上述 3 类抗病毒药物搭配应用的联合治疗(又称“鸡尾酒疗法”)，即高效抗反转录酶病毒疗法(HAART)。综合治疗措施还包括应用免疫调节剂(干扰素、白细胞介素 2、胸腺素等)。并发症治疗：可根据机会性感染的病原体和肿瘤的不同类型选择相应的治疗，如卡氏肺孢子虫肺炎可用喷他脒；卡氏肉瘤可用博来霉素、长春新碱等；隐孢子虫感染，应用螺旋霉素等。对症及支持治疗。中医中药治疗，如香菇多糖、黄芪、丹参等也取得一定治疗效果，值得进一步研究。

(3) 一般护理：①病人应安置在清新、安静、舒适的隔离病室内，采取严格的血液、体液隔离措施。艾滋病期病人还应实施保护性隔离。②休息：急性感染期和艾滋病期应绝对卧床休息。③饮食：应给予高热量、高蛋白、高维生素、清淡、易消化的食物，同时应根据病人的饮食习惯，注意食物的色、香、味，提供良好的进食环境，鼓励病人进食，以保证营养供给，增强机体抵抗力。④加强生活护理，预防继发感染：床铺应平整、干燥、清洁；督促和协助病人进行口腔、皮肤清洁护理；对卧床不起者每 2 小时为其翻身一次，保持皮肤清洁干燥，保护骨隆突处受压皮肤，预防发生压疮；定期修剪指甲，防止抓破皮肤；每天清洁口腔 3 次，进食后漱口或刷牙，减少食物残渣潴留，注意口腔黏膜破损或继发感染，必要时遵医嘱给予抗生素，口唇干裂时涂润滑剂；腹泻者便后及时用温水清洗肛周。

并发症的预防及护理：①鼓励病人进食，给予高热量、高蛋白、高维生素，以增强机体抵抗力；加强口腔护理和皮肤清洁；艾滋病期病人应在执行血液隔离的同时实施保护性隔离性治疗，遵医嘱加强支持疗法及预防性治疗，防止各种机会性感染发生。②注意病情观察有无发热；有无肺部、胃肠道、中枢神经系统、皮肤和黏膜等感染的表现，以便及早、及时治疗。疾病后期出现各种严重的机会性感染和恶性肿瘤等并发症时，要严密观察，并详细记录病情变化，及时与医生联系，配合治疗，及时采取相应的护理措施。③实施保护性隔离性治疗，按医嘱根据机会性感染的病原体不同选择应用抗生素。

10－357 (1) 诊断：流行性乙型脑炎。

(2) 实验室检查：①血常规，白细胞计数多在$(10\sim20)\times10^9/L$，疾病初期中性粒细胞百分比增高，可达 80%以上，随后淋巴细胞增多，部分病人可始终正常。②脑脊液，呈非化脓性改变，即脑脊液压力增高，外观无色透明或微浑，白细胞计数常在$(50\sim500)\times10^6/L$以上，早期中性粒细胞稍增多，氯化物正常，糖正常或偏高，蛋白质轻度增加。少数病例于病初脑脊液检查可正常。③血清学检查，发病后 3～4 天血及脑脊液中出现特异性 IgM 有助于早期诊断。补体结合试验仅用于回顾性诊断或流行病学调查。

(3) 以积极对症治疗为主，降低乙型脑炎病死率，关键是做好高热、惊厥和呼吸衰竭等危重症状的抢救。包括：①高热病人采用物理降温和药物降温，高热伴抽搐者可采用亚冬眠疗法。②惊厥或抽搐时应去除病因和镇静止痉。如脑水肿者以降低颅内压治疗为主；脑实质病变引起的抽搐，常首选地西泮，成人每次 10～20 mg，小儿每次 1～0.3 mg/kg(每次不超过 10 mg)，肌内注射或缓慢静脉注射；呼吸道痰阻导致脑缺氧者应及时给予吸痰、吸氧。③中枢性呼吸衰竭的主要处理措施。应用脱水剂和血管扩张剂(如东莨菪碱)改善微循环、减轻和消除脑水肿，及时清除呼吸道分泌物，必要时行气

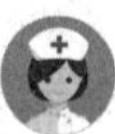

管插管或气管切开术，应用呼吸兴奋剂，经鼻导管使用高频呼吸器（送氧压力0.4～0.8 kg/cm^2，频率每分钟80～120次等），并适当应用抗菌药物预防感染。

10-358（1）诊断：急性细菌性痢疾。

（2）护理诊断及护理措施

1）腹泻：与肠道感染有关。①记录大便次数、性状及量，用药前采新鲜脓血便立即送验细菌培养；②给予低脂流质饮食，少量多餐，呕吐不能进食时静脉补液，病情好转后改为半流质，粪便正常后逐渐恢复正常饮食；③做好肛周皮肤护理；④排便不要用力过度，坐盆时间不宜过长，如有脱肛应正确回纳，并每天用1∶5 000高锰酸钾溶液坐浴；⑤按医嘱正确应用抗菌药物，并观察药物的不良反应。

2）体温过高：与毒血症有关。①病人卧床休息，控制室内温度，保持凉爽通风；②供给足够营养及水分；③每天监测体温，高热时做物理降温；④遵医嘱给予退热剂或亚冬眠疗法，时间不超过12～24小时。

3）疼痛：腹痛与肠蠕动增强、肠痉挛有关。①腹部置热水袋解除肠痉挛；②禁食生、冷食物；③遵医嘱应用阿托品、颠茄合剂或适量镇静剂止痛。

（3）防治措施：①隔离、治疗病人，对粪便及污染衣物、用品、便具等严格消毒；②病人卧床休息，给予流质饮食，保持水、电解质平衡，必要时静脉补液；③选用有效抗菌药物做病原治疗，首选喹诺酮类，也可选用氨基糖苷类、氨苄西林、复方磺胺甲恶唑及第3代头孢菌素类，疗程5～7天；④对高热、腹痛、吐泻、里急后重等症状做相应的对症处理；⑤病人所在地区做好"三管一灭"（饮水、食物、粪便卫生管理及灭蝇），并通过普查发现带菌者予以积极治疗，与病人密切接触者进行医学观察7天；⑥当地人群可预防服药或口服多价减毒活疫苗。

10-359（1）诊断：霍乱。

（2）护理诊断及护理措施

1）体液不足：与泻、吐丢失消化液有关。①绝对卧床休息，已休克病人取抗休克体位，专人守护，随时根据体征判断脱水程度，及时采血标本送检pH值、二氧化碳结合力、尿素氮及 Na^+、K^+、Ca^{2+} 含量，记录24小时出入液量。②迅速建立静脉通路，并确保补液通畅。③及时足量补液，先予静脉输入，按"先盐后糖、先快后慢、纠酸补钙、见尿补钾"的原则进行，开始快速补充0.9%氯化钠溶液或2∶1溶液，待血压回升后改为3∶2∶1溶液。根据酸中毒程度集中输入碱性溶液，血容量恢复且有排尿时按每升液体加氯化钾1～3 g。经治疗好转后改用ORS液口服。输液后血压仍不回升可按医嘱应用血管活性药物。④观察输液效果，注意输液反应，一旦发生及时处理。

2）腹泻：与肠内感染有关。①入院当天采集泻、吐物送常规检查及细菌培养，以后每天送大便细菌培养一次；②密切观察大便次数、量及性状，并详细记录；③加强口腔及皮肤护理，及时更换污染的衣物、床单，保持床铺平整、干燥与清洁；④遵医嘱给予抗菌药物控制肠内感染。

3）潜在并发症：急性肾衰竭、电解质紊乱等。①严密观察尿量和肾功能；②严密观察电解质变化。

世界卫生组织推荐的ORS配方及用量。ORS配方：葡萄糖20 g，氯化钠3.5 g，碳酸氢钠2.5 g（可用枸橼酸钠2.9 g代替），氯化钾1.5 g，溶于1 000 ml饮用水内。用量：对轻、中度脱水病人，ORS用量最初6小时，成人每小时750 ml，不足20 kg的儿童每小时250 ml。

（3）疫区预防工作：①按甲类传染病规定立即报告疫情，将疫点严密封锁，专人守护限制出入并严格消毒；②加强卫生检疫，及时发现病人及带菌者，按规定隔离、治疗。接触者留验5天，粪检3次阴性方能解除隔离，同时给予预防服药；③在疫区大力开展"三管一灭"（管水、管粪、管饮食和灭蝇）的群众卫生运动；④有选择地进行人群预防接种或预防服药。

10-360（1）拟诊断：流行性脑脊髓膜炎。进一步确诊需要做血涂片和血液细菌培养。

(2) 护理诊断及护理措施

1) 体温过高:与细菌感染有关。①病人卧床休息,保持病室清洁、安静;②认真观察病人生命体征、面色、淤点和淤斑、瞳孔大小及神志变化,及时与医生联系;③采取额部冷敷或枕冷水袋等降温措施,必要时按医嘱给予解热镇痛药,反复惊厥者遵医嘱行亚冬眠治疗;④遵医嘱及时准确地进行抗菌药物治疗,并观察记录药物疗效与不良反应,加强与医生的联系。

2) 皮肤、黏膜完整性受损:与淤点、淤斑有关。①保持床铺平整、皮肤清洁干燥,大、小便应随时清理;②剪短指甲,避免抓破皮肤;③当皮肤大片淤斑尚未溃破时,各种卧位均应避免使之受压和摩擦,必要时垫空心圈,内衣裤要柔软、勤换;④淤斑破溃后,先以消毒 0.9%氯化钠溶液洗净局部,用电灯泡隔一定距离烘烤(局部涂一薄层鱼肝油或抗生素软膏),再敷以消毒纱布,所用垫布及内衣裤换后宜煮沸消毒再用。

3) 营养失调:低于机体需要量,与呕吐或昏迷有关。①能进食时给予营养丰富、清淡可口、易消化流质或半流质,并协助进餐;②昏迷者给予鼻饲;③无法进食者按医嘱静脉补液。

(3) 防治措施:①按呼吸道传染病原则隔离治疗病人;②病人卧床休息,密切监护,给予支持疗法,保证液体、电解质和营养的供给,防止并发症的发生;③进行病原治疗,尽早足量应用细菌敏感并能透过血脑屏障的抗菌药物,以青霉素为首选,也可选用氯霉素、头孢菌素类或磺胺类药等,疗程为 5～7 天;④对有发热、颅内压增高等症状者对症处理;⑤病人所在地区加强卫生宣教,搞好个人及环境卫生,对密切接触者进行医学观察 7 天,易感人群预防服药或有选择地预防接种,并减少集会,外出戴口罩。

10-361 (1) 首先考虑脑型疟疾。进一步确诊可做血液或骨髓涂片找疟原虫。

(2) 防治原则:①抗疟治疗选用氯喹或奎宁静脉给药,好转后改为口服,并加服伯氨喹,剂量及疗程应充足;②对高热、呕吐、昏迷病人行紧急对症处理;③适当使用脱水剂、右旋糖酐-40、肾上腺糖皮质激素等,及时发现和纠正低血糖;④注意水及营养供给,可静脉补液,必要时给予鼻饲流质饮食;⑤做好预防工作,包括根治病人、休止期抗复发治疗、流行区全民抗复发治疗,大搞环境卫生工作,消灭蚊子孳生场所,以及搞好防蚊、灭蚊工作等。

(3) 主要的护理措施:①密切观察生命体征、神志、瞳孔变化及呕吐、头痛、抽搐等情况;②遵医嘱正确应用抗疟药,并注意防止或及时处理不良反应;③进行对症护理,如正确应用脱水剂控制脑水肿,及时应用镇静剂制止抽搐,进行物理或药物降温等。

(王　骏)

附录

常用临床检验的标本采集和正常参考值

一、血液检查

(一) 血常规检查

项目	标本	正常参考值
1. 红细胞(RBC)计数	末梢血	男:(4.0～5.5)×10^{12}/L 女:(3.5～5.0)×10^{12}/L
2. 血红蛋白(Hb)	末梢血	男:120～160 g/L 女:110～150 g/L
3. 白细胞(WBC)计数	末梢血	(4～10)×10^9/L
4. 白细胞分类计数(DC)	末梢血	
中性粒细胞(N)		
杆状核		0.01～0.05
分叶核		0.5～0.7(其中五叶核<0.03)
淋巴细胞(L)		0.2～0.4
单核细胞(M)		0.03～0.08
嗜酸性粒细胞(E)		0.005～0.05
嗜碱性粒细胞(B)		0～0.01

(二) 其他血液检查

项目	标本	正常参考值
1. 血细胞比容(Hct)	抗凝管,采血 2 ml	男:0.40～0.54 女:0.37～0.47
2. 网织红细胞计数(Ret)	末梢血	(24～84)×10^9/L
网织红细胞百分比(Ret)	末梢血	0.005～0.015
3. 红细胞沉降率(血沉,ESR)	抗凝管,采血 1.8 ml	男:0～15 mm/h 女:0～20 mm/h
4. 红细胞平均直径(MCD)	末梢血	6～9 μm(7.33±0.29 μm)
5. 红细胞平均血红蛋白量(MCH)	末梢血	男:25～34 pg 女:24～33 pg
6. 红细胞平均血红蛋白浓度(MCHC)	末梢血	310～350 g/L
7. 红细胞平均体积(MCV)	末梢血	男:70～94 fl 女:74～98 fl
8. 红细胞平均厚度	末梢血	1.7～2.0 μm
9. 血小板计数(PLT)	末梢血	(100～300)×10^9/L
10. 血清铁(Fe)	普通管,采血 5 ml	男:10.7～26.9 μmol/L 女:9.0～23.3 μmol/L

项目	标本	参考值
11. 血清总铁结合力(TIBC)	普通管,采血 8 ml	50～77 μmol/L
12. 酸溶血试验(Ham 试验)	抗凝管,采血 3 ml	定性:(—)
13. 抗人球蛋白试验(Coomb's 试验)	抗凝管,采血 3 ml	定性:直接(—),间接(—)
14. 出血时间(BT)	末梢血	1--3 min(Duke 法)
15. 凝血时间(CT)	末梢血,特殊管,采血 3 ml	毛细管法 2～4 mim 硅管法 15～30 min 试管法 4～12 min
16. 血块退缩时间(CRT)	干燥管,采血 1 ml	30～60 min 开始退缩, 24 h 完全退缩
17. 凝血酶原时间(PT)	抗凝管,采血 1.8 ml	12～14 s(Quick 一步法)
18. 凝血酶原消耗时间(PCT)	干燥管,采血 2 ml	>20 s
19. 凝血酶时间(TT)	抗凝管,采血 2 ml	16～18 s
20. 白陶土部分凝血活酶时间(KPTT)	抗凝管,采血 1.8 ml	35～45 s
21. 简易凝血活酶生成试验(STGT)	含 2.5 ml 蒸馏水管, 采血 0.2 ml	10～14 s
22. 鱼精蛋白副凝试验(3P 试验)	抗凝管、采血 1.5 ml	定性:(—)
23. 优球蛋白溶解试验(ELT)	抗凝管,采血 2 ml	>120 min
24. 纤维蛋白降解产物(FDP)	特殊管,采血 2 ml	胶凝法<10 ng/L 简易法<1∶8 滴度
25. 纤维蛋白原定量(Fb)	抗凝管,空腹,采血 2 ml	2.265～2.335 g/L
26. 纤维蛋白溶解试验	禁脂,24 h 空腹 采血 1 ml	24 h 内不溶解

二、尿液检查

(一) 尿液理学检查

项目	标本	参考值
1. 尿量	24 h 尿量	1～2 L,平均 1.5 L
2. 尿比重	随时尿	1.003～1.030
	24 h 混合尿	1.015～1.025

(二) 尿液化学检查

项目	标本	参考值
1. 尿 pH 值	100～200 ml(新鲜尿)	5.0～7.0
2. 尿蛋白质(Prot)	100～200 ml 晨尿	定性:(—)
	24 h 尿液加甲苯 5 ml	定量:30～80 mg/24 h
3. 尿糖(Glu)	50～100 ml 晨尿	定性:(—)
	24 h 尿加甲苯 5 ml	定量:100～900 mg/24 h 0.56～5.0 mmol/L
4. 尿酮体(ket)	50 ml 晨尿	定性:(—)
5. 尿亚硝酸盐	50～100 ml 晨尿	定性:(—)

(三) 尿液显微镜检查

项目	标本	参考值
1. 细胞	50 ml 晨尿	红细胞<0～1/HP 白细胞<0～5/HP

		上皮细胞(EPC)少量
2. 管型	晨尿	偶见透明管型， 其他(－)
3. 尿沉渣定量检测(Addis count)	12 h 尿(加甲醛 1 ml)	WBC、EPC<100 个 RBC<50 万个 管型<5 000 个
	3 h 尿	男：WBC<70 000/h RBC<30 000/h 管型<3 400 个/h 女：WBC<140 000/h RBC<40 000/h 管型<3 400 个/h

(四) 尿液其他检查

1. 尿细菌培养和菌落计数	无菌管，采中段尿	$<10^4$/ml 为阴性 $10^4 \sim 10^5$/ml 为可疑 $>10^5$/ml 为阳性
2. 尿淀粉酶(AMU)	50 ml 尿液	8～32 u(魏氏法) 35～260 u(苏氏法)
3. 重氮反应(DR)	50 ml 尿液	定性：(－)
4. 尿本周蛋白(BJP，凝溶蛋白)	100～200 ml 尿液	定性(－)
5. 尿-17 酮类固醇(17-KS)	24 h 尿液(加浓盐酸或甲苯 10 ml)	男：10～20 mg/24 h 女：5～15 mg/24 h
6. 尿-17 羟类固醇(17-OHCS)	24 h 尿(加浓盐酸或甲苯 10 ml)	男：5～15 mg/24 h 女：4～10 mg/24 h
7. 儿茶酚胺	24 h 尿液	“肾”标<50 μg/24 h “去甲肾”标<100 μg/24 h
8. 香草苦杏仁酸(VMA)	24 h 尿液(加浓盐酸)	5.0～45.1 μmol/d 1～9 mg/d
9. 尿液粪卟啉	24 h 尿(避光避高温)	100 μg/24 h 定性：(－)
10. 尿液尿卟啉	24 h 尿液(避光避高温)	15～30 μg/24 h 定性：(－)
11. 尿 β_2-微球蛋白(β_2-MG)	24 h 尿	0.03～0.37 ng/24 h

三、粪便检查

1. 粪便隐血试验	少量粪便	阴性
2. 粪便胆色素检验	少量粪便	粪胆红素定性试验阴性 粪胆原及粪胆素阴性

四、肾功能检查

1. 内生肌酐清除率(Ccr)	24 h 尿(加甲苯 4～5 ml)	80～100 ml/min

项目	标本	参考值
24 h 内生肌酐清除率(ml/min)	1.73 m^2 体表面积校正	109～148 L/24 h
2. 血清尿素氮(BUN)	普通管，采血 1 ml	成人：3.2～7.1 mmol/L
		儿童：1.8～6.5 mmol/L
3. 血肌酐(Cr)	全血，采血 1 ml	88.4～176.8 μmol/L
	抗凝管或普通管	男：53～106 μmol/L
		女：44～97 μmol/L
4. 血肌酸(Cre)	抗凝管，采血 2 ml	228.8～533.8 μmol/L
	普通管，采血 2 ml	男：13～38.1 μmol/L
		女：21.7～72.5 μmol/L
5. 血尿酸(UA)	普通管或抗凝管，采血 2 ml	男：148.8～416.5 μmol/L
		女：89.3～375 μmol/L
6. 二氧化碳结合力(CO_2CP)	特殊抗凝管，采血 2 ml	22～31 mmol/L
7. 尿液浓缩稀释试验	24 h 尿液	最高比重＞1.020
昼夜尿比重试验(MOS 试验)	(分时采集)	比重高低之差＞0.009
		夜间排尿量＜750 ml
8. 酚红(PSP)排泄试验(静脉注射法)	分时收集尿液	15 min 尿量＞50 ml
		酚红＞25％
		2 h 酚红 55％～75％
9. 尿液渗量测定(Uosm)	禁饮水后留尿液	600～1 000 mOsm/(kg・H_2O)
		平均：800 mOsm/(kg・H_2O)
血浆渗量测定(Posm)		275～305 mOsm/(kg・H_2O)
		平均：300 mOsm/(kg・H_2O)
尿液渗量与血浆渗量之比		(3～4.5)∶1

五、肝功能检查

(一) 蛋白质代谢功能

项目	标本	参考值
1. 血清总蛋白(TP)	普通管，采血 3 ml	60～80 g/L
2. 血清清蛋白或白蛋白(Alb)	普通管，采血 3 ml	35～55 g/L
3. 球蛋白(G)	普通管，采血 3 ml	20～30 g/L
4. 白蛋白与球蛋白比值(A/G)		(1.5～2.5)∶1
5. 血清蛋白纸上电泳(SPE)	普通管，采血 3 ml	白蛋白(A)0.62～0.71 球蛋白(G)
		α_1 球蛋白 0.03～0.04
		α_2 球蛋白 0.06～0.10
		β 球蛋白 0.07～0.11
		γ 球蛋白 0.09～0.18

(二) 胆红素代谢功能

项目	标本	参考值
1. 血清总胆红素(TBIL)	普通管，采血 2 ml	1.7～17.1 μmol/L
2. 直接胆红素(DBIL)	(同 TBI，不另采血)	0～6 μmol/L
3. 间接胆红素(IBIL)	(同 TBI，不另采血)	3.42～13.68 μmol/L

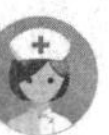

(三) 血清酶学

项目	标本	参考值
1. 丙氨酸氨基转移酶(ALT)	普通管,采血 2 ml	＜40 u/L(连续检测法)
2. 天冬氨酸氨基转移酶(AST)	普通管,采血 2 ml	＜40 u/L(连续检测法)
3. 碱性磷酸酶(ALP)	普通管,采血 2 ml	40～110 u/L(连续检测法)
4. γ-谷氨酰转肽酶(γ-GT)	普通管,采血 2 ml	0～30 u/L
5. 单胺氧化酶(MAO)	普通管,采血 2 ml	12～40 u/L(化学比色法)

(四) 其他

项目	标本	参考值
1. 血氨(NH_3)	抗凝管,采血 5 ml	13～57 μmol/L
2. 尿二胆试验		
尿胆红素(Bil)	50 ml 尿液	定性:(－)
尿胆原(Uro)	50 ml 尿液	(－)～(±)1∶20

六、脑脊液检查

项目	参考值
1. 压力	0.69～1.76 kPa (40～50 滴/分)
2. 蛋白质(潘氏试验,Pandy 试验)	定性:(－) 定量:0.2～0.4 g/L
5. 白细胞计数	成人:(0～8)×10^6/L 儿童:(0～15)×10^6/L
3. 葡萄糖	成人:2.5～4.5 mmol/L 儿童:3.1～4.5 mmol/L
4. 氯化物	成人:120～130 mmol/L 儿童:111～123 mmol/L

七、浆膜腔积液检查

项目	参考值
1. 漏出液	
比重	＜1.015
黏蛋白定性	定性:(－)
蛋白质定量	＜25 g/L
积液与血清蛋白比值	＜0.5
乳酸脱氢酶(LDH)	＜200 u/L
积液与血清 LDH 比值	＜0.6
C 反应蛋白	＜10 mg/L
细胞总数	＜100×10^6/L
2. 渗出液	
比重	＞1.018
黏蛋白定性	定性:(＋)
蛋白质定量	＞30 g/L
积液与血清蛋白比值	＞0.5
LDH	＞200 u/L
积液与血清 LDH 比值	＞0.6

C反应蛋白		>10 mg/L
细胞总数		>500×10^6/L

八、临床常用生化检查

(一) 血糖

1. 空腹血糖(Glu)	抗凝管,采血 2 ml	3.9～6.1 mmol/L 70～110 mg/dl
2. 餐后 2 h 血糖或随时血糖	抗凝管,采血 2 ml	<11.1 mmol/L

(二) 口服葡萄糖耐量试验(OGTT)

	服葡萄糖 100 g 或按 1.75 g/kg)后定时测血糖、尿糖	空腹:3.9～6.1 mmol/L 30 min:6.7 mmol/L 60 min:8.3 mmol/L 120 min:5.6 mmol/L 180 min:4.4 mmol/L 每次尿糖测定均为阴性

(三) 血清电解质与微量元素测定

1. 血清钾(K)	普通管,采血 2 ml	3.5～5.3 mmol/L 16～22 mg/dl
2. 血清钙(Ca)	普通管,采血 2 ml	2.3～2.8 mmol/L 9～11 mg/dl
3. 血清钠(Na)	普通管,采血 1 ml	136～145 mmol/L 310～330 mg/dl
4. 血清氯(Cl)	普通管,采血 2 ml	96～108 mmol/L 570～620 mg/dl
6. 血清磷(P)	普通管,采血 2 ml	0.97～1.62 mmol/L 3. 2～5.0 mg/dl
7. 血清铜(Cu)	普通管,采血 5 ml	男:11～22 μmol/L 女:12.6～24.4 μmol/L
8. 血清镁(Mg)	普通管,采血 2 ml	0.8～1.2 mmol/L 2～3 mg/dl
9. 血清锌(Zn)	普通管,采血 2 ml	11.5～18.4 μmol/L 50～150 μg/dl
10. 血清汞(Hg)	普通管,采血 2 ml	<0.25 μmol/L <5.0 μg/dl
11. 血清锰(Mn)	普通管,采血 2 ml	<3.64 μmol/L(比色法) <20 μg/dl
12. 血清镉(Cd)	普通管,采血 2 ml	12.4～38.5 nmol/L 139～433 ng/dl
13. 血清砷(As)	普通管,采血 2 ml	<0.40 μmol/L <3 μg/dl

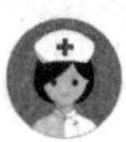

14. 血清铅(Pb)	普通管,采血 2 ml	1.44～2.4 μmol/L 30～50 μg/dl
15. 血清硒(Se)	普通管,采血 2 ml	1.52～3.17 μmol/L 12～25 μg/dl
16. 血清铬(Cr)	普通管,采血 2 ml	0.29～0.40 μmol/L 1.48～2.06 μg/dl

(四) 血清心肌酶和心肌蛋白

1. 乳酸脱氢酶(LDH)	普通管,采血 3 ml	109～245 u/ml 连续检测法
2. 肌酸激酶(CK)	普通管,采血 2 ml	男:37～174 u/L 连续检测法 女:26～140 u/L
3. 心肌肌钙蛋白(cTn)	普通管,采血 2 ml	cTnT:0.12～0.13 μg/L cTnI:＜0.2 μg/L
4. 肌红蛋白(SMbT)	普通管,空腹,采血 2 ml(忌溶血)	0.35～4.68 μmol/L 放射免疫法

(五) 血清脂质

1. 血清总胆固醇(TC)	普通管,采血 2 ml	2.9～5.2 mmol/L 110～230 mg/dl
2. 胆固醇酯(ChE)	普通管,采血 2 ml	2.3～3.4 mmol/L 占胆固醇总量 60%～75%
3. 三酰甘油(TG)	普通管,采血 2 ml	0.56～1.7 mmol/L

(六) 血清脂蛋白

1. 高密度脂蛋白(HDL)	普通管,采血 1 ml	男:517±106 mmol/L 女:547±125 mg/L
2. 高密度脂蛋白胆固醇(HDL-Ch)	普通管,采血 2 ml	＞1.04 mmol/L ＞35 mg/dl
3. 低密度脂蛋白胆固醇(LDL-Ch)	普通管,采血 2 ml	＜3.36 mmol/L ＜130 mg/dl
4. 磷脂	普通管,采血 2 ml	1.6～3.9 mmol/L
5. 载脂蛋白 A1(APO-A1)	普通管,采血 2 ml	0.86～1.45 g/L
6. 载脂蛋白 B(APO-B)	普通管,采血 2 ml	0.47～1.08 g/L
7. 脂蛋白电泳	普通管,采血 2 ml	α-脂蛋白 0.20～0.40(平均 0.32) 前β-脂蛋白 0.13～0.25(平均 0.10) β-脂蛋白 0.56～0.60(平均 0.58)

九、临床常用血清免疫学检查

1. 抗链球菌 A 溶血素“O”(ASO)	普通管,采血 2 ml	＜500 u
2. C 反应蛋白(CRP)	普通管,采血 2 ml	0.42～5.2 μg/ml 胶凝试验
3. 类风湿因子试验(RFT)	普通管,采血 1 ml	定性:(－)
4. 伤寒血清凝集反应(肥达反应,WR)	普通管,采血 2 ml	菌体抗原“O” 0～1∶80

		鞭毛抗原“H” 0～1∶160 副伤寒杆菌“A” 0～1∶80 副伤寒杆菌“B” 0～1∶80 副伤寒杆菌“C” 0～1∶80
5. 抗核抗体(ANA)	普通管,采血 2 ml	定性:(—)
6. 抗 DNA 抗体	普通管,采血 2 ml	定性:(—)
7. 可提取性核抗原多肽抗体谱	普通管,采血 2 ml	定性:(—)
8. 类风湿因子(RF)	普通管,采血 2 ml	阴性,血清滴度<1∶10
9. 血清总补体(CH_{50})	普通管,采血 3 ml	50～100 u/ml
10. 血补体 C_3	普通管,采血 3 ml	0.80～1.70 g/L 免疫比浊法
11. 血补体 C_4	普通管,采血 3 ml	0.20～1.36 g/L 免疫比浊法
12. 华氏补体结合试验	普通管,采血 2 ml	定性:(—)
13. 淋巴细胞转化率(LTT)	特殊抗凝管,采血 1 ml	60%～75%
14. E 玫瑰花结形成率(E-RFC)	抗凝管,采血 1 ml	0.6～0.8
15. 冷球蛋白	抗凝管,采血 1 ml	<80 μg/ml
16. 免疫球蛋白	普通管,采血 3 ml	IgA:0.70～3.50 g/L IgD:1.0～4.0 mg/L IgE:0.1～0.9 mg/L IgG:7.0～16.6 g/L IgM:0.5～2.6 g/L
17. 甲胎蛋白(AFP)	普通管,采血 2 ml	定性:(—)(双向琼脂扩散法) <30 μg/L 放射免疫定量法
18. 癌胚抗原(CEA)	普通管,采血 3 ml	定性:(—) 定量:<15 μg/L
19. 前列腺特异抗原(PSA)	普通管,采血 3 ml	定性:(—) 定量:≤0.4 μg/L
20. EB 病毒壳抗原 IgA 类抗体(抗- VCA IgA)	普通管,采血 3 ml	定性:(—)
21. 糖类抗原 19-9(CA19-9)	普通管,采血 3 ml	定性:(—)
22. 糖类抗原 125((CA125)	普通管,采血 3 ml	定性:(—)
23. 糖类抗原 15-3((CA15-3)	普通管,采血 3 ml	定性:(—)
24. 甲型肝炎病毒标志物(抗 HAV-IgM)	普通管,采血 2 ml	ELISA 法:(—)
25. 乙型肝炎病毒标志物		
乙型肝炎表面抗原(HBsAg)	普通管,采血 2 ml	定性:(—)(对流电泳法) <1∶16(反向血凝法)
乙型肝炎表面抗体(HBsAb)	普通管,采血 2 ml	0～1∶4(间接血凝法)
乙型肝炎 e 抗原(HBeAg)	普通管,采血 2 ml	定性:(—)
乙型肝炎 e 抗体(HBeAb)	普通管,采血 2 ml	定性:(—)
乙型肝炎核心抗体(HBcAb)	普通管,采血 2 ml	定性:(—),抗 HBc-IgM:(—)
26. 丙型肝炎病毒标志物(抗 HCV-IgM)	普通管,采血 2 ml	抗 HCV-IgM:(—) 抗 HCV-IgG:(—)
27. 丁型肝炎病毒标志物(抗 HDV-IgM)	普通管,采血 2 ml	抗 HDV-IgM:(—) 抗 HDV-IgG:(—)
28. 戊型肝炎病毒标志物	普通管,采血 2 ml	抗 HEV-IgM:(—)

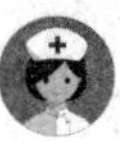

（抗 HEV-IgM）		抗 HEV-IgG：（－）

十、胃液检查

项目		参考值
1. 总量		空腹：20～100 ml（平均 50 ml）
2. 总酸度		空腹时：10～50 u
		进餐后：50～70 u
		注射组胺后 20 min：30～120 u
3. 游离酸		空腹时：0～30 u
		进餐后：25～50 u
		注射组胺后：30～120 u

十一、内分泌功能及代谢检查

项目	标本采集	参考值
1. 血清总三碘甲状腺原氨酸（TT_3）	普通管，采血 2 ml	1.7～2.3 nmol/L
2. 血清总甲状腺素（TT_4）	普通管，采血 2 ml	65～156 nmol/L
3. 血清游离三碘甲状腺原氨酸（FT_3）	普通管，采血 2 ml	1.23～3.08 nmol/L 80～200 ng/dl
4. 血清游离甲状腺素（FT_4）	普通管，采血 2 ml	32.5～6.5 pmol/L
5. 促甲状腺素（TSH）	普通管，采血 3 ml	2～10 μu/L
6. 蛋白结合碘（PBI）	普通管，采血 2 ml	40～80 μg/L
7. 甲状腺球蛋白抗体（TGAb）	普通管，采血 2 ml	＜30％
8. 甲状腺微粒体抗体（TMAb）	普通管，采血 2 ml	＜15％
9. TSH 受体抗体（TRAb）	普通管，采血 2 ml	＜5 pmol/L
10. 总皮质醇	抗凝管，空腹，采血 2 ml	140～690 nmol/L
11. 醛固酮	抗凝管，空腹， 采血 2 ml	卧位：0.03～0.14 nmol/L 立位：0.14～0.42 nmol/L
12. 促肾上腺皮质激素（ACTH）	普通管，采血 2 ml	＜18 pmol/L ＜80 pg/ml
13. 血管升压素（ADH）	普通管，采血 2 ml	1.0～1.5 pg/ml
14. 游离睾酮	抗凝管，采血 2 ml	男：648.6～26.9 ng/dl 女：54±3.8 ng/dl
15. 胰岛素	抗凝管，采血 2 ml （空腹）	5～20 μu/ml
16. 胰高血糖素	抗凝管，采血 2 ml （空腹）	50～120 pg/ml
17. 胃泌素	抗凝管，采血 2 ml （空腹）	15～105 pg/ml
18. 肾素活性（PRA）	抗凝管，采血 2 ml	0.7±0.3 ng/ml
19. 基础代谢率（BMR）		－0.10～＋0.15
20. 甲状腺摄 ^{131}I 率（益革法）		3 小时 0.05～0.25 24 小时 0.2～0.45

十二、血气分析

肝素抗凝管，封闭式采动脉或动脉化静脉血 3 ml，立即送检

项目	参考值
1. 酸碱度(pH)值	7.35～7.45
2. 氧分压(PaO_2)	10.64～13.3 kPa 80～100 mmHg
3. 二氧化碳分压($PaCO_2$)	4.65～5.98 kPa 35～45 mmHg
4. 血氧饱和度($SatO_2$)	95%～99%
5. 实际 HCO_3^-(AB)与标准 HCO_3^-(SB)浓度	22～27 mmol/L
6. 剩余碱(BE)	−6～2.3 mmol/L
7. 缓冲碱(BB)	45～55 mmol/L
8. 二氧化碳总量(TCO_2)	22～30 mmol/L

十三、骨髓象

项目	参考值
1. 有核细胞计数	(1～10)×10^{10}/L
2. 粒细胞系统与红细胞比例	(2～4)∶1
3. 各系统、各阶段细胞比例	
(1) 粒细胞系统：占有核细胞	40%～60%
原粒细胞	<2%
早幼粒细胞	<5%
中性中幼粒细胞	10%
中性晚幼粒细胞	10%
中性杆状核粒细胞	10%～30%
中性分叶核粒细胞	<10%
嗜酸性粒细胞	<5%
嗜碱性粒细胞	<1%
(2) 红细胞系统	占有核细胞 20%左右
原红细胞	<2%
早幼红细胞	<5%
中幼红细胞	10%
晚幼红细胞	10%
(3) 巨核细胞系统	巨核细胞每片 7～35 个(1.5 cm×3 cm)
原巨核细胞	0%～5%
幼巨核细胞	0%～10%
(4) 淋巴细胞系统	占有核细胞 20%
(5) 单核细胞系统	<4%
(6) 浆细胞系统	<2%

十四、其他检查

项目	标本	参考值
1. 血酮体	抗凝管，采血 2 ml	定性：(−)

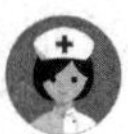

		定量<20 mg/L
2. 碳氧血红蛋白(HbCO)	普通管，采血 3 ml	0.5～1.5%
3. 血清淀粉酶(AMS)	普通管，采血 3 ml	80～180 u/dl
4. 血清脂肪酶(LPS)	普通管，采血 2 ml	0.2～1.5 u/ml
5. 全血胆碱酯酶(ChE)	抗凝管，采血 1 ml	130～310 u/ml
6. 毛细血管脆性试验(束臂试验)	加压 8 min 在 5 cm，直径圆圈内	<10 点，阴性 10～20 点，可疑；>20 点，阳性

（陈淑英）

图书在版编目(CIP)数据

新编内科护理学考题解析/王骏,刘芹,许方蕾主编.—上海:复旦大学出版社,2019.10
(2022.8 重印)
(护理专业教辅系列丛书)
ISBN 978-7-309-14347-8

Ⅰ.①新… Ⅱ.①王…②刘…③许… Ⅲ.①内科学-护理学-高等职业教育-题解
Ⅳ.①R473.5-44

中国版本图书馆 CIP 数据核字(2019)第 212772 号

新编内科护理学考题解析
王 骏 刘 芹 许方蕾 主编
责任编辑/肖 芬

复旦大学出版社有限公司出版发行
上海市国权路 579 号 邮编:200433
网址:fupnet@fudanpress.com http://www.fudanpress.com
门市零售:86-21-65102580 团体订购:86-21-65104505
出版部电话:86-21-65642845
常熟市华顺印刷有限公司

开本 787×1092 1/16 印张 28 字数 663 千
2019 年 10 月第 1 版
2022 年 8 月第 1 版第 3 次印刷

ISBN 978-7-309-14347-8/R·1743
定价:85.00 元

如有印装质量问题,请向复旦大学出版社有限公司出版部调换。
版权所有 侵权必究